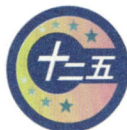

全国中医药行业高等教育"十二五"规划教材

全国高等医药院校规划教材（第九版）

中药材加工与养护学

（供中药资源与开发及相关专业用）

主　编　陈随清（河南中医学院）

秦民坚（中国药科大学）

副主编　王世清（贵阳中医学院）

姬生国（广东药学院）

金传山（安徽中医药大学）

张秀桥（湖北中医药大学）

唐晓清（南京农业大学）

中国中医药出版社

·北 京·

图书在版编目（CIP）数据

中药材加工与养护学/陈随清，秦民坚主编 . —北京：中国中医药出版社，2013.10
（2024.7重印）全国中医药行业高等教育"十二五"规划教材
ISBN 978 - 7 - 5132 - 1593 - 0

Ⅰ . ①中… Ⅱ . ①陈… ②秦… Ⅲ . ①中药加工 - 中医学院 - 教材 ②中药材 - 贮
藏 - 中医学院 - 教材 Ⅳ . ①R282.4

中国版本图书馆 CIP 数据核字（2013）第 192336 号

中 国 中 医 药 出 版 社 出 版
北京经济技术开发区科创十三街 31 号院二区 8 号楼
邮政编码 100176
传真 010 64405721
廊坊市佳艺印务有限公司印刷
各地新华书店经销

*

开本 787×1092 1/16 印张 19.875 字数 446 千字
2013 年 10 月第 1 版 2024 年 7 月第 6 次印刷
书 号 ISBN 978 - 7 - 5132 - 1593 - 0

*

定价 49.00 元
网址 www.cptcm.com

全国中医药行业高等教育"十二五"规划教材
全国高等中医药院校规划教材（第九版）
专家指导委员会

李金田（甘肃中医学院院长　教授）

吴以岭（中国工程院院士）

吴咸中（天津中西医结合医院主任医师　中国工程院院士）

吴勉华（南京中医药大学校长　教授）

肖培根（中国医学科学院研究员　中国工程院院士）

陈可冀（中国中医科学院研究员　中国科学院院士）

陈立典（福建中医药大学校长　教授）

陈明人（江西中医药大学校长　教授）

范永升（浙江中医药大学校长　教授）

欧阳兵（山东中医药大学校长　教授）

周　然（山西中医学院院长　教授）

周永学（陕西中医学院院长　教授）

周仲瑛（南京中医药大学教授　国医大师）

郑玉玲（河南中医学院院长　教授）

胡之璧（上海中医药大学教授　中国工程院院士）

耿　直（新疆医科大学副校长　教授）

徐安龙（北京中医药大学校长　教授）

唐　农（广西中医药大学校长　教授）

梁繁荣（成都中医药大学校长　教授）

程莘农（中国中医科学院研究员　中国工程院院士）

谢建群（上海中医药大学常务副校长　教授）

路志正（中国中医科学院研究员　国医大师）

廖端芳（湖南中医药大学校长　教授）

颜德馨（上海铁路医院主任医师　国医大师）

秘 书 长 王　键（安徽中医药大学校长　教授）

洪　净（国家中医药管理局人事教育司巡视员）

王国辰（国家中医药管理局教材办公室主任
　　　　全国中医药高等教育学会教材建设研究会秘书长
　　　　中国中医药出版社社长）

办公室主任 周　杰（国家中医药管理局科技司　副司长）

林超岱（国家中医药管理局教材办公室副主任
　　　　中国中医药出版社副社长）

李秀明（中国中医药出版社副社长）

办公室副主任 王淑珍（全国中医药高等教育学会教材建设研究会副秘书长
　　　　中国中医药出版社教材编辑部主任）

全国中医药行业高等教育"十二五"规划教材
全国高等医药院校规划教材（第九版）

《中药材加工与养护学》编委会

前　言

　　"全国中医药行业高等教育'十二五'规划教材"（以下简称："十二五"行规教材）是为贯彻落实《国家中长期教育改革和发展规划纲要（2010—2020)》《教育部关于"十二五"普通高等教育本科教材建设的若干意见》和《中医药事业发展"十二五"规划》的精神，依据行业人才培养和需求，以及全国各高等中医药院校教育教学改革新发展，在国家中医药管理局人事教育司的主持下，由国家中医药管理局教材办公室、全国中医药高等教育学会教材建设研究会，采用"政府指导，学会主办，院校联办，出版社协办"的运作机制，在总结历版中医药行业教材的成功经验，特别是新世纪全国高等中医药院校规划教材成功经验的基础上，统一规划、统一设计、全国公开招标、专家委员会严格遴选主编、各院校专家积极参与编写的行业规划教材。鉴于由中医药行业主管部门主持编写的"全国高等中医药院校教材"（六版以前称"统编教材"），进入2000年后，已陆续出版第七版、第八版行规教材，故本套"十二五"行规教材为第九版。

　　本套教材坚持以育人为本，重视发挥教材在人才培养中的基础性作用，充分展现我国中医药教育、医疗、保健、科研、产业、文化等方面取得的新成就，力争成为符合教育规律和中医药人才成长规律，并具有科学性、先进性、适用性的优秀教材。

　　本套教材具有以下主要特色：

　　1. 坚持采用"政府指导，学会主办，院校联办，出版社协办"的运作机制

　　2001年，在规划全国中医药行业高等教育"十五"规划教材时，国家中医药管理局制定了"政府指导，学会主办，院校联办，出版社协办"的运作机制。经过两版教材的实践，证明该运作机制科学、合理、高效，符合新时期教育部关于高等教育教材建设的精神，是适应新形势下高水平中医药人才培养的教材建设机制，能够有效解决中医药事业人才培养日益紧迫的需求。因此，本套教材坚持采用这个运作机制。

　　2. 整体规划，优化结构，强化特色

　　"'十二五'行规教材"，对高等中医药院校3个层次（研究生、七年制、五年制）、多个专业（全覆盖目前各中医药院校所设置专业）的必修课程进行了全面规划。在数量上较"十五"（第七版）、"十一五"（第八版）明显增加，专业门类齐全，能满足各院校教学需求。特别是在"十五""十一五"优秀教材基础上，进一步优化教材结构，强化特色，重点建设主干基础课程、专业核心课程，增加实验实践类教材，推出部分数字化教材。

　　3. 公开招标，专家评议，健全主编遴选制度

　　本套教材坚持公开招标、公平竞争、公正遴选主编的原则。国家中医药管理局教材办公室和全国中医药高等教育学会教材建设研究会，制订了主编遴选评分标准，排除各种可能影响公正的因素。经过专家评审委员会严格评议，遴选出一批教学名师、教学一线资深教师担任主编。实行主编负责制，强化主编在教材中的责任感和使命感，为教材质量提供保证。

　　4. 进一步发挥高等中医药院校在教材建设中的主体作用

　　各高等中医药院校既是教材编写的主体，又是教材的主要使用单位。"'十二五'行规教材"，得到各院校积极支持，教学名师、优秀学科带头人、一线优秀教师积极参加，凡被选中参编的教师都以高涨的热情、高度负责、严肃认真的态度完成了本套教材的编写任务。

5. 继续发挥教材在执业医师和职称考试中的标杆作用

我国实行中医、中西医结合执业医师资格考试认证准入制度，以及全国中医药行业职称考试制度。2004年，国家中医药管理局组织全国专家，对"十五"（第七版）中医药行业规划教材，进行了严格的审议、评估和论证，认为"十五"行业规划教材，较历版教材的质量都有显著提高，与时俱进，故决定以此作为中医、中西医结合执业医师考试和职称考试的蓝本教材。"十五"（第七版）行规教材、"十一五"（第八版）行规教材，均在2004年以后的历年上述考试中发挥了权威标杆作用。"十二五"（第九版）行业规划教材，已经并继续在行业的各种考试中发挥标杆作用。

6. 分批进行，注重质量

为保证教材质量，"十二五"行规教材采取分批启动方式。第一批于2011年4月，启动了中医学、中药学、针灸推拿学、中西医临床医学、护理学、针刀医学6个本科专业112种规划教材，于2012年陆续出版，已全面进入各院校教学中。2013年11月，启动了第二批"'十二五'行规教材"，包括：研究生教材、中医学专业骨伤方向教材（七年制、五年制共用）、卫生事业管理类专业教材、中西医临床医学专业基础类教材、非计算机专业用计算机教材，共64种。

7. 锤炼精品，改革创新

"'十二五'行规教材"着力提高教材质量，锤炼精品，在继承与发扬、传统与现代、理论与实践的结合上体现了中医药教材的特色；学科定位更准确，理论阐述更系统，概念表述更为规范，结构设计更为合理；教材的科学性、继承性、先进性、启发性、教学适应性较前八版有不同程度提高。同时紧密结合学科专业发展和教育教学改革，更新内容，丰富形式，不断完善，将各学科的新知识、新技术、新成果写入教材，形成"十二五"期间反映时代特点、与时俱进的教材体系，确保优质教材进课堂。为提高中医药高等教育教学质量和人才培养质量提供有力保障。同时，"十二五"行规教材还特别注重教材内容在传授知识的同时，传授获取知识和创造知识的方法。

综上所述，"十二五"行规教材由国家中医药管理局宏观指导，全国中医药高等教育学会教材建设研究会倾力主办，全国各高等中医药院校高水平专家联合编写，中国中医药出版社积极协办，整个运作机制协调有序，环环紧扣，为整套教材质量的提高提供了保障，打造"十二五"期间全国高等中医药教育的主流教材，使其成为提高中医药高等教育教学质量和人才培养质量最权威的教材体系。

"十二五"行规教材在继承的基础上进行了改革和创新，但在探索的过程中，难免有不足之处，敬请各教学单位、教学人员及广大学生在使用中发现问题及时提出，以便在重印或再版时予以修正，使教材质量不断提升。

国家中医药管理局教材办公室

全国中医药高等教育学会教材建设研究会

中国中医药出版社

2014年12月

编写说明

　　1987 年 8 月由国家教育委员会决定在高等医药院校设置中药资源学专业。2002 年经教育部批准设置中药资源与开发专业，2008 年 7 月由中国自然资源学会天然药物资源专业委员会提出编写一套中药资源与开发专业系列教材。经过多方反复调研，最终确定本套教材的编写计划，并纳入国家"十二五"行业规划教材系列之中。本套教材在国家中医药管理局的统一规划和指导下，由全国高等教育研究会、全国高等中医药教材建设研究会具体负责，由南京中医药大学段金廒教授担任总主编，为我国中药与天然药物资源以及相关学科本科生提供了第一套包含 12 门课程的系列规划教材。

　　本系列教材的主要编写单位有：南京中医药大学、中国药科大学、中国中医科学院中药研究所、中国医学科学院药用植物研究所、山东中医药大学、长春中医药大学、北京中医药大学、黑龙江中医药大学、中国科学院昆明植物研究所、南京农业大学、沈阳药科大学、复旦大学、天津中医药大学、广东药学院、河南中医学院、湖北中医药大学、上海中医药大学、江西中医药大学、安徽中医药大学、甘肃中医学院、湖南农业大学等。

　　中药材加工与养护学是在中药材生产、购销、应用过程中形成的一门学科，发展快速，渐趋完善。中药材的采收、加工、贮藏与养护是中药材生产、购销、应用过程中的重要环节，对保证中药质量，保障中医临床用药安全有效具有重要意义。随着人民医疗保健水平的提高，对中药材的需求量逐年加大，中药材的生产越来越受到各级政府的重视，特别是国家推行实施中药材规范化种植以来，人们认识到采收加工、贮藏养护是影响中药材质量的重要因素，广大药学工作者采用现代科学技术，积极开展科学理论和实用技术的研究与推广，中药材的采收加工和贮藏养护已由传统的经验操作，逐渐推广采用现代科学方法和技术；同时，中药材采收加工与贮藏养护的理论体系日趋丰富和完善。因此中药材加工与养护学已成为中药生产、购销和应用领域的专业学科。它在继承传统中药材采收加工与贮藏养护理论和方法的基础上，运用现代科学技术研究中药材采收、加工、贮藏与养护的理论、方法和技术，包括中药材品质变异的影响因素及发生变化规律等，建立和制订科学合理的中药材采收、加工、贮藏与养护方法，使中药材采收加工与贮藏养护更加规范化、现代化。

　　本教材共分八章，第一章绪论（陈随清）；第二章中药材的采收（唐晓清）；第三章中药材的加工（第一节秦民坚；第二节王世清）；第四章中药材的包装（张秀桥）；第五章中药材的贮藏（第一节陈随清；第二节姬生国）；第六章中药材的养护（姬生国）；第七章中药材仓库的建设与管理（金传山）；第八章常见中药材的采收加工与贮藏养护（第一节陈随清、代丽萍、邓可众、张媛、李连珍、高慧、姜林、邓毅；第二节王世清、翁丽丽；第三节金传山、梁弼；第四节秦民坚、李宝国、龙飞、段秀俊、吴梅；第五节唐晓清、李天祥；第六节唐晓清、李天祥；第七节陈随清、代丽萍、严辉；

第八节张秀桥、石继连、于丹、颜永刚)

为了便于学生学习使用，本教材还提供了中药材中文名、中药材拉丁名及中药材植（动）物拉丁学名索引，并列有主要参考文献，供学有余力、有兴趣进一步钻研的学生参考。

《中药材加工与养护学》编委会
2013 年 7 月

目　录

第一章 绪 论

中药材加工与养护学（Science of Processing and Preservation of Chinese Materia Medica）是一门在中医药理论指导下，利用现代科学技术研究中药材采收、加工、贮藏与养护的理论、方法以及质量控制的应用学科。

中药材的采收、加工、贮藏与养护，是中药材生产、购销、应用过程中的重要环节，对保证中药质量，保障中医临床用药安全有效具有重要意义。随着人民医疗保健水平的提高，对中药材的需求量逐年加大，中药材的生产越来越受到各级政府的重视，特别是国家推行实施中药材规范化种植（GAP）以来，中药农业产业化已成发展趋势。在中药材生产、购销、应用过程中，人们认识到采收加工、贮藏养护是影响中药材质量的重要因素，广大药学工作者采用现代科学技术，积极开展科学理论和实用技术的研究与推广，中药材的采收加工和贮藏养护已由传统的经验操作，逐渐推广采用现代科学方法和技术；同时，中药材采收加工与贮藏养护的理论体系日趋丰富和完善。因此"中药材加工与养护学"已成为中药生产、购销和应用领域的专业学科。

第一节 中药材采收、加工、贮藏与养护的含义

一、中药材采收、加工的含义

中药材采收（collection of Chinese materia medica）是指在中医药理论指导下，对药用植物、动物及矿物的入药部位进行采集的方法与技术。中药材加工（processing of Chinese materia medica）是指根据医疗、调剂和制剂的需要对原药材进行加工处理的技术。中药材采收加工的内容包括三个部分：原药材的适时采收；原药材的产地加工；以及为适应医疗保健需要进行的产地加工后药材的进一步加工处理。

中药材采收加工的主要研究对象是药材的适时采收到成为商品前的加工技术。药材从采收到病人服用前，中间需经过若干不同的处理，这些处理通常被笼统称为"加工"或"加工炮制"。但实际上加工与炮制是不同的概念，尽管加工的具体技术和方法与炮制亦有相同之处，但它们的目的、任务、措施、时间和地点都有较大的差别。加工是将采收后的鲜品通过切制、干燥等措施，使之成为"药材"，或将药材进一步加工成不同的商品规格以满足医疗、制药等的需要。"炮制"是根据中医药传统理论，按照医疗、

调配、制剂等不同要求，结合中药自身性质，按照一定操作工艺和不同方法对药材进行再加工处理的过程，如炒、蒸、炙等，其产品是直接提供病人服用的"饮片"。

二、中药材贮藏、养护的含义

中药材贮藏（storage of Chinese materia medica）是对中药材进行贮存和保管的一个过程。中药材养护（preservation of Chinese materia medica）是指在中药材贮藏过程中为了保证药材质量所采取的保养方法和技术。中药材主要来源于天然的植物、动物或矿物，内含化学成分复杂多样，在存放过程中药材的形、色、气、味容易变化，引起内在质量的改变。中药材贮藏养护的目的就是采用传统方法和现代科学技术进行中药的贮存保管，防止药材变质，保证药材质量，确保中药安全有效。

中药材贮藏养护的研究对象主要是药材在购销、贮藏、应用过程中采取的保养措施和技术，在继承传统中药材养护理论和方法的基础上，运用现代科学技术研究中药材养护的理论、方法和技术，包括中药材品质变异的影响因素及发生变化规律、药材的包装与技术要求、中药材仓库的类型与技术要求以及设备器材等，建立和制定科学合理的中药材养护方法，使中药材贮藏养护更加规范化、科学化。

第二节　中药材采收、加工、贮藏、养护的历史与发展

中医药是中华民族科学文化宝库中的一颗璀璨明珠，具有悠久的历史。在长期的中药应用实践中积累了丰富的加工养护知识与经验。我国本草记载最早的药物学专著《神农本草经》，是汉代以前药学知识和药物应用经验的总结。在其序录中记载："药……有毒无毒，阴干曝干，采造时月，生熟，土地所出，真伪陈新，并各有法。"说明汉代以前的医药学家已经认识到药物的加工、干燥、采收季节以及鉴别药物的真伪优劣和陈新的重要性。其中药物的陈新，就是指药物的贮藏。

南北朝时期，皇宫里已设置管理药物的官员，《隋书·百官志》记载："梁门下省置太医令，又太医二丞中，药藏丞为三品勋一位。"又《册府元龟》记载："北齐门下省，统尚药局，有典御二人，待御师四人，尚药监四人，总御药之事。"可见当时统治者为满足医药为其服务，非常重视药物的加工与贮藏保管。同时代贾思勰《齐民要术》记载"收枣不蛀，以一层粟草一层米相间之"，是关于预防药材虫蛀的最早文献记载。梁代陶弘景在《神农本草经》的基础上整理补充撰成《神农本草经集注》，该书首次收入药材采收与加工的内容，每药项下除对原有的性味、功能与主治有所补充外，还增加了产地、采集时间和加工方法等内容；书中载"凡狼毒、枳实、橘皮、半夏、麻黄、吴萸，皆欲得陈久良，其余唯须精新也"，明确指出了贮存时间与药物疗效的关系。

唐代，中医药理论与应用有了显著的进步和发展。苏敬等修订的《新修本草》是世界上最早的药典，在其"本草"部分有产地、采收等内容，指出："离其本土，则质同而效异；乖于采摘，乃物是而实非。"孙思邈在《千金翼方》中记载了238种中药材的采集时间，并指出中药材采集时间、干燥方法、贮藏期限等与质量的关系。曰："夫

药采取，不知时节，不以阴干、曝干，虽有药名，终无药实。故不依时采取，与朽木不殊，虚费人工，卒无裨益。"在《千金要方》中论述："凡药皆不欲数数晒曝，多见风日气力即薄歇，宜熟知之。诸药未即用者，候天大晴时，于烈日中曝之，令大干，以新瓦器贮之，泥头密封，需用开取，即急封之，勿令中风湿之气，虽经年亦如新也。其丸散以瓷器贮，密蜡封之，勿令泄气，则三十年不坏。诸杏仁及子等药，瓦器贮之，则鼠不能得之也。凡贮药法，皆须去地三四尺，则土湿之气不中也。"这表明唐代在药物加工贮藏方面已具有丰富的经验，掌握了干燥、密封、防潮、防霉、防鼠的方法；并已认识到药物反复曝晒或长期暴露在空气中，其药力会逐渐减弱。这些方法和理论一直沿用至今。

　　宋金元时期，"采收加工"已经作为记录药材内容的标准条目之一。宋代时期组织了全国药材普查，下令征集各州郡所产药材标本及实图，标明开花结实、收集季节及功用，并将集中起来的药材标本和药图加以研究整理而成《本草图经》，收载的每味药都有药图和注文两部分，注文内容丰富，其中也包括药材的采收及加工内容。而后出现的《本草衍义》中也将有关采收内容作为药材的论述内容之一。金元时期李东垣的《用药法象》中指出："凡诸草木昆虫，产之有地，根叶花实，采之有时；失其地，则性味少异，失其时，则性味不全。"更是强调中药材的产地及采收时间对质量的影响。

　　明清时代，中药采收加工、贮藏养护技术有了更进一步的发展和丰富。《本草品汇精要》是明代的大型官修本草，具体药物条下内容分二十四则叙述，其中"地：载出处也"、"时：分生、采也"、"收：书蓄法也"三则分述各药道地产区、生长时月、采集季节及干燥方法。更为著名的则是李时珍的《本草纲目》，是对16世纪以前中国人民用药经验和药学知识的集大成者，也是药材采集加工的重要文献，云："生产有南北，节气有早迟，根苗异收采，制造异法度。"同时还有陈嘉谟的《本草蒙筌》，总结出中药采制的原则，曰："实已熟，味纯；叶采新，力倍。"并列出"出产择地土"、"采收按时月"、"藏留防耗坏"等采收加工专论："凡药贮存，常宜提防，倘阴干、曝干、烘干未尽除湿，则蛀蚀霉垢朽烂，不免为殃。当春夏多雨水浸淫，临夜晚或鼠虫吃耗，心力弗惮，岁月堪延。见雨久，着火频烘。遇晴朗，向日旋曝。粗糙悬架上，细腻藏坛中。"陈嘉谟还记载了一些中药的经验贮藏方法："人参须和细辛，冰片必同灯草，麝香宜蛇皮裹，硼砂共绿豆收，生姜择老沙藏，山药候于炭窖，沉香、真檀香甚烈包纸须重。"这些宝贵的贮藏经验，不仅为后世广泛应用，还为研究中药贮藏养护提供了重要的文献资料。清代吴仪洛《本草从新》还阐述了中药贮存时间与药效的关系，云："用药有宜久陈者，收藏高燥处，不必时常开看，不会霉蛀。有宜精新者，如南星、大黄、秋石、石膏、诸曲、诸胶……之类，皆以陈久者为佳。"临床须用陈久品的，该书认为"或取其烈性减，或取其火候脱"，使用精新者则为"若陈腐而欠鲜明，则气味不全，服之必无效"。

　　1949年新中国成立后，在党的中医药政策指引下，1955年各省相继成立了药材公司，1956年又完成了对私营中药工商业的社会主义改造，实现了国家对中药的统一经营。随着我国科学技术的发展，中药材采收加工逐渐走向机械化，如洗药机、去皮机、锛片机、切片机、药材烘干机、微波干燥机等。60 年代，一些大型中药仓库开始引进磷化铝、氯化苦、溴甲烷等化学药剂用于杀虫，加上传统的硫黄熏蒸杀虫，使这一阶段的中药贮藏主要采用化学养护。但是，不久化学养护杀虫的弊端就显露出来，它给中药带来化学药剂的残留、污染，有些害虫也产生了耐药性。为此，从 70 年代开始，借助现代科学技术又对新的贮藏养护技术开始了研究探索。将气调、冷藏、辐射、空调、远红外线干燥、机械吸潮、真空密封等新技术、新材料和新设备用于中药的贮藏养护，取得了很好的效果，使中药贮藏进入现代新技术养护时期，如气调养护技术、辐射灭菌技术得到推广应用。

1985 年 7 月 1 日，我国开始颁布实施《中华人民共和国药品管理法》（简称《药品管理法》），是我国第一部全面的、综合性的药品管理法律，使我国药品的生产、购销、贮藏、使用等的管理纳入法制化轨道。国家食品药品监督管理局先后颁布实施了《药品生产质量管理规范》（Good Manufacturing Practice for Pharmaceutical Products，GMP）（1998 年修订）、《药品经营质量管理规范》（Good Supply Practice for Pharmaceutical Prod-ucts，GSP）（2000 年）和《中药材生产质量管理规范》（Good Agricultural Practice for Pharmaceutical Products，GAP）（2002 年）等，对中药材的采收加工、购销、运输、贮藏及养护等进行了明确规定。标志着我国中药的采收加工、贮藏养护进入了标准化、规范化、现代化的新阶段。

第三节　中药材加工与养护学的任务与研究内容

一、中药材采收、加工的理论和规范研究

中药采收、加工的理论包括适宜采收期的确定，药材采收和加工的各种方法，不同药用部位中药材采收加工的一般原则等。应了解和熟悉中药材的采集年限、季节、时间和采收、加工方法对中药材质量的影响。中药材主要来源于药用植物和药用动物，其自身具有各自的生长和发育的周期规律，而中药材产生疗效的物质基础是其内部含有的代谢产物，也就是通常所说的药效成分。这些药效成分在药用生物体内不是一成不变的，不同的种质、产地、生态环境以及采集年限、采收季节、采收时间、器官部位、采收和加工方法均会影响其含量的多寡，进而影响其药材的质量和药效作用的发挥。通过中药材传统的药材采收经验和文献整理并对同种药材不同产区进行实地考察，形成以现代分析技术为手段，以药效活性成分（或指标性成分）以及药效作用等质量评价指标为核心，以达到保障中药材质量和疗效为目的的，总结中药采收加工的理论，制订中药材采收加工的技术规范。

二、中药材贮藏、养护的理论和规范研究

中药材贮藏、养护的基本理论是多年来中药材贮藏、养护实践经验的总结并上升到理论水平，具有规律性，有指导生产实践的意义。中药贮藏、养护的基本理论包括贮藏

与养护的概念、目的意义、贮藏与养护的一般方法和各类药材贮藏与养护的一般原则，以及贮藏、养护方法对药材质量的影响等。中药材养护的理论还包括中药材在贮藏过程中品质变异的影响因素及发生变化规律等。

中药材贮藏与养护是我国传统医药文化的重要组成部分，在长期的中药生产、临床应用过程中积累了丰富经验，它对保证中医临床用药的安全、有效和质量可控有着重要作用。因此必须继承和发扬积累了几千年的传统的中药材贮藏养护技术和经验，并对其认真加以比较研究，剔除糟粕，汲取精华，用现代科学理论和技术进行研究以阐明其贮藏与养护原理，建立和制定科学合理的中药材贮藏、养护措施与方法，使中药材贮藏与养护更加规范化、现代化。

三、中药材采收加工、贮藏养护的方法、技术和设备研究

掌握中药材采收加工的工艺技术，加工合格的药材商品，才能保证中药材的质量，使中医用药安全有效、质量稳定可控。现代科学和技术的发展使中药材的采收加工工艺和技术有了长足的进步，药材加工设备的发明与革新，极大地提高了加工效率，降低了工人的劳动强度，同时也使中药加工由传统的手工操作走上规模化、标准化的工业化生产。在探索新的加工方法和加工技术时，必须考虑药材商品的特殊性，保证安全有效，质量稳定可控，与传统方法与技术进行对比试验，筛选出切实可行、行之有效的先进方法和技术，同时防止加工过程造成农药残留和重金属等有害物质的超标，制定出合理的中药材加工工艺和标准操作规程。

中药质量的好坏，与药材贮藏养护是否得当有着密切的联系，如果药材贮藏不好，就会产生不同程度的变质现象，从而降低中药的质量和疗效。中药材品种繁多，来源复杂，化学成分性质各异，当受到自然界的空气、光线、水分、细菌、害虫等物理、化学和生物因素的影响，就会发生变色、变味、走油、风化、霉变、虫蛀等变质现象，从而使有效成分降低或完全分解。因此，应根据中药不同的理化性质，针对性采用科学贮藏养护方法与技术。药材的贮藏养护要注意安全、无污染，不能造成环境污染或药材污染，如传统的硫黄和化学药剂熏蒸杀虫等方法，使用的硫黄和化学药剂会污染周围的空气、水源、土壤等，给人和其他生物带来危害；有些杀虫剂还会残留在药材表面造成污染。对仓储杀虫剂的使用，国家的法律法规、管理办法已有明文规定，有些剧毒、高残留的杀虫剂是严格禁止使用的，如六六六、DDT、氯化苦、硫黄等。

随着我国科学技术的进步，特别是计算机和数字化技术的迅速发展为药材的贮藏养护提供了先进的技术和手段，使中药贮藏养护向科学化、规范化发展。科学的养护方法要求根据中药不同的理化性质建立养护档案，在了解哪些中药需在常温库中贮存，哪些中药需在阴凉库中贮存，哪些中药需在冷藏库中贮存的基础上，采用相应的贮存仓库，仓库管理采用计算机和数字化技术；建立对温度、湿度、含水量、含氧量、真菌和害虫数量等不同库房的自动化调控系统，根据档案数据和预警系统警报自动开启机械设备，指令完成控湿、控温、调气、杀虫灭菌等任务，从而实现中药贮藏养护的科学化、规范化和自动化。

四、中药材采收、加工、贮藏过程中质量动态变化的评价体系研究

根据中药材含有的化学成分，运用化学成分检测、仪器分析，以及药理药效等方法对各种药材采收、加工、贮藏过程进行质量评价，分析药材在采收、加工、贮藏过程中化学成分变化的规律，制定采收、加工与贮藏不同环节中药材的质量标准，建立中药材采收、加工、贮藏过程中质量动态变化的评价体系，确保中医用药准确、安全有效和稳定可控。在这一方面，实际应用中还存在很多问题，如中药材采收、产地加工多以家庭手工作坊式采收加工为主，加工过程中药材质量难以控制；药材贮藏过程中影响质量的因素比较复杂，质量的动态变化难以评价，因此，大多数药材确定保质期非常困难。

中药材质量标准是控制中药材质量，保证临床所用饮片及药物制剂安全有效的重要内容。科学的采收、加工、养护理论与方法是确保中药材质量的前提条件之一，因此，要在科学、合理的加工、养护技术基础上，重视和强调中药材质量标准的研究。评价中药材质量应包括：真实性、纯度和品质优良度，它们可通过中药材来源、性状、浸出物含量、有效成分含量及相关鉴别和检查项目来衡量。中药材质量标准的研究必须将经验鉴别与现代技术手段紧密结合，可以从性状、净度、水分、灰分、浸出物含量、有效成分含量和有毒成分限量等方面加以研究。

五、根据法规要求为中药的生产、销售、应用等服务

随着人民文化生活水平的提高和国内外医药市场发展的需要，要求中药及其原料的质量控制标准化，生产与应用规范化，中国政府在《中华人民共和国药品管理法》的基础上，先后颁布实施了《药品生产质量管理规范》（GMP）、《药品经营质量管理规范》（GSP）和《中药材生产质量管理规范》（GAP）等，对中药，包括中药材、中药饮片、中药提取物和中成药等的生产、经营实行规范化与标准化管理。中药材的采收加工、贮藏养护是中药生产、经营和应用过程中的重要环节，药材加工与养护的科学知识将为中药的科学生产与经营提供理论支撑，学好中药加工与养护科学知识才能更好地为中药的生产、销售、应用等服务。

第二章　中药材的采收

　　影响中药质量的因素有很多，除了药材的品种、产地和栽培技术外，还有药材的生长年龄、药用部位、采收时间、产地加工方法等等。这些因素的变化能引起中药内在成分和外观性状发生较大的变化。作为一种特殊商品的中药材，为保证其临床用药的质量和疗效，同时也有利于保护和扩大药源，合理地进行采收则具有十分重要的意义。合理的采收不仅涉及中药材的采收季节、采收时间，还涉及中药材的采收方法。采收适时如法则药性强、疗效高，反之，则药性弱、疗效差。

第一节　中药材采收的基本理论

　　适时和合理地采收中药材，是关系到中药的品质优劣、有效成分含量高低以及保护和扩大药材资源的关键问题，必须引起足够的重视。合理采收中药材，不但与采收时间有关，而且与药用植物（或药用动物）的种类、供药用的部位以及有效成分含量的变化等有密切关系。

一、采收期与中药质量的关系

　　中药材的采收期是指采收药材的适宜季节或时期。采收适宜的中药材其质量才能有保证，如薄荷在生长初期不含薄荷脑，而在其开花末期，薄荷脑的含量才急剧增加；杜仲要在定植 15～20 年后剥皮，其质量才符合《中华人民共和国药典》（2010 年版）（以下简称《药典》）规定的要求。麻黄中生物碱的含量以 8～9 月为高，故采集宜于 8～9 月；番泻叶以生长 90 天左右者含蒽醌类活性成分最高，宜此时采集；天麻以冬季花茎未出土时采集之冬麻质重效佳，花茎出土后所采集之春麻质量次之。因此，合理、适时采收中药材不仅要考虑到单位面积的产量，还要了解药用植物生长发育的特性、生长年限、有效成分积累变化规律以及加工方法等因素，才能达到优质高产的目的。

二、中药资源的蕴藏量与产量

　　中药资源的蕴藏量是指药用植物、动物或矿物在一定时间和区域范围内的自然蓄积量。蕴藏量可分为总蕴藏量和可利用蕴藏量。药用植物和药用动物为再生性资源，它们在自然界的总蕴藏量（又称生物产量）是指野生药用植物或药用动物蕴藏量的总和，减去其中不符合药用标准的部分和难于采收的部分，即为可利用蕴藏量，亦为通常所称的经济产量（又称允收量）。药用矿物为非再生性资源，其蕴藏量即为其在自然界的储量。

中药资源的产量则是指家种（栽培）的药用植物或养殖的药用动物的生产量。中药的最大产量则是指在一定的时间和区域内家种（栽培）的药用植物或养殖的药用动物的最大生产量。而中药资源的最大持续产量则指野生或半野生的药用植物或动物的可持续的最大产量。由国家药品监督管理局局务会议于2002年3月18日审议通过的《中药材生产质量管理规范 GAP（试行）》自2002年6月1日起施行，其中关于野生或半野生药用动植物的采集，应坚持"最大持续产量"原则，即不危害生态环境，可持续生产（采收）的最大产量。有计划进行野生抚育、轮采与封育，确定适宜采收期、采收年限和采收方法，采收的机械、器具应保持清洁，无污染，以确保野生中药材资源的可持续利用，从而为人类造福。

第二节 中药材的采收原则

一、中药材传统采收原则

中药材的采收期直接影响药材的产量、品质和收获效率，适期采收对药材的产量、品质和收获效率都有良好作用。然而目前对野生药材的滥采乱挖，导致野生资源日益枯竭，以致有些药农为了多采挖野生药材，甚至不分时节或先于采收季节采挖药材，致使药材的产量和质量受到严重影响，极大地影响了临床用药的疗效。因此应根据传统的采药经验及各种中药材的药用部位的生长特点，分别确定合理的采收季节。中药在长期的应用过程中积累了丰富的采收经验，掌握传统的采收原则是十分必要的。

（一）植物类药材

植物类药材按照其入药部位可分为根及根茎类、叶类、花类、果实种子类、茎木类、全草类、树脂类等，采收时根据其生物特性进行合理采收。

1. 根和根茎类 宜在植物生长停止、花叶萎谢的休眠期，或在春季发芽前采集，此期营养物质贮于地下部分，有效成分含量高，此时采集质量好、产量高。但也有例外情况，如柴胡、明党参在春天采质量较好，太子参则在夏季采集质优，延胡索立夏后地上部分枯萎，不易寻找，故多在谷雨和立夏之间采挖。

2. 叶类和全草类 应在植物生长最旺盛时，或在花蕾将开放时，或在花盛开而果实种子尚未成熟时采收。但桑叶需经霜后采收，枇杷叶需落地后收集。

3. 树皮和根皮类 树皮多在春夏之交采收，此时树皮内养料丰富，浆汁充足，形成层细胞分裂迅速，生长最活跃，皮部和木质部容易剥离，剥离后的伤口较易愈合，有利于药材的再生长，同时有效成分含量亦较高。根皮多在秋冬季采收。因为树皮、根皮的采收，容易损害植物生长，应当注意采收方法。有些干皮的采收可结合林木采伐时进行。

4. 花类 一般在花开放时采收，如菊花。有些以花蕾入药，则于花蕾期采收，如槐米、蛔蒿、丁香、金银花、玫瑰花等。此外如除虫菊，宜在花头半开放时采收，红花则在花冠由黄变橙红时采收为宜。以花粉入药的松花粉、蒲黄需要掌握采集时间，否则过期后自然脱落影响产量。

5. 果实与种子类 多数果实类药材在果实完全成熟时采收，如瓜蒌、栀子、薏苡、花椒、木瓜等。但有些种类要求果实成熟再经霜打后入药，如川楝子霜打变黄时采集。但少数种类要求未成熟果实入药，如青皮、枳实等，需果实未成熟时采收。果实成熟期不一致的药材，如山楂、木瓜等，要随熟随采，若采收过早，肉薄产量低；采收过迟，果肉松泡，质量差。多汁浆果，如枸杞子、山茱萸等采摘后应避免挤压和翻动。同一果序上的果实成熟期一致的，如女贞子、五味子等，可将整个果序剪取，放置若干天后摘取果实。

种子类药材多在果实充分成熟、籽粒饱满时采收，如决明子、续随子、水飞蓟等。一些蒴果类的种子，若待果实完全成熟，则蒴果开裂，种子散失，难以收集，须稍提早采收，如急性子、牵牛子等。对种子成熟期不一致，成熟即脱落的药材，如补骨脂等，应随熟随采。

6. 茎、木类药材 一般在秋冬季节落叶后或初春萌芽前采收，如大血藤、鸡血藤等，与叶同用的槲寄生、忍冬藤等茎类药材应在植物生长旺盛的花前期或盛花期采收。

7. 菌、藻、孢粉类 菌、藻、孢粉类药材，各自情况不一，视物种生物特性而定。如麦角在寄主（黑麦等）收割前采收，生物碱含量较高。茯苓以菌核入药，一般在立秋后采收质量较好，但在安徽产地也有在春季采收的。马勃应在子实体刚成熟期采收，过迟则孢子飞散。海藻、昆布在夏、秋季采捞。

（二）动物药材类

我国应用动物药的历史悠久，早在三千年前，就开始了蜂蜜的利用；珍珠、牡蛎的养殖始于我国；麝香、鹿茸、阿胶、蕲蛇等在我国的应用也有两三千年之久。我国最早的本草专著《神农本草经》载有动物药 65 种，唐代《新修本草》载有动物药 143 种，《本草纲目》载有 461 种，《本草纲目拾遗》载有 160 种。全世界共有动物药资源约 150 万种，其中约有 800 种供药用。《动物药志》收载动物品种约 5000 种，其中应用的约为 800 种。根据动物药入药部位的不同，各类药材的传统采收原则也有一定的差异。

1. 全体入药 节肢动物门的多足纲和昆虫纲等动物，多以动物的全体入药，如全蝎、蜈蚣、水蛭、斑蝥、土鳖虫、虻虫、九香虫、青娘子、红娘子等，此外爬行纲动物，如各种蛇类药材，也多以全体入药。此类药材的采收应根据动物生长发育的特点进行采收。昆虫类药材必须掌握其孵化发育的活动季节，如桑螵蛸，以大刀螳螂、小刀螳螂或巨斧螳螂的卵鞘入药，则需在 3 月各种螳螂产卵后未孵化之前进行收集，过时则虫卵孵化成幼虫影响其药效。以成虫入药的，均应在其活动期进行捕捉，有翅昆虫，则在清晨露水未干时进行捕捉。

　　盛夏是许多昆虫类生长的旺盛季节，对于部分昆虫类药材即可在盛夏季节进行科学合理的采收，才能为中药生产提供合格的原料。如虻虫在夏季吸食活跃，雌虻常群聚在牛、马、驴等家畜身体上吸食血液，以6～8月炎热季节最多；可在家畜聚集的地方，当虻虫落在家畜身上吸血的时候，用苍蝇拍轻轻拍打，注意不要打碎虫体；拍取后用线绳穿成一串，晒干或阴干即得。斑蝥在7～8月活动最为剧烈，多群聚蚕食大豆花叶、花生、茄子叶片及棉花的芽、叶和花等，在7～8月间于清晨露水未干时捕捉，捕捉须戴手套及口罩以免毒素刺激皮肤、黏膜，捕捉后置布袋中，用沸水烫死，然后取出晒干。

　　2. 部分动物体入药　动物药中有很大一部分药材是利用动物身体的某个或某些部分，包括①角类：鹿茸、鹿角、羚羊角、水牛角等。②鳞、甲类：穿山甲、龟甲、鳖甲、玳瑁等。③骨类：狗骨、猴骨、猫骨等。④贝壳类：石决明、牡蛎、珍珠母、海螵蛸、蛤壳、瓦楞子、海月等。⑤脏器类：蛤蟆油、鸡内金、紫河车、鹿鞭、海狗肾、水獭肝等。此类药材的采收多依据动物的生长发育和药用部位的特点进行采收。如鹿茸必须在其骨化前采收，采收时间一般为鹿茸最有商品价值的生长阶段。在采收之前，采收人员必须随时观察鹿茸的生长情况和成熟程度，根据鹿的年龄、个体长茸特点等综合情况，适时确定每头鹿的具体采收日期。一般梅花鹿2岁，头锯，应全部采收二杠茸；3岁，二锯，在饲养管理良好的鹿场可采收三杈茸；4岁以上的雄鹿应全部采收三杈茸。

　　3. 动物的生理产物和病理产物

　　（1）生理产物　动物类中药材中有一部分是动物在其生长发育过程中形成的生理产物，如蝉蜕、蛇蜕、蜂蜜、蜂房等。此类药材的采收应根据动物自身的特点进行适时的采收。如中药蝉蜕来源于同翅目蝉科昆虫黑蚱的若虫羽化时脱落的皮壳，雌性成虫在7～8月产卵于榆、柳、梨、苹果、桃、杨、柑橘、桑等树木的枝梢木质部内，枝条上造成爪状的"卵窝"，卵粒排列成行，以卵越冬。翌年卵孵化成若虫，爬向地面，进入土内。若虫在土中生活时可随气温变化而上下活动，春暖向上移动，口器伸入树根中吸取汁液，秋季则爬入深土层中。若虫一生脱皮5次。第5～6龄若虫坚硬，带黄褐色，腹部缩小，前胸背缩小，中胸背扩大，自头顶至后胸背部中央有一开裂为脱皮线。老熟若虫从土中爬出地表面，爬上树干，用前足及爪固定身体在枝条上，脱皮线裂开即行脱皮。一般于每年夏季6～9月进行采收，除去泥沙，晒干。蛇蜕为游蛇科动物王锦蛇、红点锦蛇、黑眉锦蛇等多种蛇蜕下的皮膜，蛇在其生活中需要经过数次蜕皮，所以一年四季皆可采集其蜕下的皮膜，但以每年的4～10月各种蛇类活动频繁时期内最多，收集后抖落泥沙，晒干即得。

　　（2）分泌物　动物在其生长发育过程中，在完成其体内代谢中会产生多种分泌物，如常用中药麝香、蟾酥、龙涎香、虫白蜡、蜂蜡、熊胆粉等。此类药材的采收根据不同动物的生长特性，在其分泌物产生的季节进行收集。如龙涎香为抹香鲸科动物抹香鲸的肠内分泌物的干燥品。捕获杀死后，即收集其肠中分泌物，经干燥后即成蜡状的硬块。其肠内分泌物，也能排出体外，飘浮于海面，故有时也可从海面上捞取。麝香来源于原麝、林麝和马麝的雄性麝腹下的阴囊与脐部之间麝香囊中（简称香囊）的分泌物。麝的泌香最早是在 5 月下旬，最迟在 7 月下旬，周期分为初期、盛期、末期三个阶段。整个泌香期维持 4 周。因此，最好秋末至来年春季采收麝香。

（3）排泄物 有的动物在其生长过程中的排泄物也作为中药应用于临床调剂与制剂中如五灵脂、夜明砂、望月砂、蚕砂、白丁香（文鸟科动物麻雀及山麻雀的干燥粪便）等。此类药材一般全年都能采集，如五灵脂全年可采，但以春、秋为多，春采者品质较佳，采得后，拣净砂石、泥土等杂质，按形状分别为"灵脂块"和"灵脂米"两类。夜明砂全年可采，以夏季为宜，到蝙蝠洞中铲取，除去泥土，拣净杂质，晒干。

（4）病理产物 有些动物的病理产物如珍珠和牛黄等具有悠久的用药历史，此外还有僵蚕、马宝、猴枣、狗宝等病理产物入药。这类药材的采收多在宰杀动物时进行收集，如牛黄为牛科动物的胆囊中的结石或肝胆管中的结石。有牛黄的牛一般表现为秃毛、眼睛发红、体温高、吃草少、喝水多、久养不肥、行走乏力、经常鸣吼、卧不安宁等症状。这种牛在屠宰后，可见胆囊或胆管都比正常牛的大，有的甚至大一倍以上。在宰杀牛时应注意检查胆囊、胆管及肝管等，如发现有结石立即取出，除净附着的薄膜，用通草丝或灯心草裹上，置阴凉处阴干，或多包几层纸置于石灰缸内慢慢干燥，切忌风吹、日晒、火烘，以防破裂或变色。

（三）矿物药材类

矿物类药材的采收没有季节的限制。矿物药大多随着采矿作业进行挖掘，因此一般在全年各个季节均可采收，但以未露地面，未受风吹日晒者为佳，如石膏、寒水石、磁石等。有的在开山掘地或水利工程中获得动物化石类中药，如龙骨、龙齿等。

二、中药材现代采收原则

为了获取药材的高产优质，应当根据药用植（动）物的生长发育状况和药效成分在其体内消长的变化规律及自然条件等因素，确定适宜的采收期和采收方法。人工栽培（养殖）的药材，随着对有效成分种类和成分积累研究的深入，不仅需要注重中药材的产量，同时必须重视其药效成分含量和毒性成分等因素，将产量、含量和毒性成分指标加以综合评价，从而确保采收中药材的临床用药质量。

要确定中药材的适宜采收期，必须把药效成分的积累动态与植物（动物）生长发育阶段两个指标结合起来考虑，但这两个指标有时是一致的，有时是不一致的，因此，必须根据具体情况加以分析研究，以确定适宜采收期。一般常见的有下述几种情况。

1. 有效成分含量高峰期与产量高峰期基本一致时，共同的高峰期即为适宜采收期。如对朝鲜淫羊藿最佳采收期的研究表明，以其所含的总黄酮含量和淫羊藿苷含量为指标，每年 9 月二者均达到高峰期，其地上部分的产量也在此期接近最高值，因此淫羊藿的最佳采收期应以 9 月中旬为佳。对短葶山麦冬的最佳采收期研究表明，以其所含的多糖为指标，5 月中旬短葶山麦冬的产量和多糖含量积累均达到最高，可以确定 5 月为短葶山麦冬药材的最佳采收期。

2. 有效成分含量高峰期与药用部分产量高峰期不一致时，要考虑药效成分的总含量。即有效成分的总量＝单产量×药效成分的含量，总量最大值时，即为适宜采收期。

不一致时有两种情况：①药效成分的含量有一显著的高峰期，而药用部分的产量变化不显著，此时，有效成分的含量高峰期，即为适宜采收期。如铁皮石斛若以增强免疫力的多糖含量为指标，研究表明12月采收的多糖含量为最高，而此段时间铁皮石斛产量变化不明显，建议铁皮石斛的最佳采收期为冬季。蛔蒿中含有驱蛔成分山道年（Santonin），在沈阳地区研究表明，山道年有两个含量高峰期。第一高峰期在营养期，叶中山道年含量可达2.4%，高峰期持续4~5天，沈阳地区为7月16日左右，过此期间含量则迅速下降。第二高峰期为开花前期，花蕾中含量为2.4%，高峰期持续1周左右，沈阳地区为8月25日~9月1日左右，过此期间含量下降。在山道年含量变化的两个高峰期，药材产量变化不大，因为花蕾在蛔蒿植物体中占重量比很小，因此，山道年含量的高峰期就可以作为药材的采收期。②有效成分含量无明显变化，药材产量呈现一显著的高峰期时，药用部位产量的高峰期应是其最适宜采收期。如以丹参的产量、丹参酮类、丹酚酸类和醇溶性浸出物、水溶性浸出物为指标，研究河南方城丹参的最佳采收期，发现丹参根干重在11月（即霜降后）达到最大，而丹参酮II_A的含量则在10月达到最大值，丹酚酸B在9月达到最大值，醇溶性浸出物在11月达到最大值，水溶性浸出物在7月即达到最大值，结合丹参的传统采收习惯，确定方城丹参基地丹参最佳采收期为10月下旬至12月。由于每年的物候期不同，丹参移栽时间不同，所以丹参植株开始枯萎的时间亦不同，建议丹参实际的采收期从霜降前后植株开始枯萎时开始至冻土前，尽可能提前采收，以当年11~12月采收最好。

对安徽南陵的凤丹皮的最佳采收期进行研究，以产量为指标，南陵凤丹随生长年限的增加，其产量也随之逐年增加；不同采集月凤丹皮产量从3~8月逐月增加，至9月呈下降趋势。提示5年生8月采收的凤丹皮产量较高。以丹皮酚为指标，不同生长年限凤丹中的丹皮酚含量随生长年限不同呈曲线形变化，从1~4年生逐渐升高，至5年生达最大值，6~7年生者逐渐降低，提示以5年生者丹皮酚含量最高。不同月采收的凤丹中的丹皮酚含量也是呈曲线形变化，3~6月由高逐渐降低，7~8月含量基本相近，9~11月又逐渐增加，且以11月达最大值，12月又逐渐降低，提示以11月采收者丹皮酚含量最高。综合产量与不同生长年限、不同采收时间等因素，建议安徽南陵凤丹皮的最佳采收期定为5年生者9~11月。其采收期与《药典》相吻合。

薄荷在花蕾期挥发油含量最高，而叶的产量高峰却在花后期。若将两者变化曲线图中的产量高峰与含量高峰以同一坐标高度表示，根据数理统计两曲线交点之对应点为总有效成分高峰期，即为适宜采收期。

3. 多种因素影响质量的药材，其适宜采收期的确定是一项更为复杂的研究工作，需要综合考虑多方面的因素。

山茱萸果实成熟受多种因素的影响，同时，山茱萸药材中化学成分种类较多，如有机酸类、环烯醚萜苷类、鞣质、多糖等，皆有生理活性。如对山茱萸的最佳采收期进行研究，以山茱萸样品中的熊果酸、马钱苷、鞣质、多糖、总有机酸的含量以及醇浸物、水浸物等作为指标，对测定结果进行主成分分析，提取出7种化学物质的综合信息，揭示了山茱萸果实中化学成分的积累规律，为山茱萸的传统采收期提供了科学依据。此外，有些中草药中除含有效成分外，尚含毒性成分，则采收时亦应予以考虑。如治疗慢性气管炎的照山白，叶中有效成分为总黄酮，同时含有毒性成分桉木毒素。照山白的叶在 6、7、8 三个月生长最旺盛，产量最高，但此时总黄酮含量最低，而桉木毒素（Grayanotoxin Ⅰ）含量却最高，故以往在此期间采叶不合理，5、9、10 三个月叶的产量虽稍低，但总黄酮含量较高，桉木毒素含量较低，在此期间采集为宜，因此应根据叶产量、总黄酮含量、桉木毒素含量三个指标综合进行考虑确定。

第三节 中药材采收方法与技术

由于中药材品种繁多，植物药、动物药的药用部位各不相同，因此其采收方法必须根据中药材自身的特点，并结合药效成分进行采收。

传统采收方法的确定通常要考虑诸多自然因素，如中药材基原的生物学特性、药用部位的生长特点、成熟程度、采收的难易和产量等，以决定每种中药材的采收时间和采收方法。

一、植物类中药材

根据植物类中药材各药用部位的特征，其采收方法可分为人工采收、机械采收与化学采收三大类，其中人工采收最为常见，又可分为采挖法、剪取法、摘取法、割取法、剥取法、砍伐法等多种方法。

（一）人工采收

1. 采挖法 采挖法是利用锄头或爬犁等工具将生长于土壤中的根及根茎类药材挖出或犁出，之后进行采拣的一种方法。这类方法适用于大多数的根及根茎类药材。

作为植物营养器官的根主要生理功能是固定植株，并从土壤中吸收水分和溶解于水中的矿质盐与氮素，供植物生长所用。根系还可合成氨基酸、生物碱、有机氮、植物激素等物质。同时根和根茎也是植物的贮藏器官，对于多年生植物的根与根茎，在其地上部分翌年开始生长时，往往会消耗根中贮藏的养分。有的根和根茎类药材，往往需要生长 1 年以上才能供药用，一般须 2 ~ 5 年。

根与根茎类药材一般采用采挖法：选取雨后的晴天或阴天，在土壤较为湿润时用锄头或特制的工具进行挖取，采挖时注意保持根皮的完整性，避免损伤，影响药材的质量。如野山参在挖取时必须注意保持其支根与须根的完整性。

少数全草类药材连根入药的也需要采用挖取的方法进行采收，如细辛、紫花地丁等。

2. 剪取法 利用剪刀或枝剪等工具对部分草本植物的茎藤或木本植物的叶等直接剪取的方法，适用于部分茎类、叶类、花类和果实类药材。

茎是高等植物长期适应陆地生活过程中，所形成的地上部分器官，茎的主要功能是起输导作用和支持作用，通过茎能把根所吸收的物质输送到植物体的各个部分，同时也能把植物在光合作用过程中的产物输送到植物体所需的各个部位。茎还有支持植物体、贮藏养分和繁殖的作用。而作为中药材的茎类药材包括木本植物的茎藤，如关木通、海风藤、大血藤、鸡血藤等；草本植物的茎藤，如夜交藤、天仙藤；茎枝，如桂枝、桑枝、桑寄生等；茎刺，如皂角刺；茎的翅状附属物，如鬼见羽；还包括茎的髓部，如通草、小通草、灯心草等。木类中药指木本植物的茎的形成层以内的木质部部分入药，通称为木材。木材又分为边材和心材，边材形成较晚，含水分较多，颜色稍浅，亦称液材；心材形成较早，位于木质部内方，积累了较多的物质，如树脂、树胶、丹宁、油类等，颜色较深，质地较致密。木类中药材多采用心材部分，如沉香、降香、苏木等。对于草本植物茎藤的采收，一般采用剪取的方法直接获得植物的茎藤，加以干燥即可。

　　花类中药通常包括完整的花、花序或花的某一个部分。完整的花有的已经是完全开放的，如洋金花、红花；有的需要采集尚未开放的花蕾，如辛夷、丁香、金银花、槐米等；以花序入药的亦有采收未开放的，如头状花序的款冬花；有的要采收已开放的花序，如菊花、旋覆花；而夏枯草则是采收的带花的果穗；此外尚有以花的某一部分入药的，如莲须即用的莲花的雄蕊，玉米须用的是花柱，番红花用的是柱头，松花粉、蒲黄则为花粉粒等。根据花类药材的入药部位的不同和花的各自的特点，其采收方法亦各不相同。部分花类药材采用剪取的方法进行采收，如辛夷采收一般采用剪取的方法，辛夷在3月左右开花，温暖地区开花较早，山地或寒冷地带较迟，花蕾开放前，应及时采收。采时要逐朵齐花柄处剪下，切勿损伤树枝，以免影响下年产量。如番红花则在花开放的当天进行采摘，将花剪下，摘取雌蕊的红色柱头，当天烘干。花类药材采集时的注意事项，由于多数花类药材开花的花期较短，因此采集的时间必须特别注意，若采集时间不当对药材品质影响很大。

　　果实类中药通常是采用完全成熟或将近成熟的果实，有的采用整个果穗，如桑椹；有的采用完整的果实，如五味子、山楂、覆盆子、木瓜等；有的采用果实的一部分或采用部分果皮或全部果皮，如陈皮、青皮、大腹皮等；也有采用带部分果皮的果柄，如甜瓜蒂；或果实上的宿萼，如柿蒂；还有仅采用中果皮部分的维管束组织的，如橘络、丝瓜络。果实类药材一般多在充分生长近成熟或完全成熟后采收，如瓜蒌；多汁浆果易于败坏，要及时采收加工；干果、蒴果须在成熟以前适时采收，若成熟后会开裂散落。少数药材如青皮、枳实，则须在近成熟或幼果时采收。罗汉果的采收一般见果柄、果皮由青转黄时，即可选晴天的下午采摘（早晨露水未干时和雨天不宜采收）。由于罗汉果开花授粉时间不一，果实成熟期也不相同，所以应分批进行采收。采果时用采收剪进行剪取，注意将果柄和果蒂剪平并轻放于地上，以免互相挤碰时刺伤果皮，造成空洞。采回的鲜果待水分蒸发后，需再摊放7~15天，当蒸发的水分约为鲜果重量的15%左右、果实表面有50%呈黄色时才可根据大小分等级进行烘烤加工。来源于蔷薇科植物的金樱子的采收，通常于花托变红时采用枝剪进行剪取后，撞击毛刺，晒干，即为"金樱子"。将去刺后的金樱子纵向剖开，置水中挖去瓤子（小瘦果）及绒毛（干挖绒毛易飞散而使皮肤作痒），再晒干，即为"金樱子肉"。

种子类中药大多是采用成熟的种子，包括种皮和种仁两部分；种仁又包括胚乳和胚。多数是用完整的种子，如王不留行、葶苈子、白芥子、桃仁、杏仁、郁李仁等；不少是用种子的一部分，有的用假种皮，如肉豆蔻衣、龙眼肉；有的用种皮，如绿豆衣；有的用除去种皮的种仁，如肉豆蔻、薏苡仁；有的用去掉子叶的胚，如莲子心；有的则用发芽的种子，如大豆黄卷、谷芽、麦芽；也有用其发酵加工品，如淡豆豉。种子类药材一般必须在果实完全成熟后方可采收。此时种子内物质积累已停止，达到一定硬度，并且呈现固有的色泽。种子类药材多数采用剪取或割取的方法采下后再进行脱籽。干果类一般在干燥后取出种子，蒴果通常敲打后脱粒收集。肉质果，若果肉亦作药用的，可先剥取果肉，留下种子或果核，如瓜蒌仁等；如核果类果肉不能作药用的，即可堆积发酵或蒸煮后去果肉，压碎种壳取出种仁，如郁李仁、杏仁等。

3. 摘取法 摘取法是直接以手工从植物体上对药用部位进行摘取获得的方法，适用于部分叶类与花类药材。有些个大一些的果实、种子类药材也可采用摘取法。

叶片作为植物体的一个重要的营养器官，具有光合作用、制造有机物以供给植物体自身的生长发育，同时具有蒸腾作用、呼吸作用、进行繁殖与贮藏等生理功能。而叶类中药一般多用完整且已长成的干燥叶，也有以嫩叶入药的，如苦竹叶。大多数为植物的单叶，仅少数为复叶的小叶，如番泻叶。如桑叶需要在经霜后摘取桑叶；枇杷叶鲜用时也可进行摘取。

花类药材进行人工摘取时，通常应选择在晴天、上午露水初干时采摘，如红花等；也有部分药材在花开放时采收，如菊花、洋金花等；花朵陆续开放的植物，应分批采摘，以保证质量，如红花、金银花等。金银花的采收宜选择晴天的早晨与上午，此时采收花蕾不易开放，养分足、气味浓、颜色好。下午采收应在太阳落山以前结束，因为金银花的开放受光照制约，太阳落后成熟花蕾就要开放，影响质量。采收时要只采成熟花蕾和接近成熟的花蕾，不带幼蕾，不带叶子，采后放入条编或竹编的篮子内，集中的时候不可堆成大堆，应摊开放置，放置时间不可太长，最长不要超过4小时。

4. 割取法 割取法是采用镰刀等工具对植物的地上部分或叶片部分直接进行割取，适用于全草类、叶类、部分种子类及茎髓类等药材的采收。

全草类中药又称草类药材，大多数为干燥的草本植物的地上部分，如广藿香、淫羊藿、益母草等；亦有少数带有根及根茎的，如蒲公英等；或小灌木草质茎的枝梢，如麻黄等。一般割取地上部分，如薄荷等；亦有在初春采其嫩苗的，如茵陈。有的一年能割采几次，如冬凌草等。

割取的叶类药材需要根据药材成熟度是否一致，有的药材一次性进行割取，有的则需要分批进行割取。对于茎髓类药材则一般采用割取的方法直接将植物割下后，用特制的工具刮去外皮即可。种子类药材采用割取果穗后再结合其他的处理方法进行初步加工。如王不留行在大多数种子变为黑色时，将其地上部分齐地面割下置于阴凉通风干燥处后熟5~7天，晒干、脱粒、扬去杂质即可。苍耳子于9~10月果实成熟，由青转黄，叶已大部分枯萎脱落时，选晴天，割下全株，脱粒，晒干。

5. 剥取法 剥取法是采用特制的刀具对药材的皮部进行剥取的方法，适用于皮类药材。剥取法一般有半环剥法与环剥法两种。

皮类中药通常是指来源于裸子植物或被子植物（其中主要是双子叶植物）的茎干、枝和根的形成层以外部分的药材。它由内向外包括次生和初生韧皮部、皮层和周皮等部分，其中大多数为木本植物茎干的皮，少数为根皮或枝皮。皮类药材的干皮与枝皮一般在清明至夏至期间采收，如杜仲、厚朴、黄柏、肉桂等。常用药材杜仲，栽培 10~20 年后即可进行采收，杜仲的采收现在多采用半环剥法剥取树皮。在 6~7 月高温湿润季节，此时杜仲树形成层细胞分裂比较旺盛，在离地面 10cm 以上树干，切树干的 1/2 或 1/3，注意割至韧皮部时不伤及形成层，然后剥取树皮，剥去树皮后的部位经 2~3 年后可重新长成树皮。也可采用环剥法，用芽接刀在树干分枝处的下方，绕树干环切一刀，再在离地面 10cm 处环切一刀，再垂直向下纵切一刀，只切断韧皮部，不伤木质部，然后剥取树皮。剥皮应选多云或阴天，不宜在雨天及炎热的晴天进行。杜仲的传统用药经验是用其皮，所以以前一直是伐木采皮，皮剥树死。而杜仲是一种生长周期长的木本植物，一般需要 15~20 年才能采收树皮。自 20 世纪 50 年代后期，市场需求量剧增，杜仲资源遭到破坏性开发。因此为保护杜仲资源，目前杜仲皮的采收多以半环剥法进行。

6. 砍伐法　对于木类药材，一般采用将树木直接进行砍伐后，除去外皮后获得，如苏木一般在其生长 8 年后把树干砍下，削去外围的白色边材，截成每段长 60cm，粗者对半剖开，阴干后，扎捆置阴凉干燥处贮藏。沉香的采收是采取含香的树干或根部，用刀削去白色木部，然后再用特制小刀将不含香的部分尽可能地除去，干燥后即可。

7. 其他传统采收方法　对于藻类、菌类、地衣类及孢子类药材的采收，根据各自不同的特点采用不同的方法进行采收，如冬虫夏草在夏初子实体出土孢子未发散时进行采挖；松萝全年均可采收。以孢子入药的药材必须在成熟期及时采收，过迟则孢子飞落。树脂或以植物液汁入药的其他类药材一般是根据植物的不同采收时间和不同药用部位决定采收期和采收方式，如安息香采香多在 4~10 月，于树干上割成"三角形"切口，其汁顺切口流出凝固成香后采收。

（二）机械采收

随着对中药材现代研究的深入，部分中药材在采收中，为了提高劳动效率，采用机械采收的方式进行。机械采收多根据药材自身的特点，采用不同的机械设备进行采收。

根及根茎类药材除进行人工挖取外，根据其生长的特点，可以采用机械进行采挖，如拖拉机牵引耕犁，在采挖的过程中注意不伤及根即可，之后拣取除去残茎、叶和须根等，有的药材还需趁鲜除去外皮，如北沙参、桔梗、粉防己等。

部分根皮类药材也可采用机械进行采挖后，除去泥土、须根，趁鲜进行敲打以使木质部与皮层部分分离以除去木心，如白鲜皮、香加皮、地骨皮和五加皮等。

叶类药材的采收方法除了人工采收之外，还可以采用机械采收，如银杏叶的机械采收：适于大面积的采叶园。可采用往复切割、螺旋式滚动和水平旋转勾刀式等切割式采叶机械进行作业。为避免对树体的影响，一般机采 3~4 年后，结合 1 次人工采收或予以平茬，以恢复树势。

部分种子类药材也常采用机械进行采收,如来源于禾本科的薏苡,由于其种子成熟期不一致,一般早熟品种在7月下旬~8月初收获;中熟品种在8月下旬~9月下旬;晚熟品种在10月下旬;当种子成熟度达80%时即可采用机械将果穗采下,收获后放置3~4天使未成熟种子成熟,再用脱粒机进行脱粒。脱粒后种子放在干净的晒场上曝晒直至干燥,然后用碾米机碾去外壳和种皮,过筛后即可得到薏苡仁。

山茱萸的采收传统多采用手工采摘方式进行,近年来部分地区采用专门的山茱萸采摘机进行采收,山茱萸采摘机利用振动原理,将树上成熟的山茱萸振落,树下只需要人工将果实接住收集即可,使用这种机械每小时采摘的山茱萸相当于一个人手工采摘一天,省时、省力又方便,比人工采摘效率提高了10倍左右,大大降低了药农的劳动强度,实现了山茱萸机械化采收方式。

(三)化学采收

部分中药材按照传统的采收方式,采收效率较低,可以采用适宜的化学试剂进行处理后进行采收。此类采收适用于部分叶类、果实种子类和树脂类药材。如酸枣仁于9~10月当果实呈红色、完全成熟时采收,老产区一般按照传统的采收方式进行,用竹竿人工打落后加以收集,近年来部分产区试用"乙烯利"进行催落,可在果实全红期,选晴天喷施20%左右的乙烯利,1周后绝大多数果实即可自然落地,之后进行收集,效果很好。果实采后,除去果肉,碾破枣核,分离枣壳,淘取枣仁,晒干即成。但是必须注意的是乙烯利催落的酸枣果肉变软,鲜食时不可采用此法。此外,使用乙烯利前,应先进行小面积试验。乙烯利的浓度,以不会导致落叶又可催落果实为宜。

又如银杏叶的采收除了采用人工采收和机械采收之外,为提高采收效率,有条件的地方还可采用化学方式进行,于采叶前10~20天,喷施浓度为0.1%的乙烯利,使其自然脱落后进行收集干燥即可,适用于大面积的采叶园。

树脂类药材的安息香采收,一般是生长10年以上的健壮成龄树,在夏、秋两季割脂。割脂前,先进行乙烯利处理,于距离地面9~12cm的树干基部,在同一水平线上按等距离用小刀浅刮树皮3处,然后将10%的乙烯利油剂薄薄地在刮面上刷1层,刷药要在晴天进行,处理后9~11天,即可开割。一个割脂周期内平均单株产量200~250g。收集的液状树脂放阴凉处,自然干燥变白后,用纸包好放木箱内贮藏。树脂受热易融化,切忌阳光曝晒。

乙烯利作为一种植物生长调节剂,有时用于药用植物生长过程中的疏花疏果的调节,而用于中药材的采收还需要进行相关的实验研究方可进行。

二、动物类药材

动物类药材除需要根据其种类的不同,选择适宜的采收期外,还需要根据各种药用动物的生长习性和活动规律而采取不同的采收方法。动物类药材的采收方法常有以下几种:诱捕、网捕、活体收取药用部分等。

动物类药材的采集,因药材的种类不同而异。对于昆虫类药物,必须掌握其孵化发育活动季节，如蝉蜕在夏秋季黑蚱蝉蜕化之时采用拣取的方式进行收集；桑螵蛸须 3 月前收集，过时虫卵孵化成虫；蚯蚓 6 ~ 8 月刚开始活动时捕捉；蜈蚣在清明节前后捕捉较好；一般有翅昆虫，大多在清晨露水未干时憩息于植物上，不易起飞，易于捕捉，如斑蝥、虻虫等。

中国林蛙在秋末进入冬眠期，易于捕捉，且此时的蛤蟆油于体内较多；鹿茸于清明后 40 ~ 60 天（5 ~ 7 月）锯取，过时则角化而不成为茸了。对动物药材熊胆、牛黄、麝香、马宝、蟾酥在捕捉后或屠宰场进行采收，近年来有人工培植牛黄、活麝取香、活熊抽取胆汁等新的采集方法。

三、矿物类药材

矿物类药材一般没有季节性限制，可全年采挖，大多是与矿藏的采掘相结合进行收集和选取的，如石膏、滑石、雄黄、自然铜等。矿物类药材质量的优劣在于选矿，一般应选择杂质少的矿石作药用，质量最佳，如盐石类，多来自盐湖中，系天然自行结晶而成，不需要加工。有些矿物药系经人工冶炼或升华方法制得，如密陀僧、轻粉、红粉等。

四、采收中应注意的事项

（一）扩大药用部分

传统中药材多以原植（动）物的全体或某一部位入药，如仅用植物的根、根茎、叶、花或果实等，或者仅用动物的角、骨、甲（壳）等。而非药用部位则作为废料丢弃，较少根据再生增值的综合利用原则进行探索、研究。如人参以其根入药，而人参的茎叶含有人参皂苷，具有较高的药用价值，却常被忽视。随着对中药资源研究的深入，通过对某些植物的不同部位进行化学分析、药理实验和临床观察等对比研究，已经有部分的药用植物可以扩大其不同的应用范围或药用部位，因为同一种药用植物的不同部位常含有相同或相似的药用成分和生理活性，一般只是含量多少和药效强弱的差异。目前，有些地区已开始研究应用一些药用动物和植物的非药用部位，如钩藤的茎枝、黄连的地上部分和须根、杜仲的叶、苏木的根、砂仁叶提取的挥发油等，都已供药用。三七的传统习惯多以根入药，对三七茎叶资源综合利用研究很少。初步统计，每年采收三七茎叶总产量大约 2500 吨，仅有 20% 的茎叶资源被利用。目前云南三七研究所加强了三七叶的深度加工利用研究，为三七的综合开发利用奠定基础。

（二）保护野生药源

随着全球经济的一体化，人类医药保健事业得到了迅猛的发展，全球回归自然，崇尚天然药物的热潮此起彼伏。据有关媒体报道，全球对保健品和医疗所用动植物药材的需求量连年增长，每年以 15% 的速度递增，所用动植物药材的价值由 20 世纪 50 年代的 200 多亿美元增长至 21 世纪初叶的 2000 多亿美元，近几年再增长至 3000 亿美元左右，半个世纪骤增 15 倍之多。而我国对中药材的需求量也逐年增加，从 1995 ~ 2009 年的 15

年间增长了 15 倍，每年消耗中药材 40 万~50 万吨，近年已攀升至 80 万~90 万吨。有专家预测，到 2015 年，我国对中药材的需求量将突破百万吨大关。

　　由于需求量的逐年加大，我国的野生药材蕴藏量则呈逐年减少的趋势，从 2000 年起药材总产量年均递减 20% 左右，但 2008~2009 年，产量下降 30% 以上。市场急需的部分重要品种已下降 80% 左右，一些珍稀贵重药材已减少 90% 左右，已敲响了濒危警钟。因此必须加强野生药源的保护，以利于中药资源的可持续利用。从采收环节采用以下的措施，以加强中药资源的保护。

　　1. 计划采药　对于濒危的野生植（动）物药，做到有计划地采药，不要积压浪费，有些中草药，如铃兰，久贮易失效。

　　2. 合理采收　只用地上部分则要注意留根，一般要采大留小，采密留稀，合理轮采。动物药材如以锯茸代替砍茸，活麝取香代替杀麝取香等。

　　3. 封山育药　有条件的地方，在查清当地药源和实际需要之后，把所属山地分区轮采，实行封山育药。

第三章　中药材的加工

药用植（动）物采收后，除少数鲜用，如生姜、鲜石斛、鲜芦根等，绝大多数均需在产地及时进行加工。凡在产地对植（动）物药用部位进行的初步处理与干燥，称之为“产地加工”或“初加工”。上古用药均为鲜品，但随着中医药科学的进步和社会的发展，单纯依靠采集鲜药已不能满足需要，人们开始将鲜品晒干贮藏备用，这种晒干的方法是最早的药材加工方法。经过几千年的实践、总结和提高，中药材加工技术不断创新与发展，现已成为中药材生产中的关键技术之一。

第一节　中药材加工的基本原理

一、中药材加工的目的与意义

（一）除去杂质，保证药材的纯净度

药用植物采收后，在药材中容易夹带和附着非药用部位等杂质，如花冠类药材易夹带萼片、叶片等，果类药材易夹带果柄、果枝，种子类药材易夹带果皮，根和根茎类药材易带残茎、叶基或叶鞘、须根和泥土。而这些都会直接影响到药材的纯净度、降低药材的等级，影响药材质量。所以在采收后必须通过净选、修制等产地加工技术清除杂质，以提高药材的质量。

（二）加工修制，形成符合《药典》规定标准的合格药材

《药典》对中药材的性状包括药材的形、色、气味、质地及其含有的物质都有一定的规定和要求。通过加工修制可达到体形完整、含水量适度、色泽好、香气散失少、不变味（必须经加工变味的例外）、有效物质破坏少的要求，才能确保药材商品的规格和质量。

（三）趁鲜切制，便于炮制加工和临床应用

不同种类的药材，其体积和质地相差较大，特别是有些根茎类和茎木类药材，体积较大，并且干燥后难以浸润软化、切片或粉碎。为了便于药材的干燥、加工炮制、贮

藏，需在采收后，趁鲜切制成片、段、块。但对一些含挥发性成分的药材，如当归等，鲜切后增加了挥发，易使药材失效，故不宜鲜切。

（四）保持药效，防止霉变，利于贮运

新鲜的药材，体内含有大量的水分和营养物质。若直接堆放或包装贮藏，可造成堆内湿度、温度增高，使药材表面或包装袋上潮湿或有水珠凝结，这种现象叫"结露"或称"出汗"。出汗对药材贮藏极为不利，高温高湿有利于微生物孢子的传播萌发和侵入，会造成药材发热、霉烂变质，最终使药材失效。新鲜的全草类药材体积较大，故不利于贮藏和运输。因此，药材在采收之后，必须在产地随即进行干燥处理，钝化酶类，缩小体积，以达到保证药效，防止霉变，便于贮运的目的。

新鲜药材即使在采收后也仍然进行着生物代谢，但这种生理活动与在田间的生理活动表现出了很大的不同，其干物质不是在增加，而是在减少。一些药用活性成分——次生代谢产物不是在合成，更多的是在降解。生物体的代谢活动是由无数错综复杂的反应所组成，而这些反应都是由许多酶来调控的，新鲜药材体内还存在有大量的、保持着活性的酶类，一旦条件适宜，它们可催化药材内部的有效成分降解、转化，使药效降低，甚至失效。例如苦杏仁、槐花米、白芥子、黄芩等必须经加工干燥，阻止其所含的酶催化化学反应，而使有效成分稳定不受其破坏。

中药黄芩含有黄芩苷和汉黄芩苷，显黄色，但黄芩中所含的酶在一定的温度和湿度条件下，可酶解黄芩苷和汉黄芩苷，产生葡萄糖醛酸和两种苷元，即黄芩素和汉黄芩素。其中黄芩素是一种邻位三羟基黄酮，本身不稳定，容易被氧化而变绿。故新鲜黄芩不被干燥，断面会逐渐变绿，说明黄芩苷被水解，如图3-1，干燥可以阻止酶解反应进行，有利于黄芩苷的保存。

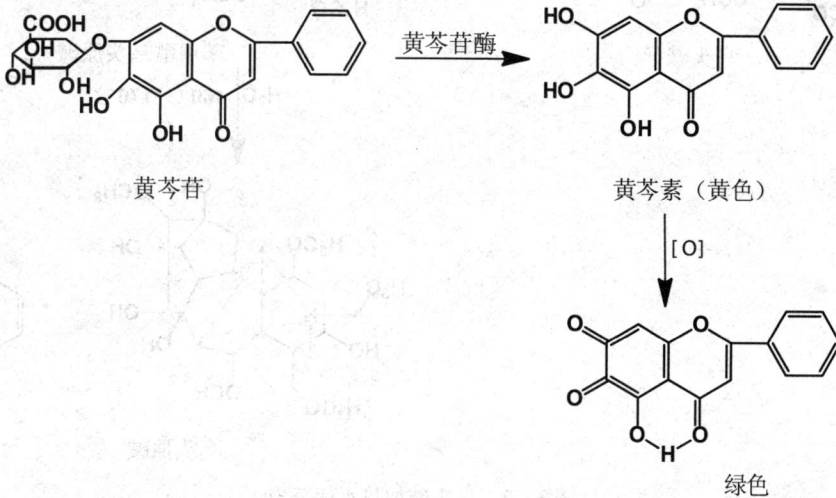

图3-1 黄芩苷的水解反应

（五）改变药性，降低或消除药材的毒性或副作用

有些药材的加工，不仅是形状的改变，而是一些复杂的化学变化，药材的颜色、气味、药性都产生了明显的改变。例如：地黄在缓慢的烘焙过程中，药材体内环烯醚萜苷类成分发生了化学反应，形成新的化学物质，药材断面也由橙黄色、黄白色变成了乌黑色，同时药性也有了改变。鲜地黄性寒，味甘、苦，功效清热生津、凉血、止血；生地黄性寒，味甘，功效清热凉血、养阴、生津。一些药材在加工中有一个"发汗"的过程，例如玄参、杜仲、厚朴等，通过发汗，药材的颜色、色泽、气味等都有改变，药性也发生了变化，保证了临床疗效。

还有一些有毒药材，经过加工处理后可以消除或降低其毒性。例如附子，其原料乌头的根中所含双酯类生物碱，药性极毒，其有效剂量常常就是毒性剂量，口服2mg即可造成死亡。因此附子须经过正确加工方可用于临床。

双酯类生物碱一般都有麻辣感（1/1000 溶液就可以产生麻感），毒性极大，中乌头碱、乌头碱、下乌头碱等分子结构中均有两个酯键，亲脂性较强，但与酸结合成稳定的盐类则可溶于水。其酯键是产生毒性的关键部分。一般其水溶液在 100℃ 时即可除去 1 分子醋酸，生成苯甲酰乌头原碱（benzoylaconitine），进一步加热至 160℃～170℃（在加压情况下），苯甲酰乌头原碱也可被水解，生成乌头原碱（aconine），如图 3-2。

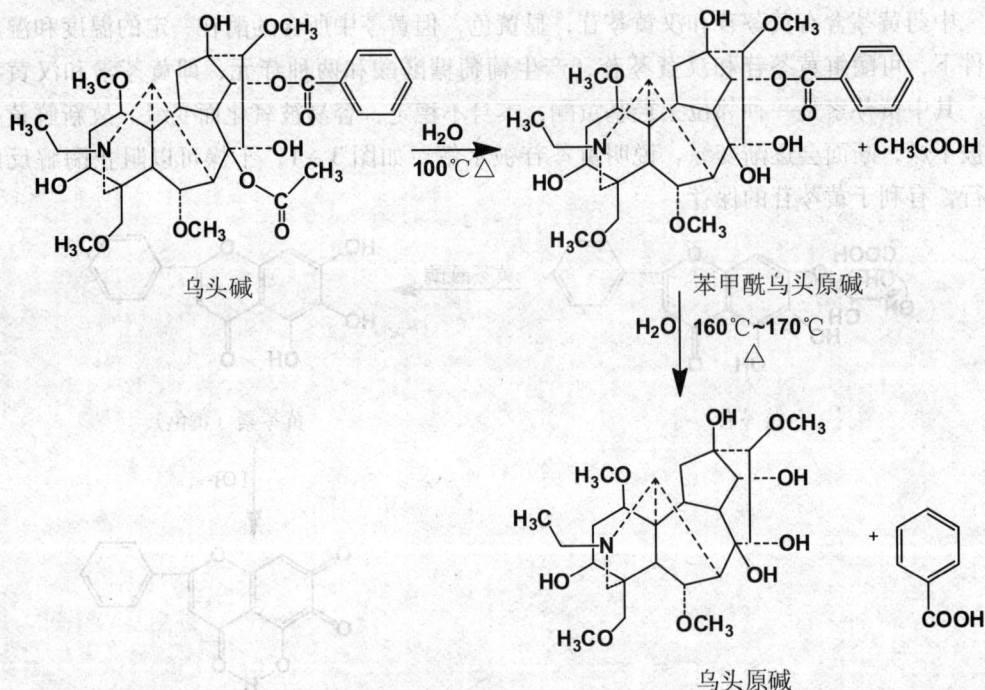

图 3-2　乌头碱加热水解反应

苯甲酰乌头原碱和乌头原碱的亲水性都比乌头碱强，毒性则小得多，乌头原碱几乎失去了麻辣感而带有苦味。而毒性更强的中乌头碱（mesaconitine）的水解反应和水解

产物的性质与乌头碱相似。首先水解生成毒性较小的苯甲酰中乌头原碱，进而水解生成中乌头原碱，其毒性更小。

另如中药山药，新鲜山药含有较多黏液，对皮肤、口腔黏膜都有刺激性，通过加工干燥，特别是传统的熏硫、搓水等过程，会明显降低山药的刺激性。

二、加工对中药材化学成分的影响

中药材所含的化学成分是中药发挥临床疗效的物质基础。中药中的化学成分相当复杂，中药的临床疗效是多成分综合作用的结果。中药材采收加工过程中，由于采收时间、加工方法的不同，可使药材的化学成分发生变化。如药材在蒸、煮、烫、干燥等加热后，某些成分含量增加了，某些成分含量减少了；或某些成分分解了，某些新的成分产生了，都会改变药材的疗效。研究药材加工前后化学成分的变化，对探讨中药材加工原理、评价中药材加工方法及其质量具有重要意义。

（一）对含苷类药材的影响

含苷类的中药很多，凡是中药中含有苷类成分，往往同时就含有分解该苷类的酶，在酶的作用下苷被分解成苷元（非糖部分）和糖类物质。分解苷的条件必须在适宜的湿度和温度下，才能发生，一旦苷类被分解，苷的生物活性就减弱或失去。所以对含苷类药材往往进行热处理，使酶被破坏，这样苷类成分在药材中才能稳定地长期保存。如天麻中含天麻苷，它是对甲醇基苯 $-\beta-D-$ 葡萄糖苷，它很容易被 $\beta-$ 苷酶水解成对羟基苯甲醇和葡萄糖，如图 3-3 所示。因此鲜天麻应用蒸笼把它蒸透后晾干，这样天麻才能发挥祛风定惊，治疗头痛头昏、风寒湿痹、小儿惊风等症。

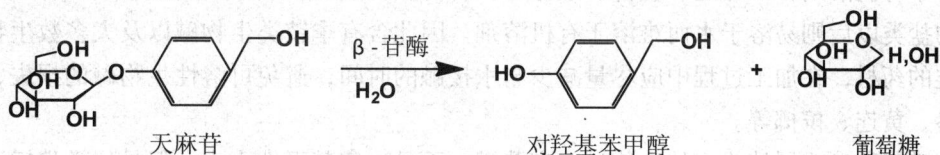

图 3-3 天麻苷的水解反应

一些不适合热处理的药材，也可通过曝晒、烘干等快速干燥方法，阻止酶解反应的进行，减少苷类成分的分解。颜色鲜艳的花类、果实类药材所含的花色苷也可因酶的作用而变色，加工时一般通过蒸、烫或曝晒等方法破坏或抑制酶的活性，如金银花、菊花通过蒸可以保持颜色，山茱萸通过晒干或烘干可以防止酶解腐烂、变色。

又如白芥子经炒制之后，能保持温胃祛痰的功效，使能分解白芥苷（sinalbin）的芥子酶（myrosinase）受到破坏，白芥子苷不致被酶分解成异硫氰酸对羟基苄酯而挥发掉，即防止了下述反应的发生，如图 3-4。这样就使白芥子苷在胃肠中缓缓水解，所生成的异硫氰酸羟基苄酯刺激胃液分泌而助消化，刺激气管分泌而发挥祛痰作用。

苷类成分一般易溶于水、乙醇中，故含苷类成分药材在加工时尽量减少与水接触或快速洗涤，以降低有效成分的损失。如天麻加工时煮法比蒸法天麻苷损失较多，加工时

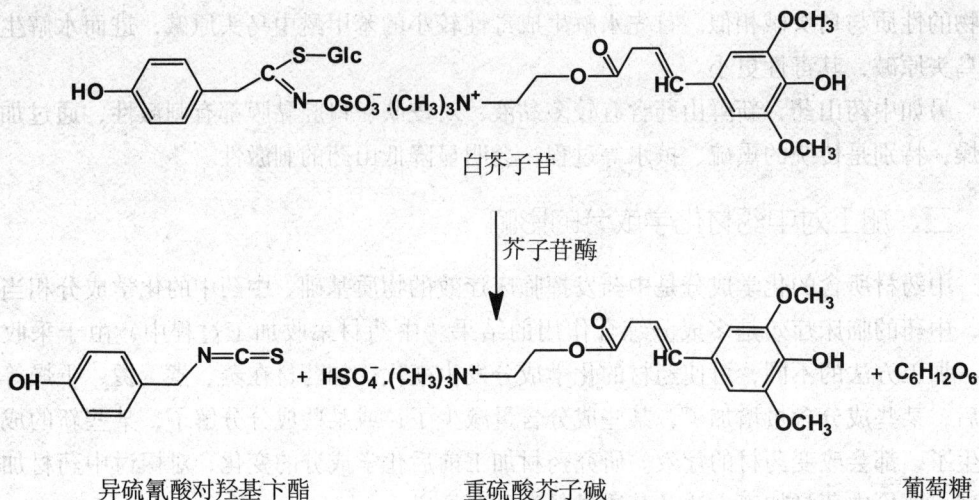

白芥子苷

芥子苷酶

异硫氰酸对羟基卞酯   重硫酸芥子碱   葡萄糖

图 3 - 4　白芥苷的水解反应

应注意。苷类在酸性条件下易发生水解，不但使有效成分遭到破坏，也增加了药材成分的复杂性，故在本类药材加工中，除有特殊要求外，一般苷类药材避免与含酸类物质接触。

（二）对含生物碱类药材的影响

生物碱是一类含氮的有机化合物，通常有碱的性质，具有明显的生理活性。不但植物类药材含有生物碱，有些动物类药材也含有。游离的生物碱一般不溶或难溶于水，而易溶于有机溶剂，如乙醚、氯仿、乙醇等，若与矿酸或有机酸作用则生成盐，生成生物碱的盐类以后则易溶于水而难溶于有机溶剂。因此含有季铵类生物碱以及大多数生物碱盐类的药材，在加工过程中应尽量减少与水接触的时间，避免可溶性生物碱的损失，如苦参、黄连、槟榔等。

毛茛科乌头属植物中的生物碱含有酯键，而且决定其毒性大小。但是这类酯键不稳定，在水中加热可水解断裂，毒性随之降低或消除。因此这类药材在加工时通常采用蒸、煮等方法，如雪上一枝蒿，功能为祛风镇痛，其主要有效成分为一枝蒿素 A、一枝蒿素 B、一枝蒿素 C、一枝蒿素 D、一枝蒿素 E、一枝蒿素 F、一枝蒿素 G 等，还含有乌头碱和次乌头碱，都是含酯键类生物碱，它们都有毒性；还有关白附子亦含有次乌头碱和附子碱。这些药材必须经水煮或蒸透，使这些生物碱的酯键破坏，这样毒性大大降低，而镇痛效果依然存在。

（三）对含挥发油类药材的影响

挥发油，也称精油，常温下为油状液体，通常是中药材的有效成分，如薄荷、藿香、荆芥等中的挥发油是其主要有效成分。挥发油多气味芳香，含挥发油的药材常有香气。因为芳香油成分具有挥发性，人们很早就知道对含挥发油类药材不宜加热或高温处理，如《雷公炮炙论》中就提到"茵陈勿近火"，所以对薄荷、荆芥、藿香等多采用阴干；水处理时，不宜时间过久，多采用淋润或"抢水洗"，以免香气流失。但某些中药含挥发油过多，服后对胃肠有刺激作用，中医临床应用前会采用炮制加工方法除去部分，据实验表明炒炭挥发油减少80%，炒焦减少40%，煨或土炒减少20%，醋制、酒制、盐制、蜜制、米泔水制和麸炒减少10%～15%。如米泔水制苍术、面粉裹煨豆蔻都能减少副作用（刺激性），即中医所谓"缓其燥性"。挥发油类药材经炮制加工后不仅含量降低，而且其挥发油颜色变深，折光率增大，药理作用也有一定的变化。

（四）对含有机酸类药材的影响

有机酸是含有羧基的一类有机化合物，常有酸味，广泛存在植物类药材中，如中药乌梅、山楂、五味子、女贞子等均含有机酸类物质。中药材中常见的有机酸有枸橼酸、绿原酸、异绿原酸、咖啡酸、酒石酸、苹果酸、琥珀酸、熊果酸、齐墩果酸等，是对人体营养及生理活动都有重要作用的活性成分。有机酸在中药中有一部分是以盐类形式存在的，常见的有与钾、钠、钙等离子结合成盐。低分子的有机酸，以及有机酸盐大多能溶于水，因此含这些成分的药材在加工过程中用水处理时不宜用水浸泡过久，注意防止该类成分的损失。另外有机酸对金属有腐蚀性，加工时要避免与金属器皿接触，否则易使药材变色。

（五）对含鞣质类药材的影响

鞣质是一类复杂的多元酚类化合物，广泛存在于植物界中，多被用做止血、止泻等收敛药物，如五倍子、石榴皮、诃子、地榆等；鞣质还可使创伤组织表面蛋白凝固，形成沉淀性血痂，以减少分泌和血浆损失，防止细菌感染、发炎、收缩微血管，故可用作创面保护药和止血药，用以治疗烧伤、烫伤等。鞣质对胃肠细菌感染所致肠炎痢疾亦有治疗效果，另外还是重金属和生物碱中毒的解毒剂，因为鞣质类能与重金属和生物碱结合生成沉淀，减少机体的吸收。但鞣质的结构复杂，常含酚羟基，结构不稳定，在加热时容易发生氧化和聚合反应，使药材颜色变深，因此，药材干燥时温度不宜太高，如山茱萸。鞣质易溶于水，尤其易溶于热水，所以在洗涤或软化药材时要格外注意，尽量减少在水中浸泡时间，不可用热水淘洗，如地榆、虎杖、石榴皮等。

鞣质还是强还原剂，长时间暴露在日光和空气中易被氧化，引起药材变色，颜色加深，如拳参切片等。另外鞣质易与三价铁离子结合生成鞣酸铁（有色不溶物），使药材变色，所以药材加工尽量避免与铁器接触，在切制、削皮加工时，通常采用竹质、木质、或不锈钢材料制作的刀具，如大黄等。

（六）对含油脂类药材的影响

油脂大多存在于植物种子中，常具有润肠通便的作用或致泻作用，如火麻仁、巴豆等。但有的药材中油脂的作用峻烈，有一定的毒性，在加工过程中，经加热，压榨可除去部分油脂成分，以减弱滑肠或致泻作用，或降低毒副作用，保证临床用药安全有效。如巴豆去油制霜以减少毒性，使药力缓和。

动物类药材常含有油脂，如全蝎、地龙、水蛭、蛤蟆油等，干燥时温度不宜过高，否则容易引起药材表面有油性物质泛出（也称"泛油"或"走油"），引起药材质量的改变。动物类药材通常自然晒干或晾干，不宜曝晒或高温烘干。

（七）对含树脂类药材的影响

树脂通常存在于植物组织的树脂道中，当植物体在外伤的刺激下，即分泌树脂，形成固体或半固体物质，是一类复杂的混合物，有的为油树脂，有的为胶树脂，有的为油胶树脂，多有一定生理活性而被药用，常用作防腐、消炎、镇静、镇痛、解痉、活血、止血等。有些树脂类药材含有一定量的挥发油，并是其有效成分，加工时不宜加热处理，以防挥发性成分的损失。高温还会使树脂类药材变性，失去其药性，如乳香等。

树脂一般不溶于水，而溶于乙醇等有机溶剂中。对含树脂类的中药，用酒、醋处理后，可提高树脂类成分的溶解度，增强疗效，如醋炒乳香、没药等。

（八）对含蛋白质、氨基酸类药材的影响

蛋白质水解产生多种氨基酸，很多种氨基酸都是人体生命活动所不可缺少的。所有的酶也都是特殊的蛋白质。蛋白质是一类大分子的胶体物质，多数可溶于水，生成胶体溶液。一般煮沸后由于蛋白质凝固，不再溶于水。氨基酸大多数是无色结晶体，易溶于水。由于其具有水溶性，故含蛋白质、氨基酸类药材不能长时间浸泡于水中。同时含蛋白质、氨基酸类的动物类药材长时间浸泡于水中也容易腐烂变质。

加工时加热煮沸可使蛋白质凝固变性，某些氨基酸遇热不稳定，如雷丸、天花粉等不宜加热或水煮。对于含有毒性蛋白质的中药便可通过加热处理，使毒性蛋白变性而消除毒性，如蓖麻种子中含有毒蛋白，炒熟后可使毒蛋白变性避免中毒。蛋白质加热处理后往往还可产生一些新的物质，而取得一定的治疗作用，如鸡蛋黄、黑大豆等经过干馏处理，能得到含氮的吡啶类衍生物而具有解毒、镇痉、止痒、抗菌、抗过敏的作用。氨基酸还能和单糖类在少量水分子存在的条件下产生化学变化，生成环状的杂环化合物，这是一类具有特异香味的类黑素。如缬氨酸和糖能产生香味可口的褐色类黑素；亮氨酸和糖类能产生强烈的面包香味。所以麦芽、稻芽等炒后变香而具有健脾消食作用。

（九）对含糖类药材的影响

植物体中的糖类成分占构成植物体有机物质的85%～90%，是植物细胞与组织的重要营养物和支持物质。糖类成分在植物体内存在的形式有单糖、寡糖和多糖，它们又经常与其他成分结合以苷的形式存在。很多糖类物质过去不为人重视，随着科学研究的不断深入，糖类物质的生物活性愈来愈引起人们的注意。如柿霜，主要成分甘露醇，是治疗小儿口疮的良药。近年来研究发现中药中的多糖具有明显的提高免疫功能作用和抗癌活性，如猪苓多糖、茯苓多糖、香菇多糖等。

单糖及小分子寡糖易溶于水，多糖难溶于水，但能被水解成寡糖、单糖。因此，在加工含糖类成分的中药时，要尽量少用水处理。必须用水洗时，要尽量减少水泡时间，

尤其注意与水共加热的处理。

有些多糖含量高的药材，在干燥前会有水煮、烫或蒸的处理，虽然目的是易于干燥，但在加工过程中一部分多糖类成分会水解成寡糖和单糖，药材的性味及药效也会改变，如黄精、玉竹、天麻等；地黄则是在干燥过程中，除了环烯醚萜苷成分分解变化外，部分多糖类成分水解成寡糖和单糖，改变了药材的性味及疗效。糖类成分在药材加工过程中的变化机理比较复杂，对中药质量和疗效的影响还有待进一步研究。

（十）对含无机盐类药材的影响

无机盐类化合物大量存在于矿物和介壳类药材中。在植物药材中也含有一定量的无机盐，如：钾、钠、钙、镁、铁等，它们大多数与有机酸结合成盐而存在。在加工过程中，若水处理时间过长，可使所含的有机酸盐类成分流失而降低疗效。如夏枯草中含有大量的钾盐，不宜长时间在水中浸洗，否则会造成钾盐流失，降低其利尿作用。

矿物药材一般比较坚硬，不易粉碎，一般以火煅烧，浸醋淬之，实际是以化学处理来改变其物理性状，使其易于粉碎，如自然铜主成分是硫化铁（FeS_2）、三氧化二铁、四氧化三铁。经煅烧时硫化铁分解：

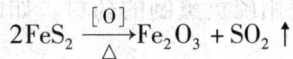

$$2FeS_2 \xrightarrow[\triangle]{[O]} Fe_2O_3 + SO_2 \uparrow$$

经醋淬这几种氧化铁生成醋酸铁：

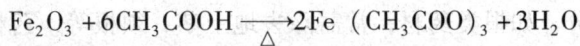

$$Fe_2O_3 + 6CH_3COOH \xrightarrow{\triangle} 2Fe(CH_3COO)_3 + 3H_2O$$

这样自然铜变酥脆，易于粉碎，增加了在水中的溶解度，以提高疗效。

有的无机盐类药材含有结晶水，为了增加其收敛性，通常通过煅烧去掉无机盐分子中的结晶水或者将无机盐变成氧化物，如：

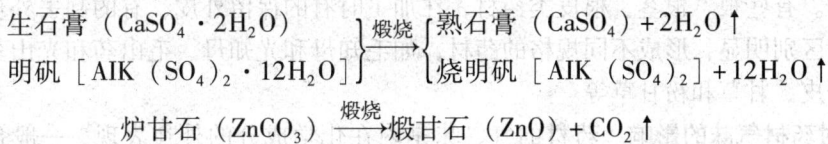

$$\left.\begin{array}{l}生石膏（CaSO_4 \cdot 2H_2O）\\ 明矾［AIK(SO_4)_2 \cdot 12H_2O］\end{array}\right\} \xrightarrow{煅烧} \left\{\begin{array}{l}熟石膏（CaSO_4）+2H_2O\uparrow\\ 烧明矾［AIK(SO_4)_2］+12H_2O\uparrow\end{array}\right.$$

$$炉甘石（ZnCO_3）\xrightarrow{煅烧} 煅甘石（ZnO）+CO_2\uparrow$$

生石膏内服清热泻火，主治热病高热等症。而煅石膏则外用，治湿疹、痈疮溃烂、烧伤、烫伤，加工前后用途不同。明矾和炉甘石经煅后，其收敛作用增强。

有些无机化合物或无机元素遇热有"升华"的特性，在药材生产时，可利用这一特性净制药材，除去杂质，如朱砂、硫黄等。

三、加工对中药材质量的影响

中药材通过产地加工不仅形成了一定的形状、控制一定的含水量；同时，不同加工方法还形成了不同品质的药材，在药材的形状、颜色、表面性状、气味等方面有明显区别，药材的内在质量及疗效也有了明显变化。

（一）对中药材外在性状的影响

1. 对药材形状的影响 中药材采收后，按照不同的商品规格要求，通常加工成个、段、片、块、瓣等不同的形状，如何首乌，可直接晒干形成何首乌个，也可根据需要切制成何首乌片、何首乌块、何首乌瓣等。因此，药材的形状是由于不同的加工方法形成的。有些药材由于产地特殊的加工方法而产生特定的形状特征。如巴戟天，新鲜的根呈圆柱形，产地加工时将其挖出后洗净泥土，除去地上茎及须根，用沸水略烫后捞起，晒至六七成干，轻轻捶扁，晒干。因此，巴戟天药材有了"扁圆柱形，长短不等，有的皮部横向断裂露出木质部"的性状特征。再如山茱萸，产地加工时一般手工或机械除去果核，晒干或烘干，药材性状成囊状或破碎的片状，个别地区加工时手工去核，手工挤出果核后再把果皮与果肉捏成片状，晒干或烘干，药材的形状则成"类似西瓜子形的片状"。

2. **对药材颜色的影响**　药材在新鲜时都有一定的颜色，特别叶、花、果实种子类药材，新鲜时颜色鲜艳，但加工干燥后颜色会变暗、变淡，如大青叶、金银花、山楂等。有些药材经过特殊的加工方法，也会产生特定的颜色。如玄参，在加工过程中经过反复"发汗"，药材断面的颜色由新鲜的白色变为黑色，从而使玄参药材有了"断面黑色"的特征。多数含有淀粉、多糖、黏液质的药材，在加工时常采用蒸、煮或烫的方法，药材表面及断面的颜色常常较深，质地呈角质状、半透明，如黄精、天冬、天麻等。而一些在传统加工方法中采用硫黄熏制的药材，如山药、白芷、党参、川贝母等，药材表面则颜色浅而鲜亮。

3. **对药材表面特征的影响**　药材在产地加工时一般根据商品规格的要求，经过修制除去非药用的部分，如根类药材，常需除去地上茎、须根等，药材表面留下有茎痕、根痕；茎木类药材，需要除去枝和叶，表面留有叶痕、枝痕。有些药材因加工方法留有特殊的表面特征。如浙贝母，产地加工时用竹笼撞擦除去外皮，表面产生黏液，然后拌入贝壳粉，拌匀后放置过夜，使贝壳粉吸去黏液，再晒干或烘干，所以药材表面有一层白色粉末。有些根、根茎、根皮类药材，在加工时有的保留外皮，有的刮去外皮，药材表面特征区别明显，形成不同规格的药材，如毛知母和光知母、毛山药和光山药、原丹皮和粉丹皮、甘草和粉甘草等。

4. **对药材气味的影响**　药材的气、味是内在化学成分的外在表现，一般含有挥发油的药材有香气，主含生物碱的药材有苦味，主含有机酸的药材有酸味，主含苷类或糖类的药材有甜味等。产地加工方法应保持药材特有的气味，如含挥发油的药材一般阴干或低温烘干，否则干燥温度过高会导致挥发性成分损失，药材香气减弱。有些药材会因加工方法使气味增强、减弱或改变，如厚朴在加工时通过"发汗"，使药材质地油润、香气增强；砂仁在焙干过程中用新鲜樟树叶覆盖，药材香气更浓。主含苷类或糖类的药材在加工时经过蒸、煮或烫，促进了苷类或糖类成分分解，产生具有甜味的寡糖或单糖，药材甜味增强，如黄精；有些药材经过长时间的低温烘焙，因为相同的原理药材甜味增强，如地黄。而中药全蝎在加工时采用盐水煮产生咸味，紫河车加工时反复用水漂洗可减少腥味。

（二）对药材内在质量的影响

中药材在加工过程中，通过切制、修制等使药材形成一定形状，符合商品规格要求，对药材内在质量影响不大，但有些加工方法需经过加热、浸泡、熏制、发汗，或发酵等过程，药材内会发生化学反应，引起化学成分含量的不同或数量的改变，从而引起药材内在质量的变化。例如不同地区对菊花的加工方法不同，有生晒法、蒸晒法、熏晒法、烘干法和炕干法。生晒法就是将采集的鲜菊花置通风处晒干；蒸晒法就是将采集的鲜菊花蒸后晒干；熏晒法就是将鲜花用硫黄熏后晒干；烘干法即将鲜花置恒温干燥箱中以60℃烘干；炕干法就是用火炕，将鲜菊花摊放其上烘干。

对上述各方法加工的菊花中挥发油进行含量测定表明，挥发油的含量生晒品 > 烘干品 > 熏晒品 > 蒸晒品 > 炕干品，见表3-1。

表3-1 菊花不同加工品挥发油含量

挥发油	生晒品	烘干品	蒸晒品	熏晒品	炕干品
颜色	蓝（深）	蓝（深）	蓝（浅）	蓝（较浅）	蓝（深）
含量（%）	0.58	0.5	0.48	0.49	0.25
比率（%）	100	86	83	84	43

对不同加工品挥发油的醋酸乙酯溶液薄层层析，以硅胶 G 为吸附剂，用醋酸乙酯：石油醚（7:93）展开，以2%香草醛-浓硫酸显色。结果表明，五种加工品挥发油都显示数量相同、比移值（Rf）一致的斑点，但个别组分的比例有明显差别。其中蒸晒品和熏晒品较生晒品有两个组分显著增多，又有两个组分明显减少。炕干品也有两个组分增多和一个组分显著减少。由此可见菊花经蒸晒或熏晒与炕干加工，其挥发油成分有质的变化。

中药天麻以干燥块茎入药，具有平肝息风之功效，主要用于头晕目眩、小儿惊风、癫痫、肢体麻木、手足不遂等症。传统加工方法较多，如用米泔水煮、明矾水煮、蒸至无白心，还有直接晒干、烘干等方法。以天麻有效成分天麻苷（gastrodin）为指标，通过高效液相色谱法测定其含量比较不同加工方法对药材内在质量的影响。结果表明，水煮或蒸透心加工法天麻苷含量最高，天麻苷的含量达到0.3%，而明矾水煮或蒸稍次之，直接烘干法含量最低，天麻苷的含量0.1%。

中药女贞子来源于木犀科植物女贞的干燥成熟果实，《药典》规定其含齐墩果酸不得少于0.6%。加工时，稍蒸或置沸水中略烫后干燥，或直接干燥。研究表明不同加工方法对其有效成分含量有明显影响，晒几小时再70℃烘干的方法最佳，齐墩果酸含量达到6.46%、熊果酸含量0.85%，其次是蒸后烘干，自然干燥的方法含量最低，齐墩果酸含量1.95%、熊果酸含量0.77%。这是因为晒几小时后在70℃下烘干，酶促反应及时被钝化，使有效成分得以保持。

中医临床也证明有些药材经过加工会改变其药性与功效，如人参，自然干燥者为生晒参，经过蒸制再干燥者为红参，中医临床应用认为生晒参性平，红参性温。现代药理研究表明，红参在增加动物活动能力、抗利尿、增强心脏收缩幅度、增加动物动情期方面的作用强于生晒参；而生晒参的降压作用、抗疲劳作用强于红参。化学成分分析表明，红参在加工过程中，总皂苷损失 27.78% ~ 37.23%，总氨基酸损失 24.60%，蛋白质损失较多，部分多糖水解转化为低聚糖或单糖；但其生成具有抗肿瘤活性的特有成分 Rh_2，并使部分天然 S - 构型的人参皂苷转变为 R - 构型，生成红参中特有的 20R - 人参皂苷 Rg_2 和 20R - 人参皂苷 Rh。

总之，加工方法不仅可以改变药材的外在性状，还可以引起药材内在质量的改变。目前对这方面的研究还较少，很多加工的原理还不清楚。一些传统的加工方法必须经过研究揭示其内在化学成分变化的机理，对于不利于保证药材质量的加工方法应进行改进。对于中药材加工的质量控制，还需将传统外观性状与现代有效成分含量相结合，并尽可能运用现代技术如化学分析测试手段结合药理毒理学指标进行综合评价，全面控制中药材质量。

第二节　中药材加工方法与技术

一、中药材加工的一般原则

中药材来源广泛，品种繁多，药材商品规格不一，药用部位各不相同，其形、色、气、味、质地也不相同，药材所含化学成分有一定差异，各地的传统用药习惯也不尽相同，因此对中药材进行加工时应根据加工目的和要求不同、药材性质和药用部位不同，选择不同的加工原则与加工方法。总的要求是要达到外形完整，含水量适度（在安全水分内），色泽好，气味正常，有效物质损失少的要求，从而确保药材商品的规格与质量。具体情况按药用部位不同分述如下。

（一）植物类药材

1. 根和根茎类药材　采收后一般应趁鲜除去地上部分、须根、芦头等非药用部位，洗净泥沙，剔除腐烂变质部分，然后按不同情况进一步进行加工处理。

（1）按大小进行分级，然后干燥，如丹参、黄芪、白芷、甘草、牛膝等。

（2）药材形体较粗大，不易干燥，或干燥后质地太过坚硬，不易进行下一步加工的，要趁鲜进行切片或剖开后再干燥，如葛根、何首乌、乌药、大黄、苦参、天花粉、虎杖、狼毒、商陆等。

（3）有的需要去皮而干燥后难以去皮的药材，应趁鲜刮去栓皮，再进行干燥或下一步加工，如山药、北沙参、大黄等。

（4）有的药材需先放入沸水中煮至透心，再刮去或剥去外皮，洗净，干燥，如北沙参、白芍、天冬、明党参等。含有淀粉或黏液质的药材，含糖分或水分较高的块根或鳞茎类药材，或肉质性药材，不宜直接进行干燥，需用沸水煮或蒸至透心后再干燥，如莪术、黄精、郁金、姜黄、天麻、玉竹、延胡索、百部等。

（5）有的药材需反复经"发汗"处理后，使药材内部的水分渗出，再干燥，才能符合药用要求，如续断、玄参、秦艽等。

2. 皮类药材 采收后一般趁鲜修切成一定长度或大小的片或块，再进行干燥。有的需趁鲜刮去外皮，再进行干燥，如桑白皮、牡丹皮、黄柏等。有的需经"发汗"处理，使内表皮变成紫褐色或棕褐色，再干燥，如杜仲、厚朴。

3. 叶类药材 采收后一般应放在通风处晾干或阴干，如番泻叶；或晒干，如大青叶、艾叶等。

4. 花类药材 大多数花类中药都含有芳香挥发性成分，采收后应放在通风处晾干或在低温下迅速干燥，这样一方面可以保持花朵的完整和色泽的鲜艳，另一方面可以保持花类药材的浓郁香气，减少有效成分散失，如西红花、红花、月季花、玫瑰花、金银花、辛夷、槐米等。而杭菊花需要上笼蒸3~5分钟后，再晒干。

5. 果实类药材 采收后一般直接干燥。以果皮或果肉入药的药材，如陈皮、山茱萸、瓜蒌皮等，应先除去瓤、去核或剥下果皮后干燥。而女贞子、五味子、栀子等药材需将果实蒸至上汽或置沸水中略烫后干燥，以保证药材的质量。对于大而不易干透的药材，如香橼、佛手、木瓜、枳壳等，应趁鲜切片后干燥。

6. 种子类药材 一般多采收成熟的果实，干燥、脱粒后收集种子，如沙苑子、决明子、葶苈子、芥子等。有的需要击碎果核，取出种子，如酸枣仁、郁李仁、桃仁、苦杏仁等。有的需要除去种皮，以种仁入药，如肉豆蔻、薏苡仁等。

7. 全草类药材 采收后一般应放在通风处晾干、阴干或晒干。如果药材含有挥发性成分，如广藿香、荆芥、薄荷、麻黄，为避免有效成分损失，药材不宜曝晒，宜晾干、阴干或低温下迅速干燥。有的全草类药材在未干透之前需扎成小把，再晾至全干，以免叶、花、果等破碎或散失，如紫苏、香薷、薄荷等。有的全草类药材为肉质叶片，含水量较高，不易干燥，应先用沸水略烫后再进行干燥，如垂盆草、马齿苋等。

（二）动物类药材

动物类药材是指入药部位为动物的全体或其某一部分的一类药材。大多含有蛋白质、脂肪油等成分，干燥加工时不宜温度过高，否则易"泛油"，引起药材变色、变质，一般自然晒干、阴干或低温烘干。不同入药部位的动物药材加工方法也不一致。来源于动物的干燥全体的药材，如水蛭、全蝎、蜈蚣、土鳖虫等，通常把动物处死后晒干或低温烘干，其中全蝎干燥前要在清水或淡盐水中浸泡30分钟，然后加热煮沸至蝎全身僵硬再捞出阴干；药用部位为除去内脏的动物体的中药材，如蚯蚓、蛤蚧、乌梢蛇、蕲蛇、金钱白花蛇等，要先剖开动物腹部，除去内脏，洗净血迹或泥沙，再干燥，其中蛤蚧不能用水洗，否则会降低药效。多数动物药材为动物体的某一部分，如角类的鹿角、羚羊角、水牛角等，为动物骨化的角，采收后晾干即可，鹿茸为未骨化的幼角，含有血液和较多水分，需要排血、煮烫、烘干等加工；来源于鳞、甲类的穿山甲、鳖甲、龟甲等，骨骼类的狗骨、猴骨等，以及贝壳类的石决明、牡蛎、珍珠母、海螵蛸、瓦楞子等，含水分很少，一般剔除非药用部分的筋肉，洗净泥沙，晾干即可；来源于脏器类的药材，一般含有大量的蛋白质和脂肪油，容易腐烂变质，需要及时阴干或低温烘干，如蛤蟆油、鸡内金、紫河车、鹿鞭、海狗肾、刺猬皮等，桑螵蛸含有昆虫螳螂的卵，有较强的耐热性，需要蒸透至虫卵死后再干燥。来源于动物生理产物的药材，类型多样，如分泌物类的麝香、蟾酥、熊胆粉、蜂蜡、虫白蜡等，排泄物类的五灵脂、蚕沙、夜明砂等，其他生理产物如蝉蜕、蛇蜕、蜂蜜、蜂房等，一般晾干或低温干燥，麝香主要有效成分具有较强的挥发性，加工时应注意密封。动物的病理产物，如牛黄、马宝、狗宝、猴枣等，为胆囊结石，需要用通草丝或棉花包裹，在阴凉处晾干，多在半干时还需用线扎好以防破裂。还有一些药材为动物体的加工品，是以动物某一部分为原料加工而成，如阿胶、鹿角胶、龟甲胶、血余炭、鹿角霜、水牛角浓缩粉等，都有特定的加工工艺，需要严格按其规范操作。

（三）矿物类药材

矿物类中药材大多结合开矿采挖，如石膏、滑石、雄黄、自然铜等，或在开山掘地、水利工程中获得的动物化石，如龙骨、龙齿等，加工时需要除去黏附的泥沙和夹带的非药用部分，有的根据药材成分的性质，利用升华的方法得到净制的药材，如朱砂、硫黄等。还有些矿物类药材是人工炼制的，如轻粉、红粉等，也需要严格按加工工艺规范操作。

二、中药材加工方法

选择加工方法时要考虑药材种类、质地及加工要求，还要注意因地制宜。常用的加工方法介绍如下。

（一）净选与分级

药材采收后，需要选取规定的药用部分，除去非药用部分、霉变品、虫蛀品，以及石块、泥沙、灰屑等杂质，使其达到药用净度标准。拣去非药用部分可以手工操作，也可以借助工具、机械完成，如筛选、水洗、风选等。通常在挑拣过程中，根据下一步加工干燥的需要，进行药材的分级，以使加工的产品质量均一。分级的方法通常是根据药材的大小、粗细、形状等。

1. 清洗　将采收的新鲜药材于清水中洗涤以除去药材表面的泥沙，同时除去残留枝叶、粗皮、须根等。特别是需要蒸、煮、烫的药材更需洗涤，以保持药物色泽，如天麻、天冬等。但多数直接晒干或阴干的药材，不用水洗，以免损失有效成分，影响药材质量，如木香、白芷、薄荷、白芍、细辛等。清洗有毒药材如半夏、天南星，以及对皮肤有刺激、易发生过敏反应的药材如银杏、山药时，应做好劳动保护，穿戴好防护手套、筒靴，或用菜油等涂擦手脚，以免造成伤害。常用清洗的方法有水洗和喷淋。

（1）水洗　就是将药材放入清水中，快速洗涤，除去上浮杂物及下沉脏物，及时捞出，进一步加工处理。水洗时可以借用毛刷将药材表面的泥土刷洗干净。在刷洗时尽量避免使用过硬的毛刷，防止刷破表皮，造成有效成分流失。含泥土少的小量药材，也可以采用冲洗的方法，将药材放在竹筐或塑料筐内，用流水冲去药材表面的泥土。药材的清洗一般以洗去泥沙为主，洗的时间不宜过长，以免损失有效成分；对于贝壳及某些动物类药材，如牡蛎、石决明、刺猬皮等脏垢较多，洗的时间要长一些。

（2）喷淋 是用清水喷洒药材表面除去泥土的一种方法。操作时，将药材放在可沥水的筛网上，用清水均匀喷洗。在喷淋过程中要进行轻翻，以便喷淋均匀，不残存泥土。药材表面泥土较多、药材量大时，有时采用高压水泵或高压水枪喷洗，但注意压力不可过高，防止将药材表面冲破。喷淋也是以洗去泥沙为主，应注意节约用水。

2. 筛选 是根据药材和杂质的体积大小不同，选用不同规格的筛或箩，使药材与杂质分开，达到洁净药材的目的。药材在采收时带的泥土、沙石等细小的杂质也可以用过筛的方法除去，筛选的工具有筛、箩等，工厂化生产时多用机械筛。根据筛选的不同要求，可以选用不同孔径的筛或箩。有些细小的种子类、花粉、孢子类药材也可以通过筛选的方法筛取药材，除去杂质。

3. 风选 利用中药材与杂质的质量密度不同，借助风力将杂质除去。在药材产地，药材量小时，常利用簸箕扬簸；药材量大时可利用自然风力或扇风，使杂质与药用部分分开，如紫苏子、王不留行、牵牛子等。工厂化生产常采用扬风机等设备，以提高工作效率。

（二）修制

是指选取规定的药用部分，除去非药用部分，以达到药材质量标准要求，符合商品规格，保证临床疗效。

1. 去芦头、鳞叶、须根、茸毛等 根和根茎类药材，头部常有芦头（根茎），有的是非药用部分，加工时需切去，如牛膝、丹参、黄芪、甘草等。有的药材表面有鳞叶、须根或毛茸等，易夹带泥沙，影响药材的品质，需要在加工时除去。生产中常把晒干的药材放在竹篓、箩筐等容器中，然后通过"撞"或搓揉等方法去掉药材表面的鳞叶、须根，如黄连、麦冬；或者采用"火燎"的方法用火烧去药材表面鳞叶、茸毛或须根，火燎处理时以除去表面的鳞叶、茸毛或须根为度，防止烧焦药材，如狗脊、骨碎补、香附等。

2. 去皮 有些药材是除去外皮入药，且多在产地趁鲜去皮，干后不易除去。"去皮"以除去表皮或栓皮为度，个大的根及根茎类药材可刮或削去外皮，如大黄、山药、桔梗、北沙参、明党参、知母等；天冬、白芍等需置于沸水中烫或煮至透心，再刮去外皮。去皮的工具一般不宜用生铁刀具，否则容易引起药材变色，可用不锈钢刀具，或竹、木等加工的器具。一些个小的根及根茎类药材，在采挖后洗净泥土，常放入竹篓、箩筐等容器中，然后通过"撞"或搓揉等方法去掉表皮，如半夏、天南星、禹白附、川贝母、浙贝母等。有些皮类、茎木类药材的栓皮属非药用部位，不具有疗效，或栓皮内有效成分含量甚微，且表面常附有地衣、苔藓等，可用刀刮去，如黄柏、厚朴、肉桂等。动物类药材乌梢蛇习惯剥去蛇皮后入药。

3. 去心 一般指除去根类药材的木质部或种子的胚芽，如牡丹皮、远志、巴戟天等木质心不入药，须除去，以保证用量的准确；又如莲子心（胚芽）与莲子肉的作用不同，须分别入药。去心多在产地趁鲜进行，如根类药物趁鲜抽去木心比较容易，莲子可用竹签插出莲子心。

4. 去核 有些果实类药材常用其果肉而不用核或种子。有的核（或种子）为非药用部位，须去除，如山茱萸、乌梅、诃子、金樱子等；有的果肉（果皮）与果核（种子）作用不同，须分别入药，如瓜蒌皮与瓜蒌子、陈皮与橘核、大腹皮与槟榔等。

5. 去壳 种子类药材一般是把果实采收后，晒干去壳，收获种子，如车前子、菟丝子等。有些种子类药材在自然生长时外面包裹有比较坚硬的外壳，加工时须除去外壳，如杏仁、桃仁、郁李仁、酸枣仁、核桃仁、薏苡仁等。传统加工为手工砸破外壳，拣出种子或种仁，现在可采用机械去壳。

6. 去内脏 有些动物类药材需除去内脏后入药，加工时需要先剖开腹部，除去内脏，再加工干燥，如地龙、蕲蛇、金钱白花蛇、乌梢蛇、蛤蚧等。

（三）切制

切制是将净选、修制后的中药材切成一定规格的段、片、块、丝等形状的一类操作过程，是中药材产地加工的工序之一。切片后药材的形状及规格的选择取决于中药材的性质（如质地、外部形态、内部组织结构等）、临床用药习惯和对切片的外观要求等因素。其中药材性质是决定切片形状及规格的重要因素，因为它直接关系到中药材的切制操作和临床疗效。较大的根及根茎、坚硬的藤木类和肉质的果实类药材大多趁鲜在产地切制，以提高切制效率，方便药材干燥和包装，如佛手、香橼切成薄片；木瓜纵切成瓣；鸡血藤、大血藤横切成片；大黄、何首乌、葛根等也要切成厚片或段、块等。而含挥发性成分的芳香药材或有效成分易氧化变质的药材不宜切制，如川芎、当归、白芷、槟榔等，否则会增加有效成分的损失，影响药材质量。

1. 切制前的处理 新鲜药材以及个别质地柔韧的干燥中药材，可不经软化，直接切制，如丝瓜络、竹茹、谷精草、鸡冠花、通草、灯心草等中药材。多数干燥中药材切制前，需要用水进行适当的软化处理。水处理的目的是使干燥中药材吸收一定量的水分后，质地由硬变软，以利于切制。人工软化的药材难以控制其软化质量，现在大量生产时可选用机械软化设备。

（1）**常温水软化处理** 常温水软化（一般称常水软化）是用冷水软化中药材的操作方法。包括淋法、淘洗法、泡法、漂法和润法等。

①淋法（喷淋法）：即用清水喷淋或浇淋中药材的方法。操作时，将需要软化的中药材整齐地直立堆好，用清水自上而下喷淋或浇淋，操作次数视中药材质地、季节和温度而异，通常浇淋 2~4 次，以中药材茎或根部浸软为止。该法适用于气味芳香、质地松软的全草类、叶类、果皮类等有效成分易随水流失的中药材，如茵陈、薄荷、荆芥、佩兰、香薷、益母草、木贼、枇杷叶、荷叶、陈皮等。淋法处理时应注意防止返热烂叶，每次软化的数量以当日切完为度，切后应及时干燥。用淋法处理后仍不能软化的部分，可选用其他方法再进行处理。

②淘洗法：是用清水洗涤或快速洗涤中药材的方法。操作时，将中药材投入清水中，经淘洗或快速洗涤后，及时取出，稍润，即可切制。适用于质地松软、水分易渗入

及有效成分易溶于水的中药材，如五加皮、瓜蒌皮、白鲜皮、合欢皮、南沙参、石斛、瞿麦、陈皮、防风、龙胆等。大多数中药材洗1次即可，但有些中药材附着多量泥沙或其他杂质时，则须用水洗数遍，以洁净为度。每次用水量不宜太多，如蒲公英、紫菀、地丁等。

在保证中药材洁净和易于切制的前提下，尽量采取"抢水洗"，操作力求迅速，缩短中药材与水的接触时间，防止中药材"伤水"和有效成分的流失。

③泡法：是将中药材用清水浸泡一定时间，使其吸收适量水分的方法。操作时，先将中药材洗净，再加入清水至淹没中药材。放置时间视中药材质地、大小、季节、水温等灵活掌握，中间不换水，一般浸泡到五六成透时，捞出，润软后再切片。适用于质地坚硬、水分难渗入的中药材。如白术、白芷、山药、木香、川芎、天花粉、泽泻、三棱等。

某些不适合用淋法、淘洗法处理的中药材，软化时也可采用泡法。泡时要遵循"少泡多润"的原则。有些中药材浸泡时，所含有色泽的水溶性成分被水溶出，向水中扩散，致使浸泡液呈现一定的颜色的现象，习称"下色"。对于易"下色"的中药材，如白术、苍术、泽泻、大黄、甘草等，浸泡时要求水液稍有变色，略呈原中药材颜色时，立即捞出，再采用润法使之软化。有些质轻遇水漂浮的中药材，如枳壳、青皮，在浸泡时，要压一重物，使其泡入水中。

此外，有些动物类中药材也采用泡法。操作时先将中药材放入缸内，加水淹过药面，加盖泡之，中间不换水。由于微生物繁殖，造成筋膜腐烂，可除去附着的筋、肉、膜、皮等，而留下需要的骨质，洗净、干燥即可，如龟甲、鳖甲、鹿角、狗骨等。

④漂法：漂法是将中药材用多量水，多次漂洗的方法。操作时将中药材放入大量的清水或长流水中，每日换水2～3次，漂去有毒成分、盐分及腥臭异常气味。漂后切制，干燥即得。该法适用于含毒性成分、盐分、用盐腌制过的及具腥臭异常气味的中药材，如乌头、半夏、天南星、海藻、昆布、肉苁蓉、紫河车、五谷虫、人中白等。漂的时间视中药材质地、季节、水温等灵活掌握，以除去中药材的刺激性、咸味及腥臭气味为度。漂法处理中药材，以春秋为佳，因为此时气候适宜，每天换水1～2次即可。夏季气温高，中药材漂洗时易霉腐变质，若换水太多则易损失大量的有效成分。如需在夏季漂洗，可在水中加入2%～6%的明矾防腐。漂洗有毒的中药材时，可取中药材切开，放于舌上，以半分钟以内不刺舌为准；有盐分的中药材，以无咸味为准；有腥臭异味的中药材，如紫河车，以漂去淤血为度，五谷虫、人中白以漂去臭味为度。

⑤润法：是使湿润状态的中药材外部的水分渗透到内部，达到内外湿度一致，柔软适中，符合切制要求的方法。润药得当，既能保证切片的片面平整光滑、颜色鲜艳，又可减少有效成分损失，有"切片三分工，润药七分巧"的说法。

润法有浸润、伏润、露润等法。

浸润（晾润）：以定量水或其他溶液浸润中药材，经常翻动，使水分缓缓渗入内部，以"水尽药透"为准，如水浸枳壳、枳实等。

伏润（闷润）：经过水洗、泡或以其他辅料处理的中药材，用缸（坛）等在基本密闭条件下闷润，使中药材内外软硬一致，利于切制，如郁金、川芎、白术、山药、三棱等。有些中药材质地特别坚硬，如大黄、何首乌、泽泻、槟榔等，不易一次润透，需反复闷润才能软化。方法是第一次闷润后，摊开晾晒至表面略干，然后再堆积起来遮盖闷润，如此反复操作至软化为度。晾晒时，如中药材表面过干，可适当喷洒清水，再堆积闷润。

露润（吸湿回润）：将中药材摊放于湿润而垫有篾席的地上，使其自然吸湿回润，如当归、玄参、牛膝等。操作时把经过泡、洗、淋过的中药材，用适当器具盛装，或堆集于润药台上，以湿物遮盖，或继续喷洒适量清水，保持湿润状态，使中药材外部的水分徐徐渗透到组织内部，达到内外湿度一致，利于切制。该法适用于质地较坚硬、短时间外部水分不易渗透到组织内部的中药材，如大黄、泽泻、何首乌等。

润药时间长短应视中药材质地而定，如质地坚硬的需浸润 3~4 天或 10 天以上；质地较软的 1~2 天即可。但润药的时间又因季节气温高低而异，如夏、秋宜短，冬、春宜长。夏季润药时，由于环境温度高，要防止中药材霉变。对含淀粉多的中药材，如山药、天花粉等，应特别注意防止发霉、发黏、变色、变味现象发生；一经出现应立即以清水快速洗涤，然后摊开晾晒，再闷润至柔软适中。润法有效成分损失少，切片颜色鲜艳、水分均匀、平坦整齐，很少出现炸心、翘片、掉边、碎片等。

传统的自然浸润软化中药材，劳动强度大，生产周期长，只适用于小量中药材的软化处理。为了缩短生产周期，提高切片质量和生产效率，适应大批量生产的需求，除继承、改进传统加工方法外，现代已采用了"真空加温润药法"、"减压冷浸法"和"加压冷浸软化法"等机械软化新技术。

真空加温软化技术是将净中药材洗涤后，采用减压设备，通过抽气和通入热蒸汽的方法，使中药材在负压情况下，吸收热蒸汽，加速软化。该法能显著缩短软化时间，且中药材中含水量低，便于干燥。但必须将软化与切制密切衔接，适用于遇热成分稳定的中药材。常用的主要有立式真空加温润药机和卧式真空加温润药机。减压冷浸软化技术是用减压设备，通过抽气减压，将中药材组织间隙中的气体抽出，借负压的作用将水迅速吸入中药材组织之中，以加速中药材的软化。

加压冷浸软化法是把净中药材和水装入耐压容器内，用加压机械，将水分压入中药材组织中，以加速中药材的软化，该法也能缩短浸润时间，减少成分流失和中药材的霉变。但对设备要求高，有些中药材在降至常压时，吸入内部的水分有反流现象。

（2）特殊软化方法　有些中药材不适宜用常温水软化处理，如黄芩、玄参、木瓜、天南星、乌头等，需采用其他软化处理方法。

①湿热软化（蒸、煮法软化）：某些质地坚硬，或经热处理有利于保存有效成分的中药材，需用蒸、煮等法软化。如木瓜用蒸法蒸软后趁热切片，既能加速软化，又有利于保存成分和保持片型美观，并能加速干燥。又如黄芩蒸、煮软化后趁热切片，可破坏黄芩所含的酶，使其断面呈鲜黄色，有利于保存有效成分，提高切片质量。若用冷水浸润切片，断面出现绿色，发生质变，降低疗效。

②酒处理软化（酒蒸法软化）：某些中药材用水处理，或容易变质，或难以软化，

需用酒处理软化。如鹿茸先刮去茸毛，加酒稍闷，置高压锅上蒸，趁热切片，边蒸边切，既利于切制，又可保证质量。还有一些中药材，如蕲蛇、乌梢蛇等均采用酒蒸后进行切片。

③姜矾处理软化（姜矾煮法软化）：有的有毒中药材，为了降低毒性，需用姜矾处理软化后切片，如天南星、半夏、白附子等。这是由于白矾溶液对有毒生药具有解毒作用，而姜可以降低其刺激性和毒性。

（3）中药材软化程度的检查方法　中药材在用水处理软化过程中，要随时检查其软化程度是否符合切制要求，习惯称"看水头"、"看水性"。常用检查方法如下。

①弯曲法：长条状中药材，软化后握于手中，大拇指向外推，其余四指向内缩，中药材略弯曲而不折断为宜，如白芍、山药、木通、木香等。

②指掐法：团块状中药材，软化后以手指甲能掐入中药材表面为宜，如白术、白芷、天花粉、泽泻等。

③穿刺（针刺）法：粗大块状中药材，软化后以钢针能刺穿中药材中心，而无硬心感为宜，如大黄、虎杖等。

④手捏法：不规则的根和根茎类中药材，软化后用手捏粗的一端，感觉其较柔软为宜，如当归、独活等。部分块根、果实、菌类中药材，润至手握无响声或无坚硬感时为宜，如黄芩、槟榔、延胡索、枳实等。

⑤劈剖（刀劈）法：质地特别坚硬的中药材，可从中药材中间用刀劈开，内心应有潮湿痕迹为宜，如桂枝、金果榄等。

2. 常用的切片类型及规格标准　由于各地区用药习惯不同，各地药材的片型差异较大。手工切制较灵活，片型规格丰富多样；而机械切制的片型多为横片、段、丝等。《药典》一部和各省、市中药炮制规范中收载的片型，常见的有极薄片、薄片、厚片、斜片、直片、丝及段等。

（1）极薄片　厚度为0.5mm以下。适宜质地致密、极坚实，或片极薄不易碎裂的中药材的切制。如羚羊角、鹿茸、松节、苏木、降香等。

（2）薄片　厚度为1～2mm。适宜质地致密、坚实，或片薄不易破碎的中药材的切制，如白芍、天麻、当归、桔梗、三棱、槟榔等。

（3）厚片　厚度为2～4mm。适宜质地疏松、粉性大，或切成薄片易破碎的中药材的切制。如白芷、山药、南沙参、泽泻、天花粉、丹参、升麻、茯苓等。

（4）斜片　厚度为2～4mm。适宜长条形而纤维性强，或粉性大的中药材的切制。根据切制时切面与中药材纵轴之间的夹角，又分为马蹄片、瓜子片、柳叶片。切制时，切面与中药材纵轴约呈60°，倾斜度小，外形呈两头较尖的长椭圆形，形似瓜子的，称瓜子片，如桂枝、桑枝等。切制时切面与中药材纵轴约呈45°，倾斜度稍大而体粗者，形似马蹄，称马蹄片，如大黄。切制时切面与纵轴约呈20°，倾斜度更大而中药材较细，形薄而修长似柳叶的，称柳叶片，如甘草、黄芪、川牛膝、银柴胡、苏梗、木香、鸡血藤等。

（5）直片（顺片）　厚度为2～4mm。适宜形状肥大、组织致密、色泽鲜艳和突出中药材内部组织结构或其外形特征的中药材的切制，如川芎、大黄、天花粉、白术、附子、何首乌、升麻等。

（6）丝（包括细丝和宽丝）　细丝宽2~3mm，宽丝宽5~10mm。适宜皮类、宽大的叶类和较薄果皮类中药材的切制，如桑白皮、厚朴、秦皮、陈皮等均切细丝；枇杷叶、荷叶、冬瓜皮、瓜蒌皮等均切宽丝。

（7）段（咀、节）　长为10~15mm。长段又称"节"，短段又称"咀"。适宜全草类和形态细长、且内含成分易于煎出的中药材的切制。如党参、北沙参、芦根、怀牛膝、薄荷、荆芥、益母草、青蒿、麻黄、木贼、藿香、忍冬藤、佩兰、石斛、精谷草等。

（8）块　边长为8~12mm的立方块或平方块。有些中药材煎熬时，易糊化，需切成边长不等的块状，如阿胶、神曲、丝瓜络、鱼鳔胶等。

3. 切片类型的选择原则　切制时，根据中药材质地（坚硬或疏松）、性质、形状或临床需要选择不同切片类型。质地致密、坚实的中药材，宜切薄片，如乌药、槟榔、当归、白芍、木通等。质地松泡、粉性大的中药材，宜切厚片，如山药、天花粉、甘草、黄芪、南沙参等。为了突出鉴别特征，或为了切片外形的美观，或为了方便切制操作，视不同情况选择直片、斜片等，如大黄、何首乌、山药、黄芪、桂枝、桑枝等；凡形态细长，内含成分又易煎出的中药材，可切成一定长度的段，如木贼、荆芥、薄荷、麻黄、益母草、精谷草等。为了方便对中药材进行炮制（如酒蒸），切制时可选择一定规格的块或片，如何首乌、大黄等。皮类或宽大的叶类中药材，可切制成一定宽度的丝，如陈皮、黄柏、荷叶、冬瓜皮等。

4. 影响切片质量的因素　在切片生产中，若中药材的水处理不当，或切制工具及操作技术欠佳，或切制后干燥不及时，或贮藏不当，易出现败片，严重影响切片质量。所谓败片，即同类中药材的规格和类型不一致，或破碎，以及其他不符合要求的切片。败片类型及其原因如下。

（1）连刀片（胡须片、蜈蚣片、挂须片）　连刀片是中药材纤维未完全切断，片与片之间相互牵连的现象。原因是中材皮部含水量过多，或刀刃不锋利，或刀与刀床不"合床"所致，如桑白皮、麻黄、甘草、丝瓜络等。

（2）掉边（脱皮）与炸心　掉边是中药材切制后，切片的外层与内层相脱离，形成圆圈和圆芯两部分的现象；炸心是中药材切制时，其髓芯随刀具向下用力而破碎的现象。原因是中药材软化时，浸泡或闷润的"水头"不当，内外软硬度不同所致，如郁金、桂枝、白芍、泽泻等。

（3）皱纹片（鱼鳞片）　皱纹片是指切片的切面粗糙，呈鱼鳞样斑痕的现象。原因是中药材未完全软化、"水性"不及、刀具不锋利或刀与刀床不吻合所致，如三棱、莪术等。

（4）翘片（马鞍片）　翘片是切片边缘卷翘而不平整，或呈马鞍状的现象。原因是中药材切制前闷润不当，内部含水量过多所致，又称"伤水"，如槟榔、白芍、泽泻等。

（5）**破碎片** 破碎片是中药材切制后，片型不完整的现象。原因是刀刃不锋利或传送带送药挤压过度所致。如黄连、川芎、苍术、羌活等。

（6）**斜长片** 斜长片是中药材切制后，片型过长的现象。原因是药槽内的中药材未理顺，或斜放，或横放所致，如白芍、大黄、木香、当归、佛手等。

（7）**斧头片** 斧头片是中药材切制后，切片一边厚、一边薄，形如"斧刃"的现象。原因是中药材闷润的"水头"不及，或刀刃不锋利，或操作技术不当所致。

（8）**油片** 油片是中药材的切片表面有油分或黏液质渗出的现象。原因是中药材软化时伤水或环境温度过高所致，如白术、苍术、当归等。

（9）**变色与走味** 变色片是切片干燥后失去了中药材原有的色泽；走味片是切片干燥后失去了中药材特有的气味。原因是中药材软化时浸泡时间过长，或切制后干燥不及时，或干燥方法不当所致，如槟榔、白芍、大黄、薄荷、荆芥、藿香、黄连等。

（10）**霉片** 中药材或切片表面长出真菌菌丝的现象。原因是干燥不透或干燥后未放凉即贮藏，或贮藏处潮湿所致，如山药、枳壳、白术、白芍、黄芩、泽泻等。

具体操作时，若出现上述败片，要立即查找原因，及时纠正，加以补救，使之符合切片质量要求，减少经济损失。

5. 特殊切制方法 对于质地较硬的木质及动物骨、角类中药材，用一般的切制方法较难完成，应根据不同情况，选择适宜的方法和工具，以利于操作。

（1）**镑** 用镑刀将中药材镑成极薄片的方法称为镑。镑片所用的工具是镑刀。镑刀是在木质的柄上，平行镶嵌很多锋利的刀片，操作时将软化的中药材用钳子夹住，手持镑刀一端，来回镑成极薄的片。此法适用于动物角类中药材，如羚羊角、水牛角等。近年来，一些地区已使用镑片机，利用镑刀往返运动，将中药材镑成极薄片。无论用手工镑片还是机器镑片，均需将中药材用水处理后，再进行操作。

（2）**刨** 用刨刀将中药材刨成薄片的方法称为刨。此法适用于木质类中药材，如檀香、松节、苏木等。操作时将中药材固定，用刨刀刨成薄片即可。若利用机械刨刀，中药材需预先进行水软化处理。

（3）**锉** 用钢锉将中药材锉成粉末的方法称为锉。有些中药材习惯用其粉末入药。但由于用量小，一般不事先准备，而是随处方加工，如水牛角、羚羊角等。调配时用钢锉将其锉为末，或再继续研细即可。近年来，一些地区已使用羚羊角粉碎机代替钢锉粉碎羚羊角、水牛角等中药材。

（4）**劈** 用斧类工具将中药材劈成块或厚片的方法称为劈。此法适用于动物骨骼类或木质类中药材，如降香、松节等。

（四）蒸、煮、烫

1. 蒸法 将药材装入蒸制容器内，利用蒸汽进行加热处理。含浆汁、糖分、淀粉多的药材，一般方法难于干燥，用此法处理后，其细胞组织被破坏，酶被杀死，缩短了干燥时间。同时，采用此法还可使药材外观饱满，色泽明快，如天麻。此外，五倍子、桑螵蛸蒸后杀死了虫卵，可防止其孵化变质。蒸的时间视药材而定，如天麻、红参等要蒸透心；菊花蒸的时间要短，附子蒸的时间要长。

2. 煮法　一般用于含淀粉多的根类药材，如白芍、黄精、明党参、北沙参。可使淀粉糊化，增加透明度，破坏酶的活性，利于干燥。此外，盐水煮全蝎利于保存，碱水煮珍珠母可清洁药材，水煮穿山甲则是便于取甲片。煮时不得过熟，过熟则软烂，使药材品质变差。

3. 烫法　药材采收后，放入沸水中浸烫片刻。主要针对肉质的含水量较高的根、鳞茎类药材，如天冬、百合、百部、太子参等。某些肉质的全草类药材如马齿苋、垂盆草等也可采用此法。目的是使药物容易干燥，质地明润。同时，由于能使酶灭活，有利于保存药材的有效成分。

（五）发汗

有些药材在加工过程中，需堆积起来，或经过微煮、蒸后堆积起来发热，使其内部水分向外渗透，当药材堆内的水汽达到饱和，遇堆外低温，水汽就凝结成水珠附于药材表面，称为"发汗"。某些药材用此法加工后具特殊的色泽，或气味更浓烈，或干燥后更显油润，如厚朴、杜仲、玄参等；山药、川芎、白术、茯苓、大黄经过发汗处理，加快了干燥速度，内外干燥一致。但在堆积发汗时应注意检查，做到发汗适度，防止堆积后发霉变质。同时，要掌握好发汗的时间和次数。

（六）熏制

有些药材为使色泽洁白、防止霉烂，常在干燥前后用硫黄熏制，如山药、白芷、川贝母、粉葛根、党参、黄芪等。硫黄熏蒸方法是在密闭的容器、仓房等条件下，点燃硫黄，让硫黄燃烧产生的二氧化硫熏蒸药材。二氧化硫是一种较强的还原剂，能漂白或阻止某些变色的化学反应发生，使药材色泽明艳；二氧化硫还能杀死药材上残留的病菌、害虫及虫卵，并且与药材里的水分结合形成亚硫酸，不仅可抑制微生物的生长，同时还对植物组织有软化作用，使细胞膜透水性增加，加快植物组织中水分的蒸发，易于干燥。这是一种传统的药材加工方法，但现代研究表明，药材经过硫黄熏后，药材中硫化物残留量增加，对人体的组织器官会产生危害；有的药材经硫黄熏后，有效成分下降；同时，硫黄熏蒸会造成环境污染。所以，目前国家限制使用硫黄熏制药材。同时规定了常用硫黄熏制的药材中硫化物的残留量，如山药、牛膝、粉葛根、天冬、天麻、天花粉、白及、白芍、白术、党参等 10 种药材中亚硫酸盐（以二氧化硫计），不得超过400mg/kg，而其他药材（矿物药除外）不得超过 150mg/kg。

还有某些药材，在加工时需要用柴草燃烧的烟熏制，以改变药材的颜色、气味，如当归等。

（七）浸漂

浸漂是将药材进行浸渍或漂洗处理。浸渍的时间一般较长，有时还需加入一定辅料；漂洗的时间短，需勤换水。浸漂的目的是为减除药材的毒性或不良性味，以及抑制氧化酶活动，以免药材氧化变色。如附子加工过程中长时间在食用胆巴溶液中浸渍可降低药材的毒性，保证临床用药安全；白芍浸渍时加入玉米、豌豆粉浆能抑制氧化变色。另外有些药材含有大量盐分，在使用前需要漂去，如咸苁蓉、海螵蛸、海藻、昆布等。浸漂处理过程中，要随时注意药材在形、色、味等方面的变化，掌握好浸漂时间、水的更换频次、辅料的用量等。浸漂的方法一般是将药材放在盛水的缸中，天冷时每天换水1~2次，天热时每天换水2~3次。浸漂的时间根据具体情况而定，短则3~4天，长则15天。浸漂的季节最好在春秋两季，因此时温度适宜，夏季由于气温高，药材易腐烂变质，必要时可加明矾防腐。

（八）干燥

干燥是药材产地加工的重要环节，是指利用天然或人工热能除去药材中过多水分的加工方法。它是药材产地加工中使用最普遍、最主要的加工方法。干燥能使药材体积缩小，重量减轻，避免发霉、虫蛀以及有效成分的分解和破坏，便于运输、贮藏，保证药材的质量。任何一种中药均含有一定量的水分，其水分应控制在安全水分之内。中药的安全水分是指在一定条件下，能使其安全贮存，不发生质量变异的临界含水量。不同药材的安全水分有差异，多数药材的安全水分为10%~15%。在此水分范围内，药材可长时间贮存，其质量一般不会发生变异。药材干燥时，要根据药材的性质和数量、各地的气候和设备条件，因地制宜地选择不同的干燥方法。

1. 晒干法 又称日晒法。是利用太阳能直接晒干药材的方法，是一种最常用的、既经济又简便的干燥方法。多数药材可用此法干燥。选择晴朗的天气，将药材摊开在席子上或干净的水泥地上晒干即可。晒时应注意翻动，夜间将药材收回盖好，以防雨、防露、防被风吹走及返潮，直至晒干。但含挥发油的药材如薄荷、金银花等不宜采用此法；某些晒后易变色的药材如白芍、黄连、槟榔、红花等，以及在烈日下曝晒易爆裂者如郁金、白芍等也不宜采用此法。某些药材晒干后皮部与木质部会分层，出现皮肉分离现象，影响药材品质，一般在加工六七成干时进行"揉搓"，让皮肉紧密，如党参、三七等。有时晒干还要根据药材的性质，与其他产地加工方法如蒸、煮、烫、发汗等结合使用，以加速干燥，保证药材的质量。

2. 阴干法 也称摊晾法。是把药材置于室内或阴凉通风处，避免阳光直射，借空气的流动使之干燥的方法。适用于含挥发性成分的花类、叶类、全草类药材，或者日晒易变色、变质的药材，如荆芥、薄荷、紫苏、玫瑰花、红花、细辛等，又如枣仁、知母、柏子仁、苦杏仁、火麻仁等若曝晒，则易走油。

3. 烘干法 烘干是利用人工加热使药材干燥的方法。此法适合大多数药材的应用，具有效率高、省劳力、省费用、不受天气限制的优点，特别适用于阴湿多雨的季节。其方法是将药材置于烘箱、烘房、火炕等加热干燥。一般药材温度控制在50℃~60℃；芳香性药材控制在30℃~40℃；含维生素C的多汁果实类如山楂、木瓜等可用70℃~90℃的温度迅速干燥。在烘干时，应严格控制温度，适时翻动，以防烘枯烤焦，影响药材质量。

随着科学技术的发展，一些现代的干燥方法与技术逐渐应用于药材的加热干燥，目前主要有远红外干燥技术、微波干燥技术等。此外，中药提取物、中药制剂的干燥尚有沸腾干燥技术、喷雾干燥技术和冷冻干燥技术等。

（1）远红外干燥技术　红外线介于可见光和微波之间，是一种波长为 0.72 ~ 1000nm 范围的电磁波，一般将 5.6 ~ 1000nm 范围的红外线称为远红外线，而将 5.6nm 以下的称为近红外线。目前用作辐射远红外线的物质主要是由金属氧化物如氧化钴、氧化锆、氧化铁等混合物构成，用这些物质制成的远红外辐射元件等产生 2 ~ 15nm 直至 50nm 的远红外线。产生的高温可达 150℃。

远红外加热干燥的原理是将电能转变为远红外线辐射药材，被干燥药材的分子吸收后产生共振，引起分子、原子的运动，导致药材变热，然后通过热扩散、蒸发或化学变化，最终达到干燥的目的。

近年来利用远红外线，对原药材、饮片的烘干，对丸散膏丹等的脱水干燥，糖衣片的烘干，以及药瓶的干燥消毒等方面有广泛的研究与应用。远红外线干燥与日晒、热烘或电热烘烤等法比较，具有如下优点。①干燥快，脱水率高：干燥时间一般为近红外干燥的一半，为热风干燥的 1/10。物料内部温度上升极快。例如热风干燥饮片为 6 ~ 8 小时，水泛丸为 6 ~ 10 小时，而远红外线干燥分别只需 10 ~ 20 分钟及 16 ~ 20 分钟。②药材质量提高：远红外干燥可做到表里同时干燥，避免原加热方式的外焦内湿现象；而且药材是在密闭箱内进行干燥的，受大气中杂菌污染的几率大为降低，具有较高的杀菌、灭虫及灭卵能力。③节能省电成本低：远红外加热干燥比电热丝加热干燥至少节约电能 50% 以上，如乳糖回转锅内将电热丝改用远红外辐射加热，节约电能可达 75% ~ 100%，成本也随之降低。④设备简单造价低：远红外干燥的烘道与一般热风烘房比较可缩短 50% ~ 90%，干燥机与热风烘房相比占地面积小，设备机构简单，管理维修方便。⑤便于自动化，减轻劳动强度。目前使用的热风烘房，质量无保证，劳动强度大。若采用远红外干燥机，其加料、干燥、出料操作可全部机械化，又不受气候影响，既减少人力，又提高了生产效率。

然而远红外加热干燥也是有缺陷的，凡不易吸收远红外线的药材或太厚（大于 10mm）的药材，均不宜用远红外辐射干燥与养护。

（2）微波干燥技术　微波是指频率为 300 ~ 300 000MHz、波长为 1mm ~ 1m 的高频电磁波。目前我国生产的微波加热成套设备有 915MHz 和 2450MHz 两个频率。微波干燥是一种感应加热和介质加热。药材中的水和脂肪等能不同程度地吸收微波能量，并把它转变为热量，利用其杀菌，抑制药材发霉、生虫。微波灭菌的效果与物料的性质及其含水量有密切的关系，由于水能强烈的吸收微波能，所以含水量越高，吸收的微波能越多，产生的热能越大，灭菌效果就越好。较常规干燥相比，微波干燥用时短，受热均匀，见效快，如夜交藤、山药、生地黄、草乌等用微波干燥效果较好，一般比常规干燥时间缩短几倍乃至百倍以上，且药材中所含的挥发性成分损失较少；而且微波加热是在加热物内部直接产生，不是由外部热源进行加热，故尽管被加热物料形状复杂，微波加热也是均匀的，不会引起外焦内生、表面硬化等现象。因此，微波干燥既能减少药材中的水分，保持药材干燥，又能杀灭微生物及真菌，达到防止发霉和生虫的目的。

药材干燥标准虽因各种药材的要求不同而异，但其基本原则是相同的：即以贮藏期间不发生霉变为准。《药典》及有关省部标准对药材的含水量均有一定规定，可采用烘干法、甲苯法、减压干燥法及气相色谱法等进行检测。但在实际工作中，药材干燥的经验鉴别亦很重要。常用的经验鉴别法有：①干燥的药材断面色泽一致，中心与外层无明显的分界线。如果断面色泽不一致，说明药材内部还未干透。断面色泽仍与新鲜时相同，也是未干燥的标志。②干燥的药材相互敲击时，声音清脆响亮。如是噗噗的闷声，说明尚未干透。一些含糖分较多的药材，干燥后敲击声音并不清脆，则应以其他标准去判定。③干燥的药材质地硬、脆，牙咬、手折都费力。质地柔软的一般尚未干燥到位。④果实、种子类药材，用手能轻易插入、感到无阻力表明已干燥，若牙咬、手掐感到较软，都是尚未干透的现象。⑤叶、花、茎或全草类药材，用手折易碎断，叶、花手搓易成粉末时，表明已干透。

（九）熬制

一些胶类药材是用原料加水煎煮提取，然后浓缩、熬制加工而成的，如阿胶、鹿角胶、龟板胶、鳖甲胶等。还有些药材，是将植物的汁液或水煎液浓缩、干燥制成，如芦荟、儿茶等。

（十）炼制

某些矿物类药材经过加热熔化，或升华产生结晶的方法，除去杂质得到纯净的药材，如硫黄，朱砂等；或把矿物原料混合加热，通过化学反应、升华结晶生产药材，如轻粉，红粉等，俗称"炼丹"。

（十一）提取

有些药材为药用植物的化学成分或化学部位，在产地加工时采用化学提取的方法进行生产。如薄荷油、桉叶油、樟脑、冰片等药材，以药用植物为原料，以水为溶剂，加热蒸馏，经过冷凝而得。中药青黛则是采用十字花科植物菘蓝的叶或茎叶等为原料，置于大缸或木桶内，加水浸泡 2～3 昼夜，至叶腐烂，茎脱皮时，捞出茎枝叶渣，每 5kg 茎叶加石灰 0.5kg，充分搅拌，待浸液由乌绿色变为深紫色时，捞取液面上的蓝色泡沫状物，晒干即得。国产血竭是以百合科植物海南龙血树的含树脂木质部为原料，用乙醇为溶剂，加热提取，提取液回收乙醇、浓缩干燥而得。

（十二）人工合成

有少数药材是通过化学反应合成的，如机制冰片、天竺黄（合成）等；还有某些药材是用一些原料勾兑而成，如人工牛黄、人工虎骨粉、人工麝香等。

（十三）其他

1. 发酵 习称发酵法，是将物料与辅料拌和，在一定的温度和湿度条件下，利用真菌使其生霉发酵，改变了原物料的性质，形成了新的药材，如神曲、淡豆豉、胆南星等。

2. 发芽 将具有发芽能力的种子用水浸泡后，保持一定的湿度和温度，使其萌发生芽，形成药材，如麦芽、谷芽、大豆黄卷等。

3. 盐渍 有些药材含液汁较多，不易干燥，习惯用盐腌制让其失去水分，达到"干燥"的目的。如肉苁蓉，6～7月后采挖的"秋货"，因"油性"大，不易干燥，将肥大的鲜品投入盐湖内，腌制1年即可，如腌制2～3年更佳，称为"盐苁蓉"或"咸苁蓉"。盐苁蓉从盐湖取出不再加工即可成件装运，临床使用时再放在清水中浸泡至无咸味。

4. 制炭 是传统煅法制炭的一种方法，也称为"闷煅"或"扣锅煅"。即将原材料置于适当铁锅中，其上覆盖一直径较小铁锅，周围用黄泥或其他可以固封的材料密封好后，并在锅顶上贴一白纸条或放几粒大米，用武火加热，待加热到白纸或米粒为焦黄色时停火，完全冷却后取出药材，如血余炭、棕榈炭等。

5. 制霜 是把原料混合后，通过化学反应产生结晶析出"霜"的一种药材加工方法。如西瓜霜，先将新鲜西瓜切碎，置于不带釉的瓦罐内，一层西瓜，一层芒硝，密封，悬于阴凉通风干燥处，待瓦罐外析出白色结晶即为西瓜霜。

三、中药材加工设备

（一）清洗设备

水洗是最常用的一种除去药材表面泥土的方法，主要设备有洗药池和洗药机。常用的洗药机有滚筒式清洗机、旋转式清洗机、摇摆式清洗机和传动式高压水清洗机等。因水洗可导致一些药材成分的流失和增大后续干燥的能耗，现在有的药材采用风选、筛选等机械，以"不用水"的方式除去附着在药材表面上的泥沙。

1. 洗药池 现多用池壁以优质瓷砖砌面或不锈钢板材料衬里的洗药池。池底应制成排水口倾斜状，以便于排尽污水及清理。为便于药料车进出，不锈钢板材料衬里洗药池也可设计成侧开门结构。

2. 滚筒式清洗机 滚筒式清洗机种类很多，基本特点是效率高、噪声低、振动小、维修方便。该机主要由筒体、滚筒转动电机、减速转动电机、减速箱、内螺导板等几部分组成。其主要部件为不锈钢板卷成的回转滚筒，筒内装有内螺导板（或斜线反向缠绕塑料管），有的还加上毛刷，用于中药材在滚筒滚动时向前移动；另外筒内还装有喷淋水管，用以冲洗中药材（图3-5）。操作时将被清洗的中药材从滚筒口送入后，启动机器，打开水阀放入清水，在滚筒转动时，被清洗的中药材从入口由内螺导板推进逐渐移向出口，边滚动边冲洗，洗净后，从滚筒尾部的出药口放出中药材。该机采用筒体旋转式，并配有高压水泵喷淋，水源可选用直接水源，或水箱内循环水二次使用，用内螺导板推进物料，实行连续生产、自动出料，对特殊药材品种可反复倒顺清洗至洗净，取代了传统手工操作方法，改善了劳动强度和场地污染，具有节约用水、减少污染、洗净效

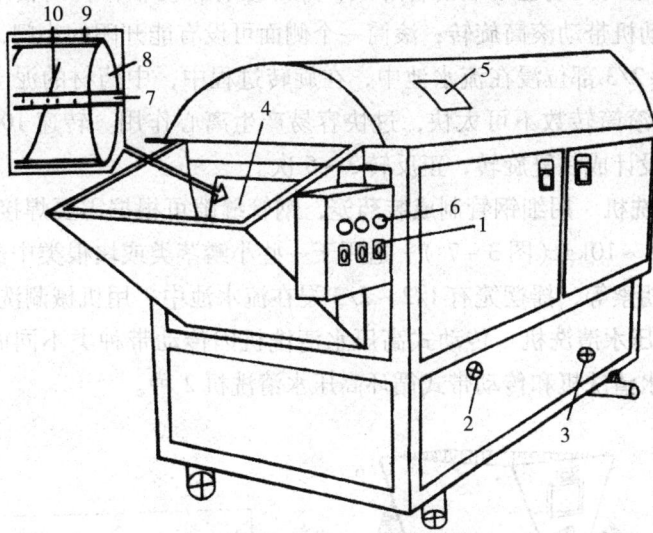

图 3 - 5　滚筒式洗药机示意图（引自秦民坚等《中药材采收加工学》）

1. 控制器　2. 进水口　3. 出水口　4. 药材入口　5. 观察窗

6. 指示灯　7. 喷水管　8. 药材出口　9. 滚筒　10. 内螺导板

果好、效率高、噪声低、维修方便等特点。适用于 2mm 以上根茎类、皮类、种子类、果实类、贝壳类、矿物类、菌藻类中药材的清洗。

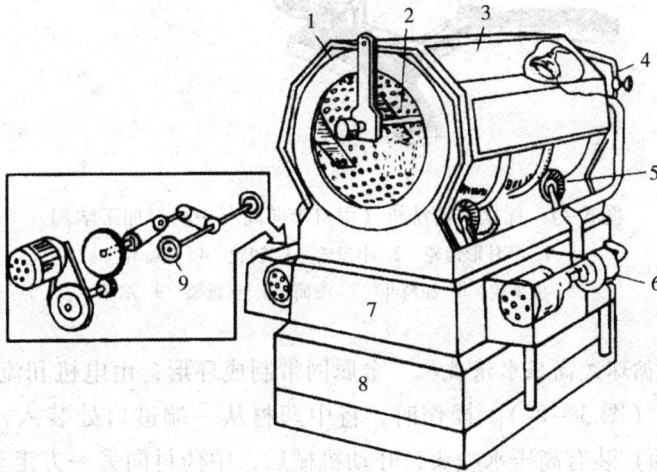

图 3 - 6　旋转式清洗机（引自李向高《中药材加工学》）

1. 滚筒　2. 冲洗管　3. 防护罩　4. 二次冲洗管

5. 导轮　6. 水泵　7. 水箱　8. 水泥水箱　9. 导箱

3. 旋转式清洗机　该机主要由滚筒、导轮、水箱、电动机等几部分组成。滚筒可用细钢管焊接而成，钢管间缝隙1cm，长 1.0 ~ 1.5m，直径可根据生产需要加工，一般为0.5～0.75m；滚筒两端也用细钢管焊成，并焊接有转动轴；转动轴用轴承固定在特制铁架上，由电动机带动滚筒旋转；滚筒一个侧面可设有能开闭的小门，便于装卸中药材。滚筒有1/2～2/3部位浸在流水池中，在旋转过程中，中药材的泥土可被水涮洗掉（图3-6）。旋转滚筒转数不可太快，过快容易产生离心作用。转速100～200r/min为宜。也有的滚筒设计成往复旋转，正反转3～5次。

4. 摇摆式清洗机 用细钢管制成装药笼，钢管缝隙可根据需要焊接。由电机带动，每次清洗药量为5～10kg（图3-7）。适用于一些小鳞茎类或块根类中药材的清洗，如贝母、半夏、延胡索等，摇摆笼有1/2～2/3浸在流水池中。用机械涮洗代替手工涮洗。

5. 传动式高压水清洗机 传动式高压水清洗机因传动带种类不同而异。可分为金属网循环式高压水清洗机和传动带式循环高压水清洗机2种。

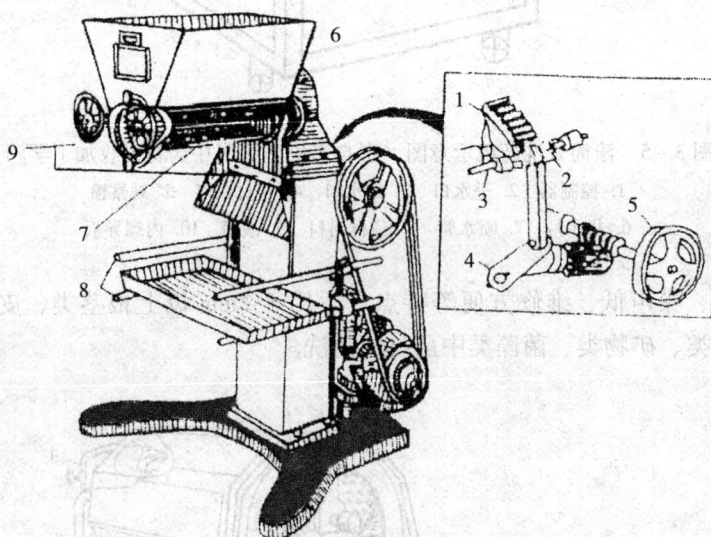

图3-7 摇摆式清洗机（引自李向高《中药材加工学》）

1. 半月形齿轮 2. 小齿轮 3. 转轮 4. 偏心轮

5. 皮带轮 6. 加料斗 7. 滚筒 8. 支盘架 9. 水箱

（1）**金属网循环式高压水清洗机** 金属网带制成环形，由电机和流动轮带动循环，类似坦克的履带（图3-8）。操作时，将中药材从一端进口处装入，中药材上、下（在金属网上下面）装有高压水喷头，开动机械后，中药材向另一方走动，在走动过程中中药材两面均可被高压水冲洗。但要注意中药材不可装得过厚，否则冲洗不干净。

（2）**传动带式循环高压水清洗机** 传动带由橡胶制成，传动带上钻有小孔，便于清洗时泥水流出。传动带由电机和传动轮带动循环。操作时，被清洗的中药材由一端入口处装入，传动过程中，要经过3～4个阶梯，一个比一个矮，由第一阶梯落入第二阶梯时，中药材要翻转滚下落入，上面装有高压水喷头数个，中药材在滚动中，可将每个面冲洗干净（图3-9）。该机洗净率较高，洗药量较大，而不损伤药材的须根。

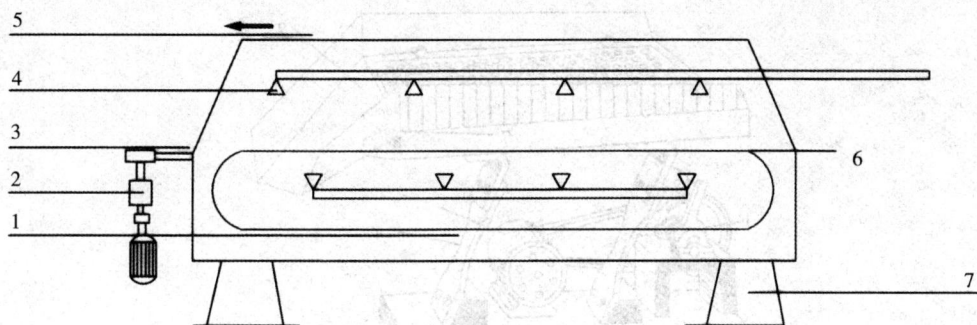

图 3 - 8 金属网循环式高压水清洗机示意图（参考秦民坚等《中药材采收加工学》）
1. 循环式金属网 2. 金属网循环电机及减速器 3. 药材出口
4. 喷水喷头 5. 保护外罩 6. 药材入口 7. 支架

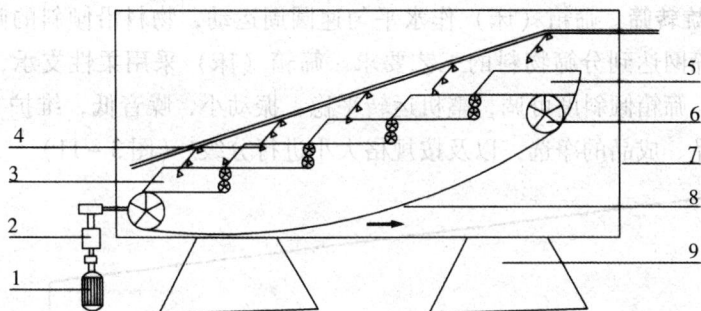

图 3 - 9 传动带式循环高压水清洗机（参考秦民坚等《中药材采收加工学》）
1. 传动电机 2. 传送带减速器 3. 药材出口 4. 喷水喷头
5. 药材入口 6. 传动轮 7. 保护外罩领 8. 传动带 9. 支架

（二）筛选设备

传统筛选常用竹筛、铁丝筛、铜筛、马尾罗等工具。因系手工操作，效率低，劳动强度大，同时存在粉尘污染等问题。目前，由于药材的规范化种植，生产规模的扩大，多用机械操作，即电动罗筛进行筛选，主要有振荡式筛药机、支承式旋转筛和多用振动筛等。有时也使用风选机械，常用的有变频风选机、滑栅吸式风选机等。

1. 振荡式筛药机 该机由筛子、弹性支架、偏心轮和电动机等组成。筛网固定在筛框上，根据需要可选用不同孔径的筛网。筛框与弹性支架相连。偏心轮通过连杆结构与一个弹性支架连接。当电动机带动偏心轮转动时，筛网即作往复运动。操作时将待筛中药材放入筛内，启动机器，即可使杂质与中药材分离开，或将中药材大小分档（图3-10）。该机结构简单，效率高，振动小，噪音低，维修方便。但操作过程中易产生粉尘，影响环境清洁。该机适用于中药材净选，大小分档等。

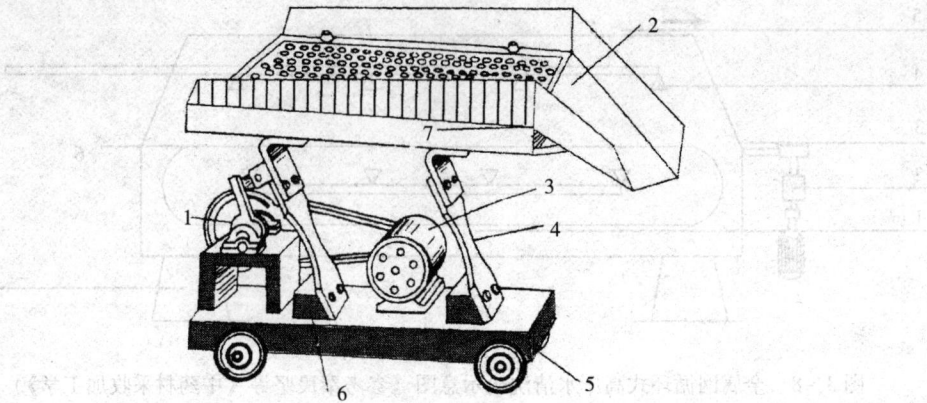

图 3 - 10 振荡式筛药机（参考李向高《中药材加工学》）

1 偏心轮 2. 筛子主体 3. 电动机 4. 玻璃纤维板弹簧 5. 底座 6. 斜度78°实心刨铁 7. 倾斜角度

2. 支承式旋转筛 筛箱（床）作水平匀速圆周运动，物料沿倾斜的筛网面向低处移动，经各层筛网达到分筛物料的工艺要求。筛箱（床）采用柔性支承，配有多种规格筛网供调换，筛箱倾斜度可调，整机运转平稳，振动小，噪音低，维护方便。可用于原料药、半成品、成品的净选，以及按规格大小进行分级。（图 3 - 11）

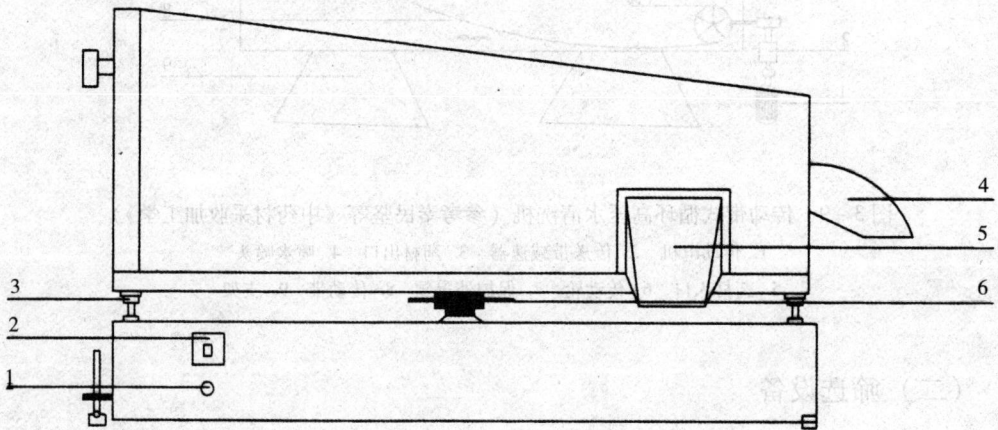

图 3 - 11 支承式旋转筛示意图（参考秦民坚等《中药材采收加工学》）

1. 三相电源接口 2. 开关 3. 从动偏心 4、5. 出料口 6. 主动偏心

3. 多用振动筛 电机电源接通后，带动偏心轴在连杆和调节杆的作用下，使筛箱在弹簧板的支承下，往复运动，通过筛网分出合格片、大片及药渣和药末。该机振动频率高、噪音低，传动系统采用无声轴。四臂采用柔性钢板连接，性能可靠，生产效率高，操作维修方便。适用于各类中药材切制后的分筛。可配套各种切药机实行连续生产，也可单机工作代替人工筛选。

4. 变频风选机 以 FX - 380 型变频风选机为例，该机主要由风机、风管、振荡器、风选箱等几部分组成。净选时，风机产生的气流经立式风管底部自下而上匀速进入风选

箱，中药材经输送机、振荡器落入风管时被气流带动，重物直接由风管底部出料口排出，轻物被气流带至风选箱，经分级后排出（图3-12）。该机有两种工作模式：一是除轻法，用较小的风速，物料下落，毛发、灰尘等上行；二是除重法，用较大的风速，物料上行，石块、铁器、泥沙等下落。该机采用自动上料、连续作业，风选机和物料输送机组合使用，实现自动化作业。主要适用于原料、半成品、成品的风选和分级，以除去物料中的棉纱、石块、铁器、泥沙等其他杂物。

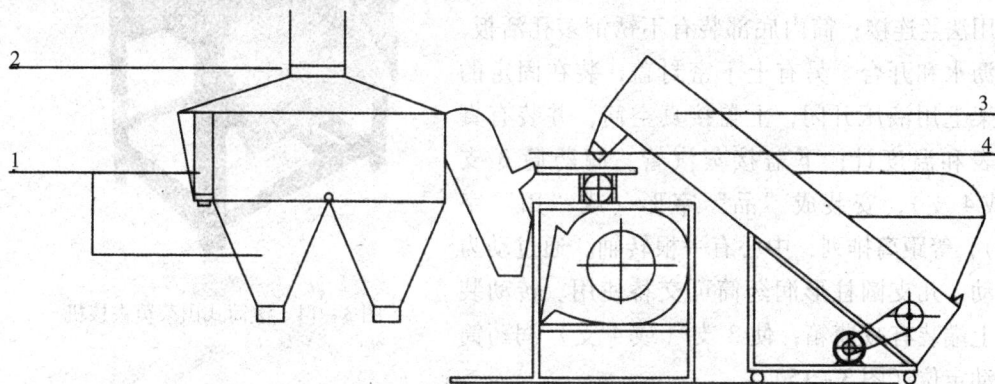

图3-12　FX-380变频风选机示意图（参考秦民坚等《中药材采收加工学》）

1. 出料口　2. 除尘罩口　3. 输送机　4. 进料斗

（三）净制设备

1. 滚筒式脱壳机　用于杏仁、桃仁、郁李仁、酸枣仁等去壳。采用高碳钢与普通钢制作，由进料斗，纹板锭子与转子，功率1.1kW摆线针减速机、分样筛等组成，由上部进料斗进料，经机械内部纹板锭子与转子挤压，破碎硬壳；用曲轴、连杆带动筛子震动达到碎壳与种仁的分离。通过调节内部纹板锭子与转子之间的间隙，可用于不同大小的果核去壳，如图3-13。

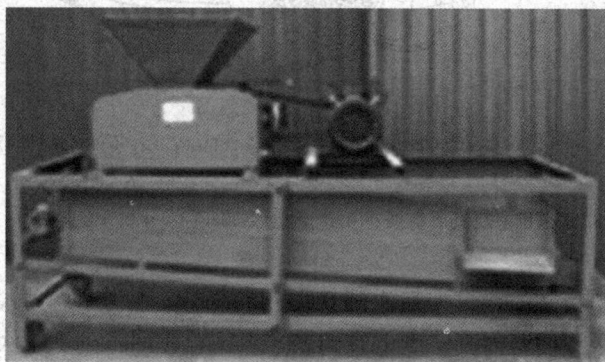

图3-13　滚筒式脱壳机

2. 滚筒式去核机　主要用于山茱萸等药材除去果核。原理与滚筒式脱壳机相似，也是通过机械内部纹板锭子与转子挤压，使果实破裂，挤出果核。用曲轴、连杆带动筛子震动达到果皮与果核的分离，如图 3 - 14。

（四）软化设备

1. 立式真空加温润药机　主要由润药筒
（真空筒）、转动装置、真空泵、蒸汽部分等组
成。润药筒是用 3mm 不锈钢卷成，上下盖与筒
体用法兰连接；筒内底部装有不锈钢多孔活板，
可沥水和开合。另有上下密封盖，装在固定的
支架上用液压开闭，上盖接真空筒，并装有真
空表和温度计；下盖接蒸汽管。润药筒 3 支
（或 4 支），安装成"品"字形（或"田"字
形），等距离排列，中心有一根转轴。通过动力
转动，几支圆柱形润药筒可交替使用。转动装
置上端装有减速箱，使 3 支（或 4 支）润药筒
转动定位（图 3 - 15）。

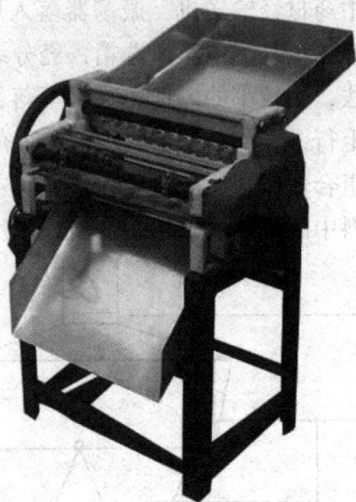

图 3 - 14　滚筒式山茱萸去核机

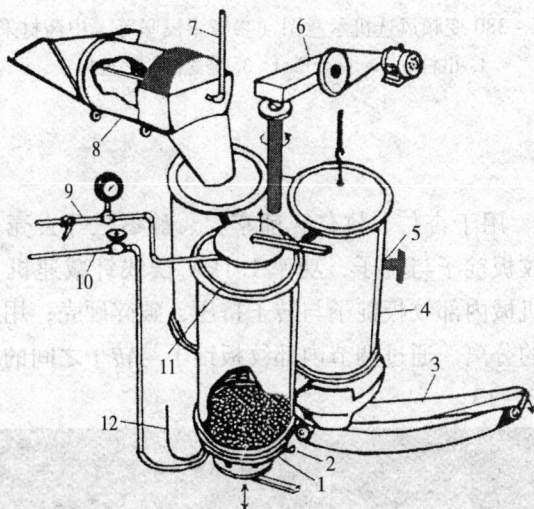

图 3 - 15　立式真空加温润药机（参考李向高《中药材加工学》）

1. 底盖　2. 放水阀门　3. 输送带　4. 保温筒　5. 定位钉　6. 减速器　7. 加水管
8. 洗药机　9. 通真空泵　10. 蒸汽管　11. 顶盖　12. 水银温度计

中药材经洗药机洗净后，自动投入圆柱形润药筒内；待水沥干后，密封上下两端筒
盖；然后打开真空泵，使筒内真空度上升到 83.7kPa 时（即不到 1 个大气压），约 4 分钟
后，开始放入蒸汽，这时筒内真空度逐步下降，温度逐步上升到规定的范围（可自行调
节），此时真空泵自动关闭；保温 15 ~ 20 分钟后（时间可根据中药材性质调节），关闭蒸
汽；然后由输送带将中药材输送到切药机上，进行切片。使用该设备对药材进行浸润时因
是在低压蒸汽下进行，所以浸润时间短，水溶性成分流失少；吸水迅速均匀，便于操作。

2. 减压冷浸润药机　主要由真空泵、主体罐、缓冲罐、减速机控制系统等组成。旋片式真空泵，经缓冲罐抽真空。主体罐罐盖靠垫片密封，罐盖上的螺栓需拧紧压严密封，罐盖的开启和移位采用液压传动，罐体可正反旋转360°。所有动作均由工作台上的电器开关箱控制，便于操作（图3-16）。

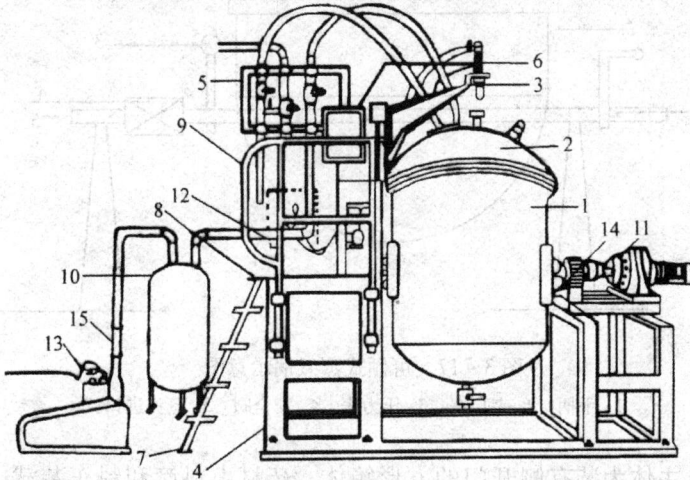

图3-16　减压冷浸润药机（参考李向高《中药材加工学》）
1. 罐体　2. 罐盖　3. 移位架　4. 机架　5. 管线架
6. 开关箱　7. 梯子　8. 工作台　9. 捧手架　10. 缓冲罐
11. 减速箱　12. 液压动力站　13. 真空泵　14. 罐体定位　15. 减震胶管

操作时，可依据中药材的不同质地，采用先减压后加水、先加水后减压以及减压润药等方法。①先减压后加水：将中药材投入罐内，上盖，抽气，减压至95kPa真空度，维持压力不变。然后向罐内加水至浸没中药材，恢复常压（或适当延长减压时间再恢复常压），迅速出料（或常压浸泡一段时间后出料），晾润至透即可，此法适用于槟榔、甘草、地榆、赤芍、猪苓等中药材。②先加水后减压：将中药材投入罐内，加水浸泡，抽气，减压至53kPa真空度，恢复常压后浸泡几分钟，出料，晾润约20分钟即可切制。此法适用于木通、升麻等中药材。③减压润药：将中药材略加浸洗，随即投入罐内（不加水），上盖，减压至93kPa真空度，恢复常压，出料，晾润约30分钟后即可切制。此法适用于桔梗、前胡、桑白皮等中药材。

减压冷浸是在常温下用水软化，符合传统要求，不改变药性；浸润时间短，水溶性成分流失少、不发热、不发酵、无霉变、损耗少、产量高、切片质量好。

总之，中药材软化是切制的关键，软化的好坏直接关系到切片的质量。无论选择哪种方法，都要坚持"少泡多润，泡透水尽"的原则。

（五）蒸、煮、烫设备

中药材产地加工需要煮、烫或蒸时，传统手工生产多采用家用蒸锅进行，操作效率低、能耗大、操作不规范，药材的质量不稳定。为了适应规范化工业生产，目前多采用可倾式蒸煮锅、蒸药箱等设备。

1. 可倾式蒸煮锅　配套有上盖下箅。锅体装有蒸汽夹套，可分别向夹套或锅体内通入蒸汽，可根据需要进行加压或常压蒸煮（图3－17）。适合于需要蒸煮的药材。装料和出料时需人工操作，劳动强度大。

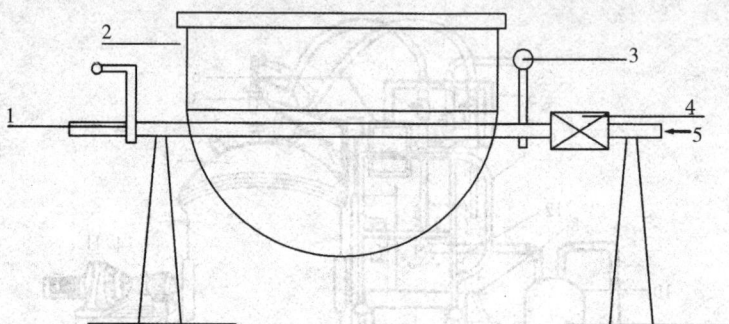

图3－17　可倾式蒸煮锅示意图
1. 手柄　2. 夹层锅　3. 压力表　4. 安全阀　5. 蒸汽进口

2. 蒸药箱　主体为装有侧开门的方形箱体。药材由料筐和料车装载，从箱体的侧开门进出，料车及料筐不落地。药材蒸煮受热均匀，蒸药效果好，操作简单，劳动强度小，耗能低。

（六）切制设备

中药材的切制方法可分为手工切制、机器切制等。手工切制主要针对某些商品价值高的饮片，但只适宜于小批量饮片的生产，使用的工具有切药刀、片刀、镑刀、刨刀、锉刀等。机器切制的特点是生产能力大，速度快，可节省劳力，减轻劳动强度，提高生产效率。

1. 手工切药刀　手工切制用的切药刀，全国各地不甚相同，但切制方法相似。操作时，将软化好的中药材，整理成把（称"把货"）或单个（称"个货"）置于刀床上，用手或一块特制的压板向刀口推进，然后按下刀片，即可切制。切片的厚薄，以推进距离控制（图3－18）。有些"个货"，如槟榔，可用"蟹爪钳""铁钳"夹紧向前推进（图3－19）。

（1）切药刀（铡刀）　切药刀一般分为祁州刀和南刀两类。主要由刀片（刀叶）、刀床（刀桥）、刀鼻（又称象鼻，由刀片鼻和刀床鼻组成）、压板、装药斗、控药棍等部件组成。操作时，人坐在刀凳上，左手握住中药材向刀口推送，右手握刀柄向下按压，即可切片。

（2）片刀　片刀（类似菜刀）多用于切厚片、直片、斜片等，如白术、甘草、浙贝母、黄芪、苍术等。

2. 往复式切药机　包括摆动往复式（又称剁刀式）、直线往复式（又称切刀垫板式）或平面往复式切药机。

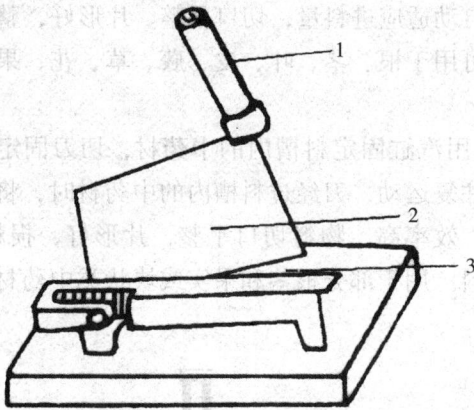

图 3 – 18　手工切药刀
1. 刀柄　2. 刀片　3. 刀口

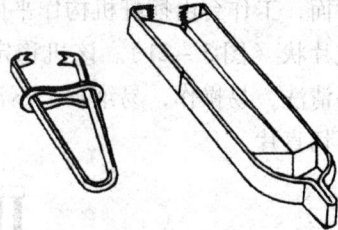

图 3 – 19　蟹爪钳

（1）剁刀式切药机　该机主要由动力、输送机构、切药刀和调节器等部分组成（图3 – 20）。输送机构采用金属带履，与往复式刀架呈垂直布置。金属带履将药材挤压并输送至切刀口，在切刀口处将药材切片或段，切制厚度0.5 ～ 30mm。该类设备对药材的适应性强，切制力大、产量高，切片产品性能稳定，适合一般根、根茎、全草类的切制，不适宜颗粒状（团块状）药材的切制。缺点是切制的片形不够精确，金属履带易漏料或夹带物料，不易清理。

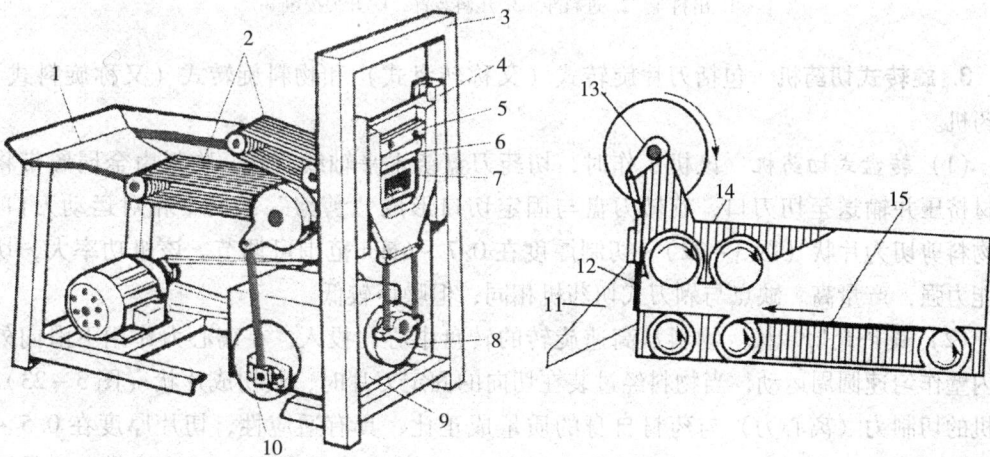

图 3 – 20　剁刀式中药材切药机（参考王沛《中药制药设备》）
1. 台面　2. 输送带　3. 机身　4. 导轨　5. 压力板
6. 刀片　7. 出料口　8. 偏心轮　9. 减速器　10. 切片厚度调节装置
11. 出料口　12. 切刀　13. 曲柄连杆　14. 给料辊　15. 带动输送器

（2）直线往复式切药机　该机工作时特制的输送带和压料机构将中药材按设定的距离作步进移动，直线运动的切刀机构在输送带上切断中药材。切制长度0.7 ～ 60mm。

切制尺寸准确可调。该机具有连续作业，自动适应进料量，切口平整、片形好，整机易清洗、易操作、易维护、不污染的特点。可用于根、茎、叶、皮、藤、草、花、果等各种药材的切制。

（3）平面往复式切药机　该机工作时用汽缸固定料槽内的中药材，切刀固定于工作台背面，工作台由摆杆机构作平面直线往复运动，刀经过料槽内的中药材时，将中药材切成片状（图3-21）。该机稳定性好，效率高，物料切口平整，片形好，损耗小，整机易清洗，易操作，易维护，不污染物料。用于部分根茎和果实或块状类中药材的切制，可切直片。

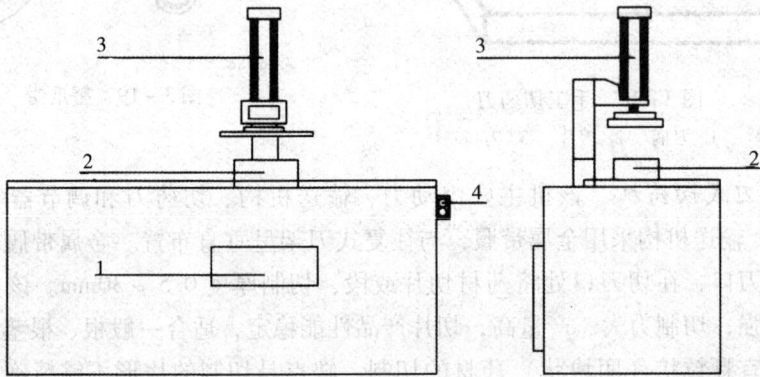

图3-21　POP平面往复式切药机（引自秦民坚等《中药材采收加工学》）
1. 出料斗　2. 进料斗　3. 压料装置　4. 开关按钮

3. 旋转式切药机　包括刀片旋转式（又称转盘式）和物料旋转式（又称旋料式）切药机。

（1）转盘式切药机　该机工作时，切药刀盘绕水平轴线旋转，物料由金属履带将药材挤压并输送至切刀口，旋转刀盘与固定切口形成"剪刀"的两个相对运动刀口，将物料剪切为片状（图3-22）。切制厚度在0.7~6mm范围可调节。该机功率大，切制能力强，产量高。缺点与剁刀式切药机相同，但噪声较低。

（2）旋料式切片机　物料从高速旋转的转盘中心孔投入，在离心力作用下滑向外圈内壁作匀速圆周运动，当物料经过装在切向的固定刀片时，被切成片状（图3-23）。该机的切制力（离心力）与药材自身的质量成正比，具有适应性，切片厚度在0.5~5mm范围可调节。切制片形好，单机产量高，损耗小，操作简便，可连续作业，易清洗，维护方便。适合根茎、果实、种子类药材的切片加工。

4. 多功能切药机　该机主要由电机、传动带、刀片和刀架等组成。操作时，将中药材放入进药口，压住，启动开关，在刀盘和刀架的旋转作用下，即可切制（图3-24，图3-25）。该机体积小，重量轻，效率高，噪声低，操作方便；药材切制过程无机械输送；可根据药材形状直径选择不同的进药口，以保证切制饮片的质量。主要适用于根茎、块茎及果实类中药材的圆片、直片，以及多种规格斜片的加工切制。

5. 高速万能截断机　该机根据直线往复式切药机的工作原理，结合新鲜药材切制

需带水作业、用水清洗的特点，采用超越离合器驱动输送带作步进运动，切断长度
0.5~40mm 范围无级可调。可做到切药不落地，药屑不入机。具有切制能力强，切制
速度快，工作噪声低，整机可用水冲洗的优点。

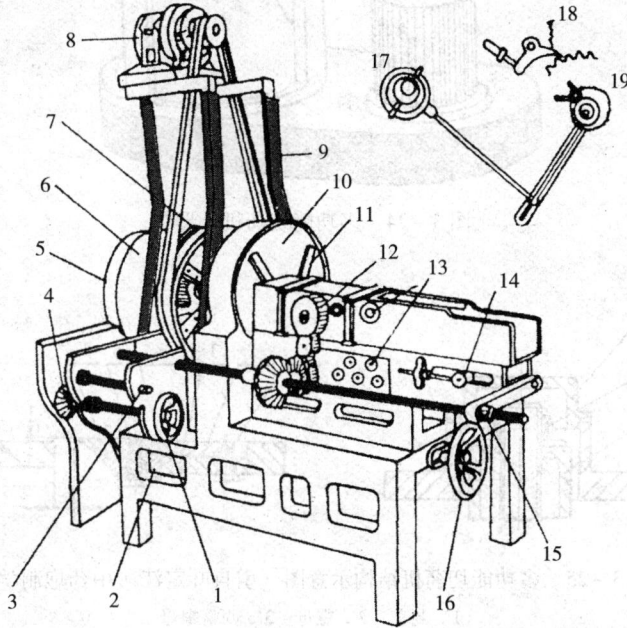

图 3 - 22　转盘式切药机（引自王沛《中药制药设备》）

1. 手板轮　2. 出料口　3. 撑牙齿轮轴　4. 撑牙齿轮　5. 安全罩　6. 偏心轮（三套）
7. 皮带轮　8. 电动机　9. 架子　10. 倒床　11. 刀　12. 输送滚轮齿轮　13. 输送滚轮轴
14. 输送带松紧调节器　15. 套轴　16. 机身进退手板轮　17. 偏心轮　18. 弹簧　19. 撑牙

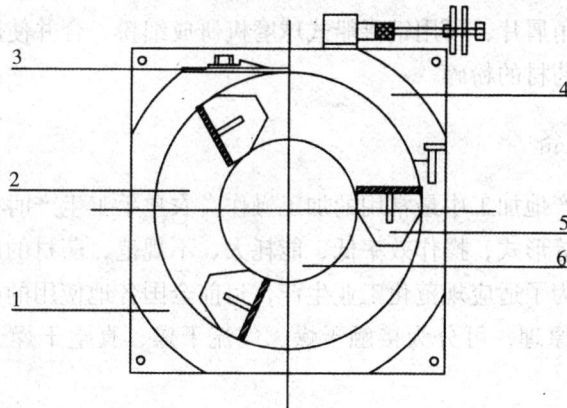

图 3 - 23　旋料式切片机（参考蔡宝昌《中药炮制学》）

1. 外圈　2. 转盘　3. 切刀　4. 厚度调节装置　5. 推料块　6. 投料口

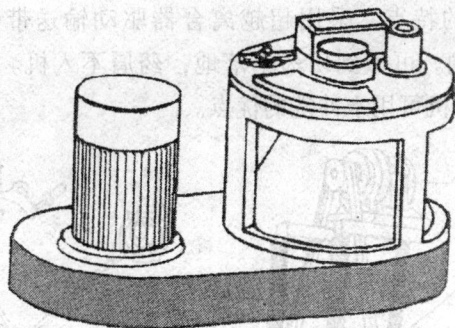

图 3 - 24　多功能切药机外形图

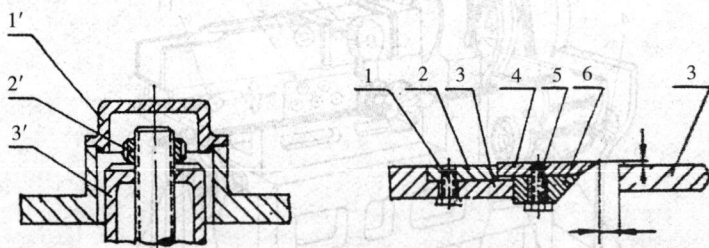

图 3 - 25　多功能切药机结构示意图（引自叶定江《中药炮制学》）

1′. 封盖　2′. 螺母　3′. 调整螺母

1. 镶块锁紧螺栓　2. 镶块　3. 挡板　4. 刀片　5. 刀片锁紧螺栓　6. 刀架

6. 羚羊角粉碎机　该机属于以锉削为主的粉碎设备，由机壳及轮锉构成。中药材自加料筒装入，借压杆重力压下，使被粉碎的中药材与齿轮锉面接触，加压踏板可用人力助压于压料杆。当轮锉转动时，中药材被锉成粉屑，落入接受瓶中，粉碎的物料经过筛后呈细粉。其余角屑片，可用钢碾船式球磨机研成细粉，合并使用。此机主要用于羚羊角、水牛角等中药材的粉碎。

（六）干燥设备

干燥是中药材产地加工中最常用的加工操作。农户手工生产时根据药材加工的特点多采用烘房、火炕等形式，操作效率低、能耗大、不规范，药材的质量不稳定，有的还会造成环境污染。为了适应规范化工业生产，目前全国各地使用的干燥设备形式多种多样。按加温干燥的原理，可分为接触干燥、气流干燥、真空干燥、沸腾干燥、喷雾干燥等。

1. 接触干燥设备　火炕式干燥室，也是最古老的一种干燥方法（近年已不多用）。干燥室由墙壁、火炕、燃火炉灶等几部分组成。干燥室的设计如东北地区农村的火炕，特别是与朝鲜族的火炕一样，整个干燥室地面（炕面）全部可以受热，直接烧煤或烧木材加热。烘干时火炕用木方或砖石垫起一定高度，被干燥的中药材直接放在火炕上或者装在适当容器内。设备简单，投资少；但室内温度不均衡，利用率低，消耗燃料多。

适用于化学成分性质稳定的中药材，如人参、三七、黄连、白芍、党参等。在干燥过程中要注意室内湿度变化，相对湿度超过70%时，要进行排潮，以利于快速干燥。

2. 气流干燥设备

（1）火墙式干燥室 火墙式干燥室比较简易，即在干燥室的墙壁或中间处搭上可通烟道的火墙，在外烧火，可用煤或木炭燃烧来加热的一种方法。干燥室由墙壁、火墙、干燥架（在干燥室的空间用钢管或木材搭成隔架）、加热炉灶等几部分组成。操作时，将被干燥的中药材放在竹制叉盘内，再将叉盘放进每一层隔架上进行干燥。有时为了增加室内温度，也可以在室内安装炉筒子，可根据被干燥的中药材的温度需要，随时增降温度，适用于化学成分性质稳定中药材的干燥。

（2）电热烘干箱（干燥箱） 电热烘干箱是一种常用的干燥设备，种类很多，（图3-26）为简易干燥箱结构示意图。图中箭头示气流路线。引入烘箱的空气经过加热器，然后依箭头方向通过烘箱各层产生干燥作用。热源一般用电阻丝加热。为了获得更好的干燥效果，烘箱的自然干燥气流可改为强制气流，即在烘箱上安装鼓风装置。

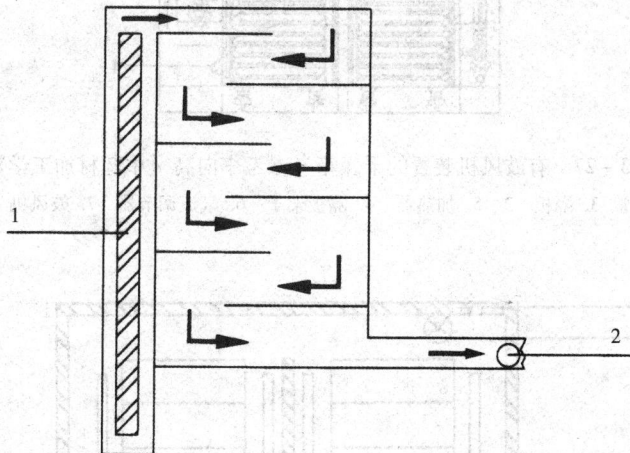

图3-26 简单干燥箱示意图
1. 加热器 2. 出口

电热烘干箱由加热器、气流调节器、鼓风装置、隔板架子及隔板等几部分组成（图3-27）。被干燥的中药材放在隔板上，自入口送进，经鼓风机送来的空气经加热器加热，干燥室用隔板隔成交叉的5层，热空气依箭头方向通过，先从加热器的上部预热后，通过上层达到加热器的上部被第二次预热，再从第二层加热器中部被第三次预热，以后依次流过各层。空气在流经一层物料后，中间再加热一次，这样流过每层的热风温度可趋于一致，各层物料的干燥也趋于均匀。经过几次的干燥及预热过程，热湿气最后自出口排出。排出的热湿气如未饱和时，仍有部分有利用价值，可利用气流调节器使其一部分回入进气道，与新鲜空气混合后重新利用。适用于小量中药材特别是珍贵中药材的干燥。

（3）电热风干燥室 电热风干燥室的结构原理与电热烘干箱是一致的，采用电阻线加热，利用鼓风机（送风机）将热气流输送到干燥室内，使摆放在干燥室内的药材干燥。由墙壁、电热风机、电阻线排管、干燥架、排潮机等几部分组成。将被干燥的中药材置于叉盘上，放置在干燥架上，通入热风。热风机放置在窗户下边，利用房间内暖气对流的原理进行热风循环，达到干燥的目的（图3-28）。电热风干燥室温度容易控制，室内温度较低，一般不超过50℃。当室内湿度大时，应及时排潮，以利快速干燥中药材。适用于大量需要低温干燥的中药材（如西洋参）和含挥发油类中药材的干燥等。

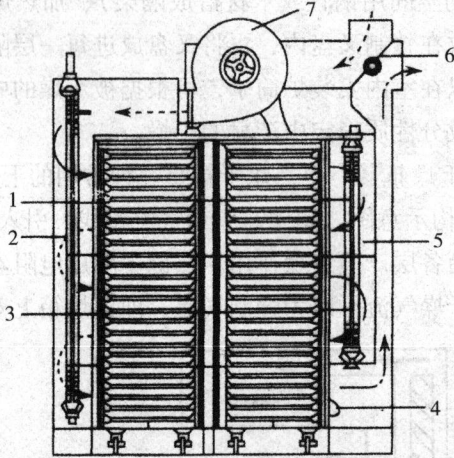

图3-27 有鼓风机装置的干燥箱（参考李向高《中药材加工学》）
1、3. 隔板 2、5. 加热器 4. 隔板架子 6. 气流调节器 7. 鼓风机

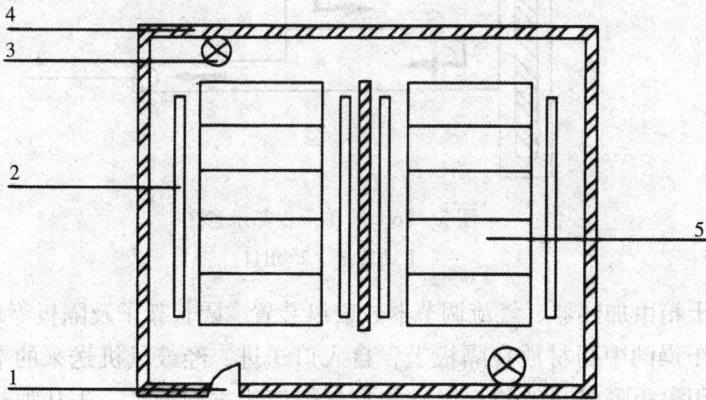

图3-28 电热风干燥室（参考秦民坚等《中药材采收加工学》）
1. 门 2. 暖气排管 3. 电热风机 4. 墙壁 5. 干燥架

（4）蒸汽排管干燥室 蒸汽排管干燥室结构原理与电热风干燥室一致，由加热器、气流调节器、鼓风装置、隔板架子及隔板组成，但容量加大，热源由锅炉房烧蒸汽供热。蒸汽排管常见的有3种方式：第一种蒸汽排管安装在地面上，热空气自下而上；第二种蒸汽排管安装在墙壁上，类似烘干箱；第三种蒸汽排管安装在每层的隔架上。操作时，先将被干燥的中药材放置在叉盘上，然后放置在干燥室的隔架上或用烘架车送入干

燥室。打开废水排出开关和蒸汽加热开关排出废水（或由锅炉房的循环泵抽入锅炉），关闭烘干室门，通风加热。打开鼓风机使热空气在干燥室内循环加热 1.5 ~ 2 小时，停止鼓风，然后打开闸门，再鼓风继续循环加热。排潮时间长短可根据被干燥的中药材含水量而定，往往是前 10 ~ 12 小时要增加排潮次数。如此反复操作，直至中药材干燥。关闭鼓风机及蒸汽进口开关，取出中药材。

此种干燥室上下受热，可充分利用空间，最高温度可达 106℃。温度高低可根据中药材性质而定，可用蒸汽开关来调节进气量。或安装自动控温控湿装置。适用于化学成分性质稳定的大量中药材的干燥。

（5）翻板式干燥机　该机主要由动力部分、输送部分、热源和鼓风机组成（图 3 - 29）。热源可用煤、油、蒸汽、电。干净热空气经送风器分配给烘箱内的多层翻板，中药材由输送装置送入烘箱，自上而下运动，经热空气对中药材的对流传导和辐射传导，达到中药材干燥之目的。操作时，将被干燥的中药材经上料输送带送入干燥室内。室内为若干翻板构成的帘式输送带，共 4 层，由链轮传动，中药材平铺于翻板上，自前端传至末端，即翻下下层，呈 4 次往复传动。干燥中药材沿出料口，经振动输送带进入立式送料器，上行输入出料漏斗，下承麻袋装干燥中药材。中药材由上层网板跌落到下一层网板时，即被翻动，故干燥均匀；自动上料，连续操作，可缩短干燥时间，效率较高。

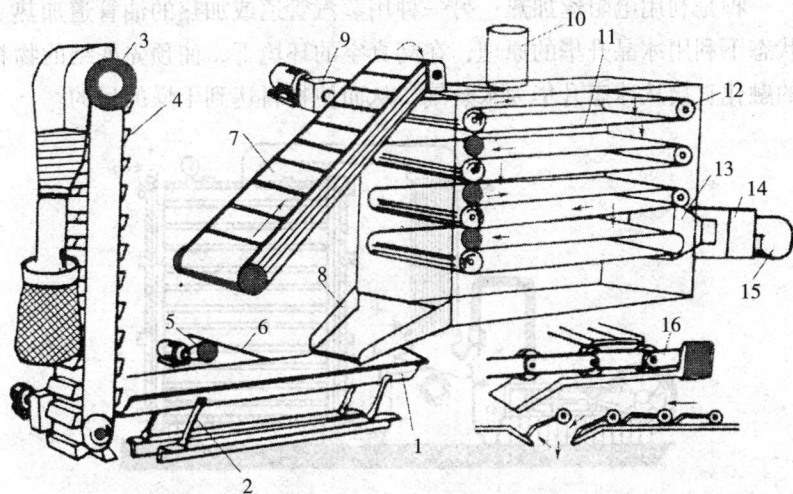

图 3 - 29　翻板式干燥机（参考龚千锋《中药炮制学》）

1. 振动输送　2. 弹簧钢板　3. 皮带盘　4. 立式送料器　5. 偏心轮
6. 连杆　7. 上料输送带　8. 出料口　9. 减速器　10. 排潮气口　11. A 向
12. 链轮　13. 热风口　14. 燃烧室　15. 鼓风机　16. 链条

（6）热风式干燥机　该机主要由放匾架、燃烧室和鼓风机等组成，燃烧室内以煤作热源，热风从热风管内导入室内（图 3 - 30）。由于鼓风机作用，使热风对流，温度均匀。余热从热风管出口排出。操作时，将待干燥的中药材用筛、匾盛装，分层置于铁架中，由轨道送入。干燥后，停止鼓风，敞开铁门，将铁架拉出，收集干燥中药材。干燥时视中药材质地和性质而定,温度一般在80℃～120℃。该法设备简单,易于安置,适宜大量生产。

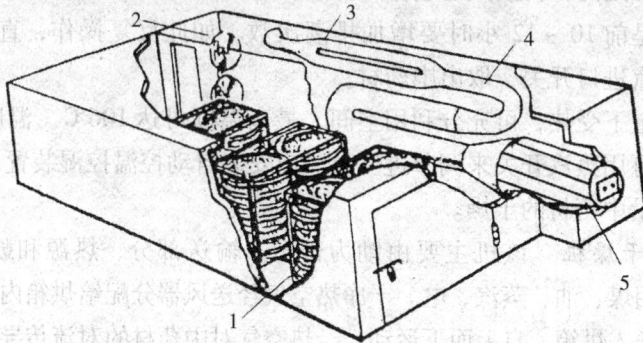

图3-30　热风式干燥机(参考李向高《中药材加工学》)
1. 放匾架　2. 鼓风机　3. 热风出口　4. 热风管　5. 燃烧室

3. 真空干燥(减压干燥)设备　真空干燥就是将待干燥物料处于真空条件下,进行加热干燥的方法。

真空干燥器由干燥柜、冷凝器与冷凝收集器、真空泵三部分组成(图3-31)。热源有两种,一种是利用电阻丝加热;另一种用蒸汽管道或加热的油管道加热。真空干燥是在真空状态下利用冰晶升华的原理,在高真空的环境下,使预先冻结的物料中的水分不经过冰的融化直接从冰态升华为水蒸气,从而使物料达到干燥的目的。

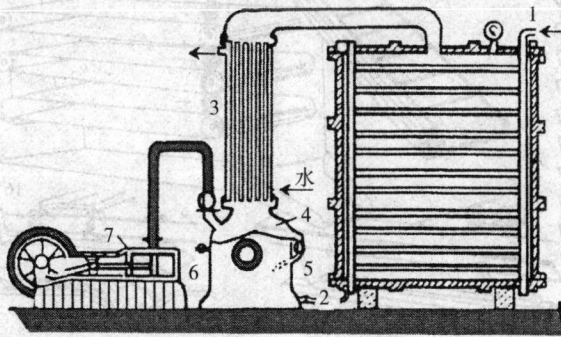

图3-31　真空箱式干燥箱图解(引自李向高《中药材加工学》)
1. 蒸汽入口　2. 冷凝水出口　3. 列管式冷凝器
4. 冷凝液收集器　5、6. 阀　7. 真空泵

操作时,加热蒸汽由蒸汽入口引入,通入夹层搁板内,冷凝水自干燥箱下部出口流出。冷凝液收集器分为上下两部分,上与冷凝器接连,并通过侧口与真空泵相连接;上部与下部之间用导管与阀相通,当蒸汽干燥进行时,将阀5开启,冷凝液可直接流入收集器的下部;收集满时,关闭阀5使上部与下部隔离,并开启阀6放入空气,冷凝液则可经下口龙头放出,从而使操作连续进行。整个干燥过程是密闭操作,减少了中药材与空气接触的机会,可避免污染和变质分解。真空干燥的温度低,干燥速度快,被干燥后

的中药材呈疏松海绵状，易于粉碎。干燥时，适当控制被干燥中药材的量，以免过多导致起泡溢出盘外，污染干燥器，且引起中药材变质。主要用于不耐高温的中药材。

4. 沸腾干燥设备 沸腾干燥是流化技术继喷雾干燥后的又一个新的发展。目前，沸腾干燥装置种类很多，但基本构造和操作方法基本一样。沸腾干燥设备由热源、沸腾室（沸腾床）、扩大层、细粉捕集器和鼓风机五部分组成（图3-32）。

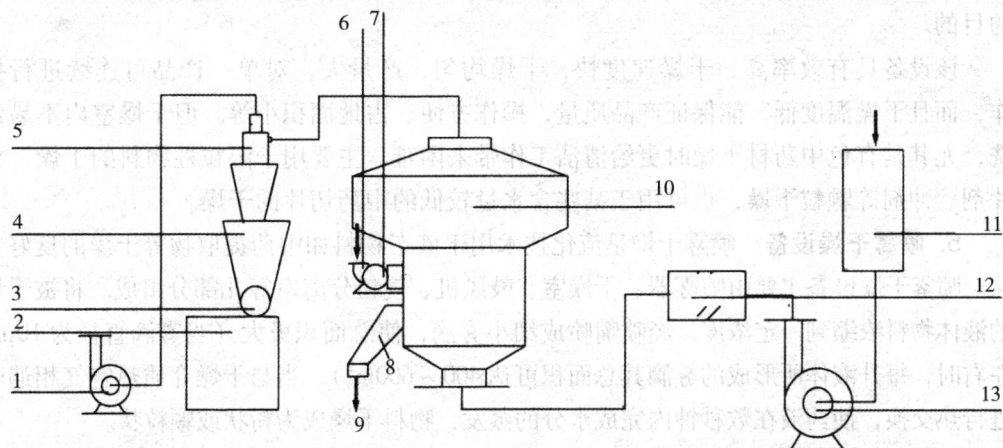

图3-32 沸腾干燥示意图（参考刘精婵《中药制药设备》）
1. 排风机 2. 灰仓 3. 星形下料器 4. 集灰斗 5. 旋风除尘器
6. 湿料 7. 抛料机 8. 卸料管 9. 干料 10. 流化床
11. 空气过滤器 12. 加热器 13. 鼓风机

（1）**热源** 利用热效率较高的散热排管，当吸入空气经过排管交换后成为热气流，热气流温度控制在80℃以上，有时可达100℃。

（2）**沸腾室** 目前应用的沸腾干燥装置的沸腾室又名沸腾床，一般长约200cm，宽25cm，高50cm。室两边各有观察窗和清洗门，底部由2块多孔板组成。上铺一层绢筛网；孔板下面有几个进风阀门，使用时将清洗门、观察窗关闭，由排风机将室内空气抽空，这样热气流经多孔板的小孔以高速的气流进入。这时湿的中药材在沸腾室内的多孔板上上下翻腾，快速交换，蒸发出来的水蒸气又很快地经扩大层随气流带走。由于中药材在室内不停翻动而流动性很强。只要推开出料阀门。中药材就顺利地由出口放出。加料也是如此，湿的中药材一进入沸腾室则立即沸腾，向出口方向移动，成为连续操作。沸腾层在沸腾室的下部，是整个沸腾干燥室的关键部分。一般被干燥中药材在沸腾层经过的时间大约为20分钟，当沸腾层内温度持续保持在40℃左右，表示中药材已干燥。也可根据中药材干燥程度采用连续式或间隙式出料，有时还可在出料口处装一电磁簸动筛将中药材干燥后的粉尘过筛除去。

（3）**扩大层** 是沸腾室之上的方形室，比下部宽1倍。作用是降低压力，减缓细粉上升的速度，使逐渐上升的细粉在扩大层继续干燥。

（4）**细粉捕集器** 似一个壁柜，一面接排风机。室内上层有连续扩大层的风道，风道上有几个圆筒，扎上几只大布袋，袋的下端扎紧。沸腾床中的湿热空气，到了细粉捕集器中，气体经布袋滤过抽出，细粉则留在袋内，待干燥结束后由布袋底部放出。

（5）鼓风机 为动力鼓风机。操作时，先开启蒸汽加热，扣好细粉捕集器袋，开动排风机，使干燥室内部干燥，然后加热中药材，调节好风量，保持一定温度。当开动鼓风机后，鼓入的热风气流使中药材翻滚，如"沸腾状"，中药材的跳动大大地增加了蒸发面，热空气长时间通过，在动态下进行热交换，带走水汽以达到中药材中水分蒸发的目的。

该设备具有效率高，干燥速度快，干燥均匀，产量大，对单一产品可连续进行操作，而且干燥温度低，能保证产品质量，操作方便、占地面积小等。但干燥室内不易清洗，尤其是有色中药材干燥时更给清洁工作带来困难。主要用于湿粒性物料的干燥，如片剂、冲剂等颗粒干燥，也可用于某些含水量较低的中药切片的干燥。

5. 喷雾干燥设备 喷雾干燥是流化技术用于液态物料如中药提取物等干燥的良好方法。喷雾干燥设备主要由喷雾器、干燥室、鼓风机、气粉分离室等几部分组成。将被干燥的液体物料浓缩到一定浓度，经喷嘴喷成细小雾滴，使总面积极大（当雾滴直径为 $10\mu m$ 左右时，每升液体所形成的雾滴其总面积可达 $400\sim600m^2$），当与干燥介质热空气相遇时进行热交换，使药液在数秒钟内完成水分的蒸发，物料干燥成为粉状或颗粒状。

目前应用的喷雾器形式有气流式、减压式及离心式 3 类。喷头有 3 种：①机械喷头；②气流式喷头；③离心式喷头，此系将物料注于急速旋转的圆盘上，使液体分散成小滴，这种喷头适用于较黏稠的液体。图 3-33 为喷雾干燥装置示意图。药液自导管经流量计至喷头后，进入喷头的压缩空气将药液自喷头经涡流器利用离心增速成雾滴喷入干燥室，再与热气流混合进行热交换后很快被干燥。当开动鼓风机后，空气经滤过器、预热器加热至 280℃ 左右后，自干燥器上部沿切线方向进入干燥室，干燥室内保持 120℃ 以下，已干燥的细粉落入收集筒中，部分干燥的粉末随空气进入分离室后捕集布袋中，热废气自排气口排出。

喷雾干燥用于中药材提取液时，因它的黏度系数相差很大，不能用固定不变的喷头来喷，应采用可变气流压力及可变大小的喷头。目前常用的喷头为气流式喷头。喷雾时，将气体与药液在喷头出口处相混合，这样混合均匀，使用方便，易于调整气体压力和流速。

喷雾干燥速度快，产品质量较高，成品溶解度好，干燥后的成品粉末极细，不需要再进行粉碎加工，从而缩短了生产工序。适用于一些不耐热的药液干燥。若遇含挥发性成分的中药材，不宜直接煎煮浓缩喷粉，应先提取挥发性成分后，再将中药材煎煮液浓缩喷粉，然后将挥发油加入粉内混合均匀，可保持原有成分不变。

6. 冷冻干燥设备 冷冻干燥是指被干燥的液体冷冻成固体或固体新鲜中药材冷冻固定原有形状不变，在低温低压条件下，利用水的升华性能，从冰态直接升华变成气态而除去，以达到干燥目的的一种干燥方法。

冷冻干燥装置（冷冻干燥机）（图 3-34），按系统分，由制冷系统、真空系统、加热系统和电器仪表控制系统 4 个主要部分组成；按结构分，由真空干燥箱（冷冻干燥箱）、冷凝器（水汽凝集器）、压缩机（冷冻机）、其他附属设备（真空泵、阀门、电气控制元件等）等组成。

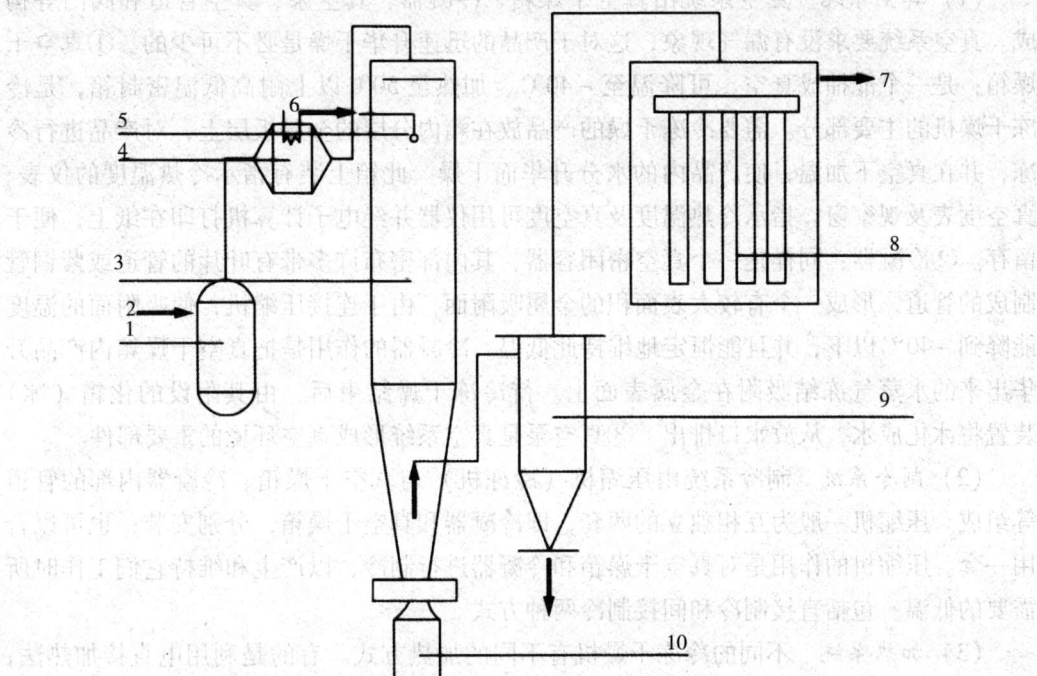

图 3 – 33 喷雾干燥器示意图（参考刘精婵《中药制药设备》）

1. 空气过滤器 2. 空气入口 3. 干燥器 4. 加热器 5. 喷嘴
6. 料液 7. 废气 8. 袋滤器 9. 旋风除尘器 10. 干料贮器

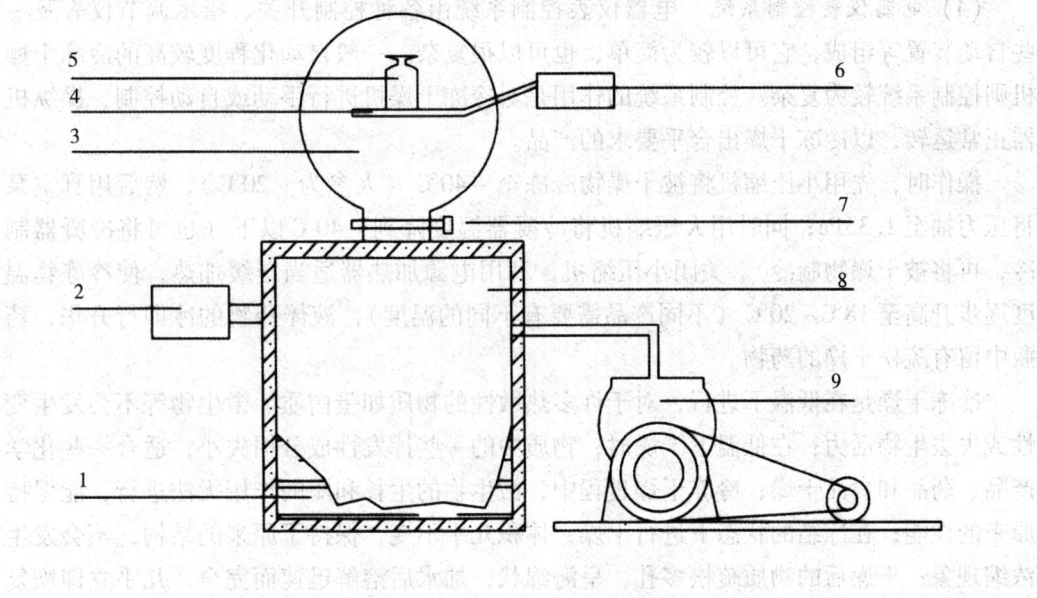

图 3 – 34 冷冻干燥装置示意图（参考李向高《中药材加工学》）

1. 升华的冰 2. 大压缩机 3. 干燥室 4. 冷热板
5. 药液瓶 6. 小压缩机 7. 阀门 8. 冷凝室 9. 真空泵

（1）真空系统　真空系统由真空干燥箱、冷凝器、真空泵、真空管道和阀门等构成。真空系统要求没有漏气现象，这对于产品的迅速升华干燥是必不可少的。①真空干燥箱：是一个能抽成真空、可降温至 -40℃、加热至50℃以上耐高低温密封箱，是冷冻干燥机的主要部分。需要冷冻干燥的产品放在箱内分层的金属板层上，对产品进行冷冻，并在真空下加温，使产品内的水分升华而干燥。此箱上装有指示冷热温度的仪表、真空度表及观察窗。指示冷热温度及真空度可用仪器并经电子计算机打印在纸上，便于留存。②冷凝器：同样是一个真空密闭容器，其内部密布许多带有叶片的管道或紫铜管制成的管道，形成一个有较大表面积的金属吸附面，由于连接压缩机，使吸附面的温度能降到 -40℃以下，并且能恒定地维持此低温。冷凝器的作用是把真空干燥箱内产品升华出来的水蒸气冻结吸附在金属表面上。待冷冻干燥结束后，由其附设的化霜（冰）装置将冰化成水，从放水口排出。③真空泵是真空系统形成真空环境的重要部件。

（2）制冷系统　制冷系统由压缩机（冷冻机）与真空干燥箱、冷凝器内部的管道等组成。压缩机一般为互相独立的两套，即冷凝器和真空干燥箱，分别安装；也可以合用一套。压缩机的作用是对真空干燥箱和冷凝器进行制冷，以产生和维持它们工作时所需要的低温。包括直接制冷和间接制冷两种方式。

（3）加热系统　不同的冷冻干燥机有不同的加热方式。有的是利用电直接加热法；有的则利用中间介质来进行加热，由一台泵使中间介质不断循环。加热系统的作用是对冷冻干燥箱内的产品进行加热，以使产品内的水分不断升华，并达到规定的残余水分要求。

（4）电器仪表控制系统　电器仪表控制系统由各种控制开关、指示调节仪表及一些自动装置等组成，它可以较为简单，也可以很复杂。一般自动化程度较高的冷冻干燥机则控制系统较为复杂。控制系统的作用是对冷冻干燥机进行手动或自动控制，操纵机器正常运转，以冷冻干燥出合乎要求的产品。

操作时，先用小压缩机将被干燥物冷冻至 -40℃（人参为 -20℃），然后用真空泵将压力抽至1.33Pa；同时用大压缩机将冷凝器温度降到 -40℃以下（也可将冷凝器制冷，再将被干燥物制冷）。关闭小压缩机，利用电源加热器适当缓缓加热，使冷冻物温度逐步升高至18℃~20℃（不同产品需要有不同的温度），液体药物的冰即行升华，药瓶中留有疏松干燥的药物。

冷冻干燥是在低温下进行，对于许多热敏性的物质如蛋白质、微生物等不会发生变性或失去生物活力；在低温下干燥时，物质中的一些挥发性成分损失小，适合一些化学产品、药品和食品干燥；冷冻干燥过程中，微生物的生长和酶的作用无法进行，能保持原来的性能；在冻结的状态下进行干燥，体积几乎不变，保持了原来的结构，不会发生浓缩现象；干燥后的物质疏松多孔，呈海绵状，加水后溶解迅速而完全，几乎立即恢复原来的性状；在真空下进行干燥，氧气极少，一些易氧化的物质得到了保护；能排除95%~99%以上的水分，使干燥后产品能长期保存而不致变质。

冷冻干燥要求高度真空及低温，因而适于受热易分解破坏的药物。

7. 红外干燥器设备

（1）**具有传动带的红外干燥器** 操作时，被干燥的中药材从加料口沿箭头方向输入，在适当距离下通过红外线灯泡（灯泡装置的距离应随辐射能范围的大小与温度的高低来确定）（图3-35）。红外线灯泡上部内表面涂铝粉或银粉，以增强光线的反射作用；下半部呈较平滑的半圆面，这样可以扩大辐射范围，提高干燥效率。

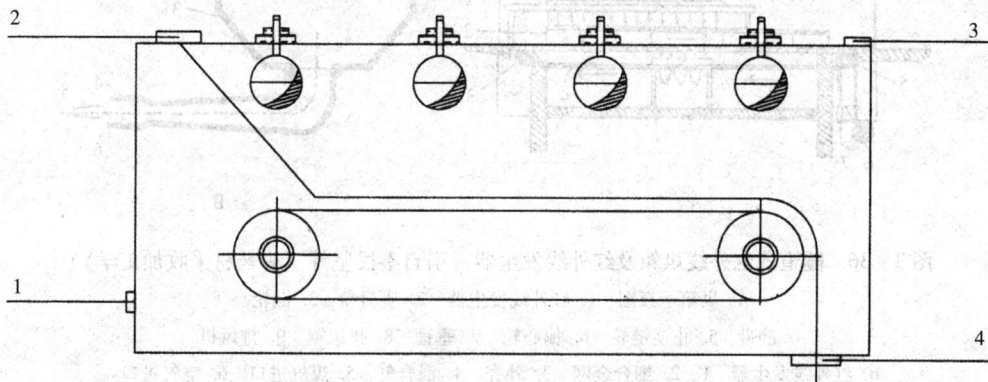

图3-35 具有传动带的红外干燥器（参考秦民坚等《中药材采收加工学》）
1. 空气进口 2. 加料口 3. 空气出口 4. 干燥产品卸出口

（2）**隧道式烘箱** 大量生产时，若采用电热风烘干箱或蒸汽排管干燥室干燥，由于干燥时间过长，影响中药材质量。隧道式烘箱是利用被干燥的中药材在动态下进行干燥，可以适当提高温度，相应地降低相对湿度，控制气流速度等，从而缩短了干燥时间。

隧道式烘箱的热源可采用蒸汽管道，也可以电加热，也有微波、红外线、远红外线等多种加热方式。图3-36为隧道式红外线烘箱及红外线发生器，并设置鼓风循环系统，使其温度均匀。隧道式烘箱多数采用红外线发送装置与自动传送装置两部分组成。在隧道上部装有12~14只、下部装有4~6只铁铬合金网红外线发生器，或多孔瓷板红外线发生器，通电后即可产生红外线，或通过煤气或液化石油气燃烧产生红外线。中药材由链状传送带输送缓缓通过隧道中，隧道内平均温度在200℃左右，也可根据需要调节所需温度。干燥速度快，一般十几分钟即可干燥，发生器与中药材间距约15cm。红外线是一种辐射热，不需经过空气的传导和对流来传热，自动化程度高。

本法适用于含水量低、受热后化学成分不被破坏的中药材干燥，如矿物类中药材等。

8. 微波干燥设备 微波干燥设备多由直流电源、微波发生器、波导、微波干燥器及冷却系统几部分组成（图3-37，3-38）。

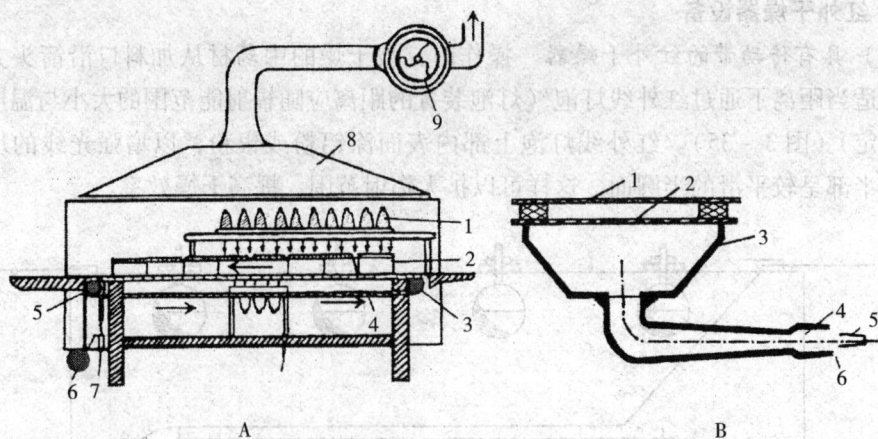

图 3-36　隧道式红外线烘箱及红外线发生器（引自秦民坚等《中药材采收加工学》）

A. 烘箱示意图　1. 红外线发生器　2. 盛料盘　3. 链轮
4. 链带　5. 止逆链轮　6. 偏心轮　7. 垂锤　8. 排风罩　9. 排风机
B. 红外线发生器　1、2. 细合金网　3. 外壳　混合气　5. 煤气进口　6. 空气进口

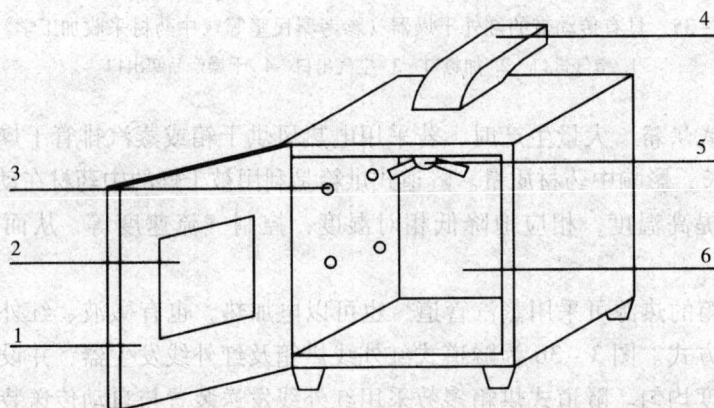

图 3-37　微波干燥机结构示意图

1. 箱门　2. 透视观察窗　3. 排湿孔　4. 波导　5. 搅拌器　6. 腔体

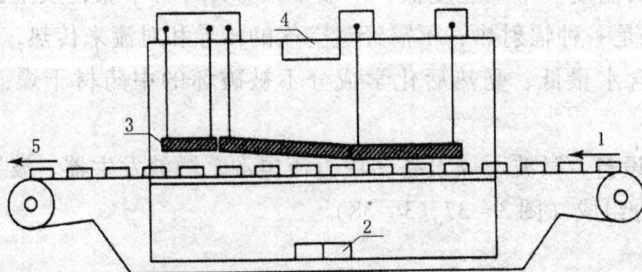

图 3-38　连续式多谐振腔微波干燥机结构示意图

1. 进料　2. 空气入口　3. 高频电场　4. 空气出口　5. 出料

（1）微波发生器 微波发生器的作用是将高压直流电源所供给的电能转换为微波能。微波发生器目前主要是磁控管。磁控管由一个高电导率的阳极和一个发射电子的阴极组成。阴极同时能产生高频振荡的谐振回路，可采用直热式或间热式对阴极进行加热。阴极与阳极之间为电子作用空间。在此空间中要有均匀的、与阴极轴线平行的强磁场。当阴极与阳极之间存在着一定的直流电场时，从阴极发射的电子受到阳极上正电位加速而向阳极移动，由于空间存在着与电场方向垂直（也与电子运动方向垂直）的磁场，根据左手定则，从阴极发射的电子将受到磁场力的作用，结果使电子偏离原来的方向而呈圆周运动，在阳极上的谐振腔的作用下，即产生所需要的微波能。

（2）波导 由中间空心的光亮金属短开管组成，是用来传输微波的。

（3）微波干燥器 微波干燥器按照物料和微波作用的形式可分为谐振腔干燥器、辐射型干燥器和恒波型干燥器3种。①谐振腔干燥器：由短形谐振腔、输入波导、反射板、搅拌器等组成。谐振腔的短形室的每边都应大于1/2波长，使不同方向都有波的反射。这样物料在腔内可从各方向受到反射而加热，使物料受热均匀。在波导入口处装有反射板和搅拌器。②辐射型干燥器：某些物料的加热和干燥可直接采用喇叭式辐射干燥器，微波能量直接辐射到被干燥的物料上。③恒波型干燥器：微波在慢波型干燥器内传输的速度低于光速，能在短时间内施加较大的微波功率，对于不易被加热或表面积较大的物料的干燥效果特别好。

（4）冷却系统 冷却系统的作用是对预选腔体及阴极部分进行冷却。

微波发生器将高压直流电源所供给的电能转换为微波能，通过波导输送到微波加热器中，微波能转变为热能，被物料中的水分吸收，利用水分子高速运动摩擦产生的热使水分汽化蒸发，最终达到干燥的目的。将被干燥的中药材放置于微波专用器皿中（需加液体辅料的，加入辅料后稍润）。开启电源开关，将中药材器皿放入干燥腔内专用支架上，关闭干燥箱门。按设定的微波强度和加热时间干燥中药材。及时取出，放凉即可。

由于微波干燥是先里后外，干燥时中药材内部温度高于外部温度，若掌握不好，容易造成内部焦糊或炭化现象，降低或破坏有效成分。如鲜人参用915MHz干燥时只需1分钟即可熟化，如果再延长时间，内部就会产生焦糊，严重者可炭化。所以利用微波干燥，需先进行试验，摸索试验条件后才能大量生产。另外设备价格贵，对人体尤其对眼睛有影响，须加防护。

常规的干燥方法热量是从外部向内部传递，温度梯度与湿度梯度相反，干燥时间长。而微波有很强的穿透性，频率很高，能深入物料的内部，物料中水分子几乎同时受热汽化，热量产自于物料内部分子的摩擦，水分从物料中心向两侧扩散，路程比传导加热要少一半，因此加热迅速，干燥速度快，时间短。

主要适用于中药原药材、炮制品及中成药中水丸、浓缩丸、散剂、小颗粒等的干燥灭菌。

9. 微波真空干燥 微波真空干燥是集微波、真空技术于一体的现代干燥技术，它是在真空的基础上，将微波能加以合理的应用。该技术将逐步取代原有的真空冷冻技术。

微波真空干燥是在真空条件下，利用微波能使物料干燥的方法。它兼备有微波及真空干燥的一系列优点，克服了常规真空干燥周期长、效率低的缺点，在一般物料干燥过程中，具有干燥时间短、产量高、质量好、加工成本低等优点。

微波真空干燥设备由微波发生器、真空干燥腔、物料旋转盘、真空系统和电子控制系统等几部分组成。

在真空条件下，给物料施加微波能量，物料升温，引起物料中的水分在较低的温度下沸腾蒸发而达到干燥之目的。

常规的真空干燥设备，由于在真空场合下，热量通过对流传递十分困难，只能传导进行，加热速度慢，干燥周期长，能耗大。微波真空干燥设备采用的是辐射传能，是介质整体加热，无须其他传热媒介，所以速度快，效率高，干燥周期大大缩短，能耗降低。与常规干燥技术相比可提高工效4倍以上。适用于不能在高温条件下进行干燥处理的一些药品及高档中药材，如人参、鹿茸等。

第四章　中药材的包装

中药材加工生产完成后，需要适宜的包装，以防潮防腐、减少污染、便于贮藏运输。中药材包装（packaging）涉及盛装中药材商品的容器、材料及辅助物等。中药材包装分为内包装和外包装两种，内包装也叫"小包装"或"销售包装"，外包装也叫"大包装"或"运输包装"。在国内中药材商品流通中，除少数贵重药材、毒麻药材或进口药材使用内、外两种包装外，大多数仅使用外包装。

第一节　中药材包装的目的

中药材主要来源于生活在一定条件下的植物、动物及天然矿物，具有"道地性"。多数中药材从某一产地出产后供应全国，甚至出口。中药材作为一种特殊的商品，自产地出产后即进行包装，包装后再进行运输、贮藏，直至使用（包括中医临床配方、中药饮片或中成药原料等）。因此，正确的包装方法和优良的包装质量，对保障中药材安全有效、质量稳定起着重要作用。

有的中药材因包装不当，造成药效降低或失去药效；有的中药材因包装物潮湿、破损等，出现第二次被污染，或发生虫蛀、霉变等变质现象。不良包装不但会造成一定经济损失，还会影响人民群众用药安全以及中药饮片和中成药产品的质量，同时可能会影响传统中药进入国际医药贸易市场。因此，各地从事中药材生产、经营和使用的企业应严格遵照国家对中药材包装管理的各项政策、法规，采用正确的包装措施。中药材包装的主要目的如下。

1. **保护中药材质量的安全**　中药材在商品流通过程中会受到日光、空气、温度、湿度等自然环境因素的影响，以及鼠、虫、微生物等的侵害。包装正确的中药材可以有效地与上述外界因素隔离，达到避光、隔热、防潮以及防鼠、防虫、防霉的作用，避免中药材变质或被污染等现象发生。

2. **便于贮藏、运输和计量**　中药材在流通过程中要经过产地的贮藏以及进一步的运输、贮藏、销售等环节。完好的包装形式便于装卸运输、堆码、计数，并能充分利用仓容。同时规范化的包装利于现代化交通运输工具的机械化操作，提高经济效益和社会效益。

3. **保障中药材质量和数量**　不同种类的中药材，具有不同的特性，有的须防潮，有的须防压，有的须避光等。因此，不同种类的中药材对包装的要求也各不相同。针对中药材形态特点和所含活性成分的特性，采用相适应的包装形式，有利于延缓中药材变质，保证中药材质量。此外，中药材在流通环节中可能会发生跌落、碰撞、摩擦等现象。正确的包装可以提供醒目的标志，减少因破损、渗漏等造成数量的损耗。

4. 促进中药材的销售　符合中药材性质特点的包装，不仅保护了中药材的质量，而且起到了促进销售的作用。规范化的包装是无声的广告，可以为中药材企业建立良好的销售形象和信誉度，提高其在国内与国际市场的竞争力。具有标志性的外包装，已成为企业发挥品牌效应的宣传媒介。

第二节　中药材包装的分类与特点

不同种类的中药材，其包装应有不同的形式和要求。在选用包装形式时，应按照中药材的形态特点以及活性成分特性要求选择相适应的包装。现行流通的中药材包装形式主要以麻袋、编织袋、纸箱、压缩打包件四大形式为主，也有部分品种采用桶装、纸盒装等形式。1986 年国家标准局制定了《中药材袋运输包装件》、《中药材压缩打包运输包装件》和《中药材瓦楞纸箱运输包装件》等标准，对 300 余种常用中药材的包装材料规格、包装技术要求、包件净重及标志等作了明确的规定，其他品种应参照执行。

一、一般中药材包装的分类要求

一般中药材多使用麻袋单或双袋包装形式，其中一些细粉类中药材（如蒲黄、松花粉、海金沙）需内衬布袋。矿物类、动物贝壳类中药材多使用塑料编织袋包装。易变质中药材（如枸杞、山茱萸、怀牛膝等）、易碎中药材（如鸡内金、月季花、玫瑰花、银耳、茯苓片等）宜选用瓦楞纸箱做外包装，箱内衬防潮纸或塑料薄膜，箱面涂防潮油或箱外裹包麻布、麻袋，再用塑料带捆扎成"丁字形"或"井字形"。质地轻泡，受压不易变形、破碎的中药材，宜选用打包机压缩打包。压缩打包件外可选用麻布或粗平布、塑料编织布裹包，必要时内衬防潮纸（如莲须、金银花、菊花、薄荷等），质地柔软的花、叶、全草类中药材，还需在包外加竹片或荆条、紫槐条等制成的支撑物，包外用麻绳、棕丝绳或铁元丝捆扎。

二、特殊中药材包装的分类要求

贵重药材、毒麻药材、易燃药材、危险药材、鲜用药材等有特殊的包装要求。

野山参、人参、三七等一些贵重药材应装铁箱、木箱，包装要坚固、严密，防止破碎、污染、丢失。

麻醉、有毒中药材应按不同性质分开单独包装，或采用特殊包装，并在外包装上粘贴或印刷相应的明显标志和警示说明。质地特殊且具毒性的水银采用特制铁罐盛装，以防泄漏。

生松香、干漆等易燃药材，包装形式要求安全，避免受热、光影响发生燃烧等危险事故。多采用铁皮桶、聚酯塑料桶包装。

硫黄遇光或发热会急剧氧化，使空气剧烈膨胀，易发生爆炸，故此类中药不仅要单独包装，并且要在外包装上按《危险货物包装标志 GB190-85》注明或贴上危险货物标志，以引起运输、贮藏时注意。

由于受到保鲜方法和包装形式的局限，鲜用药材往往因含水量高，易腐烂，不宜长期保管。鲜用药材可用冷藏、沙藏等适宜的保鲜方法，保持一定的湿度，既要注意避免过于干燥而枯坏，又要注意防止过于潮湿而腐烂，冬季还要注意防冻。目前，鲜用中药材的品种在中药商品流通中使用很少，部分地区仅保留有石斛、芦根等少数品种。可借鉴蔬菜、果品的保鲜包装技术，提高鲜用中药材的供应水平。

第三节　中药材包装材料

适合中药材包装的容器和材料的种类及其特点、作用如下。

1. **纺织材料**　如麻袋、布袋等。此类材料轻便，较为严密，韧性好，耐用，但负重有限，适宜包装形态较细小的果实种子类及其他颗粒状或粉末状药材。

2. **木质器材**　如木箱、木桶等。此类器材牢固耐压，一般不耐压的中药材均可使用。但严密性能较差，易破损。为了改善这种状况，应根据药材特性的要求，采用优质木箱，严密装订，内部衬垫防潮纸或塑料薄膜，在易破裂处加钉铁皮等办法。

3. **纸质器材**　如纸盒、纸袋、纸箱等。此类材料轻便、严密，但易破损。纸盒、纸袋多用以包装量小、细粒或粉末类药材，或体形规则的加工制品及动物胶类药材。纸箱多以瓦楞纸制作，必要时箱外可涂防潮油；其牢固性仅次于木箱，但比木箱轻便，故适用面较广，常用以包装多种药材。

4. **金属器材**　如铁皮盒、铁皮桶、铝合金盒等。优点是牢固、耐压、严密。适用于盛装液体、半固体的中药材和贵重药材。但成本稍高。

5. **竹质器材**　如竹筐、竹篓等。竹质器材透气性好，适用于一般不严格要求防潮和防压的药材。但其牢固性较差，易损坏。

6. **塑料器材**　如塑料编织袋、塑料薄膜袋、硬塑料盒、硬塑料箱等。目前，随着化学工业的发展，塑料包装用品发展迅速，各种性能的塑料器材不断更新，为中药材包装提供了更好的新型包装器材。

中药材包装器材的选择应当本着材料来源有保障，性能利于保持中药材的品质，成本合理适用等原则。此外，中药材包装的容器和材料应清洁、干燥、无毒、无污染、无破损。

第四节　中药材包装的管理

目前，国内市场对同一种中药材没有规定统一的包装，多数中药材生产、经营的企业也未制定相关的包装标准。为了适应我国中药现代化以及推进我国传统中药进入国际医药贸易市场，国家针对中药材包装管理制定了相应的政策、法规，要求对中药材包装材料以及包装工序等进行研究及规范。

一、中药材包装前的质量要求

中药材包装前应达到以下要求。

（1）尽可能除去泥沙、杂草及其他杂质等异物。

（2）除去非药用部位。

（3）无虫蛀、霉变、走油等个体混杂。

（4）按采收时间、大小、净度等分出规格、等级。

（5）中药材经过干燥处理，并且水分达到规定的要求。

（6）按质量标准完成质量检验，有合格的质量检验报告书。

二、中药材包装的相关规定

1. 国家标准局核发的国家标准   国家标准局曾于 1986 年 4 月 18 日针对中药材包装核发了三项国家标准：GB6264 - 86《中药材袋运输包装件》、GB6265 - 86《中药材压缩打包运输包装件》及 GB6266 - 86《中药材瓦楞纸箱运输包装件》。三项国家标准将复杂的中药材包装简化为麻袋和塑料编织袋、压缩打包以及瓦楞纸箱，并分别对包装袋、压缩打包和瓦楞纸箱相应的规格、包装材料、技术要求、标志等分别进行要求和规定。其中标志中强调包装件刷写文字和图案项目包括：医药分类标志、品名、规格（等级）、毛重、皮重、净重、产地及包装单位和日期，并要求每个包装件内应附有药材质量合格证。

2.《药品管理法》对药品包装的要求   2001 年 12 月 1 日起实行的修订后的《药品管理法》，"第六章药品包装的管理"条款下要求："直接接触药品的包装材料和容器，必须符合药用要求，符合保障人体健康、安全的标准"；"药品包装必须适合药品质量的要求，方便贮存、运输和医疗使用。"此外，对中药材的运输包装规定："发运中药材必须有包装。在每件包装上，必须注明品名、产地、日期、调出单位，并附有质量合格的标志。"同时还强调麻醉药品、精神药品、医疗用毒性药品等标签必须印有规定的标志。

3. GAP 对中药材包装的要求   2002 年 6 月 1 日起施行的《中药材生产质量管理规范》，"第六章包装、运输与贮藏"条款对中药材包装前的质量检查、包装的标准操作规程、批包装记录、包装材料、质量合格标志等作了明确规定；对易碎药材应使用坚固的箱盒包装；毒麻药材、细贵药材等特殊药材应采用特殊包装，并应贴上相应的标记。

4. GSP 对中药材包装的要求   国家药品监督管理局 2000 年 11 月 16 日起施行的《药品经营质量管理规范实施细则》第二十九条款下要求："中药材和中药饮片应有包装，并附有质量合格的标志。每件包装上，中药材标明品名、产地、供货单位；中药饮片标明品名、生产企业、生产日期等。实施文号管理的中药材和中药饮片，在包装上还应标明批准文号。"

5. 医疗用毒性药品管理办法的要求 国务院 1988 年 12 月 27 日实施的《医疗用毒性药品管理办法》要求："毒性药品的包装容器上必须印有毒药标志。"

6. 危险货物包装的要求 国家于 1973 年 9 月修订了《危险货物包装标志GB190 - 85》，要求适用于储运危险货物的外包装上应根据危险货物的性质打上相应的标志。危险中药的包装必须按此国家标准的规定粘贴（喷刷）标志，并标明标志的类别。

第五章　中药材的贮藏

在药材生产流通领域，贮藏起着药材储备、调节需求、保障供给的作用。但是由于中药材所含化学成分理化性质的原因，在贮藏过程中因为温度、氧气、光线、湿度等因素的影响，常常引起药材的品质发生变异，降低药材的质量和疗效，不但造成经济损失，严重的可能威胁到患者的生命安全。因此，贮藏过程对保障中药的质量是非常重要的。

第一节　中药材贮藏过程中的品质变异现象

一、变色

颜色是药材品质的标志之一，每种药材都有其固定的颜色，如丹参色红、紫草色紫、黄连色黄、乌梅色黑。很多药材的色调不是单一的，而是复合的，在描述药材颜色时常用两种以上的复合色调，则应以后一种色调为主，如黄棕色即以棕色为主。在贮藏过程中，药材的颜色会发生变化，贮藏条件不当，会引起颜色的改变，甚至药材变质。引起药材变色的原因有：药材所含化学成分的结构中具有酚羟基，在温度、空气、光线等因素作用下，经过氧化、聚合作用，形成大分子的有色化合物，如含黄酮类、羟基蒽醌类、鞣质类等的药材较容易变色；药材含有的糖及糖酸类成分分解产生糖醛或其他类似化合物，这些化合物有活泼的羟基能与一些含氮化合物缩合成棕色色素；药材中的蛋白质、多肽分解的氨基酸会与还原糖作用形成大分子的棕色物质；药材发霉、生虫过程中引起变色；贮藏过程中使用某些杀虫剂引起药材变色，如用硫黄熏蒸时产生的二氧化硫遇水生成亚硫酸，是还原剂，能引起药材变色。另外，在加工、贮藏过程中方法不当，温度、湿度、光线、空气等因素会加速一些化学反应的进行，也会引起药材颜色的变化。因此，防止药材变色变质的方法是保持药材干燥、低温冷藏、降氧和避光贮藏。

二、散气走味

由于药材所含化学成分理化性质的不同，药材都有一定的气和味。一些含有挥发性成分的药材气味更加浓烈，如荆芥、薄荷、樟脑、冰片等。药材的气味则是药材质量好坏的标志之一。"散气走味"是指含有挥发性成分的药材在贮藏过程中气味发生改变或减弱的现象。加工或贮藏温度过高会引起药材散气走味。散气走味会导致药材有效成分挥散而不断减少。因此，防止药材散气走味的方法是密封贮藏、低温冷藏。

三、泛油

"泛油"又称"走油"，是指药材表面有油样物质渗出的现象。药材在贮藏过程中出现泛油的内在因素除了某些药材含有丰富的脂肪油或挥发油类成分外，有些药材含有黏液质、糖类成分，也是造成泛油现象的原因。植物种子类药材，如柏子仁、杏仁、桃仁、郁李仁等；动物类药材，如刺猬皮、海狗肾、鹿鞭等大多含有脂肪油；有些药材含有挥发油，如当归、肉桂、白芷等。还有些药材含有黏液质、多糖等，如孩儿参、麦冬、天冬、枸杞等，这些药材在贮藏过程中方法不当，温度过高、湿度较大或长时间阳光照射时，药材表面会有油样物质渗出，同时伴有药材返软、发黏、颜色变浑、发出油败气味等。药材出现泛油常与药材的变质现象有关，防止泛油的方法是将药材干燥、避光和低温冷藏。

四、霉变

霉变又称发霉，是指药材被真菌污染后引起的变质现象。大气中存在大量的真菌孢子，贮藏不当，药材会被真菌孢子污染，在适当的温度（25℃左右）、湿度（空气中相对湿度85%以上或药材含水量15%以上）、足够的营养条件下，真菌孢子萌发为菌丝。菌丝的分泌物会溶蚀药材的内部组织，引起腐败变质。真菌的种类很多，常见的有根霉属（Rhizopus）、毛霉属（Mucor）、青霉属（Penicillium）、曲霉属（Aspergillus）等的多种真菌。有些真菌能产生毒素，属于产毒真菌，如曲霉属的黄曲霉菌（*A. flavus* Lk.）和寄生曲霉（*A. parasiticus*），其代谢产物为黄曲霉毒素（*Aflatoxin*，AF），对肝脏有强烈毒性。目前已分离鉴定出20种以上黄曲霉毒素，分为黄曲霉毒素B与黄曲霉毒素G两大类，其基本结构都是二呋喃香豆素衍生物，以黄曲霉毒素B_1最为多见，且毒性和致癌性也最强，B_2、G_1、G_2较少。目前世界各国对药品和食品中黄曲霉毒素的限量作了严格的规定（一般为$3 \sim 5\mu g/kg$）。《药典》采用高效液相色谱－荧光检测器（HPLC－FLD）技术对桃仁、酸枣仁、陈皮、胖大海、僵蚕等5种药材测定黄曲霉毒素，并规定每1000g药材含黄曲霉毒素B_1不得过$5\mu g/kg$，含黄曲霉毒素G_2、黄曲霉毒素G_1、黄曲霉毒素B_2和黄曲霉毒素B_1的总量不得过$10\mu g/kg$。

中药材被霉菌污染主要与品种有关，如薏苡仁、益智仁、柏子仁、桃仁、杏仁、酸枣仁等含油性大、养分丰富的药材容易受到污染；其次与工艺剂型有关，如豆豉、曲类药材需发酵，极易发生霉变；再次，由于对药材未进行及时处理，没有及时晒干或者贮存不当，而产生霉变，尤其是在炎热潮湿的地区。防止药材霉变的方法是控制药材的含水量，保持贮藏环境干燥、通风。

五、自燃

自燃是指因贮藏不当药材在存放过程中自动燃烧起来的现象。发生自燃的原因主要是有些药材富含油脂，存放时层层堆置重压，夏天温度较高时中央产生的热量散不出去，药垛内局部温度增高，先焦化至燃烧，如柏子仁、紫苏子、海金沙等；有的药材水分含量过高或吸湿回潮，大量成垛堆置时产生的内热扩散不出，中央局部高热炭化而自燃，如菊花、红花等。自燃会引起仓库火灾，药材受损，造成经济损失，危害极大。因此，大垛堆放药材的仓库，要保持通风散热；易吸湿回潮的药材要经常晾晒，保持干燥。

六、虫蛀

虫蛀是中药材仓储过程中的常见现象，药材被虫蛀后，有的形成蛀洞，有的药材完全被蛀成粉末，破坏性很大；害虫的分泌物和排泄物还可能污染药材，引起药材发霉变质。害虫的种类很多，其中螨类对人体的危害最大。螨类害虫在许多中药材和中成药中都可寄生，特别容易寄生在中药粉末中。染有螨的药物由于其大量繁殖，容易使药物在短期内发霉变质，而且病人服药后会引起消化系统、泌尿系统或呼吸系统等疾病。因此，在口服固体中药中需进行活螨和螨卵的检查。

害虫的来源，主要是药材在生长和采收中被污染，加工干燥时未能将其杀灭，带入贮藏的地方；或者药材仓库和容器本身不清洁，内有害虫附存；或在贮藏过程中，害虫由外界进入繁殖。害虫生长繁殖需要养料，含脂肪油（如柏子仁、桃仁、杏仁等）、淀粉（如白芷、山药、薏苡仁等）或蛋白质（如蕲蛇、乌梢蛇、金钱白花蛇等）多的中药材较容易生虫。含辛辣成分的药材，一般不容易虫蛀，如花椒、胡椒、荜茇等。一般害虫生长繁殖的适宜条件是温度16℃~35℃、空气相对湿度70%以上、药材含水量在13%以上；螨类生长的适宜温度为25℃左右，相对湿度80%以上，繁殖最旺盛的时期在5~10月。掌握害虫的生长条件，针对性的采取防治措施。

七、风化

风化，是指某些含结晶水的矿物类中药，在干燥空气中存放日久，逐渐脱水形成粉末，如芒硝、明矾、硼砂等。药物风化失去结晶水后，其化学结构发生变化，药效往往也发生改变。防止风化的方法是密闭贮藏。

八、粘连

粘连，是指某些熔点较低的固体树脂类药材、胶类药材，在贮藏室温度过高或湿度较大时，药材表面熔化或吸潮粘连成块，如安息香、苏合香、鹿角胶、阿胶等。一些经过蜂蜜等辅料炮炙的中药饮片也容易发生粘连，如蜜甘草等。防止粘连的方法是密闭、低温贮藏。

九、其他

有些药材化学成分不稳定，贮藏过程中自然分解或起化学变化而降低疗效，如麻黄、绵马贯众等，这类药材不易久藏。某些药材容易吸收空气中的水分，在湿热空气环境中潮解溶化逐渐成液体状态，如硇砂、大青盐等，这类药材应保存在常温干燥环境中，或密封存放。

第二节 中药材品质变异的影响因素

中药材在贮藏过程中，由于多种因素影响使中药材发生变质情况，这些因素主要来源于两个方面，内在因素和外在因素，内因主要包括含水量、化学成分及其性质。外因包括自然因素的空气、温度、湿度、光照，以及真菌污染和虫害等。因此，中药材在贮藏时应该根据中药材中含有的化学成分的性质分类存放，并采取相应的预防措施，防止中药材在贮藏时变质情况的发生。现将各种因素分述如下。

一、内在因素

影响中药材变质的内在因素，主要是由于中药材自身水分的含量和有效成分的变化引起的。中药材的含水量直接影响中药材的质量，是中药材养护的关键。由于受到自然条件的影响和自身性质的关系，中药材中均含有一定的水分，其中水分含量的多少，直接影响到中药材贮藏时变质的情况，如果其水分含量过高会引起发霉、虫蛀、潮解、软化、粘连等变质情况；水分含量过低又会引起走油、走味、干裂、风化、脆化、变形等变质现象。所以，中药材在贮藏时，要控制其达到安全水分含量，中药材安全水分是指在一定条件下，能安全贮藏，其质量不发生变异的临界含水量。在仓储中将药材中的含水量控制在一定的限度内，药材的质量就不容易发生异变。一般的水分含量要求是8%～11%，这一含量成为安全水分含量，但不同的药材中水分含量的要求不同，一般在北方，室温在30℃的条件下，红枣的安全水分为12%～17%，党参为11%～16%，麦冬为11%～15%。因此，中药贮存养护过程中必须对中药含水量进行实时监控，以确保中药的质量。

中药材中化学成分在中药材养护中也是影响中药质量的重要因素。中药材中的化学成分非常复杂，不同的化学成分具有不同的化学性质，这些化学成分不仅与临床应用有密切关系，还与中药材的鉴定、炮制、采收加工、贮藏、资源开发等有一定关系。中药材中的化学成分在中药材的产地加工、运输、贮藏过程中会不断地发生变化，这种变化是引起中药材变质的原因之一。含有糖类成分的中药材如地黄、麦冬、天冬等，容易受到光照、温度、湿度的影响，发生霉变、泛油、变色等变质情况，故在贮藏时应在低温、干燥、避光的情况下保存。含有苷类成分的中药材大都含有能将苷水解的酶，中药材中的酶类在适当的温度和湿度的条件下，可将苷类成分酶解，使苷类成分失去活性，影响中药材质量。由于苷类成分这种极易分解的性质，因此，中药材采收加工时，应在55℃～60℃的温度下干燥，在此温度下酶会失去活性，以保存苷类成分的含量，保证药效。如黄芩在产地加工时，不能用水泡洗，及时干燥，以防止黄芩苷的分解。含有苷类成分的中药材在贮藏时应注意避免光线照射、温度不宜过高、放置在干燥的环境中，避免由于高温、光照及含水量高等原因引起的苷的破坏分解，如苦杏仁的贮藏。含有生物碱类的中药材长期与空气和日光接触，会引起氧化、分解等变质情况，故此类中药材应避光、密闭保存。如麻黄、黄连在贮存时应避免光线照射，不然会引起颜色变化，导致变色，影响药效。中药材中的鞣质为多元酚类成分，极易氧化聚合，发生变质现象，如五倍子、诃子等，与空气接触时间过久，会引起变色现象，故为防止鞣质的氧化变色，一方面要减少与氧接触，另一方面是破坏或抑制氧化酶的活性。含有挥发油的药材如薄荷、柴胡、砂仁、苍术等，应贮存在干燥、密闭、避光的容器内，置于阴凉避光处。在使用过程中应避免密闭的瓶口长时间打开，否则会引起挥发油的散失，或药材与空气长时间接触，引起氧化变质的现象。含挥发油的药材一般要低温下保存，温度一般不宜超过35℃，以避免挥发油的散失。

二、外在因素

影响中药材变质的自然因素主要包括了空气、温度、湿度和光线照射等因素，中药材所含有的化学成分复杂，在受到以上因素影响的情况下，会引起化学成分的变化而导致中药材质量的改变，从而影响药效。此外，在自然因素的影响下，遇到一些其他外在因素的影响更容易引起药材的变质现象发生，如霉变、虫蛀、鼠害等。

（一）空气

空气中含有多种成分，如氧气、臭氧、二氧化碳等，其中以氧气最易与药物的某些成分发生化学变化而影响质量。空气中的氧气和二氧化碳可使中药中所含的糖类、脂肪、挥发油等物质氧化、分解，使中药变质。药材中含有的化学成分的结构中含酚羟基，则在酶的参加下，经过氧化、聚合等作用，即形成大分子化合物，因而在贮存中中药的色泽往往由浅加深，如大黄、白芍、黄精、绵马贯众等颜色的改变。含鞣质的药材与空气接触后，易氧化为棕红色或更深色，这种变色是氧化变色。含有油脂多的药材与空气中的氧气作用后发生变化，使药物表层的颜色加深。

空气中的氧和臭氧对药材的变质有较大的影响。臭氧作为一个强氧化剂，可以加速药材中有机物质，特别是脂肪油的变质。由于氧的作用而引起的化学变化是颇为复杂的，有时在外观上亦无明显的改变，例如维生素类的氧化。又如挥发油受到氧的作用易引起树脂化；脂肪油特别是干性油中的不饱和物容易氧化而结成块状。对于这类反应，光和热起着极大的促进作用，例如含有不饱和成分的油脂，在一般接触空气的环境中，能缓慢发生氧化酸败的现象，但若受热或日晒则迅速变质。

（二）温度

温度是很多化学反应所需要的条件，也是害虫、真菌等生存所必须的条件，温度过高过低都会使药材质量发生变化。在常温（15℃～25℃）下，药材成分基本稳定，利于贮存。当温度升高时，物质分子运动加快，药材水分蒸发，失去润泽，甚至干裂，各种氧化、水解反应加快，中药泛油、气味散失亦加快，动物胶类和部分树脂类会发生变软、变形、黏结、融化等现象。当温度在35℃以上时，含脂肪的中药就会因受热而使油质分离、油质减少而干枯；含脂肪油较多的药材如杏仁、桃仁、柏子仁等以及某些动物类中药产生油脂分解外送，形成"走油"（泛油）。含挥发油多的中药也会因受热而使芳香气味散失，如薄荷、荆芥、肉桂、丁香等，形成"走味"；动植物胶类和部分树脂类中药，受热后又易发软、粘连成块或融化；含黏性糖质较多的中药（如天门冬、玄参、党参等）产生软化。温度在20℃~35℃时，有利于害虫、真菌等滋生繁殖，从而使中药生虫、发霉以至变质。而温度在0℃以下时，某些鲜活中药（如鲜姜、鲜石斛等）所含水分就会结冰，当其药材组织内的细胞间隙结成冰晶时，细胞室及内容物受到机械损伤，引起局部细胞坏死，从而引起药材腐烂变质。

中药本身的温度高低，常常受自然气温和贮存环境等影响而变化。除了季节变化、仓库通风情况、日光照射、库房建筑和包装的隔热等因素外，还有其他一些原因也能引起中药自身发热，使温度增高。如植物类中药因受潮和热的影响，其组织细胞呼吸作用加强，并发出热；某些中药吸潮后，水蒸气在表面凝结；或由于其中的淀粉，胶质或糖质等吸潮膨胀，也会发热；微生物的生长繁殖，某些害虫的蛀蚀活动以及它们变态时虫体脂肪的氧化、分解等也能使药物发热。当某些中药本身的热不能散发时，药材温度就增高，严重时会使药材色泽变糊变黑，质地枯松，引起质的变化。

（三）湿度

湿度是指空气中水蒸气含量多少的程度，也就是空气潮湿的程度。湿度对中药贮存能直接引起潮解、溶化、糖质分解、霉变等各种变化。中药的含水量与空气的湿度有密切关系。一般药物的含水量为10%~15%左右，如空气中蒸汽多，中药大量地吸收水分会使中药含水量增加（受潮）。若空气相对湿度在70%时，中药的绝对含水量不会有较大的改变。但是，当空气相对湿度超过70%时，中药的含水量会随之增加，含有淀粉、黏液质、钠盐类、糖类或苷类等中药商品，以及炒炭、炒焦的中药商品往往易吸收空气中水分而变质、潮解或发霉。如糖及蜜制品，会因吸潮发软发霉乃至虫蛀；盐制药物（盐附子等）及钠盐类的矿物药（如芒硝等）会潮解。

当空气相对湿度在60%以下时，空气中的水蒸气含量即显著降低，中药的含水量又会减少，含结晶水较多的矿物药，如胆矾（硫酸铜 $CuSO_4 \cdot 5H_2O$）、芒硝（硫酸钠 $Na_2SO_4 \cdot 10H_2O$）则易风化（失去结晶水）。叶类、花类、胶类中药因失水而干裂发脆，蜜丸剂类失润发硬。中药的含水量减少，是其表面上的蒸汽压高于空气中的蒸汽压而导致水分蒸发所造成的，温度升高蒸发强度即大；相反，蒸发即小。当然，水分的蒸发与中药包装、堆放、仓库条件也有重要关系。所以，冬天药材进库时，若库内温度较高，或春天热空气进入仓库，都会造成中药表面冷凝水的产生，亦会影响中药质量。

（四）光照

光线的主要来源是日光，它由各种不同波长的电磁波所组成。光线中的可见光线，波长在400~760nm，红外线（亦称红外光），波长约在760nm以上；日光中的紫外线（亦称紫外光），波长200~400nm，能量最大，对于微生物、害虫的生命活动以及中药贮存有较大影响。日光蕴含大量的热能，中药商品在贮存时，均不宜受日光直射，直射日光会使中药成分发生氧化、分解、聚合等光化反应，从而引起中药变质。日光对某些中药的色素和叶绿素有破坏作用，能使中药变色，所以红色和绿色的中药不宜在阳光下久晒。如含有鲜艳色素的中药番红花、红花、月季花等，颜色会逐渐变浅；绿色的某些全草，叶类等植物药薄荷、藿香、大青叶、益母草等，也会由深色褪为浅色。含有挥发油类中药不宜直接照射，以免降低或散失芳香气味，影响中药质量，如川芎、当归、丁香、薄荷等。当中药被照射过久时，可逐渐引起成分的氧化、分解等化学反应，例如含树脂多的中药材受热后会产生粘连；含脂肪多的会分解泛油等。

但日光也有它有利的一面，光线中的紫外线有较强的杀菌作用，可以利用日光曝晒杀灭微生物和害虫，并使过多的水分蒸发，从而防止药物发霉或潮解，故晾晒能防止霉变、虫害的发生。

（五）真菌污染

霉菌是丝状真菌的俗称，意即"发霉的真菌"，属于微生物中的真菌门。真菌孢子分布得很广，在空气中就有大量真菌孢子飘散，它对营养条件要求不高，易于在多种物质上生长，一般物体上、空气中到处都有存在。散落到药材表面的真菌，在适宜的温度（20℃~35℃）、湿度（相对湿度75%以上或药材含水量超过15%）和足够的营养条件下，很快就会在药材上繁殖起来。它通过分泌酵素，将药材中的蛋白质、糖类、脂肪和胶质等分解成氨基酸、葡萄糖、有机酸等，导致药材腐烂变质，失去药用效力，更甚者是产生有毒的真菌毒素，如黄曲霉毒素、杂色曲霉素、黄绿青霉素、灰黄霉素等。一旦人们服用了发霉的药，就有可能由于真菌毒素而引起肝、肾、神经系统、造血组织等方面的损害，严重者可导致癌症，如黄曲霉毒素，现代科学已证明是肝癌的诱发因素之一。

真菌导致中药发生霉变，又称为发霉，是中药贮存中极易发生的一种变质现象。轻微的霉变及时处理，药材尚可应用；但是经过去霉处理的药材，其色泽变暗，气味淡薄。而严重霉变的药材只有弃毁，从而造成资源浪费。因此在贮存养护过程中，中药的霉变是一个较严重的问题，应当引起我们足够的重视。

真菌的菌体结构比较复杂，菌落呈绒毛状或疏松的棉絮状，孢子有多种颜色。真菌的菌丝体由许多分枝菌丝所构成，菌丝为棉絮状、毛状、网状、团状或粉状。如在发霉的药材上，往往能见到许多毛状、线状物或斑点，这就是各种不同真菌孢子萌发的菌丝。常见的真菌有毛霉、根霉、曲霉菌、青霉菌等。

1. 根霉 Rhizopus　根霉是常见的一种霉菌。根霉菌的菌丝没有横隔，在培养基上生长时，由营养菌丝产生弧形的菌丝，向四周蔓延。匍匐菌丝接触培养基处，分化成一丛假根（类似根状的菌丝）吸收养料。从假根处生出直立的孢子囊柄，柄的顶端膨胀形成孢子囊，内含许多孢子，称孢囊孢子，成熟的孢子从破裂的囊壁逐个释放出来，散布各处进行繁殖，如图5-1。菌落呈絮状，初生时为白色，后为灰黑色，密生黑色小点。根霉在自然界里分布很广，在药材上寄生颇多，其分解淀粉和脂肪的能力较强，对中成药及含淀粉、蛋白质、脂肪较高的中药材有较大的危害。

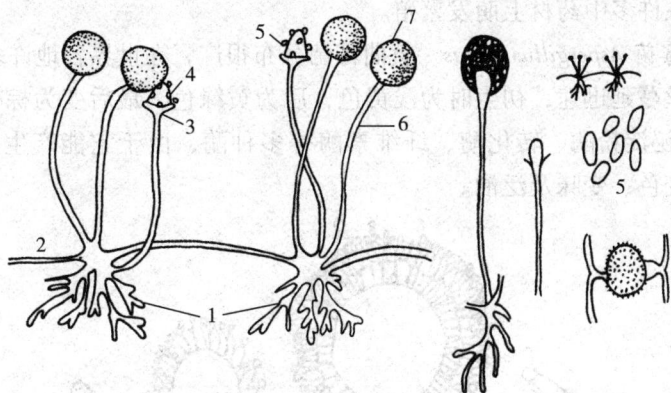

图 5 - 1　根霉

1. 假根　2. 匍匐菌丝　3. 囊托　4. 囊轴　5. 孢子囊孢子　6. 孢子囊梗　7. 孢子囊

2. 毛霉 Mucor　毛霉的孢子囊柄成单轴直立于菌丝体，在其顶端生孢子囊，菌落常呈絮状，初为白色，继为灰色或黄褐色，菌丝发达，单细胞、无隔膜，以孢子囊孢子繁殖，形态上和根霉相似，与根霉的区别是毛霉不生假根和匍匐菌丝，如图 5 - 2。毛霉菌在中药表面多有存在，对蛋白质有较大的分解力，但也能用于制豆豉等。常见危害药材的毛霉种类有高大毛霉、总状毛霉等，主要危害受潮的中药材。

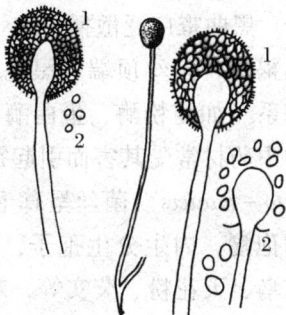

图 5 - 2　毛霉

1. 孢子囊　2. 孢子

3. 曲霉菌 Aspergillus　曲霉菌是危害中药的主要真菌之一，分布较广，从寒带到热带都有其分生孢子存在。这类真菌能产生大量的酶系，生长繁殖力强，能利用许多不同基质作为养料，只要含有一定有机质和水分的物质，大多能长出曲霉菌。曲霉的菌丝有隔膜，是多细胞的菌丝体。某些菌丝细胞的壁变厚形成足细胞，并由此向上生直立的分生孢子柄，柄的顶端膨大成球形的顶囊，顶囊表面以辐射的方式长一层或两层杆状的小梗，小梗顶端产生一串分生孢子，有黄、绿、蓝、棕等颜色，致使整个顶囊成为菊花形。曲霉分生孢子穗的形状，孢子的颜色和孢子的形状是鉴定菌种的依据。曲霉菌主要依靠分生孢子进行无性繁殖。常见的曲霉有以下几种。

（1）灰绿曲霉 *Aspergillus glaucus*　灰绿曲霉在所有真菌中最富破坏性，它的菌落呈灰绿色、鲜黄色或橙黄色，菌丝密集发达，呈绒毛状。灰绿曲霉在生长繁殖过程中，比其他真菌需要的水分少，嗜干性较强。当温度在 25℃～30℃、相对湿度在 70%～80%

时，孢子即可在许多中药材上萌发繁殖。

（2）黄曲霉菌 *Aspergillus flaras*　黄曲霉菌分布很广，在世界各地许多有机物上都能找到。它的菌丝蔓延迅速，初生时为浅黄色，后为黄绿色，最后变为棕褐色，如图5 - 3。黄曲霉能分泌淀粉酶、转化酶、纤维素酶等多种酶，由于它能产生有机酸和热量，故易使中药材变色、变味及泛油。

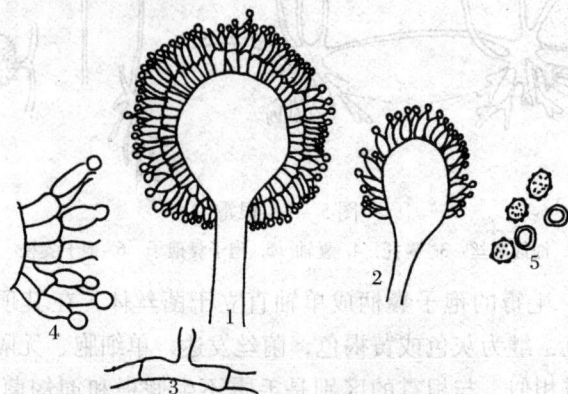

图5 - 3　黄曲霉菌
1. 双层小梗的分生孢子头　2. 单层小梗的分生孢子头
3. 分生孢子梗的基部（足细胞）　4. 双层小梗的细微结构　5. 分生孢子

（3）黑曲霉 *Aspergillus niger*　黑曲霉广泛散播于空气中和物体上，菌丝生长繁殖迅速，呈絮状和绒毛状，黑色或黑褐色，菌丝顶端具黑色小点（分生孢子），如图5 - 4。黑曲霉能分泌多种活性较强的酶系（如淀粉酶、蛋白酶、氧化酶等），特别以生成草酸和枸橼酸而著名。含水分较高的中药材常受其害而引起霉腐。

（4）棒曲霉 *Aspergillus clavato - nanicvs*　菌丝呈茸毛状，淡蓝色或淡绿色，气生菌丝直立，顶端具长圆形或棒形的孢囊，内生分生孢子，如图5 - 5。棒曲霉对含淀粉类中药破坏性极大，如山药、何首乌、天花粉、芡实等，对含蛋白质的动物性中药也有一定的危害。

4. 青霉菌 Penicillium　青霉菌在自然界分布很广，空气、土壤及各类物品上都可找到。青霉菌在工业上具有很高的经济价值。青霉菌的菌丝与曲霉菌相似，也有分隔。它和曲霉的区别在于分生孢子梗着生的方式不同。青霉菌的分生孢子柄的顶端不膨胀成球形，而是有多次分枝，在分枝的分生孢子柄的末端产生小梗，小梗生出成串的分生孢子，形似扫帚，呈蓝绿色，如图5 - 6。青霉菌是引起中药霉腐的一类主要真菌，它在生长和代谢过程中能产生色素和霉臭气，严重破坏中药形态和质量。

青霉菌类有灰绿青霉、黄绿青霉等多种，它们常与曲霉菌共生，有的在生长中还会产生毒素，对中药有较大的影响和危害，使中药具有毒性。青霉菌多在中温条件下生长，对水分要求比曲霉菌要高，孢子萌发相对湿度为80%～90%，而绿青霉菌则能在较低的温度下生长，其孢子萌芽的最低温度为0℃～4℃。另有灰绿青霉 *Penicillium glaucum* 对蛋白质分解力强，产生甘露醇、草酸。分生孢子对热的抵抗力甚强。

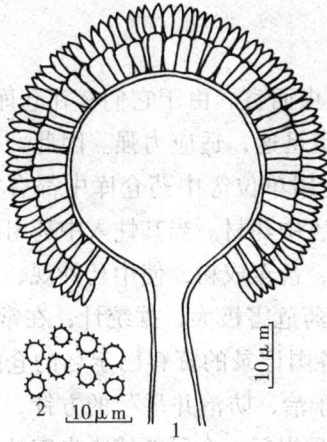

图 5 - 4　黑曲霉
1. 分生孢子柄（纵断面）　2. 孢子

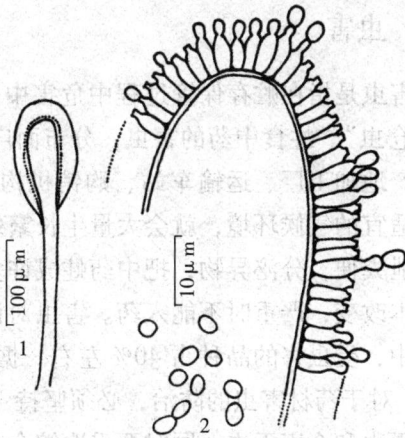

图 5 - 5　棒曲霉
1. 分生孢子柄　2. 孢子

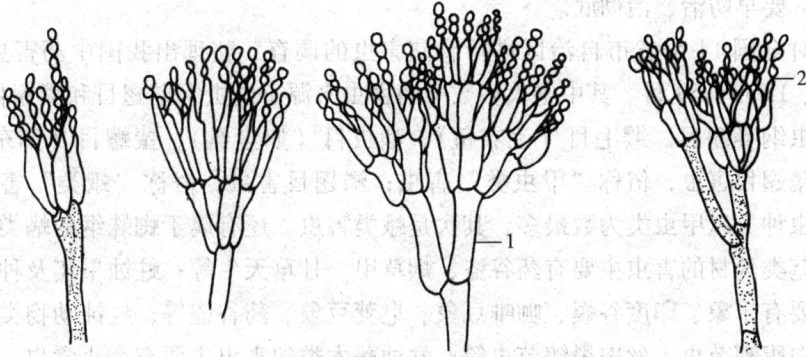

图 5 - 6　青霉菌
1. 帚状枝　2. 分生孢子

5. 木霉 Trichoderma　木霉也属于真菌的一个属，广泛分布于自然界中。木霉菌丝也有分隔蔓延生长，形成薄的菌落。菌丝无色或浅色，由菌丝可分化出不规则分枝的分生孢子梗，分生孢子梗又可生出两两相对的侧枝，侧枝又长出小梗，小梗上又长成球形的孢子穗，孢子成熟呈绿色或铜绿色，如图 5 - 7。木霉的菌株能强烈分解纤维素和木质素等复杂的有机物，所以对木质结构强的茎木类、种子类药材，以及使用的垫板、枕木等有一定的危害。

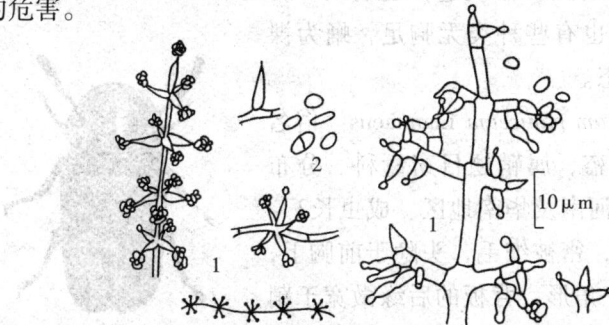

图 5 - 7　木霉
1. 菌丝　2. 孢子

（六）虫害

中药害虫是指在贮存保管过程中危害中药的昆虫而言。由于它们常在仓库内危害，故又称"仓虫"。蛀食中药的害虫，分布面广，繁殖迅速，适应力强。因此，不论在药材仓库、产地加工厂、运输车站、购销机构以及使用单位等中药仓库中都有它们的踪迹，一遇适宜的气候环境，就会大量生长繁殖，危害中药材。当其蛀入中药组织内部之后，即排泄粪便，分泌异物，把中药蛀成许多小孔，甚至成粉，使中药外观、色泽、气味发生根本改变，严重时不能入药。害虫对许多中药危害极大，据统计，在常用的600余种中药中，受虫害的品种占40%左右。据世界各国记录的资料已定名的仓库害虫有300多种。对于药材害虫的防治，必须坚持"防重于治，防治并举"的方针，要求做到药材进仓无虫和仓库无虫；同时要采取综合防治，重视每一个可能感染虫害的环节；掌握害虫生长规律，然后采取相应的预防措施和消灭方法，争取主动，防患于未然。一旦发生虫害，要早防治、治彻底。

通过对全国14个省市自治区进行仓储害虫的调查，整理出我国中药害虫211种，隶属2纲、13目、59科。其中绝大多数中药害虫来源于昆虫纲鞘翅目和鳞翅目的昆虫，少数为昆虫纲等翅目、缨毛目（毛衣鱼）、啮虫目（如尘虱）、蜚蠊目（如东方蜚蠊）的昆虫。鞘翅目害虫，俗称"甲虫类"害虫；鳞翅目害虫，俗称"蛾类"害虫。危害中药的害虫种类以甲虫类为数最多，其次是蛾类害虫，还有属于蜘蛛纲的螨类害虫。蛀蚀根及根茎类药材的害虫主要有药谷盗、烟草甲、甘草天牛等；蛀蚀果实及种子类药材的害虫主要有米象、印度谷螟、咖啡豆象、皂荚豆象、药谷盗等；蛀蚀动物类药材的害虫主要有白腹鲣节虫、丝肉黑鲣节虫等；蛀蚀藤木类的害虫主要有帝小蠹虫、抱扁蠹甲等；危害花、叶类及含糖质药材的害虫主要有印度谷螟、谷蛾及同科的蛾类等。

1. 甲虫类中药害虫　甲虫类害虫为鞘翅目害虫，是动物界最大的一个目，也是中药害虫中最大的一个类群。鞘翅目害虫的主要特征是：成虫口器咀嚼式，触角一般10～11节，前翅发达，呈角质，称为鞘翅；后翅膜质，通常折叠于鞘翅下，也有的后翅较短或完全退化。幼虫口器发达，咀嚼式，胸部有足3对，无腹足，也有些种类无胸足，蛹为裸蛹（露蛹），属完全变态。

（1）**药材甲** *Stegobium paniceum* Liannaeus　俗名药栈甲虫、药甲、药谷盗，属鞘翅目窃蠹科。分布于江苏、山东、湖北、河南及华南地区。成虫长2～3mm，红栗色或深栗色，密被细毛，头隐于前胸下，触节11节，前胸背近三角形，背板的后缘微宽于鞘翅的基部，鞘翅上具明显的纵点行。幼虫体长，被短而稀的细短毛，腹部背面排列有一列褐色小短刺，

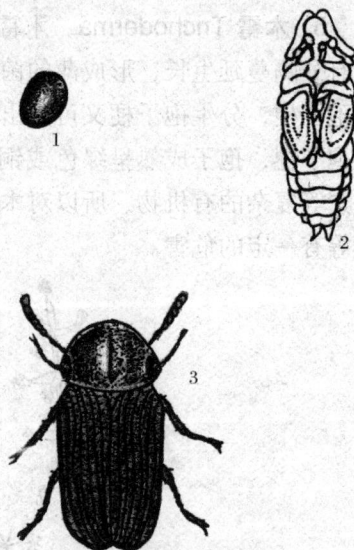

图5-8　药材甲
1. 卵　2. 蛹　3. 成虫

如图5-8。

药材甲生育率较高，1年发生2~4代，发育适宜温度为24℃~30℃，相对湿度为70%~90%。成虫善飞，耐干力强，在黄昏或阴天最为活跃，通常产卵于药材表面凹褶不平的部位或碎屑中，经5~10天孵化幼虫；幼虫喜暗，耐饥力强，常在中药内部蛀成隧道，并在其中化蛹，羽化成虫继续危害。

（2）咖啡豆象 *Araecerus fsciculatus* Degeer 属长角象虫科，分布于山东、河南、湖北、湖南、四川、贵州、云南、广东、广西、江浙及上海一带。成虫长3~4.5mm，长椭圆形，体表暗褐色或黑褐色，密被细毛，具褐色、黄色的小斑点；头正面三角形，复眼圆形，黑褐色；触角11节，前胸背板长等于鞘翅的1/2，鞘翅背面微隆起，上生灰白色细毛，并形成棋盘状花纹，如图5-9。

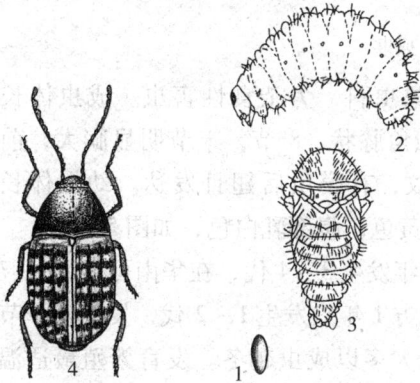

图5-9 咖啡豆象
1. 卵 2. 幼虫 3. 蛹 4. 成虫

咖啡豆象1年发生3~4代，幼虫隐藏于种子类和根类药材中越冬。成虫善飞能跳。在27℃的环境中，雄虫羽化后3天，雌虫羽化后6天即可交尾，交配后约半小时开始产卵，产卵前在中药上咬啮一个卵窝，然后产一卵于窝内。孵化后幼虫蛀入于内部危害，直至化蛹羽化为成虫，成虫寿命27~134天。

（3）米象 *Sitophilus oryzae* Linne 米象俗名象鼻虫、铁嘴，属鞘翅目象虫科，除新疆外我国各地均有分布，尤以长江以南各省最为严重。成虫体长3~4mm，初羽化时赤褐色，后变为黑褐色。触角膝状，8节，口吻前伸呈象鼻状，故称米象。后翅发达，可以飞翔。幼虫呈白色，似蝇蛆状，足退化，如图5-10。

米象1年发生的代数，视各种环境条件而异，寒冷地带仅1~2代，暖热地带可至6~7代。冬季成虫潜伏在库内外潮湿、黑暗的板缝、砖石缝等越冬，至翌春再回到仓内为害；幼虫在药材中越冬的很少，且极易冻死。米象喜温暖、潮湿、黑暗的环境以及充分的食料。温度25℃、药中含水量14%、相对湿度80%以上时，很适于米象生活。

（4）谷象 *Sitophilus granarius* Linne 属象虫科，形态和习性与米象相同，由于成虫无后翅不能飞翔，仅能在库内繁殖。成虫的耐饥性和对低温的抵抗力较米象强。分布极广，世界

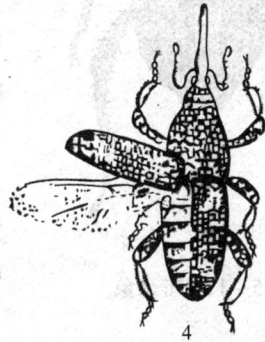

图5-10 米象
1. 卵 2. 幼虫 3. 蛹 4. 成虫

各国大多有发现。成虫体长约 3mm，赤褐色，具光泽，体形与米象相似，主要区别：前胸背板有稀疏刻点，长椭圆形，鞘翅上无斑纹，后翅退化不能飞，如图 5 - 11。

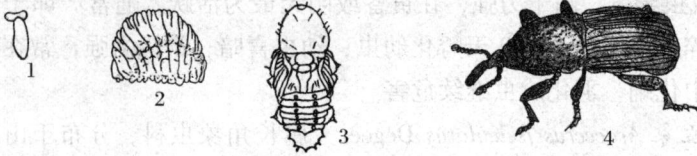

图 5 - 11　谷象
1. 卵　2. 幼虫　3. 蛹　4. 成虫

（5）玉米象 *Sitophilus zeamais* Motsohutsky　属象虫科，为杂食性害虫。成虫体长 3 ~ 4.2mm，赤褐色或黑色，头延伸微呈象鼻状，触角膝状，8 节，末节明显膨大，前胸背板上被圆形刻点，每鞘翅上有 2 个橙黄色斑纹，有膜质后翅且发达。幼虫体长 2.5 ~ 3mm，多皱缩，背部隆起，腹部较平，头部淡黄色，腹部乳白色，如图 5 - 12。

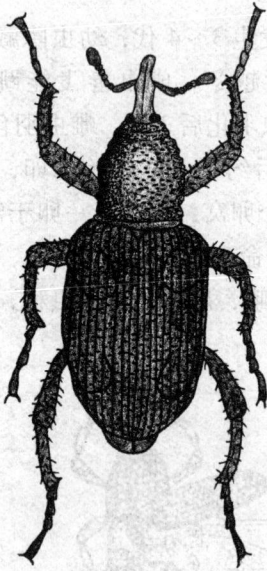

图 5 - 12　玉米象

玉米象一般 1 年发生 3 ~ 4 代，在华南可多达 6 ~ 7 代，而在寒冷的北方 1 年只发生 1 ~ 2 代，发育随季节气候而异。玉米象大多以成虫越冬。发育繁殖最适温度为 28℃，中药含水量为 15% ~ 20%。温度低于 15℃ 或高于 35℃ 时，一般即停止活动。成虫性活泼，善爬行，能飞翔，聚集在中药仓库内为害。产卵时先在药物上咬啮一个卵窝，然后产一卵于窝内，并分泌出液体封闭，孵化后的幼虫在药材内蛀害，直至化为成虫才爬行。

（6）烟草甲虫 *Lasioderma serricorne* Fabricius　属鞘翅目窃蠹科。幼虫不仅蛀食烟草，而且对药材的危害亦很广，凡属有机物质均能危害，食性非常复杂。成虫体长 2.5 ~ 3mm，体呈宽椭圆形，背面隆起，赤褐色，有光泽，全体密生黄棕色细毛；头部宽大，隐蔽于前胸背板下方；触角锯齿状，11 节；足短小。幼虫淡黄白色，密生丝状金黄色细长毛；体长约 4mm，淡黄色，如图 5 - 13。

一般每年发生 3 ~ 6 代，以幼虫越冬。幼虫喜黑暗，行动活泼，喜蛀入种子、茶叶、含淀粉根茎等药材内部为害，幼虫在温度低于 20℃ 时渐不活动，10℃ ~ 15℃ 时即逐渐死亡。各虫期在高温 60℃ ~ 70℃ 中 2 小时都死亡。成虫通常仅饮液体，不食固体食物；有假死性，善飞，喜黑暗。在白天或光线强烈时，潜伏在黑暗场所不活动，而在阴暗、黄昏或夜间四出飞翔，最为活跃。

（7）长角谷盗 *Laemophiloeus pusiuus* Sconherr　属扁甲科。分布甚广，世界各国都有发现，我国除西北等地区外，大部分省区都有发现。成虫长 1.4 ~ 1.9mm，扁长形，黄褐色至赤褐色，全体被白色细毛，头部呈三角形，复眼突出，圆形，黑色；触角 11 节，前胸背板宽大于长，后缘较前缘略窄，光滑无毛，具光泽，密被小刻点，鞘翅长为宽的 1.5 倍，基部和末端各有刻点 7 列。

1 年发生 4 ~ 5 代，在温度 23℃ ~ 30℃、相对湿度 80% ~ 90% 时，发育时间即大为缩短。温度 21℃ ~ 37℃、相对湿度 70% ~ 90% 是其发育繁殖的最适条件。长角谷盗以成虫越冬，幼虫喜食种子的胚部，有时也钻入其他害虫蛀蚀的洞穴中危害。

（8）锈赤扁谷盗 *Laemophiloeus feuwgineus* Stephens 属鞘翅目扁甲科，全国各地均有发生。对果实及种子类中药如青皮、胖大海、橘红、香橼、芡实、浮小麦等危害最大。成虫体长 1.7 ~ 2.3mm，扁平，赤褐色；头部三角形；触角，11 节，雄虫触角略长于雌虫，为体长的 4/7；前胸背板倒梯形，后缘较前缘显著狭窄；体上密生金黄色细毛；鞘翅长为宽的 1.7 倍。幼虫长 3.5 ~ 4.5mm，胸部腹面具刚毛。

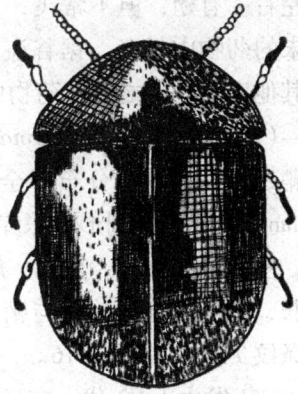

图 5 - 13　烟草甲虫

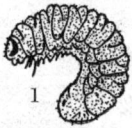

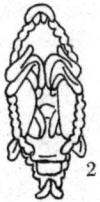

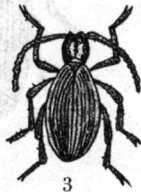

耐低温和干燥，最适宜生长繁殖温度为 35℃。在温度 32℃、相对湿度 90% 时完成一代需 23 天，寿命较长。成虫于午后或黄昏四处飞翔，寿命为 6 ~ 7 个月，少数可达 1 年左右。

（9）日本蛛甲 *Ptinus japonicus* Reitter　属鞘翅目蛛甲科，全国各地均有分布。成虫体长 3.4 ~ 4.8mm，赤褐色或黑褐色；头部较小，被前胸背板所掩盖；触角丝状，11 节，长于体长的 1/2；前胸背板中央有一对褐色隆起的毛垫；鞘翅基部或端部各有一白色毛斑，雄虫鞘翅微长椭圆形，雌虫近卵圆形，如图 5 - 14。

图 5 - 14　日本蛛甲
1. 幼虫　2. 蛹　3. 成虫

1 年发生 1 ~ 2 代。幼虫在中药的缝隙内或碎屑中以分泌物黏结粉末作茧越冬。成虫喜在中药表面活动，夜间尤甚。日本蛛甲较耐寒，在 -5℃ 下也能活动。有假死性，怕阳光，多在傍晚和夜间活动。

（10）锯谷盗 *Qryzaephilus surinamensis* Linnaeus　属鞘翅目拟步行虫科，分布于全国各地。成虫体长 2 ~ 3.5mm，扁平长形，暗红色或黑褐色；背面具金黄色长毛；头呈三角形，其上颗粒状突起；触角棒状，11 节；复眼小圆形，突出，黑色；前胸背板呈长方形，两侧边缘各有明显的锯齿 6 个；鞘翅上具有纵向细纹 10 条，并被黄褐色细毛。幼虫体长 3 ~ 4.5mm，扁平细长，被淡黄白色毛；头部椭圆形，淡褐色，口器褐色；胸部背面各节有 2 个近方形的褐色斑，如图 5 - 15。

1 年发生 2 ~ 5 代，每代发育时间随温度而异，一般在 25℃ ~ 27℃ 时需要 30 天，锯谷盗发育的最适宜温度为 30℃ ~ 35℃，有效发育温度为 17.5℃ ~ 40℃。成虫寿命可达 3

年左右。有翅，但不常飞，通常产卵于中药碎屑或细粉末的药物中越冬。锯谷盗多生活于中药碎粒、粉屑或其他害虫危害之后的药物中，是明显的后期性害虫。

（11）**大谷盗** *Teneleroides mauritanicus* Linnaeus 属鞘翅目谷盗科，分布于全国各地。成虫体长 6.5 ~ 10mm，扁平长椭圆形，深赤褐色，有光泽；头呈三角形，复眼小，圆形，黑色；触角 11 节，前胸背板宽大于长，具小刻点，前胸与鞘翅之间呈颈状；鞘翅有纵点条纹 7 条，如图5 – 16。

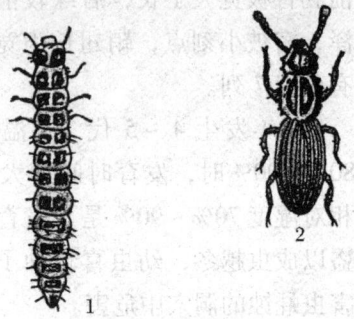

图 5 – 15　锯谷盗
1. 幼虫　2. 成虫

1 年发生 1 ~ 2 代，在环境条件不适宜时，可延续到 2 ~ 3 年完成一代。在气温27℃~28℃，完成一代需 65 天，21℃时，则需 287 ~ 352 天。成虫常相互残杀，捕杀其他害虫，寿命 1 ~ 2 年，产卵期可达 2 ~ 14 个月，每一雌虫产卵可多达 1300 粒以上，成虫及幼虫均可越冬。大谷盗耐饥性强，卵和蛹的抗寒力较成虫弱。

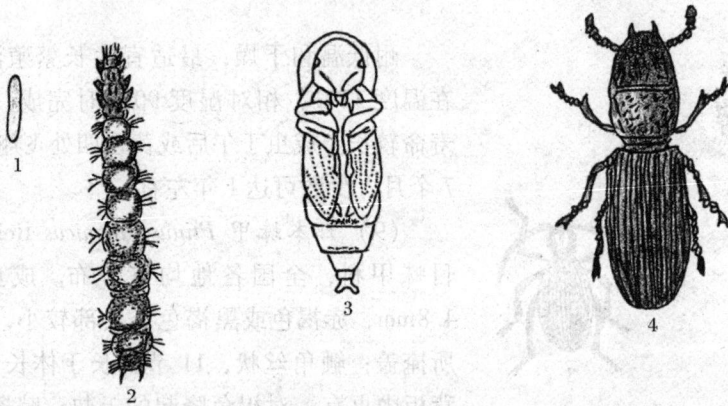

图 5 – 16　大谷盗
1. 卵　2. 幼虫　3. 蛹　4. 成虫

（12）**米扁虫** *Ahasverus advena* Waltter　属鞘翅目锯谷盗科，分布于全国各地。成虫长 1.5 ~ 2mm，扁长形，黄褐色至黑褐色，密被黄褐色细毛；头呈三角形，触角 11 节，前胸背板横长方形，鞘翅椭圆形，其上具不明显刻点 10 余条。幼虫长约 4mm，扁长形，全体疏生淡黄色细毛。

成虫寿命较长，一般 1 年以上，卵散产，每雌虫每日产卵 9 粒，卵期 4 ~ 5 天，幼虫期 7 ~ 14 天，蛹期 7 天，每完成一代需 18 ~ 25 天。

（13）**赤拟谷盗** *Triboliun castaneum* Herlst　属鞘翅目拟步行虫科，分布于全国各地。成虫体长 3 ~ 4mm，椭圆形，褐色，有光泽；头部扁阔，复眼肾形，黑色；触角 11 节；前胸背板横长方形，鞘翅上有纵点行。幼虫体长 6 ~ 7mm，长椭圆形，乳白色，如图5 – 17。

1 年发生 4 ~ 5 代，多以成虫群集在中药包装物或仓库的缝隙中越冬。成虫不善飞行，喜群居。在温度30℃、相对湿度70% 时，从卵到成虫只需 27 天。成虫有假死性，体内臭腺能分泌臭液，使药材具异味。

（14）谷蠹 *Rhigopestha dominua* Falucus　属鞘翅目长蠹科，除西北、东北外各地均有发生。成虫2.5~3mm，长圆形，全体暗红褐色至黑褐色，微具光泽，头位于前胸背板下，触节 10 节，前胸背板中部隆起，上有多数疣状突起，鞘翅上具显著刻点。幼虫体长 2~3mm，呈蛴螬形，全体疏生淡黄色细毛，乳白色，如图 5-18。

1 年发生 2~3 代，在温度 20℃、相对湿度 70%时，完成一代为 35~47 天；在温度 37℃~38℃时，完成一代只需 30 天。谷蠹以成虫在中药内越冬。成虫喜食果实种子中药，特别喜欢食种子胚部，飞行力强，寿命可达 1 年。幼虫在种子类或根茎类药中蛀食，直至羽化为成虫才脱出。喜在药材的堆垛深处聚集危害。

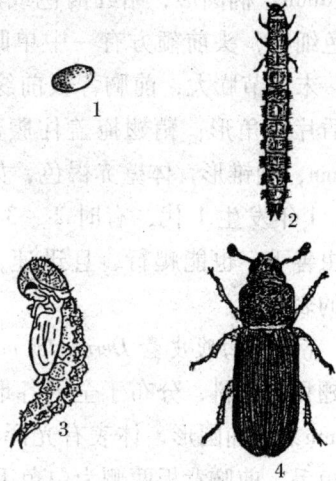

图 5-17　赤拟谷盗
1. 卵　2. 幼虫　3. 蛹　4. 成虫

（15）花斑皮蠹 *Trogoderma variabile* Ballion　属皮蠹科。成虫雄体长约 4mm，雌体长约 3mm，长椭圆形，赤褐色至黑褐色；全体被褐色细毛，背面微隆起，具光泽；头部扁圆形，赤色，具复眼一对，触角 11 节，棍棒状，前胸背板黑色，后缘中央具一白色毛斑；鞘翅褐色或黑褐色，每翅上具红褐色波状斑纹。幼虫体长 6~7mm，纺锤形，背部隆起，腹部平齐，头圆形，黄褐色，如图 5-19。

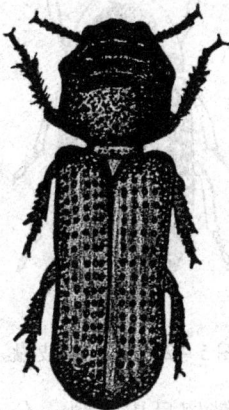

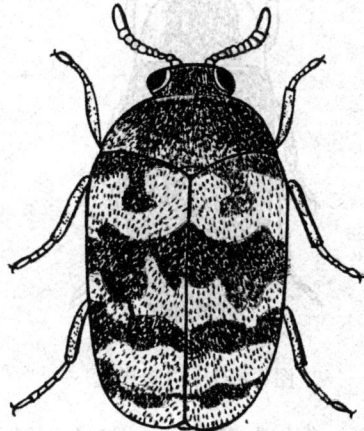

图 5-18　谷蠹　　　　　　　　　图 5-19　花斑皮蠹

1 年发生 1~2 代，在温度 30℃~35℃时，完成一代需 30 天。成虫通常产卵于药物的缝隙或碎屑中。幼虫在药材中或碎屑里群集越冬，幼虫喜食含油脂类中药，耐饥性极强，5 年不取食都能生存。

（16）黑皮蠹 *Attagenus piceus* Olivier　属皮蠹科。成虫雄体约 2.8~5mm，雌体长约

4～6mm，椭圆形，暗红褐色或黑褐色，体上被黄褐色细毛，头前额方有一中单眼；触角棍棒状11节，末3节膨大，前胸背板前缘、侧缘呈半圆形，小盾片三角形；鞘翅掩盖住腹部。幼虫体长9～10mm，圆锥形，体壁赤褐色，如图5－20。

1年发生1代，有时2～3年才能完成1代。成虫善飞，也能爬行，且迅速，通常产卵于中药材的表面。

（17）白腹皮蠹 *Dermestes maculates* Degeer 属鞘翅目皮蠹科，分布于全国各地。成虫体长5.5～10mm，长椭圆形，体表有光泽，赤褐色，背面被灰色毛，前胸背板两侧为白色毛；触角短，11节，末3节膨大；鞘翅末端边缘具数个小齿，略呈刺状突起；鞘翅上有规则刻点，如图5－21。成熟幼虫体长13～15mm，近圆锥形，背面有黄色中线1条，全体被长短不一的细毛。

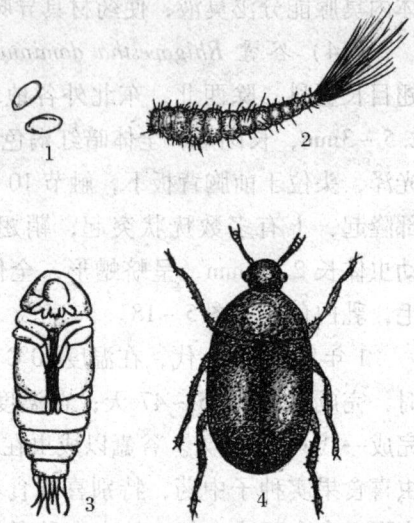

图5－20　黑皮蠹
1.卵　2.幼虫　3.蛹　4.成虫

在温度和湿度适宜的条件下，1年可发生5～6代。最适发育繁殖温度18℃～28℃。幼虫取食性很强，常自相残杀，于阴暗隐蔽处化蛹。成虫也能取食为害，善飞行，寿命约60～90天。

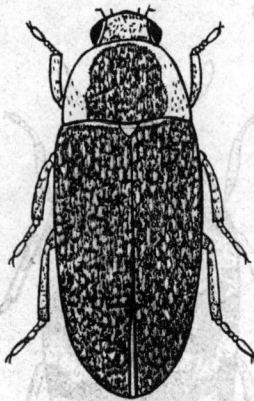

图5－21　白腹皮蠹

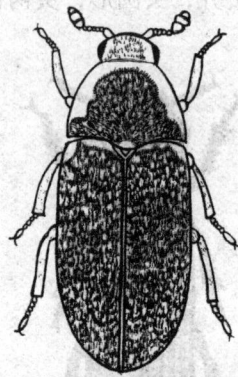

图5－22　拟白腹皮蠹

（18）拟白腹皮蠹 *Hermestes frischii* Kugelann 属鞘翅目皮蠹科，分布于全国各地。常危害含脂肪、蛋白质等较丰富的动物类中药，成虫体长6～9mm，椭圆形，背面黑色；头部无中单眼，触角锤状，11节，前胸背板前缘和侧缘生有一条白色毛带或黄白色毛带，在侧缘毛带的基部各有一个卵形黑色斑；鞘翅掩盖住腹部，有的臀板外露，鞘翅基部具有白色或淡黄色不规则的毛斑，其余背面均被黑色细毛并散生白色毛，如图5－22。幼虫体长13～14mm，圆筒形，头部大，黑褐色，背面隆起，中央有完整的背线1条。

1年发生3代,每完成1代需30~46天。以幼虫越冬。成虫产卵于动物药材皮肉的缝隙中,孵化的幼虫取食能力最强,喜群集在黑暗隐蔽处生活,抗饥寒能力强,成、幼虫均具假死性、群居性,喜黑暗,食性单一。

(19)赤毛皮蠹 Dermestes tesselatocollis Mots 属皮蠹科,为动物类药材的主要害虫,食性和活力都很强,其幼虫为害最烈。成虫长7~9mm,体表具光泽,黑色或暗褐红色;前胸背板具网状橙褐色毛;触角末端3节膨大;鞘翅被黑色毛,腹末端有"一"字形的白色毛斑。幼虫成熟体长13~15mm,腹面平齐,背面隆起,头部两侧各有单眼6个,额上具有一对小瘤突,如图5-23。

1年发生1代。以成虫或蛹在中药中或包装物的阴暗处越冬。每一雌虫产卵约200粒,成虫寿命可达250天。

(20)钩纹皮蠹 Dermestes ater Degeer 属皮蠹科。常危害含淀粉较多的种子类药材以及动物类中药。成虫体长7~9mm,长椭圆形,黑褐色,背部密被细毛,头部无中单眼,触角11节,末3节膨大,棒状;鞘翅着生黑色毛,具有不明显刻点列;前胸背板中部显著隆起,如图5-24。幼虫体长12~18mm,腹面具细毛,背线黄色,足褐色。

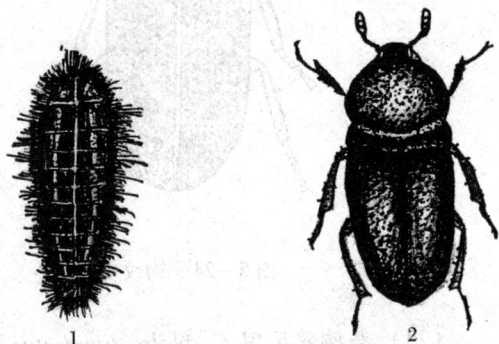

图5-23 赤毛皮蠹
1.幼虫 2.成虫

1年发生2代。以成虫或幼虫越冬。成虫主要取食动物中药,通常生活于黑暗潮湿处。每一雌虫平均产卵250粒,卵散产于种子药材或动物药材的缝隙中。

(21)长角扁谷盗 Laemophloeus pusillus Schanhevr 属鞘翅目扁甲科。我国各地均发生,尤以长江以南更普遍。成虫扁长形,暗褐色或暗红褐色,密生黄白色细毛;头部及前胸背板具多数刻点;雄虫长1.38~1.92mm,头呈三角形,复眼圆形、黑色,触节11节,细长,丝状,如图5-25;雌虫体长1.4~1.93mm,头较雄虫小,触角粗短,念珠状。幼虫体长3~4mm,长形、略扁平,淡赤褐色,头微扁。

1年发生3~6代,通常以成虫越冬。幼虫除取食果实种子类中药外,有时也钻入米象产卵孔内食米象的卵。幼虫老熟时作白色茧在其中化蛹。发育适宜温度为21℃~37℃,相对湿度为70%~90%。

(22)土耳其扁谷盗 Cryptolestes twuicus Grouyille 属鞘翅目扁甲科。各地均有发生,尤以东北为严重。成虫体长1.5~2.3mm,赤褐色或黑褐色,体形与长角扁谷盗相似,唯虫体较细长;雄虫触角丝状,为体长的3/4,雌虫念珠状;前胸背板类方形,鞘翅长为宽的2倍。幼虫体长3~4.6mm,略扁平;头部赤褐色;成虫喜潜伏于细小或破碎的中药中。

雌虫交配后1~2天开始产卵,卵常产于果实及种子类或根及茎类中药的表面及缝隙中,尤喜产于种子胚部。幼虫喜食种子的胚,并且由胚部蛀入种子内取食。土耳其扁谷盗较耐低温，最适宜发育温度为 28℃。

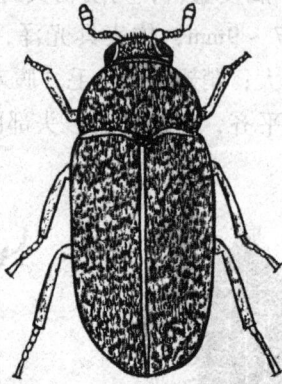

图 5-24　钩纹皮蠹

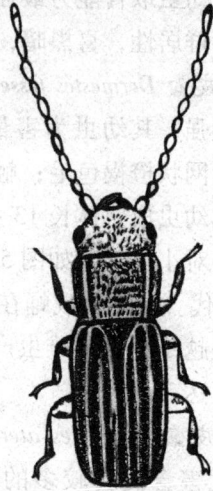

图 5-25　长角扁谷盗

（23）脊胸露尾甲 *Carphilrs dimidiatus* Fabricius　属鞘翅目露尾甲科。我国各地均有发现。常危害含淀粉、糖质较多的根及根茎类中药，也蛀食薏苡仁、芡实、莲子等种子类药材。成虫长 2~3.6mm，椭圆形，背面隆起，被倒伏状毛；前胸背板宽大于长，小盾片五角状；两鞘翅宽度之和大于长；触角倒卵形，栗褐色，锤状，11 节；鞘翅短，盖不住腹部，使腹部 2 节外露，如图 5-26。幼虫体长 5~7mm，细长略扁；头部与腹末背面黄褐色，余为乳白色。

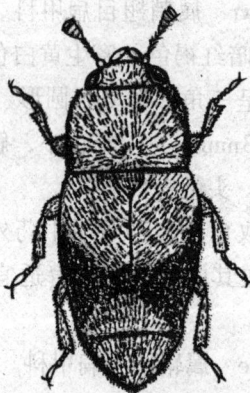

图 5-26　脊胸露尾甲

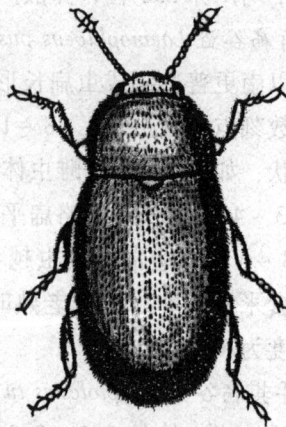

图 5-27　毛蕈甲

1 年发生 4~6 代，以成虫群集在中药包件的隐蔽处越冬。越冬成虫多在 3 月开始产卵，每一雌虫产卵 170~220 粒。成虫寿命夏季约为 63 天，冬季 200 天。在适宜环境条件下，18 天即可完成一代。成虫喜在含水量 15%~33% 的种子类药材中生活。卵常产于果实及种子药材缝隙中，孵化的幼虫先咬食种子的外种皮，后逐渐蛀入种子内部为害。成虫善飞，具趋光性。

（24）毛蕈甲 *Typhaea stercorea* Linnacus 又名粪蕈甲，属鞘翅目毛蕈甲属小蕈甲科，多分布于南方各省区。食性较广，常危害果实种子及根茎类中药。成虫体长 2 ~ 4mm，近卵圆形；全体密生细毛，褐色，具光泽；触角棒状，末节末端较尖；前胸背板宽大于长；鞘翅掩盖住腹部，如图 5 - 27。幼虫体长 4 ~ 4.7mm，圆筒形，白色或淡褐色；前胸背板侧缘各有排列成行的刚毛 10 根。

（25）赤足郭公虫 *Necrobia rufipes* Degeer 属鞘翅目郭公虫科，分布较广，全国大多数省区都有发生。幼虫危害多种植物、动物中药，尤喜取食含脂肪、蛋白质丰富的动植物类药材，对动物标本也有极大危害。成虫长 4 ~ 6mm，宽2.6mm，扁平长圆形；头前端及鞘翅末端 3/4 处为蓝色，有光泽；足为红褐色；触角末节长大，类方形，如图 5 -28。幼虫成熟体长约 9.2mm，扁平，细长，灰白色。

幼虫及成虫除蛀蚀动物药材外，有时也捕食其他昆虫的幼虫或蝇类的蛹。幼虫老熟后常利用其他固有的孔洞或蝇类的蛹壳化蛹，或自己营造蛹室化蛹。

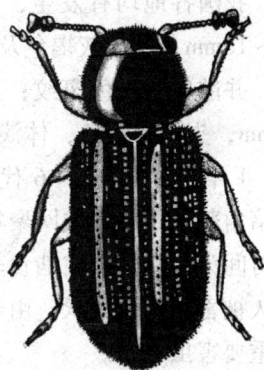

图 5 - 28 赤足郭公虫

（26）四纹豆象 *Callosooruchus maculatrs* Fabricius 属鞘翅目豆象科，我国各地均有发生。成虫体长2.6 ~ 3.6mm，红褐色或黑褐色，全体密生黄褐色细茸毛，头向下弯，复眼黑色，触节 11 节，状如锯齿，前胸背板呈黑色，其上疏生金黄色毛；每个鞘节上具 3 个黑色斑点，鞘翅、臀板及足的色泽斑纹极不稳定，常多变异。幼虫体长约 4mm，白色，如图 5 - 29。

1 年发生 4 ~ 6 代，在温湿度适宜时，能发生 8 ~ 9 代或更多。在温度 24℃ 时，平均每30 ~ 31 天即可完成一代。幼虫常在种子类中药中越冬，到翌年春天化蛹、羽化。成虫多在种子中药上产卵。

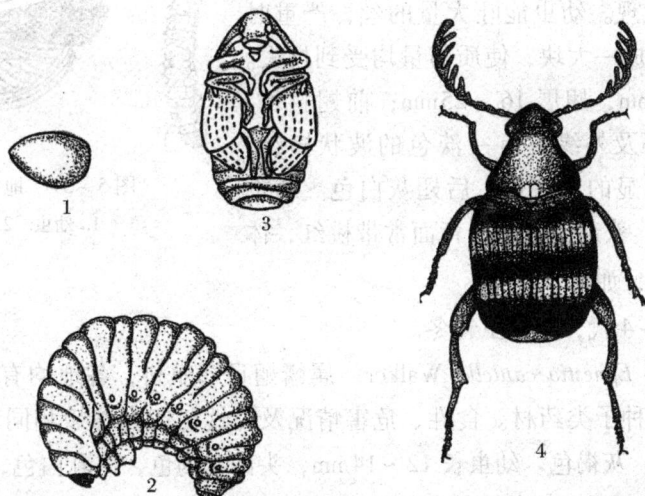

图 5 - 29 四纹豆象
1. 卵　2. 幼虫　3. 蛹　4. 成虫

2. 蛾类中药害虫　蛾类害虫主要为鳞翅目昆虫，由蛾、蝶类所组成，据统计约有20万种，是动物昆虫纲中第二大类，约占仓库害虫总数的16%，是危害中药的主要害虫之一。蛾类（鳞翅目）昆虫的主要特征是：成虫体肢密被鳞片及鳞毛，鳞片上颜色各异，通常形成一定花斑纹，口器虹吸式；幼虫为多足形，头部两侧具侧单眼，口器咀嚼式，胸部3节，腹部10节。蛹为被蛹，属完全变态。

（1）**印度谷蛾** *Plodia interpunctella* Hiibner　又名印度谷螟、封顶虫，属鳞翅目卷螟科。我国各地均有发生，尤以华北及东北地区为害最烈。成虫体长6.5～9mm；翅展14～18mm，密被灰褐色及赤褐色鳞片；前翅近基部的1/3为灰黄色，其余2/3为赤褐色，并散生黑褐色斑纹；后翅灰白色，半透明，卵全为圆形，乳白色。幼虫体长10～18mm，头部赤褐色，体淡黄色。蛹长5.8～7.2mm，细长，如图5-30。

1年通常发生4～6代，以幼虫越冬，大多在包装品、屋柱、板壁等缝隙中或库内阴暗角落处，吐丝成网聚集一处。幼虫在翌春4～5月即羽化为成虫。幼虫孵化即钻入药材间为害。幼虫在啮食药材时，能吐丝缀种子成巢，匿居其中，或吐丝结网封垛顶，日久被害物变成块状。由于能排出大量带臭味的粪便，使药材质量大受影响，故是中药的重要害虫之一。

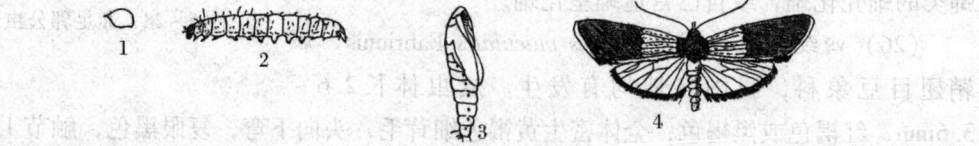

图5-30　印度谷蛾
1. 卵　2. 幼虫　3. 蛹　4. 成虫

（2）**地中海粉螟** *Ephestia kuehniella* Zeller　俗名条斑螟蛾，属鳞翅目卷螟科，我国各地均有发生。幼虫常危害种子类药材，根类药材党参中亦曾发现。幼虫能吐大量的丝，严重时往往将种子连缀成一大块，使质与量均受到损失。成虫体长7～14mm，翅展16～25mm；前翅狭长，灰黑色，近基部及外缘各有一淡色的波状横纹，翅的外缘横列明显的小黑斑；后翅灰白色。幼虫体长11～15mm，头部赤褐色，背面常带桃红，体淡黄色或乳白色，如图5-31。

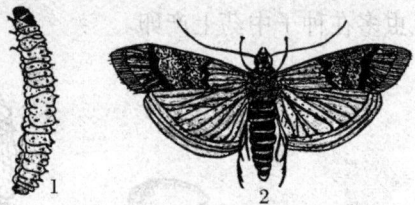

图5-31　地中海粉螟
1. 幼虫　2. 害虫

1年发生2～4代，以幼虫越冬。

（3）**粉斑螟** *Ephestia cautella* Walker　属鳞翅目郑螟科，各地均有发生。主要危害的中药有果实、种子类药材。食性、危害情况及习性与印度谷蛾相同。成虫6～7mm，翅展14～16mm，灰褐色。幼虫长12～14mm，头部赤褐色，体乳白色，如图5-32。

1年发生一至多代，具体依地区气候而异。此虫较印度谷蛾和地中海粉螟的抗寒能力差，因此可利用冬季开放门窗，放宽药材堆垛间距，让冷空气迅速流通于药材包中，以减缓粉斑螟的活动能力，或致其死亡；在15℃时能使其繁殖减慢；在10℃时能减弱幼虫的活动；在0℃时经1周各虫期将会全部死亡。

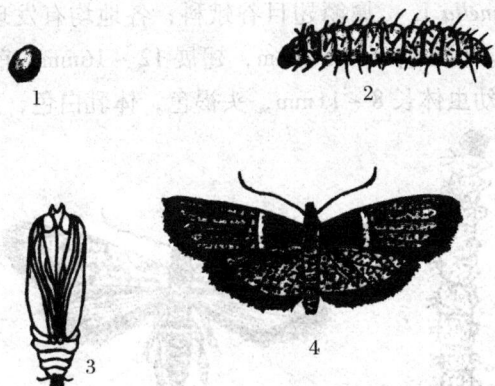

图5-32　粉斑螟
1. 卵　2. 幼虫　3. 蛹　4. 成虫

（4）烟草粉螟 *Ephestia elutella* Hiibner　属鳞翅目卷螟科，分布于全国各地。与地中海粉螟相似。成虫在5~8月出现，喜在夜间活动，对温、湿度要求较高；药材含水量13%时，幼虫发育最快，如图5-33。

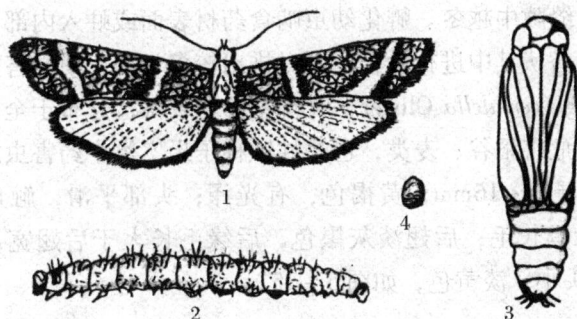

图5-33　烟草粉螟
1. 卵　2. 幼虫　3. 蛹　4. 成虫

（5）米黑虫 *Aglossa dimidiate* Hawarth　属鳞翅目螟蛾科，分布于全国各地。主要为害中药以及含淀粉较多的种子类中药。雌性成虫体长12~14mm，翅展31~34mm，雄虫体长10~12mm，翅展30~34mm，体呈黄褐色，具黑色鳞片；头顶部具一小丝状灰黄褐色细茸毛，前翅宽大，近三角形，其上有波状斑纹。幼虫体长20~29mm，全体黑色；蛹长8.6~13mm，红棕色，具光泽。

1年发生1~2代。幼虫常群集作茧相连成网越冬。次年5~7月化蛹羽化成虫，卵散产于药堆的阴暗处。幼虫孵化后，吐丝连缀种子药材或碎屑作成管状巢，后居其中，对药材造成危害。幼虫期80~110天。成虫黄昏时飞翔交尾，寿命6~17天。

（6）一点谷蛾 *Aphomia gulasis* Zeller　属鳞翅目蜡螟科，分布于沿海及云南、贵州、四川一带。体长9~12mm，灰黑色，死虫则呈黄褐色。雌虫下唇须发达。前翅长三角形，灰黑色，雌虫在沿缘线、内横线处有淡色波状纹，在中横线外方近前缘处有个明显的大黑点；

雄虫在翅中央横列一个淡色叉状纹，叉状纹的尖端近前缘处有一小黑点。后翅为灰色。

1年发生1代，以幼虫形式危害药材。主要危害的中药材有火麻仁、山茱萸、枸杞子等。

（7）谷蛾 *Tinea granella* L.　属鳞翅目谷蛾科，各地均有发现。主要为害种子及含糖、淀粉较丰富的药材。成虫体长5~8mm，翅展12~16mm，前翅银灰色，有褐色斑点，后翅较狭，灰色。幼虫体长8~11mm，头褐色，体乳白色，如图5-34。

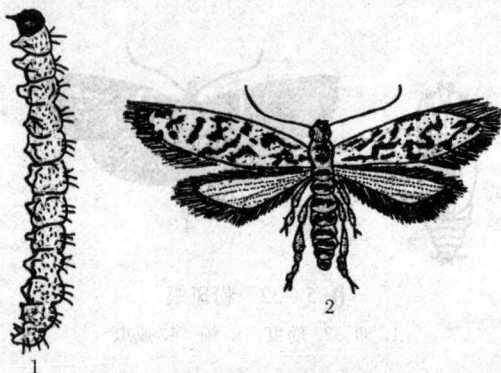

图5-34　谷蛾
1. 幼虫　2. 成虫

1年发生一至多代。此虫在库内或田间均能产卵繁殖，幼虫在较潮湿的药材内或库内各种木板及包装品缝隙中越冬。孵化幼虫啮食药材表面或蛀入内部，并吐丝将数十粒种子缚住而结成团状潜伏其中进行食害；同时排出较多粪便，使受害药材染有臭气。

（8）麦蛾 *Sitotroga cerealella* Olivier　属鳞翅目麦蛾科，分布于全国各地，是世界性大害虫。麦蛾不仅能危害稻谷、麦类，也是蛀蚀种子果实类中药害虫之一。成虫体长较小，仅5~6mm，翅展8~16mm，黄褐色，有光泽；头部平滑，触角丝状；前翅竹叶形，淡黄褐色，后缘具长毛；后翅淡灰黑色，后缘毛长大于后翅宽，灰褐色。幼虫长6~8mm，乳白色；头小，淡黄色，如图5-35。

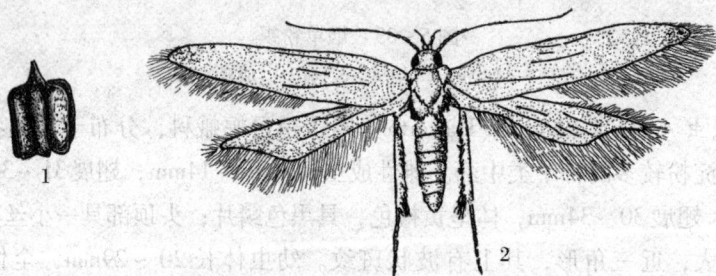

图5-35　麦蛾
1. 卵　2. 成虫

麦蛾是我国粮食仓储中的重要害虫，尤其以长江以南地区发生最普遍，危害极大，发育最快，一般1年发生4~6代，在热带地区可多达12代。以成熟幼虫在种子药材内越冬。越冬幼虫至翌年春化蛹羽化为成虫，24小时后即开始交配产卵，卵常产于浮小麦、赤小豆、薏苡仁等的腹沟、胚部或表面上。在温度30℃、相对湿度70%时，卵期平均3天。幼虫孵化后，通常先蛀食种子中药的胚部，后蛀入其内为害。麦蛾不仅能在库内繁殖,而且在田间也能产卵繁殖,飞行能力很强,若种子含水量在8%以下,则不能存活。

3. 螨类中药害虫 螨类不属于昆虫一类,而是节肢动物门、蛛形纲、蜱螨目中螨类小动物,种类很多,分布极广,体形微小,一般只有0.3~1mm,肉眼不易看清,在低倍显微镜下观察呈椭圆形,有足4对。螨喜欢温暖潮湿的气候,每次产卵100~200个,10个就可繁殖一代,但温度若在50℃以上且干燥条件下可大量死亡。螨的腹面有圆形吸盘,它利用吸盘附在其他昆虫或动物(如鼠、雀等)身体上进行传播,严重时还会随尘土风扬各处,是一种危害性严重的仓虫。

螨在许多中药材和中成药中都可寄生。当螨侵入药材内部食害时,集积大量虫尸粪便并排泄大量水分,可导致被害中药在短期内发霉变质。由于螨的种类不同而具有不同的危害性,一些螨类不但损坏和咬食药材,使中药变质,而且可以直接危害人们的身体健康或传播多种疾病,如导致皮炎、皮肤瘙痒等;螨能穿过胃壁进入人体内器官,当进入泌尿道时可产生血尿,进入呼吸系统可引起哮喘及肺螨虫病,进入血液循环系统可引起发烧、水肿等病变。螨对人类的危害很多,因此对口服中药中活螨和螨卵的检查已引起人们的重视。

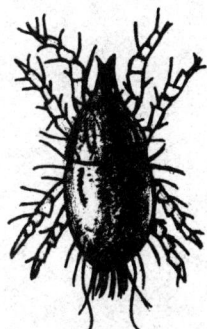

图5-36 粉螨

(1)粉螨 *Tyroglyphus farinae* DeGeer 又称粉壁虱,属蜱螨目谷螨科,我国分布极广。主要吞食粉屑和蛀食种子、叶类中药以及包装衬垫材料等,食性的复杂程度为一切害虫所不及。它能直接毁坏药材,同时聚积大量虫尸、虫粪和排出大量水,使药材污染、发霉变质,不堪药用。成虫体长0.4~0.8mm,白色,半透明,足尖及口器呈黄褐色,分头胸和腹两部分,两者间有明显横沟纹1条;具有长短相近的足4对,体和足均有极规则的长毛,如图5-36。

主要以成虫越冬。此虫在空气干燥、温度低的不良环境中可以进入休眠期,体壁变硬,头部缩入体内,不食不动,可抵抗不良环境数月之久;并能随尘土吹走或黏附于其他昆虫、动物和仓库用具等到处传播,一遇适宜环境即能蜕皮恢复活动。此虫在适宜的温度、湿度和药材水分下,完成一代的时间仅需13~17天。最适宜温度为20℃~25℃,在

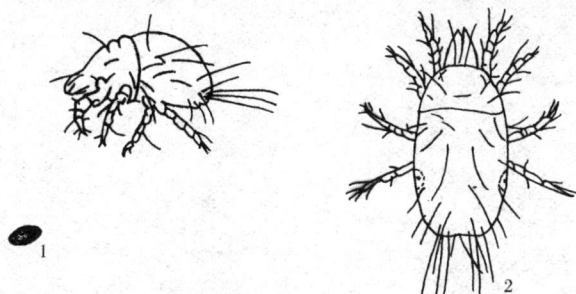

图5-37 干酪螨
1.卵 2.成虫

50℃经 16 分钟各虫期均死亡；如中药含水量在 10% 以下，则不适宜其生存。

（2）干酪螨 *Tyroglyphus sino* L. 　属蜱螨目谷螨科，我国各地均有分布。主要危害果实种子类和叶类中药。其形态特征和生活习性与粉螨相似，如图 5 - 37。它生长的适宜温度在 25℃左右，相对湿度在 80% 以上，其繁殖最旺的时期为 5 ~ 10 月。

（3）其他螨类　除粉螨、干酪螨以外，近年来还在一些中药材及中成药中检出了不同种类的螨，如腐食酪螨、景天螨、甜果螨、真革螨、虱状蒲螨、革螨、肉食螨、橘色触足螨、食甜螨、吸吮螨等。在中药养护中应加以防范。

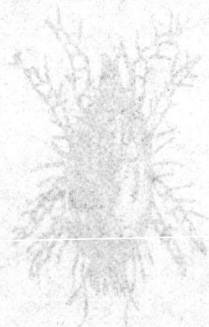

第六章 中药材的养护

　　中药养护是中药贮存保管中的一项常规工作。做好中药的科学养护，是确保中药质量的重要措施，也是降低损耗、提高企业经济效益不可缺少的环节。中药在贮存保管中，因自身或生物、物理、化学以及其他因素会引起种种质变现象，我国劳动人民在长期的中药保管工作中积累了丰富的经验，形成了多种传统养护方法和技术，如密封吸潮、干燥除湿、对抗同贮等。随着社会的发展，中药经营规模的日益扩大，大量的中药材集中贮存，经过多年的实践研究，探索出气调、辐射、远红外线、制冷降温、机械吸潮等现代中药养护方法和技术，在全国已广泛使用，使中药养护向规范化、科学化发展。

第一节　中药材常规养护方法

　　传统的养护方法是我国劳动人民在长期的中药保管工作中积累的丰富经验，形成了多方面的中药养护方法和技术。其主要通过干燥除湿、除霉杀虫等方法来控制药物的干湿度以及杀死害虫。根据养护方法所达目的侧重点不同，传统的养护方法其原理为干燥、除湿和除虫养护。

一、干燥养护

　　干燥养护是指利用一定的方法，对中药材进行干燥处理，降低其中水分含量，以达到长久保存的目的。干燥可以除去中药材中多余的水分，使药材达到安全贮存所需的水分含量，同时也可以使部分虫卵、真菌等无法存活，并造成一个不利于害虫生长的条件，达到长久贮存药材不变质的效果。常用的干燥方法有晒干法、阴干法、烘干法、微波干燥法、远红外加热干燥法等。干燥方法的原理见第三章第二节。

二、除湿养护

　　保持药材干燥，是中药材能长期保存所必需的条件，因此，必须定时对药材进行干燥处理，以降低药材自身的含水量。库房管理需要经常进行除湿养护，通过改变库房环境的湿度，如通风、空调除湿、除湿机除湿等，也可以利用吸湿性较强的物质，如木炭、生石灰等吸收空气中的水分，使药材保存在一个干燥的环境中，不仅可以保持药材自身的干燥，同时也可以起到抑制害虫和真菌生长的效果。常用的方法有通风法和吸湿防潮法。

1. 通风法　利用空气的自然流动，或利用通风设备，如排气扇、电风扇、空调等，利用自然风力导致仓储空间的空气流动来调节库房的湿度，起到除湿防潮作用。合理通风，可使干燥的药物不致受潮。一般应在晴天无雾及室外相对湿度低时开窗开门通风，反之则关窗关门。何时通风应酌情而定，如不考虑库内外温湿度情况，盲目通风则反而会使药物返潮，甚至带来不良后果。

（1）自然通风养护　合理的开闭门窗，使空气进行自然交换，可以使库房保持适宜的温度和湿度，不仅可以发散药材中的水分，减低药材的温度，同时可以防止药材的霉变和生虫。气候条件是选择通风降湿的关键，我国南方等地的"回南天"（是天气反潮现象，一般出现在春季的二三月份）期间及梅雨季节，应避免选择该方法降湿。一般情况下，仓库中的温度低于库外，湿度高于库外，或温度和湿度均高于库外可选择通风降湿。具体通风的条件要视具体情况而定。

（2）机械通风养护　利用机械设备如空调、除湿机、排气扇、大型通风设备等均可以使库房内外空气得以循环，以达到调节和控制库内环境的温湿度的目的。该法不受季节和气候的限制。其中空调、除湿机其特殊的降温及换气功能，能有效地降低库房内的温度和湿度，从而达到养护目的。

2. 吸湿防潮法　当库内相对湿度较大（接近或超过70%）时，或药材在贮存中吸湿还潮，可利用干燥剂来吸收空气或药物中的水分，保持库房贮存药物环境的干燥，防止药材的霉变。选择条件较好的小库房全部密封后，放入干燥剂，以减少库内湿度，保持贮存环境的干燥。一般常用的吸湿剂有生石灰、木炭、炉灰或草木灰、无水氯化钙和硅胶等。用吸湿剂吸湿在目前是降低库内湿度的一种切实可行的有效方法。下面介绍木炭和石灰吸潮干燥法。

（1）木炭吸潮法　先将木炭烘干，然后用牛皮纸包好，夹置于易潮易霉的药材内，可以吸收侵入的水分而防霉变。如红花、金银花、菊花等药材包装时，可用纸包住活性炭放入其中，防止吸潮发霉。使用木炭吸潮有以下优点：①木炭是惰性物质，不会与药材发生反应，且无臭无味，不致窜味。②木炭吸潮缓慢，不会使药材干脆，特别一些贵重细料药材（如参类），从而避免因失去过多的水分而改变原有的颜色或增加额外的损耗。③使用方便，可放于药材的任何一个部位。④购买方便，经济实惠。通常放置1个月后即把木炭取出进行烘干或晒干一次，然后循环使用，雨季或梅雨季节应根据具体情况增加烘晒次数。

木炭吸潮法不仅在仓储保管中可以使用，在物流运输中应用也很方便。一些易吸潮的药材在收购后，为防止其在运输途中吸潮发霉，放入木炭会有良好的吸潮效果，如花类中药材款冬花、红花、金银花等。一般每40kg中药材放置1.5～2kg木炭即可达到防潮的效果。

（2）石灰吸潮法　应用生石灰吸取药材水分的方法称石灰吸潮法。一般采用石灰箱、石灰缸或石灰吸潮袋等工具。生石灰又名氧化钙，吸水量可达自身的20%～30%。

应用生石灰有一定的限制，因为生石灰吸潮后变为熟石灰，吸收空气中的二氧化碳、生成碳酸钙又会放出水分，故应经常检查撤换，以保证药材的干燥。其反应如下。

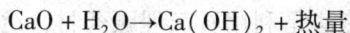

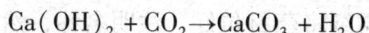

$$CaO + H_2O \rightarrow Ca(OH)_2 + 热量$$
$$Ca(OH)_2 + CO_2 \rightarrow CaCO_3 + H_2O$$

对于质地娇嫩、容易走油或溢糖、回潮后不宜曝晒或烘干的药材品种，可用此种干燥法，如人参、枸杞、鹿茸、西红花等。例如，白糖参因加工含有较高糖分，如果曝晒或火烘，内含的糖分容易熔融外溢，有损质量，采用石灰吸潮较为适宜。

三、翻垛养护

将垛底药材翻到垛面，或堆成通风垛，使热气及水分散发的方法叫翻垛法。一般在梅雨季节或发现药材含水量较高时采用。翻垛养护是大型药材仓库经常采用的一种方法，经济实用，但需要大量劳动力。随着科学技术的发展，目前可利用电风扇、鼓风机、垛底除湿机等机械装置加速通风，通常将药材堆成漩涡形通风垛或井字形通风垛。

四、密封养护

密封养护目的是利用严密的库房及容器或其他包装材料，将中药密封，使药材与外界隔绝起来，尽量减少湿气侵入药材，保持药材原有水分，从而达到防止中药霉变与虫蛀。在密封前药材的水分不应超过安全值，且不应有变质现象存在，否则反易促进霉烂。一般的密封类型如下。

1. **容器密封法** 容器密封法适用于量少、贵重、易变质的中药品种。一般采用缸、罐、坛、瓶、箱、柜、桶等容器，密封或密闭贮存。铝制品由于有反辐射热的作用，能隔热，适宜在高温易发生质变的药材贮藏；玻璃和塑料容器，由于不能避光，不能用于易变色药材的贮藏。容器要有良好的密封性能，无漏孔，清洁干燥，放入药材后要立即封口，并用适当的方法密封。如取用容器中密闭的药材后，要立即密封，以防吸潮引起变质。传统方法还有用干沙、稻糠、花椒等对遇热敏感的药材进行密封。

2. **塑料薄膜密封法** 该方法采用密封性能更高的塑料薄膜材料密封，更能增强防霉、防虫的效果。适用于普通大宗药材或饮片量较大时的贮藏。目前中医临床和商业单品种的中药饮片多用此法。在安全水分内的新药材，以及需较长时间贮存的品种，亦适用该法。塑料薄膜法操作方便，价格低廉。

五、埋藏养护

1. **沙子埋藏法** 沙子埋藏法是利用沙子隔绝外界湿气侵入，防止药材生虫发霉。此法适用于少数完整药材如党参、怀牛膝、板蓝根、白芷、山药等。容器用缸或木箱，沙子应充分干燥后使用。容器底部先用沙子铺平，再将药材分层平放，每层均撒盖沙子，沙子厚度4~7cm，但容器上下和四周沙子应稍厚些，7~13cm即可。贮存容器应置于干燥通风处，如能垫高，离开潮湿地面更好。

2. **糠壳埋藏法** 糠壳埋藏法是利用谷糠、麦糠的隔潮性能，将药材埋入糠中，使外界湿气不致侵入，保持药材干燥，亦可避免虫蛀霉变。如阿胶、鹿角胶、龟板胶等，用油纸包好后，埋入谷糠内可防止软化或碎裂；党参、白芷等埋入谷糠中不致霉变。

3. 石灰埋藏法　石灰埋藏法是利用石灰埋藏药材，达到防潮的方法。方法是用大小适宜的缸或木箱，先用双层纸将药材包好，注明名称，然后放入缸内，以石灰恰好埋没所贮药材为度。如数量较少，可将几种药材同贮之。此法适用于动物药和部分昆虫类药材，如刺猬皮、熊掌、水蛭、蜈蚣、蜣螂虫等。

4. 活性炭埋藏法　活性炭埋藏法是利用活性炭的吸湿性，达到吸潮防霉的目的。方法是将干燥的活性炭平铺在容器底部，药材用纸包好后放在上面，再在药材上面放上一层活性炭，密封容器即可。活性炭吸湿后经过晒干或烘干后仍可反复使用。活性炭的吸湿性较好，一般吸湿率可达本身重量的10%左右。

六、低温保存养护

低温保存养护即在低温环境中贮存中药，防止中药变质的方法。低温环境一般控制在0℃~10℃。目前常用的方法是利用机械制冷设备（空调、冷风机、冷冻机等）产生冷气降低库内温度，从而防蛀、防霉，同时又不影响药材的质量，达到养护目的。该法适宜于某些贵重药材和部分不适宜烘晒的药材。

一般害虫在环境温度8℃~10℃停止活动，在-8℃~-4℃进入冬眠状态，温度低于-4℃经过一定时间，可以使害虫致死。低温保存养护宜在夏季梅雨季节来临前进行，过了梅雨季节才可出库。一般低温贮存中药，可以有效地防止中药的生虫、发霉、变色等变质现象的发生。例如：人参、菊花、山药、陈皮等常用此法；蛤蟆油容易吸潮生霉，如用水洗刷，当时虽可除去霉斑，但经数小时后仍会回潮，而且日晒变黑，火烘又出现白点，故宜采用此法；银耳发霉容易粘连，曝晒会变色，风吹后易失去光泽，亦常用此法保管；苦杏仁要保持良好的外观形状和有效成分含量，可将其干燥后于2℃~8℃下冷贮，并尽可能缩短贮存时间。

七、对抗保存养护

对抗保存也称异性对抗驱虫养护，该法是中药材传统养护法之一，明代陈嘉谟著《本草蒙筌》中便有"人参和细辛，冰片同灯草……"的记载。该法主要是利用不同品种的药材所散发的特殊气味、吸潮性能或特有驱虫去霉化学成分的性质来防止另一种药材生虫、霉变等现象的发生。对抗保存养护应在药材被蛀发霉前实施，这样才能收到良好的效果。例如花椒、细辛可防乌梢蛇等动物药虫蛀；山苍子多用于蛇类药材的保存；丹皮可防泽泻、山药虫害；冰片、樟脑等可做中药防虫剂等。该法简便易行，无需增加特殊设备，且驱虫效果较好，尤其适用于少量药材的贮藏。若将一些易生虫的药材先进行烘烤、曝晒等处理，则效果更佳。

对抗保存养护为传统中药养护法之一，在中医药长期的应用实践中积累了丰富经验。如：蛤蚧同花椒、吴茱萸或荜澄茄同贮，蕲蛇或白花蛇与花椒或大蒜瓣同贮，土鳖虫与大蒜同贮，冰片与灯心草同贮，硼砂与绿豆同贮，当归与麝香同贮，人参与细辛同贮，藏红花与冬虫夏草同贮等。一般采用具有特殊气味的物质与药材密封同贮，达到防蛀、防霉效果，这些物质如山苍子油、花椒、樟脑、大蒜、白酒等。其中白酒防虫防霉的应用范围更广，如：动物类药材乌梢蛇、地龙、蛤蚧等；油脂类药材柏子仁、桃仁、枣仁等；含糖类成分较高的药材，如枸杞子、龙眼肉、黄芪、大枣等；贵重药材，如冬虫夏草、鹿茸等；含挥发油类药材当归、川芎、瓜蒌等，这些药材均可用高度白酒密封养护，达到良好防蛀、防霉效果。这也与现代采用酒精消毒的方法相吻合。

中药对抗保存养护的方法一般是用密封的容器，如缸、罐、桶、瓶等，材质可以是陶瓷、玻璃、不锈钢等，或使用具有密封性能的塑料袋。把两种药材分层交叠存放；也可以用透气的布料或纸张包裹具有辛辣气味的药材，交叉放入被存放的药材中。使用对抗保存养护时应注意防止药材之间的掺杂混合造成串味，如鹿茸、人参、丁香等不能与冰片、樟脑共存，甘草、黄芪不能与大戟、甘遂混藏，否则易变味、串味，影响中药疗效。

八、地窖保存养护

利用地窖具有冬暖夏凉又不直接接收到阳光照射的特点进行贮存中药的方法叫地窖保存养护法。在干旱、气候较干燥的地区，对于那些怕光、怕热、怕风、怕潮、怕冻的药物具有一定的养护作用。适用地窖保存的中药有：①含有挥发性成分的药材，如玫瑰花、月季花、薄荷、细辛、荆芥、当归、川芎、木香等可避免阳光照射引起的"走味"现象；②含油脂性成分大的药材，如柏子仁、枣仁、杏仁、火麻仁、鸡内金、土鳖虫等，容易被氧化分解变色，油脂外溢；③含有淀粉或糖分大的药材，如山药、枸杞子、大枣、龙眼肉、薏苡仁、瓜蒌、栀子等，易虫蛀、发霉。采用地窖保存药材要注意地窖里空气的湿度，必要时须安装空调机组及其他换气通风设备，以便在气候突变的情况下或有计划地适当调节室内空气，保持空气的干湿度和空气的清新。对于常年多雨或湿度大的地区不适合采用此法。

九、化学药剂养护

化学药剂养护是利用无机或有机化学药剂来抑制中药中真菌、害虫的生长和繁殖的一种养护方法。通常将化学药剂分为防霉剂和杀虫剂，但有些化学药剂既有杀虫作用，又有防霉效果。仓库害虫是药材贮藏时最常见的问题，也是造成损失最大的因素之一。因此新中国成立以来，开发应用了多种杀虫防霉的药剂，如氯仿、四氯化碳、二硫化碳、硫酸铜、醋酸镍、有机氯农药、有机磷农药、硫黄、氯化苦（CCl_3NO_2）、磷化铝（AlP）、对硝基苯酚、β-萘酚、水杨酸、安息香酸及其钠盐、醋酸苯汞、氯酚、尼泊金、甲醛溶液（福尔马林）等，不过，有些药剂因为毒性大、残留量高，已经被禁止应用，如有机氯农药、有机磷农药、氯化苦等。

化学药剂杀虫的原理，一般是破坏害虫上表皮的护蜡层和蜡层，深入虫体内部，使之中毒而死。有些杀虫药剂，如有机磷类进入虫体后，不仅能抑制虫体胆碱酯酶的活性，且能破坏其神经系统的正常功能，导致害虫死亡。有的化学药剂虽杀伤迟缓，不能立即杀灭害虫，但能影响其发育和变态，如幼虫不能脱皮，蛹不能羽化或羽化的成虫生育率降低，产卵量减少或卵不能受精和孵化等，起到间接杀虫作用。

使用化学药剂，既要考虑杀虫效果，又要注意生态环境和人身、牲畜安全。使用时，要充分了解药剂的理化性质、杀虫原理，使用方法和操作规程。仓虫是药剂的作用对象，了解害虫的种类、习性、有无抗药性是选用杀虫剂、确定有效浓度和方法的重要依据。对于化学药剂的选择，应符合以下要求。①高效速杀：低剂量下有强大杀虫作用，短期内能获得全歼功效；②广谱多用：对各种药材仓虫的成虫、幼虫等均有良好的毒杀效果，并兼有一药多用的效果（熏蒸兼触杀或灭虫兼灭菌）；③低毒无药害：对仓虫高效，对人体低毒，使用安全，在允许使用的浓度和剂量下，对中药及机械设备无害；④长效低残留：药剂在空气中经过一段时间能自然消散毒性，不污染环境或造成危害，或者残毒量在允许的标准之内，对人身及环境无不良影响，而对仓虫有一定的影响；⑤不易产生抗药性：某些仓虫对某种药剂易产生抗体，换用另一种药剂时，则不易产生抗药性。或虽有抗药性，但药剂仍有良效，即无交叉抗性；⑥价格便宜，使用方便。

化学药剂的使用一般分为熏蒸法和喷洒法。喷洒法使用时通常以水或水醇混合液为溶剂，配成适当浓度的溶液，用喷雾器喷洒在药材表面及霉虫蛀食之处，如硫酸铜喷洒法、醋酸镍喷洒法。喷洒法在仓库内使用受到条件的局限，还容易造成药材污染，所以使用的较少。

熏蒸法的应用较为普遍。熏蒸法是在一个密闭的环境内，通过化学药剂的蒸汽、烟雾等熏杀害虫霉菌，起到杀虫防霉效果。常用的熏蒸方法有：①熏箱、熏缸密封熏蒸：数量少、品种单一的药材常用此法。将药物放入箱或缸内，放入药剂后将所有的缝隙用纸条或胶纸带封严。通常放入的药剂以驱避剂（如樟脑）为主，也可放入70%乙醇或白酒。另外，还可采用小件密封和专用熏房进行熏蒸杀虫。②帐幕熏蒸：常用的是整垛密封熏蒸，即将生虫药材码成垛（或一个货位），留出施药空间，用涂胶苫布或塑料薄膜将垛体覆盖了，垂地的苫布或薄膜用沙袋或泥土压实，在垛边留出一至多个施药缝口，施药后将缝口压严、封实。③整库密封熏蒸：库内施药，只留一个作出入的库门，其余门、窗、缝隙用宽窄不同的纸条糊严，门脚缝隙可用沙或土袋压实。库内设若干施药点。施药后再将留作出入往返库门糊严。库外放药的，除留窗口一小洞放施药管子外，其余所有的门窗按上法糊严、封实，施药后再将窗口小洞封严。

熏蒸法常用的杀虫剂有硫黄、磷化铝、氯化苦等。

氯化苦（Chioropicrin，CCl_3NO_2）：化学名为三氯硝基甲烷，是一种无色或略带黄色的液体，有强烈的气味，几乎不溶于水。当室温在20℃以上时能逐渐挥发，其气体比空气重，渗透力强，无爆炸、燃烧危险，为有效的杀虫剂。通常采用喷雾法或蒸发法密闭熏蒸2~3昼夜，用量一般30~35g/m^3。本品对人体有剧毒，对上呼吸道有刺激性，有强烈的催泪性，使用者应戴防护面具。现已禁用。

磷化铝（AIP）：纯品为黄色结晶，工业品为浅黄或灰绿色固体，在干燥条件下很稳定，但易吸潮分解，产生有毒气体磷化氢（H_3P），故应干燥防潮保存。本品适用于仓库密闭熏蒸杀虫。市售磷化铝片（含辅料）用量为 5 ~6g/m³。磷化氢具臭鱼样气味，对人体有害，可引发眩晕、支气管炎或浮肿等，使用者应注意防护。

硫黄（S）：黄色粉末或块状体，燃烧产生二氧化硫（SO_2），系黄褐色有毒气体。本品渗透力较氯化苦为小，密闭熏蒸的时间要长。较适用于螨类害虫，用量 25g/m³。本品用后能使药材褪色，残留量大，有二氧化硫气味，且对金属有侵蚀作用，现已少用。

用化学药剂如硫黄、氯化苦等熏蒸杀虫，能在很大程度上消灭仓库害虫。这些方法在中药保管中曾经兴盛一时，成为主要的养护方法，然而，随着科学技术的不断发展，人们发现这些化学药剂残留在药材中的有毒物质不易除去，影响药材质量和治疗效果，而且操作方法复杂，易污染环境，造成对人体健康的危害，人们愈来愈认识到它的弊端，在绿色食品中已禁止使用。所以在中药养护中，对于化学药剂应参照国家颁布的绿色食品禁止使用的农药标准和农药安全使用规定中的要求，使用安全、无毒的化学药剂杀虫防霉。

第二节 中药材养护新技术

中药传统养护方法是现今较为广泛的养护方法，但随着科学研究的不断发展，人们发现中药传统养护方法存在许多弊端。特别是化学药剂在中药养护中的使用，化学药剂会导致环境与中药污染，其表现为化学药剂在中药中有残留和对养护人员健康有影响，有些还会造成严重的公害问题。

目前，已有不少国家对进出口中药的化学残毒含量作了严格的检测与限量。根据无公害、无污染的"绿色中药"的世界发展潮流，国内科研工作者也在积极寻找无残毒无污染的中药养护新技术。本节重点介绍被广泛使用的中药材养护新技术，常见的有气调养护、蒸气加热养护、辐照灭菌养护、气幕防潮养护等。

一、气调养护技术

气调养护也称作气调贮藏，是利用控制影响中药变异的空气中的氧浓度来进行中药养护的一种有效方法。气调养护技术是 20 世纪 80 年代初我国推行使用的中药养护新技术，国外称"CA"贮藏，是 Controlled Atmosphere 的缩写。

（一）气调养护的原理

气调养护是将中药置入密封的环境内，通过调整空气的组成，对影响药材变质的氧气浓度进行有效控制，人为造成低氧（O_2）状态或高二氧化碳（CO_2）状态。中药在此环境中，新的害虫不能产生或侵入，原有害虫窒息或中毒死亡，微生物的繁殖和中药的呼吸都受到抑制，并能隔离湿气对药材的影响，从而保证了中药品质的稳定，防止中药质变。

气调养护的降氧技术都需先将密封帐幕内（或包装内）的空气抽出。

1. 充氮气（N_2）降氧法　充入氮降低氧浓度。一般氧浓度在 8% 以下能防虫，2% 以下能使害虫窒息死亡，1% 以下能加快害虫死亡速度，0.5% 以下可以杀螨和抑菌。

2. 充二氧化碳（CO_2）降氧法　充入二氧化碳降低氧浓度。据实验证明，当 O_2 含量下降到 8% 以下，CO_2 含量提高到 45% 以上时，3 天内害虫全部死亡；当 O_2 含量下降到 0.8% 以下时，部分害虫经过 48 小时死亡。二氧化碳浓度达到 20% 以上可用于防虫。二氧化碳浓度在 35% 以上，能有效地杀死幼虫。二氧化碳浓度达到 40%～50% 时，害虫就会很快死亡，中药呼吸强度也会显著降低。对于量大的药材，可采用桶式气调法：直接将 CO_2 气体通过皮管充入贮药容器底部（最好用铁桶，密闭性能高，不易被鼠咬或硬物扎破），利用 CO_2 的密度大于 O_2 的特点，逐渐将 O_2 赶出。当容器口溢出啤酒味时，说明 CO_2 已充满，然后抽出皮管，封严容器。

3. 除氧剂脱氧法　除氧剂具有抗氧化及抑制微生物的作用。它是由无毒材料制成的复合物，能直接吸收空气中的氧，在密封塑料袋中可以实现中药饮片的除氧封存，从而有效地防止中药饮片发生发霉、虫蛀、氧化变质等。

气调养护中药的优点有：①无残毒，而且能保持药材原有的色泽和气味，效果明显优于化学熏蒸法。②适用范围广，对不同质地和成分的中药均可使用。③操作安全，无公害。④比化学熏蒸剂更经济。

近几年有些中药材商品采用真空包装，是气调养护的一种新形式。真空包装是将包装容器（袋）内的空气全部抽出，密封，维持容器（袋）内处于高度减压状态，空气稀少相当于低氧效果，使微生物没有生存条件，以达到中药质保目的，并大大延长保质期。该法过去主要用于一些贵重、细料药材的贮存，例如：人参于真空玻璃瓶中贮存，既保障了原有水分，又能防潮防霉；利用真空包装贮存番红花，能有效地保持原有的色泽及药效。随着技术的进步，一些普通大宗药材的小量的商品包装也开始推行应用，如果实种子类药材、中药饮片等。

（二）气调养护的密闭技术

气调养护的基础是密闭。只有药材贮存空间密封良好，才能使气调养护顺利进行。气调的密闭方法分地下、地上和水下三种密闭形式。目前国内多采取地上密闭法。地上密闭按性质又有硬质结构和软质结构之分。在药材养护系统中，软质结构目前多采用塑料薄膜罩帐，硬质结构则是利用库房改建为气调密闭库。

1. 塑料薄膜罩帐　又称塑料薄膜帐幕，或简称塑料薄膜帐（塑料帐），也有按结构性质称为"软质仓"。供作气调养护的塑料薄膜应具备：①对氧和二氧化碳的密闭性能高，透过率小，透湿性小；②价低且耐久；③便于加工制帐。如聚氯乙烯（PVC）0.3mm 层压薄膜，气密性较好，不渗湿，耐腐蚀，抗压力、抗拉力强，较为经济，便于制帐，是目前较好的一种软质气密材料。

（1）罩帐结构　由三幅组成，主幅包括前、背、顶面，左右两面为侧幅，能节省材料，减少制作时的热合焊接，有利于保持密闭性能。制作时用高频热合机，或 300W

调温电熨斗熔封。PVC 薄膜的热合温度为 140℃~180℃。依气调及管理的需要，在罩帐离地面1m处，热合直径3cm、长10cm的塑料软管为充气口，并选择适当位置设热合测气嘴、测温测湿接线柱、查药口等。制作充二氧化碳的罩帐，在对罩帐面的上侧和帐顶上焊接"衣袖"式塑料薄膜筒，供抽气、排气用。罩帐底部四个边角处焊接热合一块直角三角形薄膜，以便罩帐下缘平铺地面，利于密封。制成后仍应检查是否漏气，对漏气处要焊补。因塑料薄膜可能存在"微孔"或"沙眼"，运输贮存中也可能受到损伤，故下料以后还需对光检查，如有小洞，用塑料小块以化学胶水、塑料糊糊、涤纶胶带等黏贴补漏。

（2）密封堆垛　对药材堆垛的密封分为六面密封和五面密封。前者有薄膜铺底，后者直接将罩帐与地面接合密封。

①六面密封：首先在地面或垛底铺一层苇席（或旧苫布），再铺上一层旧麻袋，盖上塑料帐底，再在帐底上铺一层麻袋，以防止堆垛时将薄膜底穿破。货垛堆码要求牢固，严密紧实，并按上、中、下层不同位置事先埋好热繁电阻，堆垛上层埋上测湿用电阻，将导线引出垛外。将药材堆垛后，应对质硬不平的筐、箱、篓三类药材包装先用苇席或麻袋等软质物料将其覆盖，以防抽气时包装将罩帐扎破。然后罩上罩帐，将测温测湿导线与罩帐上的接线柱连接，备用热合夹将罩帐下缘和底部热合焊接牢固，从而形成对堆垛的密封。最后将抽气"袖口"、测气嘴、充气管反折夹紧或直接使用胶塞堵塞从而达到完全密闭。

②五面密封：因底面不用塑料，对地面要求较严格，应当具有一定的密闭性能。水泥地面、严格的"三合土"地面或一般"三合土"地面经过沥青处理的，也可以作为五面密封的底面。药材堆垛的罩帐方法及罩帐过程中的注意事项均与六面密封相同。五面帐与地面接合密封的方法有粘贴法、压合法和贴贴与压实相结合的三类方法。粘贴法可用热熔沥青、化学糊糊等将罩帐下缘粘贴地面，形成密封。压合法可用细沙或细沙条袋密实压住罩帐下缘，从而形成密封。也可用纸条或胶纸带先将帐下缘粘贴地面，再用细沙或细沙袋压实帐下缘，构成对罩帐的密封等。

以上堆垛密封法，六面帐密封性好，但多耗材料和人力；五面帐密闭性较差，但节省材料和人力，简单易行。五面帐若操作严格仔细，同样能达到气调养的较好效果。

2. 气调密闭库　气调密封库养护中药，具有性能良好、节省仓容、方便管理、成本较低、经久耐用的特点，能较全面地防止中药的质变。在应用范围上，还可用于密封贮存、吸湿贮存等。但缺点是密闭库建设成本较高。

对于旧库房采用一定技术处理后，也可进行气调养护。旧库房改建为密闭库的技术要求是：库房结构通常系钢筋混凝土，以承受气体置换中形成的库内外的压差；密封材料的选择要兼顾气密性和隔湿性；密封层的组成和处理，用沥青和塑料薄膜作为气调库密封材料，采取"沥青－塑料薄膜－沥青"组成密封层（实施须防燃），处理在库房内壁，以起到隔湿隔气、防腐的作用。

库门应进行密闭处理，库门背面除应作相应的"两沥两塑"处理外，库门框及库门四周还应用胶皮封垫，然后再用胶管环粘贴，使与库门密闭层紧密连接，当库门关闭以后，将胶管环打气，使其紧塞于库门和门框之门，从而阻隔气体的内外渗漏。

库内装置安装应合理，通入库内的电源线，充、抽、测气的导管，测温测湿导线，观察窗等设备的安装，均应在密闭层处理之前进行。为了了解库内不同层次的气体变化，应分上、中、下安装测气管，可使用铁管与库内相通，装上测气阀门，以便开关。

密闭库房建成以后，应经干燥才能使用。为了加速干燥，可采取一些吸潮及散湿措施。如闭门后用生石灰、空气去湿机吸潮等。

（三）气调养护的降氧技术

降氧是气调养护的中心环节，也是施行气调养护中药的基本手段，是在密闭的基础上改变气体成分，使氧浓度降低而稳定，从而达到防霉杀虫的养护效果。目前采用的降氧方法主要有充氮降氧、充二氧化碳降氧和自然降氧。现分别介绍如下。

1. 充氮降氧　氮气是一种惰性气体，无色，无臭，比重 0.976，难溶于水，化学性质稳定。以氮气或以氮气为主进行气体置换，将氧浓度降至低限，以至临近绝氧状态，是保持药材品质不变的一个重要因素。

（1）氮气来源　一是使用工业生产的钢瓶氮气，二是使用氮发生器（制氮机）产气。一般采用制氮机产气。目前使用的制氮机类型有两种，一是中国科学院山西煤化所设计的氮气发生器，有榆次仪表厂 RSL－180 型、重庆仓储机械厂 DF－180 型等；二是自贡天然气化工所设计制造的 TH－100 制氮机。这两种制氮机均以煤油为燃料，也可用液化石油气。

（2）气体置换技术　①塑料帐的气体置换：通常采用"先抽后充"的方法。即先用吹尘器的反向作用或真空泵将帐内气体抽至薄膜紧贴药材货垛，并检查是否漏气，然后再充入氮气，充至薄膜胀满为度。当未达到指标，应重复数次抽气和充气，直到符合标度；每次重复抽、充气时，应有一间歇时间以利帐内气体渗和平衡，提高置换效率；每次充气胀满罩帐后，停止充气，同时用测氧仪器测试氧浓度，若用于防虫，氧浓度至少应在 8% 以下，若用于杀虫，氧浓度应在 2% 以下，达到要求以后就封闭气管，进入管理阶段。注意充气达到的低氧浓度还应小于指标，如氧浓度为 2% 的指标，应降至 1.5% 以下。因气体充帐后，有一个渗和平衡过程，反之，渗和稳定后就会超标而达不到养护要求。气体渗和平衡需要的时间，一般薄膜罩帐需 1~2 天，小型密封库 2~3 天。②密闭库的气体置换：由于气调密封库系硬质结构建筑物，空气分子运动与地球重力场（吸引力）综合产生的大气压力，在库外大气和库内气体之间的不平衡中，库内过高的正压会使库房崩裂，库内过低的负压也会使库房塌垮，因而不能任意抽气和充气。通常采用"先充后抽"，比例限量 10%~15%。反复充抽气平衡，逐渐把库内氧浓度降低，直至达标为度。根据先充后抽的原则，充气可先于 5 分钟，每抽气 1 小时停止 5 分钟。使用吸尘器抽气率为 100~120m³/h。

检查库内正负压的简单做法，是在测气的小胶管口上，涂以能产生气泡的液体（如肥皂水），正压时就会产生气泡，当平衡转入负压后，则气泡消失。这种气体置换方法，据用"U"行曲管压差表测试，充气的正压可在 0.39kPa（40mmHg）以内，抽气平衡以后，可到 -0.10kPa（-10mmHg）的负压，正负压之间的差值为 0.49kPa（50mmHg）以内。若该密闭差有别，应根据它承受压力的强弱，增减正负压差，进行库内的气体置换。这种气体置换方法，经反复实践证明是安全可靠的。

2. 充二氧化碳　二氧化碳为无色、无臭气体，比重 1.5，比空气重。在温度 20℃时，1 体积水能溶解 0.88 体积的二氧化碳。二氧化碳在高压或低温下为无色液体或白色固体。

（1）二氧化碳的来源　可分工业产品二氧化碳钢瓶和二氧化碳自制发生器，中药材养护则使用钢瓶装二氧化碳液化气体，纯度 99.7%，用于薄膜罩帐内。

（2）气体置换方法　用吹尘器的反向作用或真空泵先抽出帐内气体，在薄膜紧贴堆垛后，再灌注液化二氧化碳进行气体置换。当二氧化碳浓度达到 35% 以上，即停止灌注，一般两天以后，帐内二氧化碳就可以渗和平衡。如罩帐密闭性能不强，或密封时间过长，应补充灌注二氧化碳。二氧化碳用量，薄膜罩帐密闭药材堆垛 $100m^3$，一般需要二氧化碳 $30 \sim 40m^3$，在充气时，当钢瓶温度下降至沸点 -78.2℃ 以下，则不能一次气化，留存 1/3 在钢瓶内，此时可关闭阀门，待以后使用，在充二氧化碳过程中，要严格遵守操作规程，防止高浓度二氧化碳中毒（上述密封库启封后，氧浓度不到 18%，不宜入库操作）。

3. 自然降氧　所谓自然降氧，是在密闭的条件下，利用中药本身、微生物、仓虫等呼吸作用，使含氧量下降，二氧化碳上升，造成真菌和害虫的恶劣生存环境，在缺氧状态下害虫窒息死亡，微生物受到抑制，从而达到安全贮存中药的目的，采用这种引去养护中药，投资少，方法简便，不仅能防虫防霉，也能达到良好的杀虫效果。

自然降氧法主要用于防虫蛀和霉变，有的也能用于杀虫和防止泛油等质变。养护对象以植物类、新采集药材、种子果实类药材为主。防虫的氧浓度在 8% 以下，杀虫的氧浓度在 2% ~ 4%。

自然降氧仅用于药材货垛的薄膜罩帐密封。以六面帐密封效果为佳，密封 4 ~ 6 天氧浓度可降至 12% ~ 14%；密封 15 ~ 20 天氧浓度可降至 3% ~ 5%；密封 40 ~ 60 天氧浓度达到 1.2% ~ 2%，从而达到杀虫、防霉的养护效果。

自然降氧法因养护对象和密封条件不同，产生的降氧速度和浓度有很大差异，其规律及原因是：①植物类药材比动物类药材降氧快，植物药材中的果实和种子（种仁）又比其他植物药材降氧快，这是因为果实种子的胚呼吸耗氧之故。②新药材比陈药材降氧快，是因为新药材比陈药材呼吸作用强之故。③含挥发成分药材比其他药材降氧速度也快。④含水量高的药材比含水量低的药材降氧快。⑤密封体内，温度高、湿度大比温度低、湿度小的降氧快。

（四）气调养护的管理技术与注意事项

气调养护是在特殊条件下进行的，密闭是基础，降氧是核心，做好管理是气调养护的根本保证，还应做好操作安全。

1. 查漏　在气调管理中，对薄膜罩帐应经常检查，检测鼠咬或其他损伤造成的漏气，凡发现有漏气之处，应立即将其补妥。如气体指标达不到养护要求，还应补充氮气或二氧化碳，安装在密封库门和门框之间的充气胶管圈，也应经常检查。若漏气变软，阻气不严，补充气，使其保持密封性能。

2. 测气　是检测密封容器内气体成分变化情况、判断气调养护效果的主要方法。充气时的测气，是为了达标而进行；管理中的测气，是为了保持指标而进行的。充气时的测气，只发生在当时；管理中的测气，则经常定期地进行，直至养护结束。气调初期，应每天测一次；气体稳定以后，可每隔 3～7 天一次定期进行。在管理中，被检测的主要气体成分，除正常地自然增减外，都应仔细检查漏气原因，及时采取措施。检测气体的仪器主要有奥氏气体分析仪，CH-2 型氧气、二氧化碳测定仪等。

3. 测水分　水分是药材中最不稳定的成分，含水量高的药材，会使密封货垛内温湿度增大，有利于微生物生长繁殖，严重则造成药材"冲烧"变质。因此，气调养护的药材水分含量应在安全范围内。为了掌握药材水分含量的变化，气调密封之前和启封后，均应进行药材水分的测定，以便及时采取技术措施。

4. 测温测湿　在气调管理期间必须系统地观察药材密封罩帐或库房内外温湿度的变化并认真做好记录。分早、中、晚定时观察，得出日平均温湿度，以及温度的最高和最低值的变化。

5. 预防结霜　在气调养护药材管理期间，薄膜罩帐内壁，因温湿度变化而出现的水分凝结现象，称之"结霜"。在我国南方地区尤易产生。当露水积聚过多而不能消散时，就会浸入药材，引起局部霉烂变质。按结霜的状况不同，又可分为可逆性结霜与不可逆性结霜两种。预防方法：①密闭养护的药材含水量应较低；②防止温度的急剧变化；③避免在室外气调养护药材；④在空气相对湿度低时密封；⑤在结霜前抽出帐内过湿气体，充入较干燥的气体。

二、气幕防潮养护技术

气幕亦称气帘或气闸，是用于装在药材仓库房门上，配合自动门（门开启时气幕开始工作，门关闭时气幕即行停止工作）以防止库内冷空气排出库外、库外热空气侵入库内的装置，进而达到防潮的目的。因为仓库内外空气不能对流，这就减少湿热空气对库内较冷的墙、柱、地坪等处结霜的现象，从而保持仓库所贮药材的干燥，防止霉变。试验表明，虽然在梅雨季节，库房内相对湿度及温度均相对稳定，表明气幕可以阻止和减轻库外潮湿空气对库内药材的影响。

气幕装置分别为气幕和自动门两大部分，用机械鼓动的气流，通过风箱结构集中后，从一条狭长缝隙中吹出形成帘幕，主要部件有电动机（功率 500W，转速 1044 转/分钟）、风叶及风箱。电动门以电动机转动蜗杆，带动链轮、链条与门的滑轮装置一起移动，并与风幕连接。门开启时风幕开始工作，门关闭时风幕即行停止工作。

当然，库门安装这种气幕装置，先决条件是库房结构要严密，外界空气无侵入的空隙，否则效果不佳。因为气幕只能在开门作业时起到防护作用，却没有吸湿作用，必要时仍需配合除湿机使用。

三、蒸汽加热养护技术

蒸汽加热养护是利用蒸汽杀灭药材中所含的害虫、真菌及其他菌的方法。同时它也是一种简单、廉价和可靠的灭菌方法，因此在中药贮存与养护的过程中起到了非常好的作用。

按各种菌耐热的不同，可灵活采用以下方法进行灭菌：低高温长时灭菌和亚高温短时灭菌和超高温瞬间灭菌。但据相关研究表明采用超高温瞬间灭菌，无论从能源的节省，或是减少中药成分的破坏上都要优越得多。其方法是将灭菌物迅速加热到150℃，经 2~4 秒得瞬间完成灭菌。由于灭菌温度高，灭菌时间短，这样加热杀灭微生物的速度比药材成分发生反应的速度来得快，因此药效损失甚微。

已加工制熟或蒸后不走味、变色、泛油的药材，如五味子、白果，如有发霉生虫，可采用热蒸方法。使用时须把五味子结块搓散或加醋拌匀，使其润软。

四、辐照灭菌养护技术

应用放射性钴60产生的 γ 射线或加速产生的 β 射线辐照药材，附着在药材上的真菌、害虫吸收放射能和电荷，很快引起分子电离，从而产生自由基。这种自由基会诱发一系列反应，最终导致真菌和害虫死亡，有效地保护药材的品质，相对地延长贮存期。

试验表明，辐照中药材和中成药可以解决贮存过程中发霉、虫蛀问题。例如，用 γ 射线辐射酸枣仁、附子、川贝母、党参、当归、黄芪、川芎等，杀菌灭菌效果显著，其药效并不改变，中成药的各种丸、散、膏、丹、片经辐照后，其染菌发霉率也大大降低。

辐照灭菌养护具有如下优点：①用射线处理效率高，效果显著；②不破坏药材外形，不影响药效；③不会有残留放射性和产生放射性，在不超过 1000kcd 的剂量下，不会产生毒性物质和致癌物质。

五、其他养护技术

化学药剂在防治中药害虫时会产生的毒副作用及严重公害问题，为了解决这一问题，克服化学药剂对人、畜安全的威胁，现代国际社会正逐渐用无公害的生物技术取代化学技术防治中药害虫。

"诱虫灯"灭虫是目前应用比较广泛的生物技术。在防治方法中，利用部分害虫的趋光性，应用灯光诱杀害虫。灯光防治作为一种单项防治手段与其他防治措施在害虫综合防治中的有机结合尚待完善；在经济性、安全性、设置方便、节能和多用途等方面的研究也需加强。

昆虫信息素灭虫是目前应用比较广泛的生物激素灭虫。许多昆虫都能分泌一些特殊气味的化合物，利用这些化合物便可引诱和杀灭害虫。方法是将昆虫信息素浸渍至一定载体上，在仓库大量设置，可直接诱捕害虫。目前我国已利用性诱剂，对农作物害虫进行防御，其防御效果非常显著。因此在中药养护技术中，利用昆虫信息素灭虫应得以普及。

　　生物农药（biologic pesticide）指直接利用生物活体或生物代谢过程中产生的具有生物活性的物质，或从生物体中提取的物质作为防治病虫害的农药。包括植物农药、动物农药、微生物农药。如常用的杀虫剂有除虫菊素，它由除虫菊植物中提取而来，是国际公认的高效、无毒、无污染的天然广谱强力杀虫剂，普遍用于杀灭农作物害虫、粮药仓库害虫及苍蝇、蚊子等，是目前防治虫害最理想的一种杀虫剂，可用于多数仓储中药材的防霉驱虫养护。除虫菊素对害虫、蚊、蝇、蚤、甲虫、蛾、螟等昆虫有驱杀作用，但对哺乳类及鸟类动物却很安全。

第七章　中药材仓库的建设与管理

　　中药材仓库是贮存中药商品的场所，是中药材流通的重要环节，直接影响中药材在贮藏期的质量。药品管理法以及有关药事法规的颁布实施，对于中药材的质量标准、保管措施都有明确要求。中药材仓库从设计、建造，到仪器设备购置，都要采用科学、先进的方法，并按照现代化的仓储标准和 GSP 要求进行建设和管理。

第一节　中药材仓库的建设

一、中药材仓库的类型

（一）按建筑形式分类

　　1. 平面库　即一层的库房。优点便于搬运商品，利用率高，造价低。但有的地面潮湿，对商品的贮存有不良影响。

　　2. 多层库　占地面积小，增加贮存面积，可以充分利用空间，贮存费用下降；库内干燥、隔潮性能好。因受层间高度限制，搬运劳动消耗较大，速度受一定影响。

　　3. 立体库　指立体自动化仓库，即以计算机进行管理和以货架为主的立方体仓库的统称，亦称高层自动化仓库。这种仓库的高度，国外已达到 30m 以上。我国目前设计投产的自动化仓库可达 10m。据计算，仓库从高度 5m 提高到 20m，每立方米的贮存费可下降 37%。

　　4. 地下库　指建在地面以下的仓库。有隐蔽、安全的特点，一般用于战备和忌高温贮存的商品。这类库房要注意采取防潮措施。

　　5. 货棚　指用于存放商品的棚子，有的无墙。货棚的结构简单，造价低，但隔热防潮力差，使用寿命短，一般用于笨重或轻泡商品的短期存放。

　　6. 货场　指用于堆放商品的露天场所，又叫露天仓库。它费用低，容量大，但易受自然条件的影响，适合存放收购的大量商品或集中到达的商品，但不能做长期贮存。

（二）按中药材商品流通过程职能分类

　　1. 采购仓库　多设在中药经营、生产比较集中的地点或转运集散地，主要集中贮存从生产部门收购的中药，整批或分批发出。

2. 批发仓库　存放调进或收购入库的中药，这类仓库同时也根据要货计划进行商品编配、分类和包装。也有的将批发仓库与批发业务设在一起，这种形式可以方便客户，缩短调拨时间，减少环节。

3. 零售仓库　一般设在企业或零售商店的附近，主要为零售单位储备，供应门市销售。

4. 加工仓库　属于加工性质，具有加工贮存作用，既方便收购商品，又方便贮存和分发，如中药材饮片加工厂的仓库，其任务是对中药原料和饮片成品进行周转贮存。中成药厂对原料和成品的周转贮存，也属于此种性质。

5. 储备仓库　是贮存战备、疫情灾情、急诊等所需药品的仓库，它是国家为解决在特殊情况下急需而设置的，一般储备品种少，但单品种数量较多。

6. 中转仓库　一般设在交通运输方便的地点，主要是为运输中转和分运商品、转换运输工具、暂时存放中药商品而设置。

在中药材商品流通过程，根据中药材商品性质，中药材仓库的类型也可分为：露天库、半露天库和密闭库。

（三）按中药材商品性质分类

1. 普通中药库　是贮存一般中药材商品的仓库，在收购、批发、零售、加工、调拨各环节中都可以设置，如中药材仓库、饮片库、中成药库等。

2. 特殊中药材商品库　这类仓库分为3种。

（1）**细贵药材库**　专门贮存来源不易、经济价值较高的中药材商品。

（2）**剧毒药品库**　单独贮存国家限制使用的剧毒药材或中成药的仓库，管理严格，设施安全。

（3）**危险品仓库**　指专门贮存易燃易爆等危险品的仓库，如火硝、硫黄以及杀灭害虫的化学熏蒸剂等。

根据中药材商品性质和内在成分，还可以将中药商品仓库分为常温仓库、阴凉仓库和冷库三种类型。其中冷库温度为2℃~10℃；阴凉仓库温度不高于20℃；常温仓库温度为0℃~30℃。

二、中药材仓库的建筑要求

（一）中药材仓库地址的选择

一座功能齐备的中药材仓库应包括贮存作业区、辅助作业区和办公生活区，同时商品贮存作业区、辅助作业区、办公生活区应分开一定距离或有隔离措施，装卸作业场所应有顶棚。在一般情况下，选择建设仓库的地址应符合下列条件。

1. 地点适中，交通方便，尽可能设在靠近铁路、公路和港口的地方，与中药生产、批发、销售单位较近。

2. 地面广阔平坦，便于存放大批商品（指调拨、中转、批发仓库），并有扩充的余地。

3. 地势应较高，便于排水，不受洪涝威胁，不影响商品吞吐。地面要坚硬，避免地面下沉。

4. 要有水电保证，便于消防和供电。

5. 环境卫生条件较好，远离易燃烧有污染的生产单位和居民集中区，确保安全和免受污染。

（二）中药材仓库的性能要求

1. **普通性仓库**　建筑普通性仓库要具备防潮、隔热、通风三种性能。仓库内部便于机械操作，方便堆码和进出作业，利于商品的合理摆布，提高库房单位面积使用率。在此基础上达到坚固、适用、经济的目的。

2. **危险品库**　墙壁、地坪、屋顶最好选用耐火材料，内部以耐火墙壁间隔。安装电灯需加防爆灯罩。库门用耐火材料制成。露出屋顶的通风管用细密铁网遮罩。

3. **冷藏库、恒温仓库、低温仓库**　墙壁、地坪、屋顶全用水泥、钢筋混凝土建造，墙壁中间砌装隔热材料，库门密封性能好。

（三）中药材仓库建筑的技术要求

根据《药品管理法》、GAP、GMP、GSP对中药材贮存的规定和《中药商业企业二级仓库标准及验收细则》（试行）的有关要求，中药材仓库应具备适合所经营中药材特性的条件、环境，应为独立建筑、框架结构，不得设在居民区、农贸市场、集贸市场；应设置与经营品种和规模相适应的药品立体多层货架，整件货架不少于三层。仓库具有适宜中药商品分类保管和符合中药材商品贮存要求的库房。库房内墙壁、顶棚和地面光洁、平整，门窗结构严密。

仓库使用面积：大型企业不低于$1500m^2$，中型企业不低于$1000m^2$，小型企业不低于$500m^2$。库区地面应平整，无积水和杂草，没有污染源。库房应具有防虫、防鼠、防潮、防霉、防污染的设施。此外，必须另设独立的与经营规模相适应的常温、阴凉仓库。阴凉仓库应具有双相电源或备用发电机组，并配备报警、自动温控记录仪，常温库、阴凉库实行温湿度监测。

药品批发、零售企业的仓库应有以下设施和设备：①设置不同温、湿度条件的仓库。其中冷库温度为2℃~10℃；阴凉库温度不高于20℃；常温库温度为0℃~30℃。各库房相对湿度应保持在45%~75%。②设置的药品检验室应有用于仪器分析、化学分析、滴定液标定的专门场所，并有用于易燃易爆、有毒等环境下操作的安全设施和温、湿度调控的设备。

为了保证仓库建筑质量，保证贮存中药材商品和业务操作的安全，必须针对具体情况和条件，对仓库结构制订技术标准，规定仓库建筑各主要结构部分的一般要求。

1. **库房基础**　它是库房重量的传递者，它把库房的重量和库房的内（外）墙、主柱所承担的全部载荷传递到基地上去。因此，库房的墙壁和主柱下面必须建造基础。分为两种。

（1）**连续基础**　它是指在仓库实体墙下面用砖和砖石作材料，采用石灰或水泥砂浆砌筑的连续基础，基础平面两侧通常应伸出墙面以外 50～60mm，起连续和整体稳固的作用。

（2）**支点基础**　即是柱形基础。单层不保温仓库当采用木柱或砖柱构架墙时，可用柱形基础，并在柱形基础之间加装砖砌或钢筋混凝土的地下过梁，然后再将墙筑在过梁上。柱形基础之间的间隔一般为 3～3.5m。库房内支柱不宜过多，以提高库房面积利用率和便于仓库作业。

2. 库房地坪　仓库地坪由基础、垫层和面层构成。垫层可用沙子、砾石、碎石和混凝土等铺筑；面层按所用材料的不同有沥青地坪、沥青混凝土地坪、水泥和水泥混凝土地坪。对仓库地坪的基本要求：坚固结实、平整、干燥；具有一定的载荷能力，一般应在 5～10t/m^2；具有耐摩擦和耐冲击能力；具有不透水、不起尘埃、导热系数小、防潮性能好等功能。为防止地坪的沉落和裂缝，地坪应具有一定的强度和刚度，要做必要的防潮处理和防白蚁处理。

3. 库房墙壁　墙壁是库房的围护结构，同时也起部分支撑作用。其结构状况直接关系着库房的坚固、耐久和稳定性。库房墙壁按其作用不同有三种：承重墙是承受屋顶及某些设备的重量，并起围护作用，一般做成实体墙；骨架墙是砌在梁柱间的墙，只起充填和隔离作用；间隔墙是把大房间分隔成小房间的内墙。对库房墙壁的基本要求：①尽量使库内不受大气温、湿度和风向变化的影响，即隔热、防潮、保温性能好；②坚固耐久并且有一定承重能力；③表面应光洁、平整，不起尘，不落尘。

4. 库房房顶　库房房顶的作用是防止雨雪侵袭和日光直接照射。房顶应无渗漏，并有良好的隔热与防寒性能，导热系数小，符合安全防火，其坚固、耐久性应与整个建筑相适应。屋顶由承重、覆盖两部分构成。为了隔热、防寒和防尘，则应加装天花板覆盖。通常有平顶、脊顶、拱顶等形式。

5. 库房门、窗　库房门、窗在结构上应具有关闭紧密、坚固耐用、开关轻便，并能防止雨水浸入和适应安全防火的要求。

（1）**库门**　是商品、人员和运输工具出入的通道。库门关闭可以保证商品安全，保持库内正常的温度和湿度。库门应在库房长边两侧开设，适合商品的吞吐量和技术操作过程。库门的尺寸应根据商品包装体积大小和仓库使用的机械设备而定。

（2）**库房窗户**　起采光和通风的作用。一般仓库均采用侧窗采光，只有在库房宽度超过 20m、侧窗通光不足时，才用天窗辅助采光。为了便于保持窗户清洁，以采用开关窗或上翻窗为宜。为适应商品养护的要求，最好采用联动开关装置。仓库应尽量减少窗户面积，必备的窗户应安装适宜的窗帘，以防止日光直射商品。

中药材仓库的修筑除应符合一般仓库的建筑要求外，尚应特别注意下列几点要求。①仓库的地面、墙壁应隔热、隔湿：以保持室内的干燥，并减少库内湿度的变化。②通风性能良好：以散发中药材自身产生的热量，又是保持干燥的良好条件。③密闭性好：避免空气流通而影响库内的温度和湿度，同时对防治害虫也有重要作用。④建筑材料：

能抵抗昆虫、鼠的侵蚀。⑤避光：避免直接阳光的照射。⑥冷藏：建立冷藏库房。

（四）中药材仓库的发展趋势

1. 具备现代化设备和仪器 应具备各种现代化搬运、保管、养护、消防安全以及现代化管理和自动化控制等设备。应具备已经过检定的检验用的仪器仪表、衡量器等。

2. 中药商品进出作业机械化、控制自动化 中药商品入库点数、分类、检测、记录、堆码、发货等实行作业机械化、控制自动化。

3. 温湿度调控自动化 温度湿度应控制在规定的范围内，超出范围进行自动降温、除湿处理等。

4. 管理现代化、规范化 在行政管理、业务管理、人事和企业信息等管理上按GSP 要求，进行现代化、规范化管理。

5. 现代专业人员 从事药品验收、养护、计量和销售工作的人员必须按国家有关规定设置，人员的专业素质必须符合现代医药管理和养护专业标准。

6. 健全规范的管理制度 仓库管理应有健全、规范的管理制度，如各级岗位责任制，以及验收检测标准、范围，检测程序等规范化的管理制度。

另外，从发展的角度而言，随着我国中医药商业系统加快实现仓库现代化的步伐，高架立体仓库在中药存储中也得到了较快的发展，实现自动化仓库贮存中药，使中药现代化的发展更加完善。

中药自动化仓库的组成及优点：中药自动化仓库是指采用几层、十几层乃至几十层高的货架贮存单元商品，并且用相应的起重运输设备进行商品入库和出库作业的仓库。它可以实现计算机网络管理，做到无人操纵按计划入库和出库的全自动化控制。①可以提高土地利用率，节省建筑征地费用；②能充分利用仓库地面与空间，提高单位面积贮存量；③有利于实现商品进出库点数、分类、检测、记录、堆码、开票、发货等作业，实现机械化、计算机化、控制自动化，能提高工作效率和劳动效率；④引用电脑管理系统，有利于实现仓库规范化管理，有利于 GAP、GMP、GSP 的贯彻实施。

三、仓储设备

中药材仓库应有下列设备和设施，并保持完好。

1. 商品存放设备

（1）苫垫用品 苫布、苫席、油布、塑料布、枕木、石条等，用以对商品进行上盖下垫。

（2）存货用品 指各种类型的货架、货柜等，用以存放商品；适当材料做成的底垫。

2. 装卸搬运设备 是指用来提升、堆码、搬倒、运输商品货物的机械设备。

（1）装卸堆垛设备 指各种类型的起重机、叉车、堆码机、滑车、高凳、跳板、废旧轮胎等。

（2）搬运传送设备 指各种手推车、电瓶车、拖车，及各式平面和垂直传送装置等。

3. 计量设备　指仓库用来进行商品验收、发放、盘点等采用的量衡工具。包括用来称量的各种磅秤、天平等。

4. 有避光设施、防虫防鼠设施、通风排水设施。

5. 符合安全要求的照明设施以及消防、安全设施。消防设施主要包括：报警器、各种灭火器、蓄水池、各种消防栓、干砂箱、消防水桶等，这是保障仓库安全必不可少的设备。安全防护用品是指保障仓库职工在各项劳动作业中身体安全的用品，如工作服、安全帽、坎肩、围裙、手套、口罩等。

6. 适宜拆零及拼箱发货的工作场所和包装物料等的贮存场所和设备。

7. 养护检验设备　是指仓库用来进行商品入库验收与在库养护的设施设备。

（1）养护设备　应具有检测和调节温、湿度的设备。一般常用的有温湿度测定仪、吸潮机、烘干机、温湿度计、空气调节器、红外线装置、风幕装置，以及通风、散潮、取暖的设备和气调养护设备。冷库及阴凉库有温湿度调控设备。

（2）检验设备　应配置中药标本室（柜）、水分测定仪、紫外荧光灯和生物显微镜，还需配有万分之一分析天平、酸度仪、电热恒温干燥箱、恒温水浴锅等。

第二节　中药材仓库的管理

在中药材贮存过程中，除中药材仓库与设备至关重要外，还要加强中药材仓库技术管理。仓库的技术管理包括：适合的仓库、合理的贮存方法、科学的保管养护手段。搞好技术管理可以提高仓库使用率、降低费用、减少损耗，是保证中药商品贮存质量的基础工作。

一、中药材仓库的功能分区

应划分待验库（区）、合格品库（区）、发货库（区）、不合格品库（区）、退货库（区）等专用场所，经营中药饮片还应划分零货称取专库（区）。以上各库均应设有明显标志。《药品经营质量管理规范实施细则》（2000 年国家药品监督管理局第 526 号文）中规定：药品贮存应实行色标管理。其统一标准是：待验药品库（区）、退货药品库（区）为黄色；合格药品库（区）、零货称取库（区）、待发药品库（区）为绿色；不合格药品库（区）为红色。

二、中药材的分类贮存

（一）分类贮存的目的

在中药仓库的管理过程中，各类中药要分类贮存，陈列有序。中药的分类贮存是把入库的中药商品按照不同的性质进行分类贮存，是仓储管理的一项有效的措施，即将性质相似、变化相同的中药品种归为一类。根据仓库结构和货位位置的不同，结合中药的性质，选择合适的贮藏场所，进行分类存放，并采取针对性较强的保管措施。如将怕热、怕潮、怕光、怕风的中药商品贮存时，应分别放置于具有隔热性、防潮性、避光性、通风性、密封性等功能的中药仓库内，有利于保证中药质量。另外也有利于保管养护，便于库房安排和出入库管理。

（二）分类贮存的方法

库存范围：中药材库，中药饮片库，中成药库。

商品种类：中药材包括动物类、矿物类、植物类等；中药饮片有切制类、加工类、炮制类等；中成药含丸、散、膏、丹等。在分类保管时，中药材按贮藏特性进行分类贮存，中成药按剂型进行分类贮存。

中药材按药用部位分类在中药材和中药饮片商品保管账上采用，是把药用部位相同的品种集中在同一账本上，如根茎类、花叶类、全草类、果实种子类、矿物类、动物类等；再按不同品种规格等级编号，有利于快速查找、快速记账。

（三）中药材分类保管的依据

1. 具有基本相同特性和质量变化的商品归类保管　对贮存条件有共同的要求和适应性，一般按所含成分不同和相同质量变化进行分类贮存保管。

（1）易生虫类药材　这类药材一般都含有淀粉、脂肪及糖类，集中存放便于集中力量防治害虫，做到突出工作重点，效果更佳。

（2）易霉变的中药材　集中存放，便于采取通风去潮、去霉措施；必要时可翻晒、吸湿、熏蒸或烘烤。

（3）易泛油中药材　集中保管，便于创造阴凉、通风、干燥的库存条件达到保养的目的，或采取低温冷藏。

（4）易潮解的中药材　集中保管便于创造干燥、通风的保管条件。

（5）易发生气味散失的中药材　集中贮存便于采取密封措施，防止气味散失。

（6）易变色中药材　如花类或叶类，集中存放便于采取避光措施，以免发生光合作用，而使中药材产生颜色变化。

2. 特殊商品的分类贮存

（1）细（稀）贵品种　如人参、西洋参、冬虫夏草、西红花、麝香、牛黄等，由于经济价值高，需与一般药分开，专人管理，保管应有安全可靠的设备，严格管理。

（2）易燃品种　如硫黄、火硝等应按照消防管理要求贮存在安全地点。

（3）毒性药材　毒性药材应与非毒性药材分开，并根据国家关于毒性药品管理条例，由具备资格的药学技术人员专人管理，建立健全验收、保管、领发、核对等制度；同时，毒性中药外包装上必须印有毒药标志，标示量准确无误。做到购、销、存的账货、账卡相符。

3. 长期贮存的怕压或发热易燃的药材应定期翻码倒垛　货垛之间应采取必要的隔垫措施，并加强检查。

4. 中药货垛间距　中药货垛间距要求垛与垛的间距不小于100cm；垛与墙的间距

不小于50cm；垛与梁的间距（下弦）不小于30cm；垛与柱的间距不小于30cm；垛与地面的间距不小于10cm；库房内主要通道宽度不小于200cm。库房水暖散热器、供暖管道与贮存药品的距离不小于30cm。

三、中药材的编码与定位

中药商品品种多，规格等级复杂，同一库房或货区往往存放着不同品种或相同品种的不同规格等级的商品，如果没有专用的标记，在收发商品时很可能发生混乱。将商品在库内的存放位置统一编号，实行商品定位，则可避免发生混乱。

商品定位是指采用专用的标记来说明商品在货场或库内存放的位置，俗称"存放地点"。商品进库后在库内安家落户，要有一个"住址"，这就是区、排、号或库号、货号、副号。商品存放后要立户编订"副号本"，副号本是保管员根据各种商品存放集团编订的标记商品定位情况的本子，它与保管卡片及保管的商品存放地点应一致。

（一）区、排、号的划分

在货场与露天货垛常划分区、排、号来进行商品定位。

区：即将商品贮存的位置划定几个区域，按方向规定，则为东、西、南、北区等。按号码划定，则为一、二、三区等。"区"标明了商品区内的总的方位。

排：商品在同一区域内存放基本是按固定的横向或纵向分排排列，通常按自然形成的走向排列划分为若干排，如一排、二排等。

号：将某种商品存放在某一排的具体位置编为号。通常按商品垛处在某一排的位置划分为若干号。

例如：某商品的商品定位是西区、5排、3号，记为"西 – 5 – 3"就可以很方便地找到。

（二）库号、货位号、副号的划分

库号、货位号、副号均是用于库内的商品定位。

库号：所有贮存商品的库房统一编号，从1号库到几号库。

货位号：每一库内以衬垫物占地面积为一个货位，按每个货位纵向或横向排列分别编号，编成多个货位号。

副号：将同库同一货位上每堆码或每个相同品种的货垛，分别编号，表明商品在此货位的位置，即副号或称垛号，同一货位的副号应该避免重复。

库号书写在库、门或库的大门外墙醒目处，货位号书写在货位台基的一侧或将货位号标记悬挂在货位上方，商品副号标记在商品垛上。例如，某商品垛上书写有"5 – 7 – 3"的标记，表明该商品定位是在5库、7号货位、3号垛。

（三）副号本

副号本是保管员专门记录所管商品在库内定位情况的本子。每一本副号本只记录一

个库的库存情况。同库内的各货位号编在副号本的每一页上，即每一页代表一个货位。使用时，每一新堆码的货垛，在定位后，副号本上就应该及时登记定位情况；当某商品经出库已没有库存时，应将该商品在副号本上的货位号或副号擦去。副号本是一本商品定位情况的活地图，利于保管员查找商品。在保管员因公或因病等情况不在岗时，其他保管员按副号本提供的商品定位情况，能快速找到商品。每一本记录一个库内的库存情况，每一页码记录一个货位上的商品品种。

（四）商品定位的作用

1. 实行商品定位是分类保管的基础工作之一，可以防止商品的不合理摆放，易记、易查找，也可避免错收错付、串收串付等差错事故。

2. 有利于商品先进先出，保证质量和提高仓容利用率。

3. 商品定位可以提示库存情况，把库存与保管员卡片、商品保管账联系起来，有利于账、卡、货三相符。账是商品保管账；卡片是保管员挂在货物上的卡片；货是库存货物。

四、仓储检查

库存中药材商品质量检查是中药材仓库保管中的一项重要工作，通过检查可以及时了解各类中药的质量变化情况，有利于采取防保措施，确保质量完好。主要包括中药材商品进库检查、中药材商品在库检查、中药材商品出库管理三个方面。

（一）中药材商品进库检查

中药材商品进库检查也称进库验收，主要是检查供货单位发来的商品是否符合质量要求，对照合同进行质量、数量的检查验收。分清供货单位、运输部门对商品应负的责任。加强中药材入库前的检查是商品进入贮存的开始，中药材入库时严格遵守《中药库房工作制度》，把好中药材入库关，中药材入库时对品名、规格、真伪、优劣等进行检验，基本要求是品种、规格、等级符合合同和药用要求，质量完好，包装完整，数量准确。防止伪劣中药材入库，对于生虫、发霉、潮湿的中药材严禁入库。对进口的商品，依据有关部门授权的口岸药检所检验报告书验收，有验收记录；即使有出口国家检证的，也要会同有关部门进行商检、药检、检疫等方面的检查。质量验收员要依据有关标准及合同条款对商品质量进行逐批验收，并有记录。对地道中药材要检查产地；有难于鉴别的药品应请教有经验的老师傅或查资料，决不主观判断药品的真伪。含沙子、尘土多但质量好的中药材，整理后入库。如发现含水量超过安全范围或发霉、生虫等，须经过适当处理后方可入库，这是保证药材不变质的前提条件。当场不能确定时需做进一步检查，如显微、理化等，就在记录上标明"待检"字样，并将其放置在"待验"区，等检验报告发下来后再决定收与退，且都按实际收录的数量作记录。各项检查、验收记录应完整、规范。在验收合格药品的入库凭证、付款凭证上签章。对质量不合格、货单不符的中药材，仓库质量管理、检验人员有权拒收，或单独存放，标以明显标志，并将情况及时向领导和有关部门反映。

1. 验收方式

（1）车站码头交接　供货单位将商品先运到铁路货场或航运码头的，接到运输部门通知后，应该在车站或码头进行初步交接，接站人员应该核对到货单位、品种、件数。整车或集装箱装运的应该检查铅封有无异状。如果发现件数少，雨淋、水浸、污染而影响商品质量的，应该立即会同运输部门共同检查、做好记录，分清责任并提出索赔。

（2）在生产单位验收　中药生产单位离仓库较近的，为监督产品质量，也可以根据合同到生产单位进行监督性检查，发现违反合同规定的，立即向供应方提出，以减少返工、退货造成的经济损失。

2. 验收与检测　中药材由于来源复杂、品种繁多、同名异物和同物异名的现象严重，各地用药习惯不同等，为保证入库中药数量准确，质量完好，防止假冒、伪劣商品入库，必须进行入库检验和验收。应有与经营相适应的仪器设备等，对产品质量进行逐批（批号、批次）验收。

（1）中药材的验收　检查来货与原始凭证的货源单位（调出单位）、货物品名和数量、件数是否相符；包装是否符合规定及有无污染；依照法定质量标准、合同质量条款，检查来货规格等级是否与所签合同要求一致；检查药材的形状、大小、色泽、表面特征、质地、断面特征及气味；检查中药材的含水量、灰分及杂质纯度等。对要求做浸出物和含量测定的药材要送质管部门化验室进行浸出物和含量测定，符合规定的内在质量要求后才能入库；检查包括包装完整性、清洁度，有无水迹、霉变及其他污染情况；毒、麻、贵细药材验收必须两人以上逐件逐包进行验收。以上验收必须逐项做详细记录，验收率应达100%。

（2）进口中药材的验收　进口中药材验收应按《进口药品管理办法》的有关规定进行。由国外进口的药品到达之后，应依照合同和随货同行单据，检查药品数量是否相符、有无残损、有无品质证书，并做记录。与口岸药品检验所联系取样，进行法定检验。中国药品生物制品检定所负责对各口岸药品检验所进行技术指导和裁决有争议的检验结论。进口药品凭口岸药检所检验报告书或加盖供货单位红色公章的口岸药检所检验合格报告书验收。进口药品必须使用中文药品名称，必须符合中国药品命名规则的规定，包装和标签必须用中文注明药品名称、主要成分以及注册证号，必须使用中文说明书，办理入库手续。

（3）拒收　对验收不合格的中药材，应填写中药材拒收报告单，报质量管理部门审核签署意见后通知业务部门。验收人员对下列情况有权拒收或提出拒收意见：①无生产厂名、厂址以及无"注册商标"的药品；②无出厂合格证的假药、劣药；③包装及其标志不符合规定要求的药品；④未经药品监督管理行政部门批准的中药材；⑤无批准文号、生产批号的产品；⑥规定有效期而未注明有效期的产品；⑦货单不符、质量异常的药品；⑧未有口岸药检所检验报告书的进口产品。

对验收合格的中药材，质量验收人员应在中药材入库凭证上签章，仓库收货人员凭签章后的凭证办理中药材入库，财会人员凭签章后的凭证付款。

3. 商品入库 经验收合格的中药材方可入库。

（1）商品入库四分开 "四分开"是商品入库的基本原则，是做到安全贮存的前提。①品种规格分开：一批中药材商品到库时，品种、规格、等级较多，应分开逐笔入库，防止混乱。②好次分开：中药材的质量，即使同品种同等级的商品，往往也有好次之分，特别是不分等级的品种，质量好次之争尤为明显。做到好次分开，有利于保存质量，便于执行先进先出、易坏先出的原则。③干湿分开：商品进库，对易发生虫霉品种和潮湿商品，应测定含水量，如发现干湿不同或有水浸包装应该分开入库。干湿分开是保持质量稳定、预防虫蛀霉烂的重要措施。④有虫害、霉变与无虫害、霉变分开：进库时已有生虫、霉浸染的要杀虫灭菌后，分开存放，以防虫霉蔓延，避免损失。

（2）检斤拾码 指对入库中药材商品包件称斤核对、唱斤写数和按个点数的过程。

（3）层批标量 商品入库后堆码要进行层批标量，以便随时掌握库存情况和进出动态。方法是从底层开始标量，向上逐层加码标量，每层用3个数表示：第一位数是层数，第二位数是每层件数，第三位数是从第一层开始至这一层的累计数。这样做在任何时候都可以直接读出商品垛的总件数。例如，某商品有30件堆码成5层，则层批标量为：1-6-6、2-6-12、3-6-18、4-6-24、5-6-30。

（4）入库凭证 入库凭证是商品入库记账的依据，也是与供方结算的依据，表示实收数量和质量情况。

在做商品入库凭证时，保管员要根据检斤记录计算出进库商品的毛重、皮重、净重、件数，复核无误后，逐项填写入库凭证，并注明商品存放的区、排、号。做好入库凭证后，再填写商品进库的保管卡片。

商品进库保管卡片应该按每个品种的规格、等级分别设立。卡片上的名称、编号与在库商品的规格、存放地点一致，做到一货一卡或一垛一卡。

（5）建立药品存放卡 将每个药柜（架）的每个药品依药名、规格、单位、仓库库存数、采购数、有效期备注制成卡片，过塑，放置于指定位置，并在微机中保存，其中在备注栏中标明各种药材适宜的温度和湿度以及应特别注意的季节等信息资料。药品存放卡让仓库药品存放点固定，药品流动量及药品有效期有直观管理，避免遗漏、积压、失效，消除工作盲目性和无序感。备注栏中的温湿度信息资料，让仓库的工作从以往的"亡羊补牢"方式转为"有备有序"的工作方式，提高了中药材管理的质量。

（6）建立药品地址图卡 各个药品在不同仓库的具体位置按药柜（架）、药柜（架）分层、每层的位置编号。药品地址是由药柜号+层号+某药在该层的具体位置组成。其中同一药柜存放的药品尽量做到为同一入药部位的药品。药品地址图卡用微机处理后制成药品地址图，它可检出某个具体药品存放的具体位置。有利于仓库保管人员快速准确找到所需药品，减少了工作的盲目性，提高了工作效率。

此外，中药材进入仓库，应当遵循储位管理原则进行管理。①先进先出原则：对先入库的普通中药材应当先发货领出，然后再补充新的物品。但是，一次性材料期限的要求较为严格，一般以有效期的长短来确定发货的先后顺序。②物品面向通道原则：为了使货物上的标志、名称规格和有效期限等信息便于查找，方便物品的清查、领发作业，应当将货物面向通道保管。③物品相关性原则：相关性原则是指把同一类型或有互补性的相关物品安排在相互靠近的储位上。④遵循周转率对应、重量对应、形状对应等原则：周转率越高的商品应当安排在越接近出口的地方，常用的物品安排在货架的中间位置，少用的物品安排在上下的架位。也可以根据物品的重量体积不同来决定储位的高低，体积大、较重的物品应在底层，而且必须用栈板铺地后再堆放物品。轻、薄、短、小的物品放在上层，以防止压碎。另外，对包装规格化标准化的物品应放置在货架上保管，非标准的物品要分配临时储位或特殊储位，并做到标识清晰准确，以方便查找，提高工作效率。

（二）中药材商品的在库检查

也称中药材入库后的检查，指对库存中药材商品的查看和检验。中药材入库后要经常地定期不定期检查，做到"三勤"。所谓"三勤"，就是勤检查、勤翻动、勤清洁。通过检查，及时了解中药商品的质量变化，发现问题，以便采取相应的防护措施，并验证所采取的养护措施的成效，掌握中药商品质量变化的规律，防患于未然。

中药材商品的在库检查，要求做到经常检查与定期检查、抽查与专职检查、重点检查与全面检查结合起来进行。

1. 检查的时间和方法　中药商品检查的时间和方法，应根据中药商品的性质及其变化规律，结合季节气候、贮存环境和时间长短等因素掌握，大致可以分为以下三种。

（1）三三四检查　即每个季度的第一个月检验 30%，第二个月检验 30%，第三个月检验 40%，使库存药品每个季度能全面检查 1 次。

（2）定期检查　为了尽量减少工作中的差错，让管理者心中有数，应对仓库实行定期盘存。查对账与物是否相符，若不相符，待盘完后认真清查，查明问题出在哪里，以便在以后的工作中遇到类似问题时可以避免重复，提高工作效率。一般是 1 个月 1 次小盘点，1 个季度 1 次大盘存，并把 6～8 月定为中药库质量管理重点季节，加强人力、物力，对中药材勤加翻晒、烘烤、挑选、整理。尤其对某些易发霉生虫的中药材，应重点检查，随时翻晒烘烤。在库存中药材使用上采取先陈后新，依次使用的方法。对已虫霉变质的药材及时报请领导后迅速处理。

（3）突击检查　一般是在汛期、雨季、霉季、高温、严寒或者发现有质量变化苗头的时候，临时组织力量进行全面或局部中药检查。如易生虫和霉变中药材的检查，一般由冬至春，日平均气温回升到 15℃ 以上时，应结合春防检查，进行一次普遍检查。当日平均气温在 20℃ 以上时，每 10 日左右检查 1 次。当日平均气温在 25℃～32℃ 时，应 5～7 日检查 1 次。

2. 检查的内容和要求　主要是进行以下几方面检查。

（1）仓库温湿度检查、卫生检查，这是仓库日常工作。

（2）检查虫害和霉变等各种质量变化是否发生、发生程度，并制订和采取相应的防护措施。

（3）检查各种中药商品贮存环境、存放方法和贮存条件是否合格等。

3. 在库检查的重点及方法

（1）仓间环境检查　主要是检查中药材的生虫情况，检查时要逐个货位、逐个品种进行，首先检视仓间环境和药材垛表面。在药材垛深部缝隙间的蜘蛛网上，常黏着有个体较小的仓虫，药材垛地面四周的粉尘碎屑中常有仓虫匿藏活动，用力敲打垛体下层和背光下角，有时会有蛀粉或仓虫落下。在仓间环境中，一般蛾类成虫在明亮处迁飞，如果某药材垛四周蛾类成虫密集，应重点检查该垛。蛾类幼虫常在药材垛表面吐丝，形成一层丝状薄膜。春、秋两季要注意垛体中上部及垛顶表面的检查，这是由于库温高低差别的缘故。甲虫类仓虫多喜阴暗，常在药材垛下层或背光处匿藏。

（2）拆包开箱检查　在仓间环境仓虫活动检查的基础上，应有选择地进行开箱拆包检查，同时要注意搜集商品出库后的贮存质量情况的反馈信息。

根据中药材的特点，应做好以下几个方面的检查：①虫蛀检查：中药材多数为植物类和动物类药材，易被虫蛀，应加强检查，做到早发现、早防治。根据药材的不同入药部位，注意检查方法，认真观察。如：根及根茎类药材的主根、分叉、裂隙、擦伤破损处，常有仓虫藏匿或是最先蛀食之处，应采取剖开、折断、打碎、摇晃等方法检查；检查某些果实类药材，应掰开检查，例如：山楂、红枣受虫害后，表面可见蛀洞，蛀洞周围果皮紧缩发黑，掰开后可见幼虫或虫粪（多为蛾类幼虫）；种子类药材检查要注意去壳种仁表面的残核状和带壳种子表面的蛀洞，被甲虫类仓虫危害的种子药材表面，常形成不易察见的蛀洞，检查时要击碎，例如槟榔底部疏松部位（珠孔和种脐）易被钻蛀，应敲碎检视；检查花类药材是否生虫，应检查花冠、花心处，被蛀的花类药材，花瓣零落，一般的方法是将花心掰开或将花冠筒展开，有些品种如红花要摊开检查；动物类药材生虫后的迹象比较明显，应重点检查动物干尸的腹部、尾部、肌肉残留处；藻菌类药材品种不多，易生虫品种多为真菌的子实体或菌核，检查时要看表面有无蛀洞或采取轻轻叩打、击碎来检视。②潮湿、霉变检查：有些药材在贮存中易吸潮发热，如红花、菊花、蒲黄、松花粉、田七粉、沉香粉等。检查时，可将双手伸进商品垛内和包装内，如手感潮热烫手，说明商品已被微生物浸染，产生热能积蓄。上述商品吸湿后，易结块、板结，多发生在包件底部，常发生霉腐气味。此时应安排倒垛，在倒垛时，将板结、结块部位清除击碎，进行通风晾晒，晾晒后如不影响药用，待自然降温后再行包装入库。③泛油检查："泛油"也是中药材贮存中常见的变质现象，应注意检查。有些种子、种仁入药的药材，如柏子仁、火麻仁、核桃仁、桃仁、杏仁、郁李仁等在加工时除了非药用部位，失去了种皮、果皮对子仁的保护作用，裸露的子仁在空气中易自动氧化或在真菌代谢作用下，发生油脂酸败，散发出哈喇味；含有多糖、黏液质较多的药材，如玉竹、天冬、牛膝等贮存时也容易泛油，手摸发黏，手按返软，呈现油样物质，常伴有令人不愉快的气味和哈喇味；动物类药材刺猬皮、蛤蟆油等泛油时，油脂（脂肪）发黄，哈喇味中兼有腥臭气味。易泛油中药材的保管，应重点解决库内温度过高的问题，温度过高，泛油速度加快。应存放在阴凉通风处，避免日晒，码堆不宜太高或置于大缸中密封保管。

（3）中药材含水量的检查　在库贮存的中药材含水量，一般以7%～13%为宜。含水量低于7%，药材减重，如某些根、茎、皮类药材的木质纤维收缩不均，产生裂隙，某些糖、盐制品析出结晶。含水量高于15%，最突出的影响是霉变和虫蛀。物理直观检查，主要是眼看和手感的运用。手感是将中药材放在手掌上颠簸，如有互相碰撞的沙沙声，说明中药材较干燥。

（三）中药材商品出库管理

依据出库凭证所列项目对药品进行出库复核并有记录，记录内容完整。内容包括：购货单位、品名、规格、数量、生产单位、生产批号、质量情况、发货日期、发货人及复核人签名。

凭调拨单发放，遇有特殊情况时，一一做好记录，与其他部门负责人共同签字为证。发药时务必看清品种、数量、日期，发完后再逐一核对，确信无误后药品方可离开仓库，然后及时下账。

严格按照"先进先出"、"远期先出"和"易变先出"的中药材出库原则，要把好中药材出库验发关，变质和过期中药材严禁发货。中药材出入库时应登记出入库年月日，在库中药材可采取货垛上放置不同颜色的醒目标牌，防止错发。并定期检查药品，防止积压、遗漏。发现虫蛀霉变药品及时联系供应商，做好退换工作，以保证优质优量的药品供应。

五、仓库温湿度调控管理

温湿度变化是影响中药商品质量变化的重要外在因素。各种商品一般都具有在一定温湿度下安全贮存性能，超过一定范围，就会引起某些质量发生变化。仓库温湿度管理，就是根据温湿度变化的规律，控制和调节温湿度到适宜于能安全贮存的范围之内，以防止中药商品质量变化的产生，达到安全贮存的目的。

（一）温湿度概念及度量

1. 温度的基本概念

温度是表示空气冷热程度的物理量。中药安全贮存经常接触到的三个表示冷热程度的物理量：大气温度、库房温度和商品体温。大气温度决定着库内温度和商品体温，后者随着前者的变换而变化。

（1）大气温度　简称气温，来源于太阳辐射的热能，太阳通过短波辐射把热能传到地球表面，地面接收太阳辐射后，以长波的辐射形式把热能传给近地面的空气，使靠近地面的空气发热，温度升高。反之，地面温度就逐渐冷却。这样地面空气就有了冷热之分。

（2）库房温度　指库房内空气的冷热程度。库内温度的变化通常要比大气温度晚1～2小时，同时温度变化幅度也相应减少。这是因为库房受到建筑物（如墙壁、窗户、屋顶）的限制而造成的，限制的程度与库房建筑的结构质量等有关。建筑物的隔热程度好，传入库内的热量就少。库内温度还受到贮存商品的影响，例如，商品所含水分的蒸发，要吸收空间热量，使库房温度降低，而吸收水汽就要放出热量，使库房温度升高。

（3）商品体温 表示商品冷热程度的物理量，称为商品体温。商品体温，一般以商品垛温的高低来表示。热传递总是自发地从温度高的一方朝温度低的一方进行。当库温比垛温高时，热空气以对流方式向商品垛传递，使商品垛表面温度升高。商品垛表面又以热传导方式向内部进行传递，直到垛温完全一致时止。当垛温高于库温时，商品垛表面就把热散发到空气中。进行通风散热或将商品码成通风垛，就是利用了大气温度、库内温度、商品温度之间的差异，进行热平衡。

商品体温的热平衡，常受某些条件限制。由于各种中药商品及包装的导热性不同，同库共存的不同商品垛，其热平衡在时间上存在着差异。有时商品垛局部温度高，热传递尚未达到平衡，但受库外温度变化的影响，白天温度继续上升，使商品垛温逐日增高。在仓库贮存环境中，微生物新陈代谢活动也会释放出热能，并传递给商品。如果包装导热性小，商品吸热大于散热的速度，这些均会造成商品垛内部积热过多，使中药商品朝着变质方向发展。

2. 温度的测量 温度的高低，用温度计来测量。温度计一般有摄氏和华氏温度计两种。摄氏温度计以冰水混合的水银柱高定为冰点，记作"0"；以一个大气压下水沸腾时的水银柱高定为沸点，记作"100"。从冰点到沸腾的水银柱高分为100个等分，每一等分即为1度，这就是摄氏温标。每一等分刻度读作"1摄氏度"，写为"1℃"。华氏温度计把冰点记作"32"，沸点记作"212"，从"32"到"212"的水银柱高划为180等分，每一等分为1度。每一等分读作"1华氏度"，写作"1℉"。

华氏与摄氏温度可按下列公式换算：

$$℃ = （℉ - 32）×5/9 或 ℉ = ℃ × 9/5 + 32$$

3. 湿度的基本概念 空气中含有一定量的水蒸气，它来自江河湖海和土壤水分的不断蒸发。空气中的水蒸气含量越多，就越潮湿，反之就越干燥。空气中的干燥和潮湿程度叫作空气的湿度，空气的湿度通常有以下几个概念。

（1）绝对湿度（absolute humidity） 单位体积内的空气中，实际所含的水蒸气量，称为空气的绝对湿度。一般以 g/m^3 为单位。如 $1m^3$ 的空气中含有10.8g水蒸气，绝对湿度就是 $10.8g/m^3$。某温度下的绝对湿度，也可以用水汽压强单位毫米高水银柱（mmHg）近似地表示。如水汽压强是8mmHg，绝对湿度可近似地表示为 $8g/m^3$。湿度与温度和水的蒸发强度有直接的关系，一般温度高，蒸发到空气中的水汽就多，绝对湿度就大，反之就小。绝对湿度与温度成正比。

（2）饱和湿度（saturated humidity） 在一定温度下，空气中水蒸气的最大含量，称为饱和湿度。饱和湿度的单位以 g/m^3 表示。在一定的温度下，空气中的水蒸气含量不会无限制地增多。当空气中的水蒸气含量达到最大限度时，空气中的水蒸气量就达到饱和。大气是由干空气和水蒸气组成的混合气体，大气具有一定的压强，就是通常所说的大气压。水蒸气也具有一定的压强，称为水蒸气分压力。大气压等于空气的分压力与水蒸气分压力之和。

饱和湿度不是固定不变的，饱和湿度随温度的上升而增大，温度越高，单位体积中所能容纳的水蒸气含量就越多，水汽压就越大，直到达到饱和，此时饱和水汽压也增大到该温度 F 的最大值，多余的水蒸气就会出现凝结现象。例如：20℃时饱和水汽压为 17.12g/m³，30℃时增至 30.04g/m³。饱和湿度与温度成正比。

（3）相对湿度（relative humidity）　在一定温度下，空气中实际含有的水汽量与同温度下的空气最大水汽量之比的百分数，称为相对湿度。即一定温度下绝对湿度占饱和湿度的百分比数。

相对湿度 = 绝对湿度/饱和湿度 × 100%

绝对湿度 = 饱和湿度 × 相对湿度

相对湿度只表示空气离饱和的程度，不表示空气湿度的绝对大小。例如，温度在 10℃、15℃时，若相对湿度均为 70%，其绝对湿度是不同的，10℃时绝对湿度是 6.45g/m³，15℃时为 8.95g/m³。通常所说的相对湿度小，就表示空气距同温度下的饱和湿度远，空气较干燥；相反就表示距离同温度下的饱和湿度近，空气较潮湿。某温度下的相对湿度为 100%时，水汽达到饱和，水汽压达到同温度下的最大值。

（4）露点（dew point）　某温度下的饱和水汽压随温度的上升而增大，温度上升，饱和水汽就变为不饱和水汽。相反，如果要将不饱和水汽变为饱和水汽，只要把温度降低到一定程度，不饱和水汽就可以变为饱和水汽，此时多余的水蒸气就会产生凝结形成水珠。使空气中的不饱和水汽变成饱和水汽时的温度，或使空气中水蒸气产生凝结时的温度，称为"露点"。

若在中药贮存过程中遇突然降温，易使商品蒙上一层水淞，俗称"出汗"。

通常用塑料包装或塑料帐罩密封的中药商品，商品水分吸收热量蒸发，蒸发的水汽被限制在密封环境中不得散发，如果贮存环境温度下降到露点温度时，密封体积内的水汽便凝结在塑料薄膜的内壁上。这种情况称为结露，易使商品发霉变质。所以药材商品应干燥贮存。

4. 相对湿度的测量

（1）干湿温度表　常用干湿球温度表来测量相对湿度，查看时，温度表（干表）反映的数值就是温度值。湿度表部分，用约 10cm 长的纱布，一端包住湿球，另一端浸入盛有蒸馏水的水盂里。由于纱布吸水使温度表保持湿润，称为湿球。在相对湿度不饱和时，水分会蒸发，水蒸发需要热量，由于水盂里的水和浸水纱布吸热而不断蒸发使温度降低，浸水纱布周围空气温度也会降低，因此，湿表的度数就低于干表。空气相对湿度为 100%时，干、湿表的水银柱一样高。空气越是干燥，蒸发越快，需要的热量就越多，湿表的温度降低得越多，干湿表的差异越大。相对湿度的测量时，用干球数值减去湿球数值，即为当时的干湿差，通过查阅或换算，即可求出当时空气的相对湿度。

（2）其他湿度计　有通风湿度计、毛发湿度计、自记湿度计、DS-87 电脑型温湿度巡测仪、WSWC 型仓库温湿度微机自动巡测仪、WSC-1 型空气温湿度摇测仪等。

（二）温湿度对中药材的影响

温度对中药的贮存影响最大，一般中药对气温有一定的适应范围，15℃~20℃时药材成分基本稳定，利于贮藏，当温度升高到30℃时，有利于害虫、真菌的生长、繁殖，致使中药霉变、虫蛀，温度在34℃以上时，含脂肪油较多的中药，会导致油脂分解外溢，形成走油。而温度在0℃以下时，某些鲜活中药如鲜姜，所含水分会结冰，引起局部细胞坏死。

在中药材贮存时，湿度是影响其质量的另一重要因素。如果湿气过大，会引起中药材的含水量、化学成分、外形或体态发生改变。药材含水量一般为10%~15%，如果因贮藏条件不当，空气相对湿度在70%以上时，逐渐吸收空气中的水蒸气，中药的含水量会随时增加。含糖多的就会吸潮、发霉乃至虫蛀，盐制中药就会潮解、软化。当空气相对湿度在60%以下时，中药材中水分会减少，可导致花类、叶类、胶类中药因失水而干裂发脆。含结晶水较高的矿物药，如胆矾、芒硝等失去结晶水而风化。

温度与相对湿度的关系：如果某一时刻的温度不变，绝对湿度的高低决定相对湿度的大小。因为在一定的温度下，空气的饱和湿度是固定不变的，所以，绝对湿度越高，占饱和湿度的百分比也越高，相对湿度必然越大，反之则越小。温度越高，饱和湿度升高越快则相对湿度越小。在仓库的湿度和温度管理工作中，主要用相对湿度来确定库内的干燥程序。因此，中药材贮存时，其库房必须保持通风、干燥、阴凉，室内湿度最好控制在25℃以下，贮存中的中药商品环境相对湿度应该在70%左右，低于60%则干燥，高于80%则潮湿。

（三）温湿度的变化规律

1. 大气温度变化规律

（1）昼夜变化　温度的日变化是比较复杂的，入射的太阳辐射在中午达到一天当中的最大值，地面吸收的热量也多。但地面吸收热量后，要经过一段时间，收与支并未平衡，因此一天中的最高气温并不出现在中午。直到下午15时左右，入射的太阳辐射与射出辐射趋于相等，气温达到一天中的最大值。日落时太阳辐射逐渐减少到最低值，但地表在前一段时间内吸收的太阳能量仍需要通过射出的辐射释放出去，温度逐渐下降，日出前入射的太阳辐射等于零，气温达到一天的最低值。

（2）季节变化　一年四季中，陆地上炎热气温出现在夏至（6月22日）后的一个月，严寒气温出现在冬至（12月22日）后的一个月。春分（3月21日）和秋分（9月23日）后的一个月，是一年中气温最宜人的时候。气温出现的这种周期性的变化，使我们感到春、夏、秋、冬的四季变化。但全年最高最低气温所以出现在夏至和冬至后的一个月，是因为夏至时，虽然地面接收入射的太阳能量最大，但地面的加热需要时间，射出辐射同样需要时间，因此出现最高气温滞后的变化。冬至时，虽然地面接收入射的太阳辐射能量最小，但地面前期太阳辐射能量较冬至时要大，需要逐渐地通过射出辐射放出去，因此，也出现最低气温滞后的变化。

2. 大气湿度变化规律

（1）昼夜变化

①绝对湿度：绝对湿度的昼夜变化与气温高低、蒸发强度和乱流强弱有关。乱流是

气流中的小规模无规则的上升下降作用，日温度变化大，温度高，乱流作用强。绝对湿度的变化与温度变化同步。温度低，蒸发强度小，绝对湿度小；温度高，蒸发强度大，绝对湿度大。但受乱流影响，绝对湿度日变化出现单波型日变化和双波型日变化。

单波型日变化：是指绝对湿度在一天中的最大值和最小值，分别只有一个。最大值出现至15时左右，最小值出现在日出前，与温度变化同步。如海岸和暖季潮湿的地方属单波型日变化。

双波型日变化：是指绝对湿度在一天中出现两个最大值和两个最小值。最大值分别出现在8～9时和20～21时，最小值分别出现在日出前和15时左右。这是由于一日之中温度变化大，乱流作用随温度上升而增加。温度高时，虽然蒸发旺盛，但水汽被乱流带到高空，低空绝对湿度小，15时左右最小；随着温度下降，乱流作用减弱，水汽下降，低空绝对湿度加大，20～21时最大，形成双波型变化。例如，暖季大陆上属于双波型日变化。

②相对湿度：大气相对湿度昼夜变化与温度的昼夜变化情况正好相反。一日之内，相对湿度最大值出现在日出前，最小值出现在15时左右。

相对湿度的这种变化，主要是因为日出前，地面射出辐射能量最小，地面空气温度最低，该温度下的饱和湿度小，则相对湿度最大。如果把日出前的绝对湿度看作不变，但饱和湿度随温度的逐渐降低而达最小值，则绝对湿度与饱和湿度的比值最大，相对湿度最大。15时左右，入射的太阳辐射与地面射出辐射重趋相等，温度达到一天中的最高值，饱和湿度也达一天中的最大值。此时温度高，水蒸气蒸发旺盛。如果乱流较弱，绝对湿度也加大，但绝对湿度的增加不如饱和湿度增加得快，其比值必然小；如果乱流较强，水汽上升，低空绝对湿度最小，那么一天中最小值的绝对湿度与同温度下的饱和湿度比值，必然最小。因此15时左右相对湿度达到一天中的最小值。

（2）季节变化

①绝对湿度：绝对湿度的季节变化，主要受温度的影响。夏季气温高，蒸发旺盛、迅速，绝对湿度大，最大值出现在7～8月。冬季气温低，蒸发减慢，绝对湿度小，最小值出现在1～2月。

②相对湿度：在我国，深居内陆的西北地区，相对湿度最大值出现在冬季，最小值出现在夏季。但在我国大部分地区，由春至夏，大气相对湿度普遍升高，这与梅雨季节和季风性气候有关。我国东部濒临广阔的太平洋，冬半年（10月～次年3月）大陆上温度低、气压高，而海洋上温度高、气压低。由于海陆间热力差异，冬半年受西伯利亚冷高压和极地冷空气的影响，盛行偏北冬季风。这一时期，空气寒冷、干燥，水汽含量少，大多数中药商品处于安全贮存期内。

夏半年（4～9月）季风发生明显变化，大陆湿度高、气压低，海洋湿度低、气压高，形成夏季风。夏季风带来印度洋、太平洋湿暖空气，气温高、湿度大，大多数中药商品处于相对不安全贮存期。中药商品受大气相对湿度影响，可从每年的4～9月相继进入不稳定期，质量易变化。

3. 库内温湿度变化

（1）库内温度变化 一般库内最高温度比库外略低，库内最低温度比库外高。夜间库内温度比库外高，白天库内温度比库外低，同时库内上部比下部温度高，背阴面比向阳面低。靠近门窗处容易受库外温度影响，而库内深处温度较稳定。仓库的建筑结构、坐落方向、商品自然属性不同，库内的温度也有差别。一般而言，仓库为铁皮、木质结构的受外界影响大，石砖结构受外界影响小。

（2）库内湿度变化 库内相对湿度变化，恰与库温变化相反。夜间，库温低，相对湿度大；白天，库温高，相对湿度小，库内向阳面比背阴面及上部比下部相对湿度低。据测定，库内上部相对湿度为65%～80%时（平均值），下部则可达85%，卧底部位空气流通较差及地坪反潮可达100%。影响库内相对湿度变化的原因，一是库房密封性差，门窗不严，通风常开，使库外潮气进入库内。二是因库房坐落在地下水位较高的地方，地坪防潮性能差，若夏季地坪返潮或较大降水过程后易从地下往上返水，也可能因新建库房刚交付使用墙壁、地坪返潮结露。三是贮存过程中商品都含有一定水分，特别是新进库的潮湿商品，通过解湿散发水分，影响库内绝对湿度、相对湿度。另外，人的劳动强度、微生物分解活动都会放出湿气，影响库内湿度变化。

综上所述，由于仓库建筑物的存在，使库房单位体积内形成一个小气候，与库外大气温湿度存在着一定差异，若能利用库外库内的温湿度差异，造成有利于商品贮存的库内小气候环境，则是温湿度管理的手段之一。

（四）温湿度变化对中药商品水分的影响

1. 商品水分与温湿度的关系 中药商品含水量的多少与商品进入贮存阶段前的干燥程度有关。中药商品进入贮存阶段后，在温湿度影响下，中药商品中含水量会出现一些可逆的变化。根据这些变化，提出了商品的吸湿性、平衡水分、安全水分等一套系统的理论。

2. 中药的吸湿性和吸湿率 药材具有从空气中吸收水分和向空气中散发水分的性能，这种性能叫吸湿性。在一定的温度条件下，它能从空气中吸收水蒸气，而在另一种条件下，则又能向空气中散失水蒸气。由于温湿度是经常变化的，所以不同的时期和不同的条件下药材的吸湿性也不断变化。吸湿性主要受空气中的温湿度、空气的流动、药材表面积大小、药材结构性质等影响。由此可见，不同的药材在相同的条件下或相同的药材在不同条件下，它的吸湿性都各不一样。在一定时间和一定的温湿条件下，药材吸收空气中水分的数量叫吸湿量。吸湿量与其本身重量的百分比，称为吸湿率。计算方法如下。

$$吸湿率 = \frac{烘干前重量 - 烘干后重量}{烘干前的重量} \times 100\%$$

3. 中药水分的平衡与安全

（1）水分的平衡 由于药材具有吸湿性，所产生这种性能的主要原因是在每一瞬间，药材表面及周围都会形成一定密度的水蒸气层，这种水蒸气层具有一定的水气压力，而压力的大小取决于药材的含水量、本身水分子的结合程度及空气中温度的变化。即含水量越大，水分子的结合越不牢固，其表面水分子越活跃，因而药材体表面周围水蒸气的密度和压力越大，这时会产生散湿现象。相反，药材周围水蒸气的密度和压力小于空气中的水气压力时，则产生吸湿现象。若药材体周围的水气压力与空气中的水气压力相等时（不是静止而是动态平衡），既不吸湿又不散湿，这时药材的含水量便为平衡水分。

（2）水分的安全　中药的安全水分是指在一定条件下，能使其安全贮存、质量不发生其他变异的临界含水量。目前习惯上应用的"安全水分"是指含水量在安全范围的临界限度。任何一种药材都含有一定量的水分，它是组成药材质量的重要成分之一。如果失去或含过多的水分，其质量都会发生变化。当含水量过大时，药材易发生虫蛀、霉烂、潮解、软化、粘连等；当过多地失去水分时，又易产生风化、走味、泛油、干裂、脆化、变形，而且重量也要发生变化，加大药材的损耗。某些中药（如大蜜丸）水分走失后会皱皮、干硬、反沙。仓库保管反复实践证明，如果在一定的条件下，把药材本身的含水量控制在一定的限度和幅度内，质量就不易发生变异。

4. 中药水分测试方法　目前，测定药材含水量的方法很多，各有特点。《药典》收录的有烘干法、甲苯法、减压干燥法、气相色谱法。在实际应用中常用的还有红外线干燥法、电阻法等。

中药含水量在安全水分限度范围内一般可以安全贮存。在实际工作中，"安全水分"对指导养护工作意义较大，如晾晒、烘干等都是利用其来进行重要的贮存养护，以保证药材的质量。

（五）温湿度的控制与调节

1. 温度控制和调节　温度与贮存中的中药商品质量变化之间的关系极为密切，温度高中药商品会发生各种质量变化。为了在贮存过程中保持质量的稳定性，必须对库内温度进行调节，使其维持在适应商品性能要求的温度范围。常用的温度控制和调节办法如下。

（1）自然通风降温　通风是根据空气自然流动的规律，使库内库外的空气交换，以达到调节库内空气温湿度的目的。利用通风调节库内温湿度是最简便易行的方法，只要运行得当，就能收到效果。

通风既可降温，也可散湿。它是利用库外温度低于库内温度，利用不同风速产生的不同风压，使风从窗门的通风口吹入仓内，风自库外携带较库内温度低的空气，使之和室内空气混合，使库内的气温下降。同时，商品垛与温度下降后的室内空间进行平衡，从而实现通风降温效果。通风效果主要取决于库内外产生的温度差。所以，通风时库内热空气从库房上部排出，库外的冷空气从库房下部进入，形成冷热空气对流循环，从而达到降温的效果。

进行通风降温是要有条件的，必须进行库内外温湿度对比，参考风力风向进行。盲目通风，不仅不会受益，反而使库内温湿度不利于商品贮存，造成不应有的损失。

（2）**机械通风降温**　是利用机械设备，使库房内外的空气通过循环得以更换的一种降温方法。一般不受大气条件和季节的限制。机械通风主要有两种：一是电风扇通风，有排气式、送风式；二是空气调节器系统，其装置由送风机、空气处理室、风管及出风口等三个部分组成。还可在进风装置上安装空气过滤器，以提高空气的洁净程度和降低空气的温度和湿度。

（3）**避光降温**　需要进行遮光降温的仓库，可在库房外天棚或库顶上 30～40cm 处搭凉棚，并在日光曝晒的墙外也搭上凉棚，以减少日光的辐射热，使库内温度下降。

（4）**排冷降温**　用排风扇将地下室、地窖、防空洞的冷空气引入库内，降低库内温度。

我国传统降温方法即加冰降温。选择密闭、隔热条件较好的仓库，用冰使室内温度降低。一般将冰块或冰块混合物盛于铁桶或木桶内，放置库内 1.5m 的高处，便于冷空气下沉，容器下安装排水管，将水引出库外。由于此法费用较大，故适用于不耐高温贮存的小批量商品降温。

（5）**保温**　在严寒地区，一些怕冻的液体中药制剂，应采取保温的方法使液体不受冻，一般温度不低于液体制剂的冰点即可。可以在仓库顶棚、门窗添一些保温装置（通常采用夹层窗户，门部悬挂棉门帘），并使门窗严密关闭，仓库四周用夹层墙，内用绝热物充填，这样仓库散热慢，能在一定的时间内保持库内温度不变，受库外气温高低变化的影响小。有暖气条件的地方，可在库内靠墙处安装暖气片，密闭门窗使库内保持适当的温度。散热器有散热均匀、温度容易调节、清洁卫生、无火灾危险等优点，但应该使药物离散热器有一定距离。

2. 湿度的控制和调节　由于大气湿度有日变化和季节变化，使库内湿度也经常处于变化状态。当空气潮湿，库内相对湿度在 75% 以上时，应采取调节或控制的措施：一是减少湿度的来源，二是不断排除库内已有的湿度。常用的湿度控制和调节办法如下。

（1）**吸湿剂降湿法**　一般常用的吸湿剂有石灰、木炭、氯化钙等。用吸湿剂降湿在目前是降低库内温度的一种切实可行的有效方法。下面介绍几种常见的吸湿剂。

①生石灰（CaO）：具有取材容易、使用方便、价格低廉、吸湿率高等优点。如果库内相对湿度在 75% 以上，放置生石灰，一般 5～7 天就可达到较好的吸湿效果，8～9天以后，生石灰就基本全部变成粉末。使用生石灰时应注意，生石灰属碱性氧化物，有一定的腐蚀性，不能直接与商品接触。生石灰应盛于陶盆、瓦钵、木箱、竹篓中，装时注意摊匀，并将生石灰块打碎（切勿打成粉末），一般以容器的 1/2 为宜。也可以直接摊放在地面上（但要隔离商品和易燃物）或用容器放在垛底、垛边、沿墙四周及靠近入库门处。若用于内包装吸湿时，要把生石灰与商品隔开，最好在两者间垫纸张、纸板等物质。生石灰吸湿过程中会放出一定的热量，在大量发热接触易燃物时会导致火灾，应特别注意。此外，生石灰吸湿后变成熟石灰，吸收空气中的二氧化碳，生成碳酸钙时会放出水分，反而增加库内的湿度，故应及时撤换生石灰。

为了合理使用吸湿剂，便于库内湿度的控制，可参考下列公式计算吸湿剂用量。

$$吸湿剂用量 = \frac{库房容积 \times（原有相对湿度 - 最终相对湿度）\times 同温度下饱和湿度}{吸湿剂的吸水量}$$

库房容积是指库内的长×宽×高，原有相对湿度指当时库内相对湿度，最终相对湿度指库内降湿后要达到相对湿度，饱和湿度指当时库内温度下的空气饱和湿度。

例：某一贮存红花的库房，长25m，宽10m，高5m。库内当时温度为30℃，相对湿度为80%，现计划将库内相对湿度降为70%，问需用生石灰多少千克？（生石灰每千克吸湿率为30%）

30℃时的饱和湿度为30.4g/m³，代入公式计算得生石炭用量为12.7kg。

②氯化钙（$CaCl_2$）：是一种白色多孔、具有较强吸潮能力的强电解质盐类。氯化钙分无水氯化钙和工业含水氯化钙两种。含水氯化钙吸湿率为60%～100%，无水氯化钙吸湿率为100%～200%，这种含水氯化钙比较经济。氯化钙吸水后，便融化为液体，但可以再生。简便方法：将溶液放在铁锅里用火煮，并随时搅拌，当水分蒸发到表面呈糊状后，即可倒入其他容器内，冷却后继续使用。使用时，应不与商品直接接触，只作库内空间吸湿用，可放在竹篓或装在麻袋里（由于其具有腐蚀性，不能用金属盛装），下放容器盛装吸湿后的液体，以利再生。

③硅胶（H_2SiO_3）：又名矽胶。它是由胶冻状硅酸中除去大量水分，而得到的白色稍透明颗粒状固体，故称硅胶。分原色硅胶和变色硅胶两种。原色硅胶为无色透明或乳白色粒状固体。变色硅胶是经氯化钴或溴化铜等处理的有色硅胶，有绿色、深蓝色、黑褐色或赭黄几种。变色硅胶随着吸湿逐渐改变颜色，可指示吸湿程度。如深蓝色的硅胶逐渐变为浅蓝色，最后变为粉红色或无色。硅胶具有良好、持久的吸湿能力，理化性质比较稳定，吸湿后仍为固体，不潮解、不融化、不污染商品，也没有腐蚀性，经烘干后仍可继续使用。每千克硅胶能吸水0.4～0.5kg。硅胶虽吸湿性好，但由于价格高，目前仅用于细贵怕潮的商品，一般连续使用1～2年。

（2）机械去湿法　是利用机械设备除去仓库环境中的水汽，以降低相对湿度的一种除湿方法。它适用于各种潮湿仓库的吸湿降潮，特别是地下仓库、半地下仓库、洞库等。

①空气去湿机：空气去湿机具有体积小、重量轻、降湿快、省劳力等特点。

工作原理：室内潮湿空气经过滤器到蒸发器，由于蒸发器的表面低于露点温度，致使空气中的水分凝结成水滴，流入接水盆，经水管排出，使空气中的含水量降低。被冷却的干燥空气，经加热后再由离心机送入室内，室内空气相对湿度便不断下降，当达到库内要求的相对湿度时，即可停机。其吸湿能力较强，按不同机型每小时可吸水6～28kg。

使用时应避免日光照射，远离暖气等热源，机身四周不得放置阻挡空气流通的障碍物，去湿机应在密闭环境中工作。

②电热去湿干燥器：是去湿和热风干燥的结合体。有电热、鼓风组成的热风干燥系统，也有压缩、冷凝器和蒸发器组成的冷冻去湿系统。可用于库内去湿、物质的干燥。

③垛底通风驱潮机：是用于驱散货垛底部湿气，迫使垛底空气流通，解决垛底潮湿

的一种简易风机。

（3）自然通风降湿 利用自然风力通风降湿的关键是选择通风时机。自然通风降湿，要根据几种典型气候下的温湿度变化情况，做出具体分析。盲目通风，会适得其反。因此，进行自然通风降湿的可行性分析就十分重要。

①梅雨季节的自然通风降湿：梅雨季节是我国南方和长江中下游地区的一种特殊气候。气候特点是：降水多属连续性，雨日长，温度高，风力弱，天阴不晴或云量多，日照时间短。

由于梅雨期内连续降雨使空气湿度猛增，库外绝对湿度大于库内。库房降湿工作要在梅雨期前做好准备。梅雨期前先通风散湿，使库内保持一定的干燥度，受潮湿影响较大的商品应密闭贮存。梅雨期内，紧闭门窗，因正常进出库作业时，要及时关闭，不能长时间开启，严防潮气入内。在梅雨期内，库内空气潮湿，宜用机械除湿或吸湿剂辅助除湿。梅雨季节后，天气晴朗。当库外绝对湿度有所下降后，在库外温度比库内高的条件下，通风降湿可行性存在三种情况：一是库外绝对湿度略大于库内，不能盲目通风。二是库内外绝对湿度相等，可以通风。三是库外绝对湿度小于库内，可以通风。

②夏季的通风降湿：夏季一般库内温度低于库外，湿度高于库外；白天库外温度高于库内，湿度小于库内，夜间则相反。在这种情况下，一般都可通风。在实际工作中，有时会遇到库内外的温度与湿度不易判断的情况，需要进行简单的计算后才能确定。计算时，考虑通风后库内空气被库外空气所替代，所以必须把库外绝对湿度换算成库内同温度下的相对湿度，再与库内相对湿度进行对比，若换算结果比库内的相对湿度低则可通风，若比库内相对湿度高就不可通风。

计算公式如下：

$$库内同温度下的相对湿度 = \frac{库外温度下空气饱和湿度 \times 库外相对湿度}{库内温度下空气饱和湿度} \times 100\%$$

$$= \frac{通风后库内绝对湿度}{库内温度下空气饱和湿度} \times 100\%$$

例1. 库房内温度为21℃，相对湿度为75%，库外温度17℃，相对湿度78%，是否可以通风？经查表不同温度下空气中饱和湿度是：21℃时为 18.3g/m³；17℃时为 14.5g/m³。

代入公式计算：

$$相对湿度 = \frac{14.5 \times 78\%}{18.3} \times 100\% = 61\%$$

61% < 75%，经计算通风后的相对湿度61%比原库内的75%小，表示通风后可以降低原库内的相对湿度，达到干燥的目的。同时可看出，库外虽然相对湿度大，但库外绝对湿度小于库内绝对湿度（14.5×78% < 18.3×75%），所以可以通风。

例2. 库内温度为21℃，相对湿度为76%，库外温度23℃，相对湿度72%，是否可以通风？经查表不同温度下空气中水蒸气的饱和量是：21℃时为 18.3g/m³；23℃时为 20.6g/m³。

代入公式计算：

$$相对湿度 = \frac{20.6 \times 72\%}{18.3} \times 100\% = 81\%$$

76% ＜81%，库内相对湿度小于换算后的相对湿度，表示库外绝对湿度大于库内，不宜通风。

通过以上两例可以说明，遇到特殊情况不能盲目采取通风措施，必须掌握库内外的温湿度后，经过计算才能确定，一定要以通风后能降低库内温湿度为前提。这不仅适用于自然通风，机械通风也是一样的。

由此可见，进行温湿度管理，管理得好，事半功倍；管理不好，徒劳无益。要在理论的指导下进行工作，才能使温湿度按照人的意志为中药商品贮存和管理工作服务，这就是温湿度管理的目的。

药品存储环境温湿度的高低除直接影响其质量发生不可逆转的变化外，还能加快诱发其他自然因素对药材质量的损坏。恶劣的温湿度环境会导致药品的软化、冻结、粘连、结晶、沉淀、潮解、结块、霉变、泛油等。因此严格把库房的温湿度控制在规定范围内（一般温度不超过30℃，相对湿度不超过70%）是做好药材保管工作的关键。但是随着季节的转换，温湿度的波动范围一般均较大，人工测量易受到环境及人为因素的影响，难以实现准确有效的调控，对药品的贮存极为不利。因此，仓库温湿度控制与调节实现自动化是未来的发展方向，即将中药根据中药商品对贮存环境中温湿度的要求，设置在一定的范围内，使中药商品能够安全贮存，若仓库的温湿度超出了这一安全贮存的范围，则温湿度控制与调节自动化系统将进行自动化控制和调节。现在开发的库房温湿度自动控制系统集温湿度信号采集、处理、计算机软硬件、调温调湿技术于一体，实现库房温湿度的远距离监测、控制和定点报警，使温湿度调控更趋科学，从而为药材储备提供一个良好的环境。

六、安全管理

仓库安全管理是仓库管理的重要组成部分。仓库的安全工作贯穿于仓库各个作业环节中，要深入细致地做好安全的宣传教育工作，提高相关人员的安全意识。严格执行安全制度，切实遵守装卸、搬运、堆码等人工或机械的安全操作规程，加强危险品的监督检查，严禁带入火种，防止汛期水害，以减少财产物资的损失，加速商品周转。因此，进行仓库管理就是要及时发现问题，采取科学方法，消除各种危险隐患，有效防止灾害事故的发生，保护仓库中人、财、物的安全。

（一）消防安全

中药仓库的消防工作，是确保仓库安全的首要任务，重点是防止火灾的发生，要贯彻"以防为主，以消为辅"的方针，全体动员，认真对待，防患于未然。

1. 组织措施 仓库除建立专职或兼职消防队伍以外，仓库领导应有专人分管安全消防工作，并根据库区地段划分消防区域，指定地段的消防负责人，必须贯彻"预防为主、防消结合"以及"分级管理，分区负责"的原则。使责任到区到人，实行谁主管谁负责的原则，分工明确，职责清楚。还要根据商品贮存情况和防火责任区域范围制定具体的灭火规划。内容包括：灭火和抢救商品；与安全消防机关的联系；消防设施的使用；切断大火蔓延的措施等内容和人员部署等。要坚持对全体职工进行安全消防的教育与培训，定期开展安全教育与安全消防知识培训与演习，新职工和转岗人员必须经过安全消防知识培训后才能上岗工作，提高职工的安全意识。

2. **业务措施**　仓库应把安全消防工作落实到业务领域，以保证控制不安全因素的产生。

（1）贮存易燃、易爆等危险品要分别设专用仓库。性能相抵触的商品要分开贮存。

（2）凡受阳光照射易引起燃烧、爆炸或产生有毒气体的化学危险物品及易燃液体、气体、须存放于指定的阴凉通风库房。

（3）库房商品堆码应按规定保持"五距"（墙距、柱距、顶距、灯距、垛距），尤其要注意保持商品同电源（灯泡、开关、电线）的规定距离。

（4）商品包装容器要完整牢固，防止剧烈震动和撞击倾倒。

（5）库区内不得擅自搭建违章建筑，不得在防火间距内堆放可燃物品，不得阻碍建筑物间的消防通道，安全门、疏散楼梯和走道要保持畅通。

3. **火源和电源管理措施**　要防止火灾，必须先了解会引发仓库火灾发生的原因。防止火灾就是要防止火源同可燃物质接触而燃烧。火源分为直接火源和间接火源。

直接火源主要有三种：明火，如火柴擦燃、打火机火焰、香烟头火、烧红的电热丝等；电火花，即当电路开启或切断和电气保险丝熔断，及短路而产生的电火花；雷击，瞬时高压放电所引起的可燃物质燃烧。

间接火源主要有两种：加热自燃起火，如危险品之间相互撞击而起火，生石灰遇水后大量放热而使可燃物质起火；商品本身自燃起火，指在既无明火又无外来热源的条件下商品本身自行发热、燃烧起火，如黄磷能在常温下与空气剧烈氧化引起自燃。

由此可见，产生火源的许多原因与仓库工作有直接关系。如果不遵守安全制度，不严格按照操作规程办事，就很容易引起火灾，因此，应有针对性地采取一些措施，加强火源、电源管理，严格控制火源、电源和其他一切火患因素，是做好防火工作的先决条件。

仓库为易燃场所，严禁任何人携带明火进入仓库，严禁火种入库，职工、外来人员和车辆入库，必须查留火种，库区内禁止吸烟和使用明火，库区、库房发现火柴梗和烟蒂视为火种入库。仓库区与生活区要严格分离开。要严格明火管理，库区如确需动用明火，必须履行用火审批手续，在现场要旋转相应的消防器材，责成专人看管，坚持"用火不离人"的规定。用于易燃、易爆物品的开箱、封箱工具，须是铜质材料。汽车不准驶入库房，电瓶车、钗车和易引起火花的手推车进入贮存易燃易爆的化学危险品库房，须有防爆或防火装置。库房顶部要安装烟感报警器，库房须安装报警装置。

在电源管理方面，库区生产、生活用电线必须分开，电线和电器设备必须按照设计规范由正式电工安装、维修，库区内老化、裸露的电线须及时更换。库房内使用的照明灯具，须符合公安消防部门的规定。库房门外应单独安装电源开关箱，保管人员离岗时须锁门、拉闸断电。按照国家有关防雷设计安装规范的规定，设置防雷装置，并在每年雨季前检测，保证安全。

4. 安全灭火措施　仓库一旦发生火灾，即应迅速地采取有效措施将火扑灭。当药品仓库发生火灾时，除应断绝电源、搬移可燃物等外，必须根据药品的特性，采用相应的灭火方法。

（1）**冷却法**　将燃烧物的温度降低到燃烧点以下，使火熄灭的方法称冷却法，其最普遍的方法是用水灭火。但有些易燃品或遇水燃烧的药品，如用水施救不仅不能灭火，反而会使火焰扩大，如松节油等油剂类，不能用水灭火，因它们比水轻，且不溶于水，水的冲击反而使燃烧物向四周飞溅引起更大的灾害；一些忌水、遇水发生剧烈反应的药品，不能用水灭火；贵重药品被水浇泡，质量会大受影响，不宜用水灭火；电器类医疗仪器也不宜用水灭火。

（2）**窒息法**　将燃烧物与空气隔绝，使燃烧物失去氧的助燃作用而熄灭的方法称窒息法。如用砂土、湿棉被、灭火器喷出的粉末或泡沫覆盖燃烧物，使氧浓度降到16%以下即可窒息火苗。

（3）**隔离法**　火灾发生时，将附近的可燃物搬至安全地带，如一时不能搬走而火力将延及的可燃物应迅速拆除，形成隔离带，以防火势蔓延、扩大。

5. 常用灭火器的使用常识　灭火器是一种用于扑灭火患初起的轻便灭火器材。各种灭火器都有不同的用途，使用时要根据火灾的具体情况选择使用。

（1）**泡沫灭火器**　容量有10kg、100kg、200kg等，机型有手提式或拖车式。10kg手提式（标准型）的筒内盛装着碳酸氢钠和18%发泡剂的混合液以及硫酸铝溶液。使用时，将机身倒转倾斜呈45°，两种溶液混合立即发生化学反应，产生二氧化碳气体泡沫，从喷嘴喷出后覆盖在燃烧物上，隔绝空气而起到灭火作用。

该机产生的泡沫比油类轻，适用于油类及脂肪油等液体的初起之火，不能用于忌水的化学物品的扑救。对于电火灾，应切断电源后才能使用灭火器灭火。

使用泡沫灭火器时，一手握环一手托住底边，将灭火器颠倒过来轻轻抖动几下，泡沫就会喷射出来。切忌扛在肩上或对人喷射，防止因喷嘴堵塞导致灭火器的底盖弹出伤人。

（2）**干冰灭火器**　该机内盛液态二氧化碳，在20℃时钢瓶内为20个大气压。灭火时喷射出白色雪花状的干冰，覆盖在燃烧物表面，吸收热量而化为气体。当二氧化碳的浓度占空气的1/3以上时，燃烧物窒息就会停止燃烧。它的特点是具有窒息和冷却双重作用。该机适用于扑灭电器、精密仪器、珍贵药材等忌水物质的火灾。但不适用于金属钠、钾、镁粉、银粉等发生的火灾。

使用时，人要站在上风处，尽量靠近火源，先喷向火焰最近的一边，不要往火焰中喷射，也不要凌乱喷射，更不能喷射到人身上，以免引起冻伤。使用后，要立即关紧灭火器的开关，操作人员也要转移到空气流通处，以免窒息。

（3）**干粉灭火器**　该机筒内主要盛有碳酸氢钠等盐类粉末物质，还装有二氧化碳作为喷射的动力，适用于油类、可燃气体、电器设备和遇水易燃物质的初起火灾。使用时在离火场七八米的地方把灭火器竖立起来，然后一手紧握喷嘴胶管，一手拉住提环用力向上提拉并向火源接近，这时灭火器会喷射出一股带有白色粉末的气流将火熄灭。在一般情况下，灭火器的粉剂不易变质，可以长期保存。

此外，常用的灭火器还有酸碱灭火器、1121 灭火器等。必备的消防器材有消防水桶、沙箱、斧钩等。

（二）鼠害及防治

鼠害历来就是中药贮存中的防治对象。鼠盗食及污染药材，破坏药材的完整度，传播病原物，破坏包装和建筑物。鼠类是啮齿动物，它的口器功能和消化功能都是很强的，鼠对药材的偷食，不仅使数量的直接减少，也使药材的性状遭到破坏，从而影响药材的品质。鼠类喜食的药材，都是一些淀粉、蛋白质、脂肪、糖类等营养物质含量较高的品种，它们在偷食饱足以后，还随处排泄粪便，对药材造成严重污染，危害人类健康。鼠类是传播病源微生物的媒介，把一些病毒、致病菌带到药材上，如鼠疫等，其危害是难以估计的。因此，防治鼠害已成为仓储中药养护工作的一项重要任务。

1. 常见鼠类及危害

老鼠是哺乳类啮齿目鼠科动物，种类很多，特征各异。我国发现的家鼠和野鼠约80 种，中药仓鼠常见的有褐家鼠、小家鼠和黑鼠。

（1）褐家鼠 Rattus norvegicus Berkohout　亦叫坑渠老鼠、大家鼠、水老鼠、股仓鼠。一般隐藏在居住宅区内的沟渠、下水道、厕所、仓库、杂物库房、垃圾堆等潮湿、阴暗场所。成年褐家鼠体长 120～220mm，体重 60～350g，体形粗大。褐家鼠是我国分布最普遍的家鼠之一，繁殖能力强，雌鼠出生 3 个月性成熟，妊娠期 21～22 天，每窝平均 8～10 只仔鼠。褐家鼠平均寿命为 6～7 个月，很少超过 2 年。听觉、嗅觉和触觉很灵敏，善于打洞和游泳，不善攀登，喜栖息于温度稳定潮湿的地方，具有同类残杀性，主要在夜间活动，以黄昏和黎明活动最频。

（2）小家鼠 Mus musculs Linnaeus　别名小鼠，小老鼠，主要隐藏在纸箱、杂物堆、地板缝隙等，以棉絮、纸屑等作铺垫物。成年小家鼠体长一般 60～90mm，体重 7～20g，体形瘦小；毛色变化较大，背毛灰褐或灰棕色，腹毛灰白或灰黄色，小家鼠繁殖能力很强，在生活条件适宜情况下，一年四季均可繁殖。怀孕期约为 20 天，产后马上又能交配受孕。春、秋各有一次繁殖高峰，一般年产 6～8 胎，每胎产仔鼠 6～8 只，仔鼠 2～3 个月性成熟后即可繁殖。小家鼠一般寿命不到 1 年，平均寿命为 100 天。善攀登、跳跃，必要时也会下水游泳，常栖息室内不常被人挪动的物体内或比较隐蔽、干燥和食源近的场所，洞口较多，常在墙基、仓库、货物堆积和保温层内打洞筑巢。贪食，该鼠昼夜活动，最活跃的时间是晚上，多在地面沿墙根和家具旁边行动。奔跑迅速，攀登能力强。在黄昏和黎明前有两个活动觅食高峰。

（3）黑鼠 Rattus flavipectus Milne - Edwards　别名黄胸鼠，黄腹鼠、黑家鼠等。主要隐藏在屋顶天花板、缝隙、杂物堆、货场或下水道内。成年黑鼠体长 14～18cm，体重 60～180g，体形较褐家鼠瘦小，嘴尖；背毛棕褐色，尖端黄褐色，腹毛灰黄，胸部黄色更深，呈棕黄色；尾长大于头部与身体之和，尾毛黑色，有细毛和鳞片。黑鼠的繁殖力与褐家鼠相同，只是每窝的仔数较少，为 4 ~ 10 只，平均 6 只，平均寿命与褐家鼠相似。善于攀爬与跳跃，食性复杂，具肉食性，昼夜均活动，以夜间活动为主。在黄昏和黎明前有两个活动觅食高峰。

2. 鼠害防治　鼠害防治应采用预防与治理相结合的办法。

（1）鼠害的预防

①治理仓库内外环境：改变鼠类栖息条件，使鼠类无法生存。如铲除杂草，疏通沟渠，垃圾日产日清，药存离地离墙、堆放整齐等，使鼠类无栖息场所。

②断绝鼠的食源：家鼠的生存赖于食物和水源，断绝老鼠的食料与水的来源，就能有效地阻止鼠滋生。

③防止鼠类入侵：应着重对仓门、仓墙和库区环境进行改进，阻断仓鼠进出仓库的通道。仓库的门框下缘应钉 30cm 高的铁皮，库门及窗关闭后缝隙应小于 0.6cm，不能给老鼠留有进出仓库的空隙。白天开库房时应加挡鼠板，或安装自动关闭的铁纱门，凡窗、气窗、通风孔等都必须装铁丝网。仓库破损的墙壁、鼠洞及各种管道和电缆周围的空隙应及时修补堵塞，使鼠不能钻进。在库外离地面高 60cm 处抹一平滑的防鼠带，各种管道上要加挡鼠板，以防止鼠类攀登入库。另外，要加强入库商品的检查，以防老鼠随商品混入仓库。定期或不定期进行检查，及时发现滋生的鼠害。

（2）鼠害的治理

①化学防治：使用杀鼠迷、溴敌隆、敌鼠隆等抗凝血药物进行灭鼠。因为鼠类的嗅觉和味觉都很灵敏，发现异味即不取食，所以，对调拌诱饵的药剂，应具备一个基本的要求，即药剂拌入饵料内配成的毒饵，必须适合鼠类取食入口才能起到毒杀作用。在使用毒饵诱杀时，毒饵、毒液应在室外或较宽敞的室内配制。所用的药剂必须准确称量，并做好记录；配制时应戴防毒口罩，防止药粉飞扬进入呼吸道。禁止用手直接接触药剂或毒饵毒液。现场禁止吸烟和饮食。杀鼠毒饵毒液施放在固定器皿或具有明显标志的特制毒饵箱中，并记载施放时间、地点、数量；包装过药剂和毒饵的纸，以及过期的毒饵毒液，要集中烧毁并深埋，盛装毒饵毒液的器皿，要用肥皂水洗净，集中保管；毒饵、毒液的配制、保管、使用、回收和处理应有专人负责。用毒饵毒死的老鼠，均须焚化或深埋处理，不得随意乱扔，以免病害传染。

还有利用化学药剂具有挥发性的特点进行熏杀灭鼠的方法，主要有如下几种：一是利用氯化苦或溴甲烷熏杀。仓库内气温高于 5℃ 时，可用氯化苦 15 ~ 20g/m³，或溴甲烷 20 ~ 30g/m³ 密封熏蒸，密封 12 小时即能把老鼠杀灭；或者将竹竿顶端劈开一道缝，夹一团旧棉花或碎布头，蘸 2 ~ 5 克氯化苦药液，塞入鼠洞内，然后将洞口严密封死。采用这种方法，事前一定要认真检查鼠洞，预先堵塞仓外及其他部位洞口。二是烟剂熏蒸灭鼠。烟剂用 65% 稻糠和 35% 硝酸钾制成，引线为厚纸片在饱和硝酸钾溶液中浸泡晒干后制成。使用时把烟剂放入鼠洞口内，点燃后发烟，烟雾可迅速达到洞底。按上所比例配的烟剂点燃产生的气体中一氧化碳含量平均高达 28.5%，一般来说，空气中一氧化碳浓度超过 20% 时，老鼠在 1 分钟内即可死亡。也可用硫黄熏蒸灭鼠，硫黄燃烧后产生的二氧化硫气体，老鼠吸入后，因咽喉水肿、痉挛、呼吸麻痹、窒息而死。需要注意的是，用于熏杀灭鼠的化学药剂一般毒性较大，或者高残留，容易造成环境污染，多被禁止应用。一般用于没有放置药材的空仓库，仓库附近有住户时，不宜采用这种方法，以免鼠洞通入住房，引起人员中毒。投药熏杀时，操作人员一定要按仓库熏蒸的要求佩戴好防毒面具。

②物理防治：一般利用各种捕鼠器械诱捕鼠类，可根据不同环境使用不同的灭鼠用具。如鼠笼、鼠夹、黏鼠胶等。在使用捕鼠器械前要通过观察粪便、足迹、跑道、咬啮的痕迹等，掌握鼠的活动规律。选择适当的捕鼠方法和器材。根据鼠的习性，捕杀时要先诱后杀，捕鼠器械的布置要经常变化，勤换诱饵，勤查捕鼠器械。

为了有效消除鼠害，人类不断开发出捕鼠灭鼠的器械，如电子捕鼠器、超声波灭鼠器等。电子捕鼠器是根据强脉冲电流对生物机体具有强烈杀伤破坏作用的原理设计的。使用时，只要将电子捕鼠器的电网布放在老鼠经常出没的地方，再将高压端连接到已布好的网上即可。当老鼠触及电网时即被发出的高压放电击昏，此时机上红灯闪亮，并发出警报。这时值班人员要随即关闭电源，沿布网方向寻找已被击昏的老鼠。使用电子捕鼠器时应注意电网与地面绝缘，防止人畜中电。以离地面 3~4cm 为宜，过低则易接触地面，过高则易被老鼠通过。另外，老鼠触及电网时会有火花产生，因此不宜布置在易燃易爆物品附近；捕鼠时值班人员不能随便离开，及时清理被击昏的老鼠，同时保证环境内的安全。

超声波灭鼠器是一种电子脉冲式超声波驱鼠装置，采用电子仪器发射超声波来驱杀老鼠。使用时将仪器安放在空气流通良好的库房内，开机发射超声波，老鼠对该超声波忍受不了，一听到这种声音便逃跑，否则，时间长了会食欲减退，直至全身痉挛、四肢发硬死亡。正在哺乳的母鼠受超声波干扰后，还会导致乳汁枯竭，从而影响老鼠的繁殖。

③生物防治：由于化学药剂灭鼠易污染环境和高残留，以及物理方法灭鼠的局限性，目前各国都在进行生物防治的研究。一是从动物、植物或微生物中提取具有一定毒性的物质灭鼠，这些物质多为特有的几种氨基酸组成的蛋白质单体或聚合体。如我国生产的肉毒梭菌毒素或葡萄球菌肠毒素配制成的 0.08%~1% 的溶液，可毒杀仓库褐家鼠及小家鼠。该制剂对人畜比较安全，不会发生二次中毒，保护了鼠类天敌；而且毒素在自然环境中易分解失效，残留期短，不污染环境；适口性好，灭属鼠率可达 80%~95%，是一种较理想的杀鼠剂。另外，德国学者研究出一种肉孢子属的单细胞生物对鼠是致命的，且对其他生物无害，一旦技术成熟，即可能取代现有的化学杀鼠药。二是通过使用化学（或免疫）绝育剂，给老鼠吃"避孕药"，降低鼠类的繁殖能力，达到降低其种群数量，减少鼠害的目的。研究发现，从棉籽中提取的棉酚对公鼠有避孕作用；中药天花粉和莪术可用于母鼠的避孕。将加工提取的药物与老鼠爱吃的玉米面等掺在一起，制成老鼠喜欢食用的小面块，就成为对付老鼠的"不育剂"。公鼠吃棉酚后精子基本上被杀死，雌鼠食后子宫溢血，子宫内膜受到破坏。实验结果表明，吃了"不育剂"的小白鼠交配后 90% 没有后代，吃了这种药的白鼠与没有吃药的白鼠交配同样不能正

常繁育后代。春秋两季是老鼠的发情期，在这段时间把"不育剂"放在老鼠经常出没的地方，几年后这里的老鼠种群数量可明显下降约70%。

总体而言，鼠类对人类和生态环境都是一大危害，从保护生态环境，减少次生危害的整体观点出发，采取以环境治理为主，通过对环境的整治和防鼠设施的设置，改变鼠类的生活栖息条件，辅以安全的、经济有效的化学、物理及生物灭鼠方法，形成一套系统的综合防治措施，才能达到最佳的防治效果。

七、文档管理

中药仓库的文档管理应采用计算机进行以下几方面的系统管理。

1. **有关检验的记录文档**　包括商品名、品种、规格、数量、检验质量报告、药品注册证号、批准文号、有效期、产品批号、说明书、品种规格、包装、常规检验内容和具体按剂型检验的内容，以及检验用的仪器和方法等记录文档存档。

2. **购进商品内容记录**　商品名、来源、产地、品级、规格、购进日期、经销企业名称、规格、数量、生产批号、生产日期、生产单位名称、验收入库时的质检情况、进货数量、进出动态、存放地点、存放位置等内容的记录和管理。

3. **商品保管方面**　商品进出时电脑开票，应做好保管和保管卡管理，所采取的保管养护措施记录。

4. **产品质量档案管理**　在药品生产单位凡正式产品都应建立产品质量档案。档案管理员负责建立、整理、汇总产品质量档案，按规定编目成册，归档保存。其内容为：产品简介、名称、处方、规格、批准文号、批准日期、工艺流程、原辅料、炮制品、半成品、包装材料、标签、规格标准、检验方法、标准沿革及修改执行资料、工艺变更、检验方法变更等资料存档。

另外，有条件的单位可采用RF（手持终端）对药品验收、入库、上架、发货、复核、出库实行条码管理，且至少对如下信息进行编码：药品名称、剂型、规格、生产厂家、产品批号、购进单位、有效期、进货检验单号、到货日期、总件数、总数量、单件编号、货位编号等。

目前，计算机在现代化中药仓储中的应用十分广泛，利用电子计算机能存储大量的信息和具有快速查询的功能，可以将仓储工作中的各种数据、记录、资料、文件都输入计算机，让其进行处理，再为各部门提供所需的报表、资料等信息。商品出入库自动点数计数归档，记录商品定位情况，并能很快进行查询商品库存情况和综合分析等，为组织的决策提供信息支持。

第八章　常见中药材的采收加工与贮藏养护

第一节　根及根茎类药材

人　参
Ginseng Radix et Rhizoma

【别名】山参、园参、棒槌。

【来源】本品为五加科植物人参 *Panax ginseng* C. A. Mey. 的干燥根和根茎。主产于吉林、辽宁、黑龙江等地。野山人参主产于长白山区及小兴安岭东南，朝鲜及俄罗斯远东地区也有分布，目前资源已枯竭，取代之的为"林下参"；园参主产于吉林抚松、集安，辽宁桓仁、宽甸、新宾，黑龙江五常、尚志等地，以吉林抚松、集安、长白山为道地产区。目前多为栽培品。

【采收】林下参为人工将人参种子播撒在野外自然环境，由其自然生长而成，一般生长12年以上采挖。一般在8~10月，果实成熟为鲜红色时采挖。采收时，除去周围杂草，视参株大小，从外围四周挖去泥土，用骨针顺人参须根将泥土拔松，逐渐向主根方向挖进，把参体连须根完整挖出，除去地上茎，裹以青苔、树皮，防止吹干走浆。挖时须小心，以免断根或破皮。

园参栽培5~6年秋季采挖；培植大货，可栽培8~9年采收；特殊品种如石柱参，需15年以上采收。近年来，生长4年的人参也可采收，用于加工生晒参。一般在9月上旬、中旬，人参生长进入枯萎期，参叶变黄时采挖，此时，人参浆液足、产量高。采收时先拆除棚架，然后将畦面的土先搂下一部分，割取地上部分，随即将参刨出，要深刨慢拉，防止伤根，去除茎叶、泥土，装入箩筐或麻袋运回，及时加工。若人参浆气不足，可于起收前10天左右，拆除荫棚进行放雨、放阳，可使人参浆足，提高产量。未加工的鲜参称"园参水子"。

【加工】

1. 生晒参　体形较大且外形美观的鲜参适合加工成生晒参。生晒参分为下须生晒参和全须生晒参。

下须生晒参：鲜参洗去泥沙及杂质，剪去须根，只留主根和大的支根，大小分档，去净泥土后用竹刀刮净病斑，置于阳光下晾晒 1～2 天，低温烘干。过去烘干前还要装入熏箱内熏硫，现在已被禁止。

全须生晒参：与下须生晒参加工方法基本相同，但不再下须，可用绳线绑住须根，以免晒干后须根折断。绑须时先使其吸水软化，便于整形。再用白棉线捆绑于须根末端，使其顺直，干燥。

野山参、林下参多加工为全须生晒参。

2. 红参 一般体形较大、浆液多的鲜参适合加工成红参。将选好的鲜参洗去杂质及泥沙，剪去芋须根及小的支根，注意保持参根根须、芋等的完整性，并且不能损伤鲜参的外表皮。人工刷洗时刮去病疤，刷净泥土，但不要刷破表皮和碰断枝根。大小分档，于清水中浸渍 20～30 分钟，分别按大小装入蒸笼中蒸 2～3 小时，先武火后文火，不能随意加火或撤火，以避免因温度急剧上升或下降而造成参根破裂或熟化度欠佳。蒸至参根半透明，红棕色。也可使用蒸参机蒸制，蒸参机的温度和压力可以自动控制，使用方便，工作效率高，但蒸制时注意控制温度和时间。取出烘干，最适宜的烘干温度为 70℃，温度过高，会使红参颜色变黑，失去光泽，断面透明度差；温度过低，失水速度太慢，甚至影响人参内含成分转化，致使三醇型皂苷与二醇型皂苷的比值降低。或将芦头向上倾斜摆于晒参帘上晾晒。

3. 糖参 糖参又称白糖参。缺头少尾、浆液不足、体形欠佳、质地较软的鲜参适合加工成糖参。将选好的参根，洗净，头朝下放入筐中，置沸水中煮 15～20 分钟，使参根变软，内心稍硬。取出晒 0.5～2 小时，将参根平放在木板上，用排针扎遍参根全体，再用骨针顺着参根由下往上扎几针，但不能穿透，扎后将参放入缸内，不得太满。把已经熬到挑起发亮、有丝不断的糖浆，趁热倒入缸内，浸泡 10～12 小时后将参取出，凉到不发黏时再反复两次排针、浸糖。晒干或烘干。

由于加工糖参的工艺繁琐，多次排针、浸糖，使人参的有效成分严重损失，加上贮藏、运输中易于吸潮、污染，冬季易于烊化返糖，夏季易于发霉变质。故糖参的应用受到限制，加工量较少。

药材产地加工的还有活性参（冻干参）等。另外，人参作为贵重的道地药材，不同产地加工方法各异，形成各种药材规格。

【商品规格】

1. 野山参 以生长年久，体丰满，横灵体，雁脖芦，八字腿，皮条须，紧皮细纹，芦、纹、体、皮、须五形全美，芋帽不超过主根重 25% 者为佳。商品按每支重量分为八个等级。一等品：每支重 100g 以上，芋帽不超过主根重的 25%。主根粗短呈横灵体，支根八字分开，五形全美（芦、芋、纹、体、须相衬），有圆芦，芋中间丰满，形似枣核，皮紧细，主根上部横纹紧密而深，须根清疏而长，质坚韧，有明显的珍珠疙瘩。表面牙白色或黄白色，断面白色。味甜微苦。无疤痕、杂质、虫蛀、霉变。二等品：每支55g 以上；余同一等。三等品：每支 32.5g 以上；余同一等。四等品：每支 20g 以上；余同一等。五等品：每支 12.5g 以上，芋帽不超过主根重的 40%；余同一等。六等品：

每支6.5g以上。干货纯野生的根部，呈灵体、顺体或崎形体（俗称苯形）。有艼或无艼，形似枣核；余同一等。七等品：每支4g以上；余同一等。八等品：每支2g以上，间有芦须等残次品；余同一等。

2. **红参**　以身长、芦长、腿长、体圆、无从沟，表面红棕色、有皮肉、半透明，质坚实，气香，味苦者为佳。分为边条红参和普通红参。

（1）**边条红参**　主根呈圆柱形，芦长、体长、腿长。表面红棕色，半透明，有光泽。肩部有环纹，呈淡棕色或杂有黄色。有2~3条支根，较粗。根茎上有茎痕7~9个。质硬而脆，断面平坦、光滑、角质样。商品按每500g支数分为七个等级。16边条红参：每500g 16支以内，每支重31.3g以上；25边条红参：每500g 25支以内，每支重20g以上；35边条红参：每500g 35支以内，每支重14.3g以上；45边条红参：每500g 45支以内；55边条红参：每500g 55支以内；80边条红参：每500g 80支以内；小货边条红参：每500g 80支以外，支头均匀。每个规格根据有无中尾、黄皮、抽沟、破疤等又分为3个等级。

（2）**普通红参**　主根呈圆柱形，以芦短、身粗、腿短为特征。表面棕红色或淡棕色，半透明，有光泽。质硬而脆，断面平坦、光洁、角质样。以每500g所含人参的支数为标准，分为六个等级。20普通红参：每500g 20支以内，每支25g以上；32普通红参：每500g 32支以内，每支15.6g以上；48普通红参：每500g 48支以内；64普通红参：每500g 60支以内；80普通红参：每500g 80支以内；小货普通红参：每500g 80支以外，支头均匀。每个规格根据有无细腿、破疤、黄皮、抽沟等分为三个等级。

参须，依据红参的长度和形状，将其划分为红直须、红弯须和红混须3个规格。红直须　根须呈长条形，粗壮均匀。棕红色或橙红色，有光泽，呈半透明状。断面角质。气香味苦。商品按长度分为两个等级。一等品：长13.3cm以上。无干浆、毛须，无杂质、虫蛀、霉变。二等品：长13.3cm以下，最短不低于8.3cm；余同一等。

红弯须的根须呈条形弯曲状，粗细不均匀。橙红色或棕黄色，有光泽，呈半透明状，不碎，气香味苦。无碎末、杂质、虫蛀、霉变。

3. **全须生晒参**　干货根呈圆柱形，有分枝。体轻有抽沟，芦须全，有艼帽。表面黄白色或较深。断面黄白色。气香味苦，商品按单支重量分为四个等级。一等品：每支重10g以上。二等品：每支重7.5g以上。三等品：每支重5g以上。四等品：大小支不分。芦须不全，间有折断。

4. **生晒参**　以支大，皮细纹深，表面黄白色，粉性足，气香，味苦微甜者为佳。根呈圆柱形，去净艼、须，表面黄白色，断面黄白色。气香，味苦。按每500g含有的支数和体表有无破疤等分为五个等级。一等品：每500g 60支以内。二等品：每500g 80支以内。三等品：每500g 100支以内。四等品：每500g 130支以内。五等品：每500g 130支以外。

5. **白直须**　根须条状，表明黄白色，断面黄白色，有光泽。气香，味苦。按须长短分为两个等级。一等长13.3cm以上。二等根须长8.3cm~13.3cm。

6. **白混须**　长度在8.3cm以下并与细小弯须混同者，称白混须。

7. 糖参　根呈圆柱形；芦须齐全，表面色白，体充实，枝条均匀，断面白色；味甜、微苦。以支大、色白、皮老、长芦、长须、无破痕，皮细纹深，味甜，不返糖者为佳。

【贮藏与养护】野山参、林下参一般用木盒或木箱等较精制的容器包装。园参用内衬防潮纸的纸箱或木箱包装，外涂防潮油并包裹麻袋或麻布。常用的方法为将木箱洗刷干净，晒干或烘干，在箱底部放石灰块，其上交叉垫竹箅子，竹箅子上铺几层草纸，草纸四角放4瓶60℃的白酒，瓶盖敞开，再将人参放在草纸上，然后盖上木箱盖，密封。活性参在选参时，随时将选好的鲜参装入塑料袋内，采用气调养护法存放；也有采用无毒聚乙烯尼龙复合膜充 N_2 密封贮存的。

人参由于含有大量的多糖类物质，极易出现受潮、泛油、发霉、变色、虫蛀等变质现象。一般应置阴凉干燥处，密封保存，防蛀。宜贮存于温度15℃，最高不超过28℃，相对湿度65%~70%的专用仓库。商品安全水分：生晒参11%~14%，红参9%~11%。由于价格较贵，应实行专人、专库、专帐、专柜保管。

常见的养护技术有：①将人参装入木板盒、塑料盒或硬纸盒中，周围放少量硅胶、生石灰或炒黄大米吸潮，以后用75%酒精喷洒参面，密封存放。②采取白糖埋藏法，选用密封的玻璃或陶瓷容器洗净、干燥，将干燥、无结块的白砂糖铺于容器底部2~3cm厚，上面平列人参药材一层，用白砂糖覆盖使之超出参面1~2cm，如此反复，最后铺上白砂糖，加盖密封。③采取低温养护法，贮存于电冰箱或冷库中。人参不宜与樟脑、冰片、花椒同存，防串味。

另外，春季将人参通风晾干后可装于密封箱中，每箱约25kg，至6月份可在箱内放置10~15g四氯化碳等熏蒸剂密封，可防潮，预防虫蛀。

【质量评价】

1. 经验鉴别　以芦长、条粗、体丰坚实、支大、腿长者为佳。

2. 纯度检查　①水分：不得过12.0%。②总灰分：不得过5.0%。

3. 含量测定　用高效液相色谱法测定，生晒参药材按干燥品计算，含人参皂苷 Rg_1（$C_{42}H_{72}O_{14}$）和人参皂苷 Re（$C_{48}H_{82}O_{18}$）的总量不得少于0.30%，人参皂苷 Rb_1（$C_{54}H_{92}O_{23}$）不得少于0.20%。

附：高丽参

别名朝鲜参、别直参。五加科植物人参（*Panax ginseng* C. A. Mey）带根茎的根，经加工蒸制而成。主产于韩国及朝鲜两地，一般生长4~6年采收，其中又以6年根的品质最优。加工的产品有白参：以4~6年的人参为原料，剥皮后晾干或阴干而制成的产品。其水分含量低于14%。白参分为直参、曲参、半曲参、尾参。直参：指形态为直立型且去表皮的白参。曲参：指参体各部位甚至包括参体中部卷成圆形后晒干的白参。半曲参：指自参根部弯至参体后晒干的白参，从整体上看，其弯曲的长度为参体的一半，因此称半曲参。尾参：由主根之外的支根、须根制成的白参。红参：以4~6年的人参为原料，蒸熟后晒干或烘干而成。

包装同人参，与空气隔绝，晾干密封，防潮防虫。高丽参贮藏期一般在5~10年，方法得当，可保存10年以上。余同人参。

三 七

Notoginseng Radix et Rhizoma

【别名】山漆、金不换、参三七、田七、田三七、滇三七。

【来源】本品为五加科植物三七 *Panax notoginseng* (Burk.) F. H. Chen 的干燥根和根茎。主产于云南文山、砚山、广南、西畴、马关、丘北等地；泸西、开远、蒙自、弥勒等地也有少量栽培。广西田阳、靖西；四川、江西、贵州等省亦产。以云南文山三七历史悠久，质量优，奉为道地药材，广西田阳产量大。

【采收】一般栽种3~5年后采收，摘除花薹后7~8月采挖的三七为"春七"，体实饱满，质量好，产量高；留种后12月至翌年1月采挖的三七为"冬七"，体松瘪瘦，质量次，产量低。一般在采收前10天左右割去地上茎，选择晴天采挖地下部分，挖取三七时要从下坡向上坡挖，连土轻轻挖起，防止断根和漏收，抖尽泥土。

【加工】采挖后除去地上部分，洗净，剪下芦头、支根及须根，按大小分档，主根习称"三七头子"，将"三七头子"曝晒一天，进行第一次揉搓，可使三七内外水分含量均匀。揉时用力要轻，着力均匀，慎擦破表皮，使色泽变黑。再曝晒、搓揉，第二次揉搓即可加大力度，以使三七根体结实，外表棕黑发亮，边晒边揉，反复晒揉3~5次，待至全干称为"毛货"。将"毛货"按大小分档后放入麻袋内加粗糠或稻谷撞至表面光滑即得。现代多用滚动机加砂石、碎瓷撞，加石蜡打光。如遇阴雨，可搭烤架在50℃以下烘干，烘烤时要勤检查，并不断揉搓。

剪下的根茎、支根、须根分别晒干。根茎习称"剪口"，支根习称"筋条"，须根习称"绒根"。

【商品规格】

1. **春三七**　呈圆锥形或类圆柱形。体重质坚实，表面灰黄色或黄褐色。断面灰褐色或灰绿色。味苦微甜。干货按每500g的支数分（个数）为十三个等级，有时又称为多少头，如20头、40头等。一等品（20头）：每500g 20头以内，长不超过6cm。二等品（30头）：每500g 30头以内，长不超过6cm。三等品（40头）：每500g 40头以内，长不超过5cm。四等品（60头）：每500g 60头以内，长不超过4cm。五等品（80头）：每500g 80头以内，长不超过3cm。六等品（120头）：每500g 120头以内，长不超过2.5cm。七等品（160）：每500g 160头以内，长不超过2cm。八等品（200头）：每500g 200头以内，长不超过2cm。九等品（大二外）：每500g 250头以内，长不超过1.5cm。十等品（小二外）：每500g 300头以内，长不超过1.5cm。十一等品（无数头）：每500g 450头以内，长不超过1.5cm。十二等品（筋条）：间有从主根上剪下的细支根（筋条）。不分春七、冬七，每500g 450~600头。支根上端直径不低于0.8cm，下端直径不低于0.5cm。十三等品（剪口）：不分春七、冬七，主要是三七的芦头。

2. **冬三七**   表面灰黄色。有皱纹或抽沟（拉槽）。不饱满，体稍轻。断面黄绿色。无杂质、虫蛀、霉变。各等头数与春七相同。

【贮藏与养护】一般采用纸箱或木箱包装。通常用双层草纸包好，每包 0.5 ~ 2.5kg，然后放入包装箱内；云南用纸盒装，每盒 2.5 ~ 5kg，再装木箱；规格为大包装，每袋 50 ~ 70kg。广西用布袋包装，贮于木箱内。也可在容器内放置适量樟脑用纸包好贮存于阴凉干燥处。

三七为贵重药材，加工好的三七应有专门的仓库进行贮藏。仓库应具备透风除湿设备，货架与墙壁的距离不得少于 1m，离地面距离不得少于 20cm。水分超过 13% 者不得入库。

在贮藏过程中注意检查，一般每 15 天检查一次，发现受潮及时翻晒，可将干燥后的三七与木炭、白矾同存，或与樟脑、冰片一起贮藏，以免生虫。三七粉也可用塑料袋装好封严，以便吞服或冲服。一般干燥好的三七药材贮存于密闭干燥、通风处，于每年夏季曝晒 1 ~ 2 次，10 年不会变质。

三七受潮后易霉变、虫蛀，尤其是梅雨季节，应采取除湿措施，可应用除湿机除去多余的水分后再装入密封容器，夏季最好贮存于密闭的石灰缸内。贮藏时应注意中药包装有无变异，如发现问题应及时处理。一般的真菌在紫外线下会较快地被杀死，且不影响中药的质量。可将三七平铺在特定的紫外线照射房间内，选用波长 1000 ~ 4000Å 的紫外灯照射，半小时后翻动再照射 3 ~ 4 次。一般每 3 个月照射 1 次，梅雨季节每 15 ~ 30 天照射 1 次。

【质量评价】

1. **经验鉴别**   以个大、体重、质坚、表面光滑、断面灰绿色或黄绿色者为佳。

2. **纯度检查**   ①水分：不得过 14.0%。②总灰分：不得过 6.0%。③酸不溶性灰分：不得过 3.0%。

3. **浸出物**   醇溶性浸出物（热浸法，用甲醇作溶剂）不得少于 16.0%。

4. **含量测定**   用高效液相色谱法测定，本品按干燥品计算，含人参皂苷 Rg_1（$C_{42}H_{72}O_{14}$）、人参皂苷 Rb_1（$C_{54}H_{92}O_{23}$）和三七皂苷 R_1（$C_{47}H_{80}O_{18}$）的总量不得少于 5.0%。

大 黄
Rhei Radix et Rhizoma

【别名】将军、川军、锦纹、香大黄。

【来源】本品为蓼科植物掌叶大黄 *Rheum palmatum* L.、唐古特大黄 *Rheum tanguticum* Maxim. ex Balf. 或药用大黄 *Rheum officinale* Baill. 的干燥根和根茎。掌叶大黄主产于甘肃礼县、文县、岷县，青海同仁、同德、贵德以及西藏、四川等地，主要为栽培，产量占大黄的大部分；唐古特大黄主产于青海、甘肃、西藏及四川地区，野生或栽培。前两者产于青海、甘肃等地的习称"北大黄"，产于四川的称为"雅黄"。北大黄以甘肃礼县、岷县、武威及青海同仁、同德、贵德等地为道地产区，甘肃铨水、礼县、西固所产者称"铨水大黄"，甘肃祁连山、武威一带所产者称"凉州大黄"，青海同仁、同德、贵德等县所产者称"西宁大黄"。药用大黄主产于陕西汉中、安康，贵州北部和湖北北部，栽培或野生，产量较少，习称"南川大黄"。

【采收】高海拔地区栽培5～6年，低海拔地区栽培3年以上植株秋末地上部分枯黄或次春植株发芽前采挖。一般在9～10月叶枯黄时或4～5月大黄未发芽前采收。采挖前要防止人畜践踏，以免大黄腐烂。采挖时先用撅头刨开根周围的土壤，然后再挖出根部。除去泥土及残叶。

【加工】

1. 北大黄　割去地上部分，除去泥沙及细根，不用水洗，切去大黄根茎顶端的生长点，用竹刀或瓷片刮去粗皮（忌用铁器），使水分外泄，趁鲜软时，切成段、块或纵切成两瓣，晾晒至切口处收缩并现油状黄白色小珠颗粒时，自然阴干或用火烘干。阴干的方法是将整形的大黄用麻绳串起，挂在室内或屋檐下通风晾干，切忌雨林，100～150天即成干品。烘干法是将晾晒整形的大黄放入烘箱，单层摆放，厚约10cm，加温至40℃～45℃，保持7～10天，每天翻动1次，直到大黄切口处的油状物消失后，再升温至55℃～58℃，20～30天即可烘干。过去也有用柴草烟熏干燥的，药材有烟熏味，色度较差，现在已不用烟熏干燥法。

干燥后的大黄为毛货大黄，现在药用以毛货大黄为主。过去为分规格等级或出口需要，必须经过精加工。一般年久粗壮大黄，上端根茎多数中心糟朽枯空，需劈开挖除糟朽黑心部分，加工成龟壳形片吉大黄（片吉）；粗壮实心的上、中段，修削成蛋形，称为蛋吉大黄（蛋吉）；中、下段主根或粗壮支根上段，加工段状，称为苏吉；较细的下段根称水根大黄；加工修削下的碎块、碎片称黄渣。

2. 南川大黄　挖出根及根茎，洗净泥沙，刮去外皮，横切成7～10cm厚的大块，晾晒至大黄切口处收缩并现油状黄白色小珠颗粒时，用细绳从尾部穿连成串，挂在阴凉通风处阴干。要谨防冰冻，否则容易糠心。忌雨淋。一般100～150天即成干品。由于根茎中心干后收缩凹陷成马蹄形，故称"马蹄大黄"。

【商品规格】

1. 蛋片吉　去净粗皮，纵切成瓣。表面黄棕色，体重质坚，断面淡红棕色或黄棕色，具放射状纹理及明显环纹，红肉白筋。髓部有星点环列或散在颗粒，气清香，味苦微涩。分三个等级。一等品：每1000g 8个以内，糠心不超过15%，无杂质、虫蛀、霉变。二等品：每1000g 12个以内；余同一等。三等品：每1000g 18个以内；余同一等。

2. 苏吉　去净粗皮，横切成段，呈不规则圆柱形，表面黄棕色，体重质坚，断面黄色或棕褐色，具放射状纹理及明显环纹，红肉白筋。髓部有星点环列或散在颗粒。气清香，味苦微涩。分三个等级。一等品：每1000g 20个以内，糠心不超过15%，无杂质、虫蛀、霉变。二等品：每1000g 30个以内；余同一等。三等品：每1000g 40个以内；余同一等。

3. 水根　为掌叶大黄或唐古特大黄的主根尾部及支根的加工品，呈长条状，表面棕色或黄褐色，间有未去净的栓皮。体重质坚，断面淡红色或黄褐色，具放射状纹理。气清香，味苦微涩，长短不限，间有闷茬，小头直径不小于1.3cm，无杂质、虫蛀、霉变。

4. 原大黄　去粗皮，纵切或横向联合切成瓣段，块片大小不分。表面黄褐色，断面具放射状纹理及明显环纹。髓部有星点或散在颗粒。气清香，味苦微涩，中部直径在2cm以上，糠心不超过15%。无杂质、虫蛀、霉变。

5. 雅黄　切成不规则块状，似马蹄形，去净粗皮，表面黄色或棕褐色，体重质坚，断面黄色或棕褐色。气微香，味苦。按每只重量不同分三个等级。一等品：每只150～250g，无枯糠、焦糊、水根、杂质、虫蛀、霉变。二等品：每只100～200g；余同一等。三等品：大小不分，间有直径3.5cm以上的根茎。

6. 南大黄　横切成段，去净粗皮，表面黄褐色，体结实，断面黄色或绿色，气微香，味涩而苦。分两个等级。一等品：长7cm以上，直径5cm以上，无枯糖、糊黑、水根、杂质、虫蛀、霉变。二等品：根茎横切成段，去净粗皮，表面黄褐色，体质轻松大小不分，间有水根，最小头直径不低于1.2cm；余同一等。

【贮藏与养护】一般用麻袋、木箱包装。前者为中档货所使用，每件30～50kg。后者为上档货所使用，在木箱内衬纸垫，盛入大黄药材，每件100kg。亦可采用竹筐、竹篓、双层无毒塑料袋包装。干后装箱，密封存放，防霉，防虫蛀。

大黄药材含淀粉、蛋白质、氨基酸等多种成分，易发霉生虫。贮藏过程中高温和高湿均影响药材质量，其中高湿度比高温对药材的质量影响更大。故在贮藏中应严格控制药材水分在10%～14%，控制库房相对湿度在70%～75%。最好30℃以下贮存。梅雨季节应置于石灰缸或罐、坛内贮藏，以防受潮发霉及虫蛀。从清明到寒露，每月至少检查2次。在堆码垛、倒垛、翻晒时应轻搬轻放，亦可采用气调养护法。大黄饮片不宜多晒、久晒，光照时间太长易导致药材变色。

【质量评价】

1. 经验鉴别　以个大、质坚实、气清香、味苦而微涩者为佳。

2. 纯度检查　①总灰分：不得过10.0%。②干燥失重：减失重量不得过15.0%。③土大黄苷：紫外灯下（365nm）检视，不得显持久的暗紫色荧光。

3. 浸出物　水溶性浸出物（热浸法）不得少于25.0%。

4. 含量测定　用高效液相色谱法测定，药材按干燥品计算，含大黄酸（$C_{15}H_8O_6$）、大黄素（$C_{15}H_{10}O_5$）、大黄酚（$C_{15}H_{10}O_4$）、芦荟大黄素（$C_{15}H_{10}O_5$）和大黄素甲醚（$C_{16}H_{12}O_5$）的总量不得少于1.50%。

山　药
Dioscoreae Rhizoma

【别名】薯蓣、山芋、薯药、菜山药。

【来源】本品为薯蓣科植物薯蓣 *Dioscorea opposita* Thunb. 的干燥根茎。主产于河南省的温县、武陟、博爱、沁阳等县。湖南、江西、广东、广西等地亦产。以河南产量大，质量优，称"怀山药"，为道地药材"四大怀药"之一。

【采收】北方一般在秋末冬初地上茎叶枯萎时采挖。南方在霜降后至次年2月均可采挖。采挖时从地一端顺行依据芦头深刨防断，挖出山药。去除泥土、须根，切去芦头（芦头长6~10cm，留作第二年作种），即可。

【加工】山药采挖后要及时加工。贮放时间过久，水分蒸发太多，根茎变软，不便去皮，折干率也下降。山药根茎，洗净泥土，削去外皮及须根，晒干，在干燥过程中要回潮3~4次，直至完全干燥，即为"毛山药"。选择肥大顺直的毛山药，置清水中，浸至无干心，捞出，闷透，再晾晒至八成干，用硫黄熏后，削去表面残留外皮，用木板搓成圆柱状，切成20~30cm的小段，晒干，打光，切齐两端，习称"光山药"。

【商品规格】分为光山药和毛山药两个规格。

1. **光山药** 呈圆柱形，条均挺直，光滑圆润，两头平齐。内外均匀为白色。质坚实，粉性足，味淡。商品按长度及直径分为四个等级。一等品：长15cm以上，直径2.3cm以上，无裂痕、空心、炸头、杂质、虫蛀、霉变。二等品：长13cm以上，直径1.7cm以上；余同一等。三等品：长10cm以上，直径1cm以上；余同一等。四等品：直径0.8cm以上，长短不分，间有碎块，无杂质、虫蛀、霉变。

2. **毛山药** 呈长条形，弯曲稍扁，有顺皱纹或周沟，去净外皮。内外均为白色或黄白色，有粉性。味淡。商品按长度及直径分为三个等级。一等品：长15cm以上，中部围粗3cm以上。无破裂、空心、黄筋、杂质、虫蛀、霉变。二等品：长10cm以上，中部围粗2cm以上；余同一等。三等品：长7cm以上，中部围粗1cm以上，间有碎块，无杂质、虫蛀霉变。

出口山药根据支数、长度以及直径分五个等级。

【贮藏与养护】一般采用纸箱密封保存。大量时采用竹篓、木箱包装，箱内衬以白纸，药材上面覆盖上牛皮纸，再加盖密封。

山药贮存于通风干燥避光处，温度30℃以下，相对湿度70%~75%。商品药材安全水分12%~14%。山药药材富含大量的淀粉、黏液质及蛋白质，易虫蛀、霉变。因此在养护保管此类药材时必须从杜绝害虫来源、控制其传播途径、消除繁殖条件等方面着手，可采用清洁养护法，并保持库房内干燥通风。最好选择具有药剂熏蒸条件和设备的库房，及时检查质量，以防止虫蛀、霉变的发生。采用晒、晾、烘的干燥方法进行防潮。

大量贮存时，梅雨季前须趁晴朗之日开箱适当曝晒（上等货在晒时上面应盖以白纸，以防日晒过度药材变色、裂痕或破碎）。亦可采用沙埋法贮藏，沙埋容器用缸或木箱，沙子应充分干燥后使用。贮藏容器应置于干燥通风处。此外，也可采用经验贮存法，同时放入少量牡丹皮、大茴香等，起到防虫的作用。同时应严防鼠害。

【质量评价】

1. **经验鉴别** 以条粗、质坚实、粉性足、色白者为佳。

2. **纯度检查** ①水分：不得过16.0%。②总灰分：不得过4.0%。

3. **浸出物** 照水溶性浸出物测定法（冷浸法）测定，不得少于7.0%。

川贝母
Fritillariae Cirrhosae Bulbus

【别名】虻、黄虻、贝母、京川贝。

【来源】本品为百合科植物川贝母 *Fritillaria cirrhosa* D. Don、暗紫贝母 *Fritillaria uni-bracteata* Hsiao et K. C. Hsia、甘肃贝母 *Fritillaria przewalskii* Maxim.、梭砂贝母 *Fritillaria delavayi* Franch.、太白贝母 *Fritillaria taipaiensis* P. Y. Li 或瓦布贝母 *Fritillaria unibracteata* Hsiao et K. C. Hsiavar. *wabuensis*（S. Y. Tang et S. C. Yue）Z. D. Liu, S. Wanget S. C. Chen 的干燥鳞茎。川贝母主产于四川石渠、德格、白玉、炉霍，西藏桑日、加查、郎县、隆子及云南德钦、贡山、中甸等地。本品为商品川贝母的主要来源。暗紫贝母主产于四川松潘、红原、干德等地。甘肃贝母主产于甘肃岷县、宕昌、舟曲、武都、文县，青海东南部及四川西北部等地。梭砂贝母主产于四川德格、石渠、甘孜、色达，西藏芒康、贡觉、江达，云南德钦、贡山，青海玉树、称多等地。太白贝母主产于陕西秦岭及其以南地区，甘肃东南部、四川东北部、湖北西北部等地亦产。瓦布贝母主产于四川北川、黑水、茂县、松潘等地。

【采收】采挖季节因各地气候不同而异。野生品多在夏、秋两季或积雪融化后杂草未长时采收，青海、西藏一般在 8～9 月采挖；四川、云南、甘肃一般在 6 月下旬至 7 月采挖。家种贝母，用种子播种栽培的于第三年或第四年茎叶枯萎后采收，用鳞茎及分割鳞茎繁殖的于次年 6～7 月倒苗后采收。挖时勿伤鳞茎，除去残茎、叶。

【加工】贝母挖出后将鳞茎去尽泥土和须根，摊于竹席上，盖以黑布，置烈日下曝晒干透呈白色。若遇雨天可将贝母鳞茎窖藏于水分少的沙土内，待晴天后再晒干，也可用微火 40℃～50℃烘干。加工时要及时摊放在晒席上，忌水洗或堆放受潮热，切忌堆沤，也不可高温烘烤。晾晒时可用木器或竹竿翻动，不可直接用手，否则贝母淀粉粒糊化而至贝母外色发黄或者僵粒。也有用明矾水或清水淘洗干净，用硫黄熏蒸，再晒干的。还可采用将除去泥沙和须根的鳞茎放于布袋或竹筐中，加入大量麦麸，撞摇，然后直接烘干或晒干；再置熏蒸室内用硫黄熏蒸 10～12 个小时（每 10kg 贝母用硫黄 0.5kg），以熏透为度（以硫黄烟熏至断面加碘液不变蓝色），取出晒干即得。

【商品规格】商品按性状不同分为"松贝""青贝"和"炉贝"三个规格。

1. 松贝　呈类圆锥形或近球形。体结实，质细腻，表面白色。断面粉白色。鳞瓣二，大瓣紧抱小瓣，未抱部分呈新月形，顶端闭口，基部底平。味甘微苦。商品按每 50g 的粒数分为两个等级。一等品：每 50g 240 粒以外，无黄贝、油贝、碎贝、破贝、杂质、虫蛀、霉变。二等品：每 50g 240 粒以内，间有黄贝、油贝、碎贝、破贝；余同一等。

2. 青贝　呈扁球形或类圆形。体结实，质细腻，表面白色。断面粉白色。两鳞片大小相似。基部较平或圆形，顶端闭口或开口。味淡微苦。商品按每 50g 的粒数分为四个等级。一等品：每 50g 190 粒以外，对开瓣不超过 20%。二等品：每 50g 130 粒以外，对开瓣不超过 25%；余同一等。三等品：每 50g 100 粒以外，对开瓣不超过 30%。四等品：表面牙白色或黄白色，大小粒不分。间有油粒、碎贝、黄贝；余同一等。

3. 炉贝 呈长锥形，贝瓣略似马牙。体结实，表面白色。断面粉白色。味苦。商品分为两个等级。一等品：大小粒不分，表面黄白色，间有油贝及白色破瓣，无杂质、虫蛀、霉变。二等品：表面黄白色或淡黄棕色，有的具有棕色斑点。

【贮藏与养护】一般采用木箱和麻袋包装，也有用麻布袋和白布袋盛装，然后再盛入木箱中，每件重 40kg 或 75kg。

川贝母必须置通风干燥处，防潮、防霉、防蛀；温度 25℃ 以下，相对湿度 70% ~ 75%。川贝母药材质地硬脆，倒垛堆码贝母袋时要轻搬轻放，不得摔、压。最好放于石灰缸内贮存。

川贝母含淀粉多，粉性大，受潮后易发霉、生虫、变色，影响药材质量。严格控制药材含水量，外界温度稍高，在短时间内就出现药材潮软发霉现象。贝母药材入库验收时应严格检查药材含水量，商品安全水分 12% ~ 13%。在库贮存过程中也应经常抽查。用手摸之有冷凉感，则认为潮湿。必要时，先晾晒干燥，再以硫黄熏 1 次，以防虫蛀。出现返潮现象也可曝晒除潮，为避免药材变色，可在上面覆盖一层白纸。可以采用熏蒸法、气调养护法养护，既可杀虫又可保色，熏蒸法一般在 4 ~ 5 月，用药物熏蒸 1 次。亦可采取密封、冷藏、对抗等适当的养护措施，确保药材质量。

【质量评价】

1. 经验鉴别 以质坚实、粉性足、色白者为佳。

2. 纯度检查 ①水分：不得过 15.0%。②总灰分：不得过 5.0%。③酸不溶性灰分：不得过 0.50%。

3. 浸出物 醇溶性浸出物（热浸法，用稀乙醇作溶剂）不得少于 9.0%。

4. 含量测定 照紫外 - 可见分光光度法在 415nm 的波长处测定，药材含总生物碱以西贝母碱（$C_{27}H_{43}NO_3$）计，不得少于 0.05%。

川 乌

Aconiti Radix

【别名】乌头、乌喙、即子、鸡毒、毒公、耿子。

【来源】本品为毛茛科植物乌头 *Aconitum carmichaelii* Debx. 的干燥母根。主产于四川江油、安县、北川、青川、平武，陕西汉中、兴平、户县等。云南、湖南、湖北、河南等地亦产。以四川江邮产量大、质量优，称为道地药材。

【采收】6 月下旬至 8 月上旬采收附子时将老根切下，晒干。子、母根混合川乌，11 ~ 12 月采挖，晒干。

【加工】挖出地下部分，除去子根、须根及泥沙，晒干。

【商品规格】现行规格按各地销售习惯分母根川乌、子根川乌两个规格，均为统货。

1. 母根川乌 瘦长倒圆锥形，稍弯曲，长 3 ~7cm，直径 2 ~3cm。表面灰棕色、棕褐色，有时微带紫色，周围有钉角。多皱缩，顶端有残茎。质坚实。断面类白色或灰黄色，可见多角形环纹。气微，味辛辣，麻舌，有剧毒。

2. 子根川乌 圆锥形或不规则圆锥形，长 1.5 ~4cm，直径 1.2 ~2.5cm。表面灰褐色，周围有瘤状钉角。顶端有芽痕。质坚实，不易折断，断面类白色。粉性。气微，味辛辣，麻舌，有剧毒。

【贮藏与养护】一般采用麻袋包装。置通风干燥处，防潮、防霉、防虫蛀。商品安全水分 11% ~15%。本品剧毒，贮藏与养护时应按毒剧药材管理。

【质量评价】

1. 经验鉴别 以个匀饱满、质坚实、无空心、断面色白有粉性者为佳。

2. 纯度检查 ①水分：不得过 12.0%。②总灰分：不得过 9.0%。③酸不溶性灰分：不得过 2.0%。

3. 含量测定 照高效液相色谱法测定，本品按干燥品计算，含乌头碱（$C_{32}H_{47}NO_{11}$）、次乌头碱（$C_{33}H_{45}NO_{10}$）和新乌头碱（$C_{33}H_{45}NO_{11}$）的总量应为 0.05% ~0.17%。

天 冬
Asparagi Radix

【别名】天门冬、明天冬、大天冬。

【来源】本品为百合科植物天冬 *Asparagus cochinchinensis* (Lour.) Merr. 的干燥块根。主产于贵州湄潭、赤水、仁怀、习水、大方、威宁、水城、兴义，四川古蔺、叙永、内江、岳池，广西天峨、隆林、田林、凌云，湖北咸丰、来凤、利川，湖南宝靖、慈利、石门、东安，云南巍山、宾川、景谷、普洱等地。

【采收】一般生长 4 ~5 年采收。秋、冬两季采挖，以冬季为宜。野生天冬采挖时应采大留小或将芦头（地下茎节盘）归土。

【加工】挖出块根，除去泥土、茎基和须根，洗净，大小分档，置沸水中煮或蒸至透心，捞入清水中，趁热剥去外皮，或用竹刀刮去夹壳天冬的双层皮，洗净，沥干水气，用硫黄熏蒸 10 小时，取出烘至八九成干，再用硫黄熏蒸 24 小时，取出后烘至全干，以手握不粘为度。亦可将去皮后天冬至明矾水中浸泡 0.5 ~1 小时，然后取出晒干或烘干。

【商品规格】呈长纺锤形，去净外皮。表面黄白色或淡棕黄色，半透明，断面黄白色，角质状，中央有白色中柱（白心）。气微，味甜微苦。商品按中部直径及杂质量分为三个等级。一等品：条肥大，有糖质，中部直径 1.2cm 以上，无硬皮、杂质、虫蛀、霉变。二等品：中部直径 0.8cm 以上，间有未剥净硬皮，但不得过 5%，无杂质、虫蛀、霉变。三等品：中部直径 0.5cm 以上，稍有未去净硬皮，但不得过 15%，无杂质、虫蛀、霉变。

【贮藏与养护】一般采用木箱包装。干品以木箱内垫吸水纸装满，塞紧，外用牛皮纸封口。隔绝空气，置通风干燥处存放，防霉，防走油。商品安全水分11%~15%。

天冬药材含多糖及黏液质等成分，易走油发霉，当温度过高、贮藏过久或长期受日光照晒后，就会出现走油现象，引起变质。极易吸潮、霉变、虫蛀，若不及时处理全根会稀软，黏结。因此，对此类药材养护保管时可采取除湿养护法，选择一定容器，放入适当的干燥剂（如生石灰）对饮片进行密封处理，亦可采用包装防霉养护法。夏季更应经常检查，及时晒凉或烘烤，保持药材干燥。必要时使用药剂熏蒸杀虫、防霉。

【质量评价】

1. **经验鉴别** 以色黄白、条粗壮、半透明者为佳。
2. **纯度检查** ①水分：不得过16.0%。②总灰分：不得过5.0%。
3. **浸出物** 醇溶性浸出物（热浸法，用稀乙醇作溶剂）不得少于80.0%。

天 麻

Gastrodiae Rhizoma

【别名】赤箭、离母、明天麻、神草、合离草、独摇、明天麻、定风草。

【来源】本品为兰科植物天麻 *Gastrodia elata* Bl. 的干燥块茎。主产于云南彝良、镇雄、大关、鲁甸、昭通、威信、永善，贵州大方、赫章、织金、正安、纳雍、锦屏、务川、沿河，四川叙永、古蔺、马边、雷波、峨边、通江、广元、旺苍，陕西镇安、西乡、宁强、镇巴、佛坪、城固、蓝田、勉县、镇安，河南卢氏、西峡、桐柏及安徽省大别山区、皖南山区等。栽培品以陕西、贵州等地产量较大。

【采收】立冬后至次年清明前采挖。采收时要细心扒去表土，待菌材出现后，先取菌材，再取天麻。先清除掉上层填充料，轻轻掀起上层菌棒，然后再翻下层菌棒，继续收麻。将商品麻、种麻、麻米分开，勿损伤麻嘴或块茎。箱栽天麻，可将麻箱轻轻倒放在地上，再移去空箱，分层收麻。

【加工】挖出天麻块茎，除去细根及泥沙，用谷壳加少量水或锯末加少量淘米水，反复搓擦，去除块茎上的鳞片、粗皮及黑斑，再洗净或用明矾水漂洗，以防天麻变黑。按大小分2~3个等级，煮至透心，大的煮10~15分钟，小的煮5~10分钟取出，敞开低温干燥，经常翻动，如有气泡，用竹针穿刺放气。干至七八成时，取出压扁，至八九成干时，停炕回潮，堆放盖闷，再继续干燥至全干。但此法常造成天麻有效成分流失，可采用笼蒸法，即将上述分好级的天麻上蒸笼蒸，大的蒸30~60分钟，小的蒸10~20分钟，然后再同法加工。

【商品规格】呈长椭圆形。扁缩弯曲，去净粗栓皮。表面黄白色，有横环纹，顶端有残留茎基或红黄色的枯芽。末端有圆盘状的凹脐形疤痕。体重质坚实，断面角质样，半透明，牙白色。味甘微辛。栽培天麻按每1000g的支数分为四个等级。一等品：每1000g 26支以内，无空心、枯炕、杂质、虫蛀、霉变。二等品：每1000g 46支以内，余同一等。三等品：每1000g 90支以内，大小均匀；余同一等。四等品：每1000g 90支以外。凡不符合一、二、三等的碎块、空心及未去皮者均属此等；余同一等。

【贮藏与养护】一般用麻袋和木箱包装，每件50kg。包装应牢固、密封、防潮。天麻因含大量的多糖、黏液质，易吸潮，发生虫蛀、霉变等变质现象。干品应装于木箱内，置通风干燥处存放，防潮、防霉、防虫蛀。安全含水量11%~14%。

天麻含水量大于14%或相对湿度超过80%时，极易霉烂。所以防潮是天麻养护中的一个重要环节，可将干燥后的天麻用密封木箱贮藏于干燥通风处，或用塑料袋密封亦可。梅雨季节可将其放入石灰缸内防潮。为预防虫蛀，夏季宜用药物熏杀2~3次。可采用低温养护法对其进行养护，低温冷藏是防虫的一种理想方法，不仅能防蛀、防霉，同时又不影响药材的质量。低温贮存关键是根据药材的不同性质，恰当地控制好含水量，天麻低温贮藏的安全水分值为7.3%。

【质量评价】

1. **经验鉴别** 以质地坚实沉重、有鹦哥嘴、断面明亮、无空心者为"冬麻"，质佳；质地轻泡、有残留茎基、断面色晦暗、空心者为"春麻"，质次。

2. **纯度检查** ①水分：不得过15.0%。②总灰分：不得过4.50%。

3. **浸出物** 醇溶性浸出物（热浸法，用乙醇作溶剂），不得少于10.0%。

4. **含量测定** 用高效液相色谱法测定，药材按干燥品计算，含天麻素（$C_{13}H_{18}O_7$）不得少于0.20%。

木 香

Aucklandiae Radix

【别名】广木香、云木香、蜜香、老木香、新木香、南木香、印木香。

【来源】本品为菊科植物木香 *Aucklandia lappa* Decne. 的干燥根。主产于云南丽江、维西、中甸、福贡，四川平武、北川、广元，湖北的宣恩、利川、鹤峰，陕西的平利、岚皋、镇平，湖南的龙山、桑植、安化，贵州的赫章、正安、桐梓等地，西藏亦产。以云南省产量大，质量优，特称"云木香"。

【采收】直播3~4年，移栽2~3年采收。一般在10月霜降后茎叶枯黄至次年1月采挖，采收时先割去茎秆，选择晴天挖出根部，防止断损，并防止霜雪冻伤。

【加工】采挖后，除去残茎、泥沙，稍晾后，晒至大部分水分散失，去掉疙瘩头及细根，切段，切成6~15cm长的段块，条粗大者再纵切成2~4块，以干后厚度不小于1cm为度，整理为木香条，风干或低温干燥，撞去粗皮或须根即可。从挖出至干燥的过程中切忌水洗，木香沾水易走油、变色，严重时可至腐烂。木香适宜的干燥温度为50℃~60℃，勤翻动，切忌大火烘烤，以免其有效成分损失，且易导致药材走油或烘枯。

【商品规格】呈圆柱形或半圆柱形。形如枯骨，长5~10cm，表面黄棕色至灰褐色。栓皮多已去除，有显著的皱、纵沟及侧根痕。质坚实，体重，不易折断，断面略平坦，灰褐色至暗褐色，形成层环棕色，有放射状纹理及散在的褐色点状油室。老根中心常呈朽木状。气香特异，味微苦。商品按长度及其最细端的直径分为两个等级。一等品：根条均匀，长 8～12cm，最细的一端直径在 2cm 以上。不空、不泡、不朽，无芦头、根尾、焦枯、油条、杂质、虫蛀、霉变。二等品：长 3～10cm，最细的一端直径在 0.8cm 以上，间有根头根尾、碎节、破块，无须根、枯焦、杂质、虫蛀、霉变。

【贮藏与养护】一般采用麻袋或竹篓包装。有条件的采用纸袋包装后放入木箱内，每件 50kg。置阴凉、干燥、通风处，防潮，防霉变。贮藏于密封的木箱中最佳，防香气散失。

木香药材多含挥发油，气味芳香浓郁，不宜长期暴露在空气中，否则易引起走油、质脆易碎等现象。因此，这类药材宜选用双层无毒塑料袋，袋中放入少量木炭或明矾，置于避光、干燥处贮藏，或置于容器内密封贮藏，以防潮、防走油及霉变。贮存温度也不宜过高，以免香气走失。木香一般不易生虫，但吸潮后，则易霉变，一般水分含量增加到 18%，贮存环境相对湿度在 80% 以上时，2 周后出现霉斑；如环境的相对湿度 95% 以上时，药材 4 天即长出霉斑。

【质量评价】

1. **经验鉴别**　以质坚实、油性足、香气浓者为佳。
2. **纯度检查**　总灰分：不得过 4.0%。
3. **含量测定**　用高效液相色谱法测定，药材按干燥品计算，含木香烃内酯（$C_{15}H_{20}O_2$）和去氢木香内酯（$C_{15}H_{18}O_2$）的总量不得少于 1.8%。

牛　膝

Achyranthis bidentatae Radix

【别名】百倍、牛茎、接骨丹、怀牛膝、杜牛膝、怀膝、怀夕、真夕。

【来源】本品为苋科植物牛膝 *Achyranthes bidentata* Bl. 的干燥根。主产于河南的武陟、温县、博爱，河北安定、安国、魏县、深泽、晋县、南宫、望都，江苏邗江、常熟，安徽的太和、涡阳、亳县，山西、山东等省亦产。以河南产量大，质量优，称为"怀牛膝"，为道地药材。

【采收】秋末冬初地上部分枯萎时采挖，亦可在次年开春解冻后采挖。采挖时先割去地上部分，从畦的一端开始挖沟，将牛膝连根全部挖出，注意应深刨，防止将根挖断。

【加工】挖出后，去掉地上部分，留残茎约 2cm，除去泥沙，将条理顺，枯茎头部朝上，根条朝下，捆成小把，挂晒在晒架上晾晒，至外皮抽皱，即为"毛牛膝"。毛牛膝还要进行加工，首先将毛牛膝成捆蘸水回潮，用硫黄熏蒸 4～5 小时（每 100kg 用硫黄 1.5kg），堆放晾干后，切去茎头，打去小叉及毛尖；然后，按长短粗细分档，扎成小捆，再次蘸水回润，再用硫黄熏蒸 1 次，堆放晾干，最后用绳扎成小把，将顶端茎头切齐，低温烘或晒至全干，即为成品。在加工过程中切忌淋雨，否则色泽变紫发黑，影响品质。

【商品规格】牛膝商品按中部直径以及总长度分为三个等级。一等品：干货，呈长条圆柱形，内外黄白色或浅棕色，味淡微甜；无冻条、油条、破条、杂质、虫蛀、霉变；中部直径 0.6cm 以上，长 50cm 以上，中根条均匀。二等品：干货，中部直径 0.4cm 以上，长 35cm 以上，根条均匀；余同一等。三等品：干货，中部直径 0.4cm 以下，但不小于 0.2cm，长短不分，间有冻条、油条、破条；余同一等。

【贮藏与养护】一般采用木箱包装。每箱净重 50kg，内衬防潮纸或放入干净的木炭，固封。牛膝含有多糖及黏液质，极易吸潮回软，而导致药材变色、霉变，严重影响药材质量。通常置阴凉通风处，严防潮湿及高温。少量药材最好贮存于石灰缸中，也可采用砻糠围或屯黄沙埋藏法，亦可用稻谷壳层层交错贮藏，以保证药材质量。若牛膝回潮，可复晒。在贮藏过程中会出现"泛糖"现象，使药材表面呈"油渍状"，质地变软，色泽变深暗。牛膝最佳贮藏条件为环境温度 25℃，相对湿度 60%，药材水分 11%。

【质量评价】

1. **经验鉴别** 以条长、肉厚、皮细、色灰黄者为佳。
2. **纯度检查** ①水分：不得过 15.0%。②总灰分：不得过 9.0%。
3. **浸出物** 醇溶性浸出物（热浸法，用水饱和正丁醇作溶剂），不得少于 6.50%。
4. **含量测定** 用高效液相法测定，本品按干燥品计算，含 β - 蜕皮甾酮($C_{27}H_{44}O_7$)不得少于 0.03%。

丹 参

Salviae Miltiorrhizae Radix et Rhizoma

【别名】紫丹参、赤参、红根、血参、野丹参。

【来源】本品为唇形科植物丹参 *Salvia miltiorrhiza* Bge. 的干燥根和根茎。主产于山东莒县、平邑、蒙阴、沂水，陕西商南、商州、洛南，四川中江，河南方城、卢氏、新安、郑州等。河北、安徽、江苏、甘肃、辽宁、湖北、重庆、江西等地亦产。主要为人工栽培。

【采收】可于春秋两季采挖，以秋季采挖为宜。野生丹参一般生长 3 年以上符合药用规格。栽培丹参于栽种第 2 年 10 ~ 11 月上旬地上部枯萎或第 3 年春萌芽前收获。晴天采挖，除去茎叶、杂物，保持根条完整，忌雨淋。

【加工】北方挖起药材后，抖去泥块，晒至发软，再搓去泥土和须根，晾晒至干。南方在阳光下晒至半干，除去根上附着的泥土，集中堆闷"发汗"，堆闷 4 ~ 5 天，再凉堆 1 ~ 2 天，直至根条内心由白转紫时再晒干，装入竹制撞篓，轻轻撞擦，除去残土及须根。以直接晾晒至干的丹参质量优。

【商品规格】

1. **野生丹参** 统货。干货呈圆柱形，条短粗，有分枝，扭曲。表面红棕色或深浅不一的红黄色，皮粗糙，多鳞片状，易剥落。体轻而脆，断面红黄色或棕色，疏松有裂隙，显筋脉白点。气微，味甘微苦。

2. 栽培丹参　干货。呈圆柱形或长条形，偶有分枝。表面紫红色或黄棕色，有纵皱纹。质坚实，皮细而肥壮。断面灰白色或黄棕色，无纤维。气微，味甜、微苦。栽培品按粗细分为两个等级。一等品：多为整枝，头尾齐全，主根上中部直径在 1cm 以上，无芦茎、碎节、须根、杂质、虫蛀、霉变。二等品：干货主根上中部直径 1cm 以下，但不得低于 0.4cm，有单枝及撞断的碎节；余同一等。

【贮藏与养护】多用聚乙烯袋、麻袋、编织袋包装，每件约 50kg。贮藏于仓库通风、干燥、避光处。

丹参所含菲醌类成分不稳定，温度、湿度、贮藏时间对丹参质量影响较大。温度 30℃以下，相对湿度 70%~75%，商品安全水分 11%~14% 为宜。防止虫蛀、霉变、腐烂、泛油等现象发生。贮藏时间不宜过长，以 1~2 年为宜，贮藏时间过长则丹参皮部颜色变浅，肉质部色泽变深且角质化，丹参酮降解。丹参质脆易折断，要防止重压。

【质量评价】

1. 经验鉴别　以条粗壮、色紫红者为佳。

2. 纯度检查　①水分：不得过 13.0%。②总灰分：不得过 10.0%。③酸不溶性灰分：不得过 3.0%。

3. 重金属及有害元素　铅不得过百万分之五；镉不得过千万分之三；砷不得过百万分之二；汞不得过千万分之二；铜不得过百万分之二十。

4. 浸出物　水溶性浸出物（冷浸法）不得少于 35.0%。醇溶性浸出物（热浸法，用乙醇作溶剂）不得少于 15.0%。

5. 含量测定　用高效液相色谱法测定，药材按干燥品计算，含丹参酮II_A（$C_{19}H_{18}O_3$）不得少于 0.20%；含丹酚酸 B（$C_{36}H_{30}O_{16}$）不得少于 3.0%。

甘　草

Glycyrrhizae Radix et Rhizoma

【别名】国老、粉甘草、甜甘草、甜草、皮草、蜜草。

【来源】本品为豆科植物甘草 *Glycyrrhiza uralensis* Fisch.、胀果甘草 *Glycyrrhiza inflata* Bat. 或光果甘草 *Glycyrrhiza glabra* L. 的干燥根及根茎。甘草主要产于内蒙古、宁夏、甘肃、新疆、陕西、河北、山西、黑龙江、吉林、辽宁、青海等地；光果甘草主产于新疆、青海及甘肃西部；胀果甘草主要产于新疆南部、东部及甘肃西部。以新疆产量最大，内蒙古鄂托克前旗、杭锦旗、阿拉善右旗及宁夏盐池等地所产质优。野生或人工栽培。

【采收】以种子繁殖生长 4 年后采挖，根茎繁殖 2~3 年后采挖。在秋季 9 月下旬至 10 月初采挖，或在春季甘草茎芽长出前采挖。采挖时割去茎干，顺着根系生长方向深挖，不要伤及根皮或挖断；先挖松根头周围泥土，挖出约 30cm 后，然后用力拔出药材。以秋季采挖粉性足、质地好、易晒干。

【加工】去掉残茎，抖去泥土，分出主根和侧根，去掉芦头、毛须、支杈，按条形长度截分成段，晒至半干，然后按长短、粗细分等级，捆成直径10cm左右的小捆，继续晒至全干。亦有将栓皮刮去后晒干。

【商品规格】药材分为西草和东草。主要以品质区分，不受产区限制。西草系指内蒙古西部及陕西、甘肃、青海、新疆等地所产，皮细色红、粉性足的优质草，质次者列为东草；东草系指内蒙古东部及东北、河北、山西等地所产的甘草，一般未去头尾，若皮色好，又去了头尾，可列为西草。

1. 西草

（1）大草　统货，干货。呈圆柱形。表面红棕色、棕黄色，或灰褐色，皮细紧，有纵纹，去掉头尾，切口整齐。质坚实、体重。断面黄白色，粉性足。味甜。长20～50cm，顶端直径2.5～4.0cm，黑心草不超过总重量的5%。无须根、杂质、虫蛀、霉变。

（2）条草　一等品：单枝顺直。顶端直径1.5cm，间有黑心，余同大草。二等品：顶端直径1cm以上；余同一等。三等品：顶端直径0.7cm以上；余同一等。

（3）毛草　统货，干货。呈圆柱形弯曲的小草，去净残茎，不分长短。表面红棕色、棕黄色或灰棕色。断面黄白色，粉性足。味甜。顶端直径0.5cm以上。无杂质、虫蛀、霉变。

（4）草节　一等品：干货，呈圆柱形，单枝条，表面红棕色、棕黄色或灰棕色，皮细，有纵纹，质坚实、体重，断面黄白色，粉性足，味甜，长6cm以上，顶端直径1.5cm以上，无须根、疙瘩头、杂质、虫蛀、霉变。二等品：顶端直径0.7cm以上；余同一等。

（5）疙瘩头　统货，干货。系加工条草砍下的根头，呈疙瘩状。去净残茎及须根。不分大小长短。表面红棕色、棕黄色或灰棕色。断面黄白色，味甜。间有黑心。无杂质、虫蛀、霉变。

2. 东草

（1）大草　一等品：干货，呈圆柱形，上粗下细，表面紫红色或灰褐色，皮粗糙，不去头尾，质松体轻，断面黄白色，粉性足，味甜，长60cm以上，芦下3cm处直径1.5cm以上，间有5%20cm以上的草头，无杂质、虫蛀、霉变。二等品：长50cm以上，芦下3cm处直径1cm以上；余同一等。三等品：间有弯曲或分叉细根，长40cm以上，芦下3cm处直径0.5cm以上；余同一等。

（2）条草　统货。干货。呈圆柱形，弯曲不直。去净残茎，间有疙瘩头。表面紫红色或灰褐色，质松体轻。断面黄白色，味甜。不分长短。间有黑心。芦下直径0.5cm以上。无杂质、虫蛀、霉变。

【贮藏与养护】一般打成50kg的大捆，外包麻布、麻袋或芦席。置通风干燥处，防蛀、防霉。甘草易受潮发霉和虫蛀。控制相对湿度在80%以下，安全水分不超过12.0%。若发现生霉，及时拆捆晾晒，同时刷去霉迹，忌水洗，以防变色。药材两端和条边如发现微小白点，则为生虫迹象，生虫部分应立即剔出，置阳光下曝晒除虫。

【质量评价】

1. 经验鉴别　以外皮细紧、色红棕、质坚实、体重、断面黄白色、粉性足、味甜

者为佳。

2. 纯度检查 ①水分：不得过 12.0%。②总灰分：不得过 7.0%。③酸不溶性灰分：不得过 2.0%。

3. 有害物检查 ①重金属及有害元素：铅不得过百万分之五；镉不得过千万分之三；砷不得过百万分之二；汞不得过千万分之二；铜不得过百万分之二十。②有机农药残留量：六六六（总 BHC）不得过千万分之二；滴滴涕（总 DDT）不得过千万分之二；五氯硝基苯（PCNB）不得过千万分之一。

4. 含量测定 用高效液相色谱法测定，药材按干燥品计算，含甘草苷（$C_{21}H_{22}O_9$）不得少于 0.50%；含甘草酸（$C_{42}H_{62}O_{16}$）不得少于 2.0%。

龙 胆

Gentianae Radix et Rhizoma

【别名】龙胆草、胆草、苦胆草。

【来源】本品为龙胆科植物龙胆 *Gentiana scabra* Bge.、条叶龙胆 *G. manshurica* Kitag.、三花龙胆 *G. triflora* Pall.、滇龙胆 *G. rigescens* Franch. 的干燥根和根茎。前三种习称"龙胆"，后一种习称"坚龙胆"。龙胆、三花龙胆、条叶龙胆主要分布于东北地区，全国除西北外其他地区亦有分布；坚龙胆则主要分布于云南、贵州、四川等地。以东北产三种龙胆质优，为道地药材。

【采收】龙胆生长 3~4 年后（移栽 2~3 年后）即可采收。春、秋季采挖，以秋季 10 月中下旬采挖质量较好，采收时要尽量挖出全须根。

【加工】去掉地上茎，洗净泥土后阴干、低温烘干或晒干，待至七成干时，将根条顺直捆成 100~150 株的小把，再晾晒至全干即可。以阴干为宜。

【商品规格】

1. 龙胆 统货，干货。呈不规则块状，顶端有突起的茎基，下端着生多数细长根。表面淡黄色或黄棕色，上部有细横纹。质脆易折断。断面淡黄色，显筋脉点，味极苦。长短大小不分。无茎叶、杂质、霉变。

2. 坚龙胆 统货，干货。呈不规则结节状，顶端有木质的茎秆，下端着生若干条根。粗细不一。表面棕红色，多纵皱纹。质坚脆，角质样。折断面中央有黄色木心。味极苦。无茎叶、杂质、霉变。

【贮藏与养护】捆好的龙胆药材，放在纸箱中或麻袋内，亦有压缩打包，每件 50kg。贮于仓库干燥处，易霉，偶见虫蛀。库温30℃以下，相对湿度60%~70%。商品安全水分12%~15%。在贮藏期间定期进行检查，发现轻度霉变、虫蛀，要及时摊晒。高湿季节前宜进行密封养护。

【质量评价】

1. 经验鉴别 均以条粗长、色黄或黄棕色者为佳。

2. 纯度检查 ①水分：不得过 9.0%。②总灰分：不得过 7.0%。③酸不溶性灰分：不得过 3.0% 。

3. 浸出物　水溶性浸出物（热浸法）不得少于 36.0% 。

4. 含量测定　用高效液相色谱法测定，药材按干燥品计算，龙胆含龙胆苦苷（$C_{16}H_{20}O_9$）不得少于 3.0%；坚龙胆含龙胆苦苷（$C_{16}H_{20}O_9$）不得少于 1.50% 。

北 沙 参
Glehniae Radix

【别名】莱阳参、辽沙参、东沙参、海沙参、北条参、银条参。

【来源】本品为伞形科植物珊瑚菜 *Glehnia littoralis* Fr. Schmidt ex Miq. 的干燥根。主产于山东莱阳、莱西、即墨、牟平、昌邑、寿光等，多为人工栽培。河北、江苏、广东、福建等地亦产。以山东莱阳所产量大质优，为道地药材。

【采收】用种子繁殖，春播当年，10 月份左右植株枯黄时收挖。秋播种的在第二年寒露节叶子枯黄时采收。山东在 11 月立冬至小雪播种，第二年 9 月白露至秋分采挖，此为一年参，称"秋参"。如贫瘠沙土，可至第三年 4～5 月采挖，此为 2 年生，称"春参"。起土应选择晴天，需深刨，防止根断。

【加工】挖出鲜根，除去地上茎叶及须根，洗净泥沙，稍晾。锅内加入八分水，水沸后撒入参根，并用细长棍不断翻动，继续加热使水温保持沸腾，煮 2～3 分钟，直至参根中部能捏去皮时，把参根捞出，剥去外皮，晒干或烘干，得"毛参"。"毛参"挑选一等品再蒸，搓条，刮去参条上的小疙瘩及不平滑地方，晒干，即为"净参"。

【商品规格】北沙参分为三个等级。一等品：干货，呈细长条，圆柱形，去净栓皮，表面黄白色，质坚而脆，断面皮部淡黄色或白色，有黄色木质心，微有香气，味微甘，条长 34cm 以上，上中部直径 0.3～0.6cm，无芦头、细尾须、油条、虫蛀、霉变。二等品：干货，条长 23cm 以上，上中部直径 0.3～0.6cm；余同一等。三等品：干货，条长 22cm 以下，粗细不分，间有破碎；余同一等。

【贮藏与养护】晒干后捆把，用内衬防潮纸的纸箱或麻袋包装。置通风干燥处。本品易虫蛀、受潮霉变。适宜贮藏温度 30℃ 以下，相对湿度 70%～75%，安全水分 11%～13%，堆放高度 1～1.5m，最好搭架放置。贮藏期间，注意防虫害、鼠害，防受潮发霉，经常检查。高温高湿季节前，可密封保藏，或密封抽氧充氮养护。

【质量评价】

经验鉴别　以体细长、均匀、色白、外无皮、表面光滑、质地密实者为佳。

白 术
Atractylodis Macrocephalae Rhizoma

【别名】于术、浙术、炕术、生晒术、冬术。

【来源】本品为菊科植物白术 *Atractylodes macrocephala* Koidz. 的干燥根茎。主产于

浙江磐安、新昌、嵊州、东阳、天台、永康，河北安国，安徽太和。湖北、湖南、四川、重庆、福建、江西、江苏等地亦产。以浙江所产量大、质优，为道地药材，系著名"浙八味"之一。

【采收】霜降至立冬采收。晴天土壤干燥时采挖，挖出根茎，抖去泥土，剪去茎叶、须根，留下根状茎。

【加工】起土后应及时加工，不要堆积，不要在阳光下曝晒，以免发热抽芽或出油影响品质。加工方法有晒干、烘干两种，一般以烘干为主。

1. **生晒术** 一般日晒 15 ~ 20 天，直至干透为度，干燥后放置在"撞笼"内撞去须根，使外皮光滑，即为生晒术。新鲜白术，切成 0.3cm 厚的纵切片，晒干，即为冬术片。

2. **烘白术** 将鲜白术放到烘斗中，初烘温度约 100℃，均匀加热，待蒸汽上升时，降温至 60℃~70℃，缓慢烘烤 2 ~ 3 小时，然后上下翻动药材 1 次，再烘 2 ~ 3 小时，至须根干透，取出白术，撞去须根。去掉须根的白术堆放 5 ~ 6 天，让水分渗出。再按大小分等上灶，较大白术放在下面，较小白术放在上面，控制温度 50℃~55℃，经 5 ~ 6 小时，上下翻动 1 次，再烘 5 ~ 6 小时，至七八成干时取出，堆置发汗，至外皮变软。再分为大中小三等，以 40℃~50℃文火烘干。烘干白术应注意技巧，鲜货堆久，不及时烘干，产生"潜水"，干后颜色变深，易回软走油；烘时火力过猛易变焦枯不能药用；烘干过程中翻动不匀，烘不透生成"生头"，易走油。生晒术往往外硬内软，存久内部颜色加深、走油，所以白术加工应以烘干为主。

【商品规格】分为四个等级。一等品：干货，呈不规则团块状，形体完整，表面灰棕色或黄褐色，断面黄白色或灰白色，味甘微辛苦，每 1000g 40 只以内，无焦枯、油个、杂质、虫蛀、霉变。二等品：每 1000g 100 只以内；其余同一等。三等品：呈不规则团块状或长条形，每 1000g 200 只以内；其余同一等。四等品：体形不计，每 1000g 200 只以上，间有程度不严重的碎块、焦枯、油个，无杂质、霉变。

【贮藏与养护】用竹篓、麻袋或编织袋包装，每件 50 ~ 75kg。置阴凉干燥通风处，防止虫蛀，霉变等。

烘干者水分少易贮藏；日晒者水分多，干燥不均匀，贮藏较困难，比较容易发生"走油"现象。控制含水量，安全水分低于 14%（除冬季外），天气转暖时应及时拆包晾晒。不宜多年久存，贮存过久易走油或变黑。

【质量评价】

1. **经验鉴别** 以个大、质坚实、断面色黄白、香气浓者为佳。

2. **纯度检查** ①水分：不得过 15.0%。②总灰分：不得过 5.0%。

3. **色度** 取最粗粉 1g，精密称定，置具塞锥形瓶中，加 55% 乙醇 200ml，用稀盐酸调节 pH 值至 2 ~ 3，连续振摇 1 小时，过滤，吸取滤液 10ml，置比色管中，按溶液比色法试验，与黄色 9 号标准比色液比较，不得更深。

4. **浸出物** 醇溶性浸出物（热浸法，用 60% 乙醇作溶剂）不得少于 35.0%。

白 芍

Paeoniae Radix Alba

【别名】白芍药、芍药、杭白芍、东芍、亳白芍、川白芍。

【来源】本品为毛茛科植物芍药 *Paeonia lactiflora* Pall. 的干燥根。浙江所产为"杭白芍"，主产于东阳，临安、永康、仙居、余姚等地亦产；安徽所产为"亳白芍"，主产于亳州、凤台、涡阳、阜阳、界首亦产；四川所产为"川白芍"，主产于中江、渠县，广安、达县、宣汉亦产。重庆、贵州、湖南、甘肃、河南、山东、云南、陕西等地亦产。以浙江东阳产白芍质量佳，为道地药材。

【采收】通常于栽种后3～4年采收。浙江为6月下旬至7月上旬，四川为7月中旬，安徽为8月下旬，湖南为8月上旬，山东为9月上旬。过早影响产量，过迟根内淀粉转化，干燥后质地轻泡不坚实。采挖应选择晴天，割去茎叶，挖出全根，抖去泥土，切下芽头做种。

【加工】

1. **杭白芍** 用刀削去头尾及侧根，按大小分档，放入特制的木车床内，并加入黄沙，往返推动进行擦白，去除黑色外皮，然后以水洗净。再置清水中煮15～30分钟，煮至芍药两端有气泡冒出，药材透心（竹针容易穿透）即可。取出晒干，晒时勤翻动，反复堆晒，中午日光过强时收回堆放3小时，下午再晒，晚上再堆放在一起，使白芍内外干燥一致。为使其条直，晒时可用竹夹夹住或绑于竹片上干燥。

2. **亳白芍** 将白芍洗净切去头尾和小枝根，按大小分档。在沸水中烫煮5～15分钟，至皮白无生心时捞出，浸入冷水中，取出用竹刀刮去外皮，切齐两端，晒干。

3. **川白芍** 先用竹刀将芍药外皮刮净，浸入粉浆（粉浆是将鲜芍药根捣烂，加入玉米、豌豆浸软后磨成的浆液）中浸泡半天。然后置沸水锅中煮约20分钟，至芍药变软后捞出，晒干。

【商品规格】

1. **白芍** 呈圆柱形，直或稍弯，去净栓皮，两端整齐；表面类白色或淡红色；质坚实体重；断面类白色或白色；味微苦酸；按长短及中部直径大小分为四个等级。一等品：干货，长8cm以上，中部直径1.7cm以上，无芦头、花麻点、破皮、裂口、夹生、杂质、虫蛀、霉变。二等品：长6cm以上，中部直径1.3cm以上，间有花麻点；余同一等。三等品：长4cm以上，中部直径0.8cm以上，间有花麻点；余同一等。四等品：长短粗不分，兼有夹生、破皮、花麻点、头尾、碎节或未去净皮，无枯芍、芦头、杂质、虫蛀、霉变；余同一等。

2. **杭白芍** 呈圆柱形，条直，两端切平。表面棕红色或微黄色。质坚体重。断面米黄色。味微苦酸。按长短、中部直径大小分为七个等级。一等品：干货，长8cm以上，中部直径2.2cm以上，无枯芍、芦头、栓皮、空心、杂质、虫蛀、霉变。二等品：中部直径1.8cm以上；余同一等。三等品：中部直径1.5cm以上；余同一等。四等品：

长 7cm 以上，中部直径 1.2cm 以上；余同一等。五等品：中部直径 0.9cm 以上；余同四等。六等品：干货，断面米白色，长短不分，中部直径 0.8cm 以上；余同四等。七等品：直径 0.5cm 以上，间有夹生、伤疤；余同四等。

【贮藏与养护】一般用麻袋包装，一等杭白芍多用内衬防潮纸的木箱包装，每件 50～100kg。置通风干燥处，防蛀。

白芍易虫蛀、变色，不宜久贮。吸潮后颜色变暗，表面可见霉斑。凡药材受潮必须翻晒，易在温和的阳光下晾晒，注意避免曝晒，日光太强时则药材会变色发红。有条件可以进行气调养护。

【质量评价】

1. **经验鉴别**　以根粗、匀直、坚实、无白心或裂隙者为佳。

2. **纯度检查**　①水分：不得过 14.0%。②总灰分：不得过 4.0%。

3. **有害物检查**　铅不得过百万分之五；镉不得过千万分之三；砷不得过百万分之二；汞不得过千万分之二；铜不得过百万分之二十。

4. **浸出物**　水溶性浸出物（热浸法）不得少于 22.0%。

5. **含量测定**　用高效液相色谱法测定，药材按干燥品计算，含芍药苷（$C_{23}H_{28}O_{11}$）不得少于 1.60%。

白　芷
Angelicae Dahuricae Radix

【别名】香白芷、芳香

【来源】本品为伞形科植物白芷 *Angelica dahurica*（Fisch. ex Hoffm.）Benth. et Hook. f. 或杭白芷 *A. dahurica*（Fisch. ex Hoffm.）Benth. et Hook. f. var. *formosana*（Boiss.）Shan et Yuan 的干燥根。白芷主产于河南禹县、长葛者，习称"禹白芷"；主产于河北安国、定州者，习称"祁白芷"；主产于四川遂宁、安岳、南川、达县者，习称"川白芷"；主产于浙江杭州郊区的笕桥、余杭者，习称"杭白芷"。以四川遂宁白芷产量最大。

【采收】白芷因产地和播种时间不同，采收期各异。春播者，河北地区在当年白露后，河南地区在霜降前后采收。秋播者，四川在播种后第二年小暑至大暑，浙江在大暑至立秋，河南在大暑至白露，河北在处暑前后叶片变黄或茎叶枯萎时收获。选择晴天，先割去茎叶，挖出全根，抖去泥土。

【加工】多数地区于采收后，除去地上部分及须根，洗净泥土，晒干或烘干。杭白芷在收获后，先处理干净放于缸内，然后加石灰拌匀，放置 1 周后，晒干或烘干。白芷晒干应日晒夜收，不可堆厚，不可淋雨，否则易黑心或腐烂；如遇雨天或被淋雨，应立即用硫黄熏一昼夜，熏后立即烘干或曝晒，或摊凉在通风处，待晴天晒干。火炕烘干时，头部向下，尾部朝上，排列烘烤，不需翻动，以免断节；如横放烘烤，必须每天翻动，否则干燥不匀。

【商品规格】呈圆锥形，表面灰褐色或棕褐色。质坚。断面白色或黄白色，具粉性。有香气，味辛、微苦。商品分为川白芷、杭白芷两个规格。根据每千克所含支数分为三个等级。一等品：每1000g 36支以内，无空心、黑心、芦头、油条、杂质、虫蛀、霉变。二等品：每1000g 60支以内；余同一等。三等品：每1000g 60支以外，顶端直径不得小于0.7cm，间有白芷尾、黑心、异状、油条，但总数不得过20%，无杂质、霉变。

【贮藏与养护】内销用竹篓、条筐、麻袋、苇席包装；出口常用木箱装或用竹篓套以单丝麻袋。

本品含淀粉及挥发油，夏季受潮后最易虫蛀，而且受热亦会走油，应贮藏于干燥、凉爽处，防蛀。多采用埋藏保管法，即将库房地面垫高，铺上席子，放置一层麦糠，再摆一层白芷，如此交替堆放；或将干透的白芷，立着摆于大缸内，摆一层药材，盖一层干沙子，摆至将满，在顶部再覆盖3～4寸厚的干沙，然后盖上缸盖。切制好的白芷片晒干后，可置瓮内闷紧存放。贮藏期间应定期检查，防止虫蛀、霉变。

白芷在贮存中，极易吸潮霉变，霉变常发生在顶部的茎痕和支根折断处，且多为灰绿曲霉，若有此变化时，可通过日光曝晒，散发水分，杀灭真菌。白芷也易发生虫蛀，有的从被损处或根头部蛀入，严重时根的形成层和木质部都会受到破坏，并被蛀空成粉，若发现此危害时，应及时用药物烟熏杀灭。

由于本品易霉蛀，必须经常检查，因为白芷一旦生虫，很快即被蛀成空洞，不堪药用；且在外部发现有虫眼时，其内部即已蛀蚀甚烈，故不可大意。一经发现异状，应立即处理，不宜拖延。鉴此，每当梅雨季前可采用熏蒸措施，将霉、虫危害消灭在发生之前。有条件时，熏蒸后及时采用气调养护法贮存，即可安全度夏，减少变异发生。

【质量评价】

1. **经验鉴别**　根粗条壮、皮细、体重质硬、断面色白、粉性强、气香味浓者为佳。

2. **纯度检查**　①水分：不得过14.0%。②总灰分：不得过6.0%。

3. **浸出物**　醇溶性浸出物（热浸法，用稀乙醇作溶剂）不得少于15.0%。

4. **含量测定**　用高效液相色谱法测定，药材按干燥品计算，含欧前胡素（$C_{16}H_{14}O_4$）不得少于0.08%。

半　夏

Pinelliae Rhizoma

【别名】旱半夏、三叶半夏、羊眼半夏、麻芋子。

【来源】本品为天南星科植物半夏 *Pinellia ternata*（Thunb.）Breit. 的干燥块茎。主产于四川安岳、蓬溪、开县、忠县，湖北荆州、老河口、襄阳、阳新，河南淮滨、息县、唐河、桐柏、泌阳，安徽舒城、阜阳，贵州遵义、习水，山东临沂、菏泽等地。主要为栽培，野生也有一定产量。

【采收】半夏一般6～7月地上茎叶枯萎后采挖，采收直径大于0.7cm以上者，过小者留种。茎叶枯萎后质较老、粉性足、皮薄、易脱皮；过早采挖，块茎太嫩，质地松脆不易加工。

【加工】采收后的半夏先堆放 10 ~ 15 天，使外皮稍腐易脱。分大、中、小三档分别放于筐中，于流水中踩去外皮，亦有用木棒捆以稻草或用脱皮机滚动除去外皮者，洗净后在烈日下晒干，即为"生半夏"。晒前应沥干水汽，以免久晒不干，变成油子。为使半夏色洁白且防虫蛀，很多地区还采用硫黄熏蒸法。

产地加工半夏时，若遇阴天，可浸泡在饱和的明矾水中，隔 1 ~ 2 天换水 1 次，用以防腐，等待天晴时晾晒；如晒至半干时遇到阴雨，可用硫黄熏蒸，以防霉腐；如用火炕烘干，先用急火使其受热，冒出水珠，随即用粗布轻轻吸干，水汽未净前不宜翻动，以免油子，至无水珠时用小火烘炕，经常翻动，至干燥为度。

【商品规格】呈类球形、半圆球形或偏斜，去净外皮。表面白色或浅白黄色，中心凹陷，周围有棕色点状根痕；下面钝圆，较平滑。质坚实。断面洁白或白色，粉质细腻。气微，味辛，麻舌而刺喉。按照每千克所含粒数分为三个等级。一等品：每 1000g 800 粒以内。二等品：每 1000g 1200 粒以内。三等品：每 1000g 3000 粒以内。

【贮藏与养护】一般采用竹篓、麻袋包装。放于干燥处贮存，生半夏有毒，贮存过程中应注意安全。

新采收的干燥半夏，通常不易变质。但受潮后则易发生变质，且会变成粉红色、灰色乃至黑色，并能发霉、虫蛀。可采用气调养护或药物烟熏防治。炮制品清半夏内加有白矾，姜半夏内加有生姜、白矾，法半夏内加有白矾、甘草、石灰水等，这些辅料除适用医疗需要外，也有利于成品的贮藏，一般不易生虫，较生半夏容易保存，可置于木箱或坛内，防潮即可。

在贮存过程中，应定期抽样检查，如含水量超过安全指标范围，应及时烘晒。半夏含水量在 13% 以下，贮存于相对湿度 80% 以下的环境条件中，能安全贮存。反之，高于上述湿度极易霉变，故应保持干燥。晾晒时为了保持色白美观，应选择通风良好的场所，平铺薄薄一层，不宜太厚，并注意经常翻动，否则颜色会发黄，甚至黏结发黑，收集后应摊放散热，若堆积也易变色。

【质量评价】

1. **经验鉴别**　以色白、质坚实、粉性足者为佳。

2. **纯度检查**　①水分：不得过 14.0%。②总灰分：不得过 4.0%。

3. **浸出物**　水溶性浸出物（冷浸法）不得少于 9.0%。

4. **含量测定**　用高效液相色谱法测定，药材按干燥品计算，含总酸以琥珀酸（$C_4H_6O_4$）不得少于 0.25%。

地　黄

Rehmanniae Radix

【来源】本品为玄参科植物地黄 *Rehmannia glutinosa* Libosch. 的新鲜或干燥块根。鲜块根习称"鲜地黄"，干燥块根称"生地黄"。主产于河南焦作市的温县、武陟、博爱、沁阳、孟州等地。另外山东、河北、山西、陕西等地亦有栽培。以河南焦作市产量大、质量优，称"怀地黄"，为道地药材"四大怀药"之一。

【采收】秋季地上部分枯萎时采收。采收时逐行采挖，不伤块根。

【加工】

1. 鲜地黄 挖出地黄块根，除去芦头、须根，洗净泥沙。

2. 生地黄 目前产地以烘焙加工为主，以煤炭为燃料，少数采用沼气。加工时按大小分档，将鲜地黄放在焙炕上，厚度约30cm，缓缓烘焙，炕的温度刚开始时可在45℃左右，缓慢加热并保持50℃~60℃为宜。每天翻炕1次，使上下层地黄受热均匀；烘焙2~3天，焙至约八成干时，将地黄取出，堆积"发汗"3~4天，使内心变黑、干湿一致。再把地黄放在焙炕上，微火烘焙约1天，趁热将个小、长条或形态不美观者捏成团块，至表里柔软一致、无硬心时，即为"生地黄"。

有些产区，把焙炕改造为双层，地黄不再分档，鲜地黄放在上层，烘焙2~3天，每天翻炕1次，焙至约八成干时，降低火候，将大个地黄取出放在下层。上层温度40℃~50℃，下层50℃~60℃，再烘焙2~3天即可；期间将个小、长条或形态不美观者捏成团块。

【商品规格】

1. 生地黄 呈纺锤形或条形圆根。体重质柔润，表面棕黑色或棕灰色。断面黑褐色或乌黑色，具油性，味微甜。生地黄商品按每1000g的支数分为五个等级。一等品：每1000g 16支以内，无芦头、老母、生心、焦枯、杂质、虫蛀、霉变。二等品：每1000g 32支以内；余同一等。三等品：每1000g 60支以内；余同一等。四等品：每1000g 100支以内；余同一等。五等品：每1000g 100支以外，油性小，支根瘦小，最小货直径1cm以上；余同四等。

2. 出口生地黄 以每1000g所含支数分等级：8支、16支、32支、50支、小生地、生地节。

【贮藏与养护】一般采用竹筐、蒲包或荆条筐包装。生地黄多用篓装或麻袋装。鲜地黄应及时埋入沙土中，或置入地窖中贮藏，易腐烂，不宜久藏。生地黄贮藏于通风干燥处，防霉，防虫蛀，较易保管，习惯上以越陈越好。

鲜地黄含水甚多，容易干枯、冻伤、腐烂，可埋于潮湿的沙土中。一般在贮藏前先行检查，除净已腐烂的部分和残留的叶，然后将地黄稍晾，以减少外表的水分，再用潮湿的沙土埋好，一层沙土，隔放一层地黄，至5~6层后再以沙土覆盖，一般低层和上层的沙土要求铺厚一些，堆放处应阴凉干燥，随用随取，防止腐烂或冻坏。鲜地黄也可存放于地窖中，沙土埋藏，但应注意通风及空气的干湿度，以免干枯或腐烂。

生地黄质柔软，富含糖分，显油润，具黏性，味甜，贮藏不当易虫蛀、吸潮发霉。生地黄虫蛀、发霉多从表皮破损处开始，存放时应选择完整无损的，破皮或折断者不宜久藏。

【质量评价】

1. 经验鉴别 以个大体重、质柔软油润、断面乌黑、味甜者为佳。

2. 纯度检查 ①水分：不得过 15.0%。②总灰分：不得过 8.0%。③酸不溶性灰分：不得过 3.0%。

3. 浸出物 水溶性浸出物（冷浸法）不得少于 65.0%。

4. 含量测定 用高效液相色谱法测定，药材按干燥品计算，含梓醇（$C_{15}H_{22}O_{10}$）不得少于 0.20%；含毛蕊花糖苷（$C_{29}H_{36}O_{15}$）不得少于 0.02%。

西洋参
Panacis Quinquefolii Radix

【别名】洋参、花旗参。

【来源】本品为五加科植物西洋参 *Panax quinquefolium* L. 的干燥根。主产于我国东北、华北、西北等地，为栽培品。原产于加拿大和美国。

【采收】栽培 4~5 年，生长进入枯萎期时采挖。以栽培 4 年的西洋参最好，一般在 9 月中旬至 10 月中旬采挖。采收时先清理床面覆盖物，若床土湿度过大时，可晾晒 1~2 天。刨起参床床头、床帮的土，再从参床的一头开始将西洋参刨出，去除茎叶、泥土。

【加工】除去支根及须尾，洗净，晒干或低温干燥。也可撞去外皮，用硫黄熏后，晒干。干燥温度和时间是影响药材质量的关键因素，在整个干燥过程中必须排潮，前期控制室内相对湿度在 65% 以下，后期在 50% 以下，否则易产生青支（主要是霉变）。如果温度过高或烘干过快，参体表面先形成干的硬壳，内部水分不能均匀排出，在硬壳较薄处水分蒸发过快而产生抽沟现象，从而影响西洋参的外观质量。干燥的方式目前主要有恒温干燥和变温干燥两种方式，其中变温干燥较为常见。产区不同，加工方式也有变化。

1. 美国原皮参 参根挖出后，清洗泥土，洗刷的方法有高压水冲洗、刷参机洗刷及手工刷洗，洗刷前应先把西洋参在水中浸 10~30 分钟，然后把泥土刷掉。一般洗刷西洋参不能过重，除有较重的锈病外，只要浮土及支根分叉处大块泥土洗掉即可。按大小分别排放在干燥盘内，再放到多层的木制架上晾晒，去除表面的水分。放入烘干室内干燥。开始温度为 16℃~17℃（2~3 天），上升至 22℃，以后每天温度增高 0.6℃，当温度达到 29℃~32℃时不再增温。烘至含水率低于 13% 为止。

2. 加拿大原皮参 参根挖出后，去除参体表面泥土，放入干燥室内，采用先低温再高温的干燥方式干燥，开始温度为 23℃~27℃（38~40 小时），逐渐升高温度，当温度达到 37℃~39℃时不再增温。烘至含水率低于 13% 为止。

3. 中国原皮参 参根挖出后，先用水冲去泥土，去掉参根病疤，按大小分开放入干燥盘内，先放室内风干，去除参体表面水分，采用控温调湿及自然回流干燥法干燥。控温调湿干燥法，一般开始温度为 25℃~27℃（2~3 天），每 30 分钟排潮 1 次，每次 20 分钟，室内相对湿度控制在 65% 以下。温度升高至 28℃~30℃（4~5 天），每 30 分钟排潮 1 次，每次 20 分钟，室内相对湿度控制在 60% 以下。当侧根能弯曲，主根变软时，升高温度至32℃～35℃（3～5天），每30分钟排潮1次，每次20分钟，室内相对湿度控制在50%以下。侧根较硬，主根表皮稍硬时，回调温度至30℃～32℃，同法排潮，室内相对湿度控制在40%以下，直至完全干燥。也有采用玻璃房靠日光晒干，或采用暖气烘干，亦有采用电热风吹干及地炕烘干。

4. 活性西洋参 参根挖出后，洗净，保留西洋参的原皮、芦头及须根的完整性，室温下去除参体表面水分，用不锈钢针在西洋参主根及侧根上刺孔，孔间距为5mm，深度以针尖刺到参中间位置为宜。对于主体较弯曲或支根伸展较大的西洋参要进行整形，将参体摆放在干燥盘内，摆放时参与参之间要留有一定间隙，不能相互接触。然后进行低温冷冻干燥，最后进行真空包装，即得成品。

【商品规格】西洋参按野生、家种及加工方法不同分为原皮参和粉光参。按每500g内支头数目分为15支、20支、30支、60支、80支、150支、200支、300支、500支、600支、700支、800支十二个等级。按根长不同又可分为长支、短支和统货三个等级。根形短粗，根长2～5cm的为短支；根长大于5cm的为长支；根体长短不一，粗细不等的称为统货。近年来进口西洋参多为栽培参，多为统装与原装货。

【贮藏与养护】一般采用纸箱、纸盒密封保存或放于铁盒内密封保存。也有采用聚乙烯塑料袋密闭包装的。置阴凉、通风干燥处，注意防蛀、防虫。

西洋参易被虫蛀，应密封贮藏。将西洋参装入铁盒内，周围放少量硅胶、生石灰或炒黄大米吸潮，以后用75%酒精喷洒参面，密封存放。夏季最好贮存于电冰箱或冷库中，以防生虫发霉。

【质量评价】

1. 经验鉴别 以条均、断面粉白色、体重质坚者为佳。

2. 纯度检查 ①水分：不得过13.0%。②总灰分：不得过5.0%。③人参：理化鉴别。④重金属及有害元素：铅不得过百万分之五；镉不得过千万分之三；砷不得过百万分之二，汞不得过千万分之二，铜不得过百万分之二十。

3. 浸出物 醇溶性浸出物（热浸法，用70%乙醇作溶剂）不得少于30.0%。

4. 含量测定 用高效液相色谱法测定，药材按干燥品计算，含人参皂苷 Rg_1（$C_{42}H_{72}O_{14}$）、人参皂苷 Re（$C_{48}H_{82}O_{18}$）、人参皂苷 Rb_1（$C_{54}H_{92}O_{23}$）总量不得少于2.0%。

百　合
Lilii Bulbus

【别名】野百合、喇叭筒、山百合、药百合、蒜脑薯、百合蒜、夜合花。

【来源】本品为百合科植物卷丹 *Lilium lancifolium* Thunb.、百合 *L. brownii* F. E. Brown *var. viridulum* Baker 或细叶百合 *L. pumilum* DC. 的干燥肉质鳞茎。全国有甘肃兰州、江苏宜兴、河南洛阳、湖南龙牙四大百合产地，除兰州外其他产地的百合味苦，以药用为主，兰州百合色、香、味、形俱佳，多食用。

【采收】生长2～3年即可采收，采收季节各地略有不同。江苏宜兴在8月上中旬采收；湖南、河南等地在秋季采收；兰州则在立冬前采收。当百合植株枯萎、地下鳞茎成熟时，选晴天采挖，这时采收的鳞茎产量高、质量好、耐贮藏。挖起全株，除去茎秆，剪去须根，洗净泥土，即为鲜百合。

【加工】

1. 剥片　取鲜百合，在鳞茎基部横切一刀，使鳞片分离，也可用手剥。剥片时，由于品种不同，鳞片质地也不同，因此，不同的品种不宜混剥，同一品种也应按鳞片着生的位置，分外鳞片、中鳞片和芯片盛装，然后洗净沥干。

2. 泡片　把水烧开，将预处理的鳞片分类下锅，每锅放入适量鳞片，以利于翻动，以水淹没鳞片为度。泡片时火力要均匀，每锅泡片时间为5～10分钟（鳞片下锅后，待水重新沸腾算起），当鳞片边缘柔软、背面有微裂时，迅速捞出，置清水中漂洗，洗去黏液再捞出沥干。每锅水一般可连续泡片2～3次，如水混浊，即换水，否则影响鳞片色泽，降低质量。

3. 晒片　泡片漂洗后不能堆积，应及时摊晒。鳞片六成干时翻晒1次，直至全干。如过早翻晒，鳞片易碎、质量差。若遇阴天，应把鳞片摊放在室内通风处，切忌堆积，以防霉变，也可采用烘烤法烘干。也有产地在晒或烘至七八成干时，用硫黄熏蒸8～12小时，再晒至全干。

【商品规格】百合多为统货，不分等级。亦有将百合按鳞片大小划分为大百合和米百合者，大百合长3～5cm；米百合长2～3cm。以上两种均为统货。

以鳞片均匀肉厚，色黄白，质硬、脆，无黑片、油片者为佳品。

【贮藏与养护】干制后的百合片先进行分级，以鳞片洁白完整、大而肥厚者为上品。然后用食品塑膜袋分别包装，再装入纸箱或纤维袋。

百合一般采用地窖沙藏法，也可采用筐沙贮藏法。在地窖或筐底先铺一层约2cm厚的河沙，然后按照放一层鳞茎铺一层河沙的顺序进行贮藏，顶部和四周用河沙封严，不让百合显露在空气中，以减少养分损失。用筐装的百合应移入贮藏室内贮藏，防高温潮湿，防老鼠为害。

贮藏过程中应勤检查窖内温度，控制贮藏温度保持在8℃～18℃。每隔15天在窖内用高锰酸钾等药物喷洒1次，认真消毒灭菌。一般每隔20～30天抽查百合1次，先翻动一小堆，若没有发现异常现象，仍然用沙覆盖好；如发现有霉烂等问题应及时剔除处理，如河沙过湿也应及时更换。

【质量评价】

1. 经验鉴别　以片形均匀，肥厚，牙白色为佳，一般认为栽培品优于野生品，但亦有认为药用应以野生、味苦之川百合为佳。

2. 纯度检查　①水分：不得过12.0%。②总灰分：不得过3.50%。③酸不溶性灰分：不得过0.30%。

3. 浸出物　水溶性浸出物（冷浸法）不得少于18.0%。

百　部

Stemonae Radix

【别名】百条根、百奶根、山百根、肥百部、百部根、九丛根、一窝虎、闹虱药。

【来源】本品为百部科植物直立百部 *Stemona sessilifolia*（Miq.）Miq.、蔓生百部 *S. japonica*（Bl.）Miq. 或对叶百部 *S. tuberosa* Lour. 的干燥块根。前两者习称"小百部"，后者习称"大百部"。百部商品主要来源于野生资源。直立百部、蔓生百部主要分布于浙江、安徽、江苏、湖北、山东等省；对叶百部主要分布于广东、湖南、广西、安徽、江苏、浙江、山东等省。

【采收】生长 2～3 年采收，通常于春季新苗出土或秋季地上茎叶枯萎时采挖。

【加工】将块根挖出后，除去茎叶，洗去泥沙，去掉须根，置于沸水中烫或蒸至内无白心即可捞出，晒干或烘干。不宜久煮，否则内色变红黑。也有不用沸水烫蒸而直接晒干的，但皮肉易于脱离且不易干燥。大百部不易干燥，有的产地将鲜根撕成条片状，晒干或烘干。

【商品规格】

1. 大小百部　均为统货，不分等级，通常要求去净芦头，蒸透，无油条或干枯，无发霉、虫蛀。

2. 小百部　多呈单个或数个簇生，呈纺锤形，上端较细长，皱缩弯曲。表面黄白色或淡棕黄色，有不规则的深纵沟，间有横皱纹。质脆，易吸潮变软，断而微带角质，淡黄棕色或黄白色，皮部宽广，中柱多扁缩。气微，味先甜后苦。

3. 大百部　块根粗大，表面浅棕色至灰棕色，皱纹较浅。质较坚实，断面黄白色，中柱较大，髓部类白色。

【贮藏与养护】本品可用芦席、麻袋、竹笼箩包装。贮存于干燥、通风处。

百部含有淀粉及苷类，极易吸湿，当夏季受潮后，容易发霉变色，在相对湿度 85% 时，7 天左右即霉变，而且水分可显著增加至 21.5%。为预防霉变，减少水分含量，在夏季可在日光下曝晒，晒后及时包装，并压紧，存放于干燥处。

若含水量在 16% 以下，且相对湿度保持在 75%，则百部不易霉变。质量佳者，皮质致密，吸收水分较慢。有的药材含水量可达 18% 以上，如能控制相对湿度，亦可安全保管。夏季应经常检查，可熏蒸杀霉，防止霉变。

百部质地轻脆，易折断，堆垛搬运应避免重摔和挤压。

【质量评价】

1. 经验鉴别　大、小两种百部商品均以条肥饱满、无杂质为佳，全国大部分地医习用小百部并以之为优，但华南地区（两广、香港等地区）习用大百部。

2. 纯度　①水分：不得过 10.0%。②总灰分：不得过 5.0%。③酸不溶性灰分：不得过 1.0%。

3. 浸出物　水溶性浸出物（热浸法）不得少于 50.0%。

当 归

Angelicae Sinensis Radix

【别名】秦归、云归、西当归、马尾归、岷当归、岷归、川归。

【来源】本品为伞形科植物当归 Angelica sinensis (Oliv.) Diels 的干燥根。主产于甘肃岷县、宕县、渭源、漳县、康乐、卓尼、临洮,云南维西、丽江、德钦、中甸,陕西陇县、平利、镇坪,四川南坪、平武、汉源、宝兴,湖北巴东、鹤峰、神农架等地。贵州、青海、宁夏、山西等地也产。其中甘肃岷县产量最大,品质佳,习称"岷归",为道地药材。

【采收】一般栽培至第二年秋后采挖。各地采收期略有不同,甘肃于生长 2 年以上、霜降前采挖,云南则于栽培的第二年立冬前后采挖。

【加工】

1. 全归 甘肃当归采挖后,除去泥土,放置待水分稍蒸发根变软时,捆成小把,堆在特殊的熏棚木架上,先以湿木材烟熏(忌用明火),烟熏 10～15 天,给当归上色,待表皮红黄色或淡褐色时,再以文火烘干,温度 30℃～70℃连续 10～20 天,达到七八成干时,停火,自然晾干(不能阴干或日晒)。

云南当归则直接摊晒至干即可。

2. 归头 加工归头时,选成品全归主体粗壮的剥除根腿,晒至干燥,撞去粗皮,露出粉白肉色即可。

【商品规格】商品分全归和归头两种规格,分别以每 1000g 的支数划分等级。

1. 全归 干货。上部主根圆柱形,下部有多条支根,根梢不细于 0.2cm;表面棕黄色或黄褐色。断面黄白色或淡黄色,具油性。气芳香,味甘微苦。无抽薹根、杂质、虫蛀、霉变。分别以每 1000g 的支数和根梢直径划分等级。特等品:每 1000g 20 支以内,根梢不细于 0.2cm。一等品:每 1000g 40 支以内,根梢不细于 0.2cm。二等品:每 1000g 70 支以内,根梢不细于 0.2cm。三等品:每 1000g 110 支以内,根梢不细于 0.2cm。四等品:每 1000g 110 支以外,根梢不细于 0.2cm。五等品:又称"常行归",指凡不符合以上分等的小货,全归占 30%,腿渣占 70% 者。

2. 归头 干货。纯主根,呈长圆形或拳状。断面黄白色或淡黄色,具油性。气芳香,味甘微苦。无油个、枯个、杂质、虫蛀、霉变。一等品:每 1000g 40 支以内。二等品:每 1000g 80 支以内。三等品:每 1000g 120 支以内。四等品:每 1000g 160 支以内。

【贮藏与养护】分为竹篓和木箱两种包装。在硬竹篓中加衬草纸或皮纸,每件重 20～30kg,外用皮纸固封,以防漏气走油。木箱装者重 50～75kg,同样内衬皮纸,外用皮纸固封。竹篓和木箱均可再套以麻袋,以资防护。贮存于阴凉干燥处,防潮,防虫蛀。

本品因含大量蔗糖和挥发油,易吸收空气中的水分,故最怕潮湿,一旦遇潮即变黑泛油，导致霉蛀败坏，温度稍高亦易走油。因此应贮存于阴凉干燥处，阴雨天气不宜开箱，以免湿气侵入。当归饮片可贮存于瓮内，或用纸包好置石灰缸内，将瓮口或缸口密封，待用时取出一些，剩余部分仍封严存放，可避免虫蛀、泛油。在贮存的过程中，每逢夏、秋季节可用药物烟熏 1 次，然后继续置阴凉干燥处，密封保存，以防止受潮虫蛀。根据本品的性质，一般不宜贮存过久。

【质量评价】

1. 经验鉴别 以主根粗长、油润、外皮色黄棕、断面色黄白、质柔韧、油润、气味浓郁者佳。柴性大、干枯无油或断面呈绿褐色者不供药用。

2. 纯度检查 ①水分：不得过 15.0%。②总灰分：不得过 7.0%。③酸不溶性灰分：不得过 2.0%。

3. 浸出物 醇溶性浸出物（热浸法，用 70% 乙醇作溶剂）不得少于 45.0%。

4. 含量测定 用高效液相色谱法测定，药材按干燥品计算，含阿魏酸（$C_{10}H_{10}O_4$）不得少于 0.05%。用挥发油测定法测定，本品按干燥品计算，含挥发油不得少于 0.40%（ml/g）。

延 胡 索
Corydalis Rhizoma

【别名】元胡、玄胡、延胡。

【来源】本品为罂粟科植物延胡索 *Corydalis yanhusuo* W. T. Wang 的干燥块茎。主产于浙江的东阳、缙云、磐安、永康。湖北、湖南、江苏、陕西汉中等地也有大面积栽培。以浙江产量大，为浙江著名道地药材"浙八味"之一。

【采收】种植第二年 5～6 月份，地上部分植株枯萎时采挖。

【加工】挖出块茎，除去须根及泥沙，按大、中、小分档装入竹筐，放入水中，搓去外皮，洗净，放入沸水中煮 3～5 分钟，以中心有芝麻粒大小白点、能用竹针刺穿为度，捞起日光下晾晒 3～4 天，收回室内回潮 1～2 天，再晒 2～3 天，反复数次至全干。加工中水煮应注意适度，过熟折干率低，表面皱缩；过生内部粉性易生虫，不易保管。一般一锅水可连续煮 3～5 次，注意加水或换水，以保色泽鲜亮。

【商品规格】商品按大小重量分为两个等级。一等品：呈不规则的扁球形，表面黄棕色或灰黄色，多皱缩，顶端有略凹陷的茎痕，质硬而脆，有蜡样光泽，味苦，每 50g 45 粒以内，无老皮、黑粒、杂质、虫蛀、霉变。二等品：每 50g 45 粒以外；其余同一等。统货：大小不分；其余同一等。

出口延胡索：甲级：每 100g 65～85 粒；乙级：每 100g 145～190 粒。

【贮藏与养护】一般用麻袋包装。置干燥处，防虫蛀。一旦发现虫蛀，即曝晒或用药物熏蒸，或降氧充氮（或二氧化碳）养护法保存。商品安全水分 9%～13%。

【质量评价】

1. 经验鉴别 以个大饱满、质坚硬而脆、断面黄色发亮、角质、有蜡样光泽、苦味浓者为佳。

2. 纯度检查　①水分：不得过 15.0%。②总灰分：不得过 4.0%。③酸不溶性灰分：不得过 1.50%。

3. 有害物检查　铅不得过百万分之五；镉不得过千万分之三；砷不得过百万分之二十；汞不得过千万分之二；铜不得过百万分之二十。

4. 浸出物　照醇溶性浸出物测定法（热浸法，用稀乙醇作溶剂）不得少于 13.0%。

5. 含量测定　用高效液相色谱法测定，药材按干燥品计算，含延胡索乙素（$C_{21}H_{25}NO_4$）不得少于 0.05%。

麦　冬

Ophiopgonis Radix

【别名】寸冬、麦门冬、沿阶草、杭麦冬、川麦冬、韭叶麦冬。

【来源】本品为百合科植物麦冬 *Ophiopogon japonicus*（L. f.）Ker – Gawl. 的干燥块根。主产于浙江省慈溪、余姚、萧山、杭州，四川省的绵阳、三台、江油、南部、射洪、遂宁等地，主要为人工栽培。广西、贵州、云南、安徽、湖北、福建等地亦产，栽培或野生。浙江产的称为杭麦冬，四川产的称为川麦冬。

【采收】杭麦冬第三年 5~6 月采挖；川麦冬于栽培后第二年 4 月上旬采挖。

【加工】

1. 杭麦冬　洗净块根，晾晒 3~5 天，置筐内闷放 2~3 天，然后再晒 3~5 天，如此闷、晒 3~4 次，至块根八九成干时，剪去两端须根，仅留 0.5cm，俗称"毛麦冬"。再次晒至全干，剪去或撞去两端须根，为"净麦冬"。

2. 川麦冬　洗净块根，曝晒后，用手轻搓，再晒，反复 5~6 次，直至除去须根并干燥为止。过去将干燥后的麦冬置席筒中，双人用脚相对蹬踩，使须根断落；现多用机械滚动去掉须根，用风车或筛子除去根须和杂质，为"净麦冬"。

【商品规格】分为杭麦冬、川麦冬两个规格，商品按每 50g 粒数均分为三个等级。

1. 杭麦冬　纺锤形，半透明体，表面黄白色。质柔韧，断面牙白色，有木质心。味微甜，嚼之有黏性。一等品：每 50g 150 粒以内，无须根、油粒、烂头、枯子、杂质、霉变。二等品：每 50g 280 粒以内；余同一等。三等品：每 50g 280 粒以外，最小不低于麦粒大，油粒、烂头不超过 10%，无须根、杂质、霉变。

2. 川麦冬　纺锤形，半透明。表面淡白色，断面牙白色，木质心细软，味微甜，嚼之少黏性。一等品：每 50g 190 粒以内，无须根、乌花、油粒、杂质、霉变。二等品：每 50g 300 粒以内；余同一等。三等品：每 50g 300 粒以外，最小不低于麦粒大，间有乌花、油粒不超过 10%，无须根、杂质、霉变。

出口麦冬按浙江省的标准划分：一等品：色黄亮，颗粒均匀，肥壮，长 2.54cm 以上。二等品：色黄亮，颗粒较小，肥壮，长 2.54cm。三等品：色较差，颗粒大小不匀而瘦，长2.54cm以下。四等品：色差粒瘦，长短不一，多在2.54cm以下。

【贮藏与养护】多用木箱或纸箱装，防潮湿。贮藏于阴凉通风干燥处，大量时贮存于冷库；炮制品贮于干燥容器内，防潮，防霉，防变色泛油。

麦冬含有大量黏液质，质地柔润，味甜发黏，在贮藏中易受潮发热，极易生霉、泛油，发现受潮时应及时翻晒。

【质量评价】

1. **经验鉴别** 以肥大、淡黄白色、半透明、质柔、嚼之发黏者为佳。

2. **纯度检查** ①水分：不得过18.0%。②总灰分：不得过5.0%。

3. **浸出物** 水溶性浸出物（冷浸法）不得少于60.0%。

4. **含量测定** 用紫外-可见光光度法测定，本品按干燥品计算，含麦冬总皂苷以鲁斯可皂苷元（$C_{27}H_{42}O_4$）计，不得少于0.12%。

苍 术

Atractylodis Rhizoma

【别名】茅苍术：茅术、南苍术。北苍术：山苍术、津苍术、山刺儿菜、山蓟根。

【来源】本品为菊科植物茅苍术 *Atractylodes lancea*（Thunb.）DC. 或北苍术 *Atractylodes chinensis*（DC.）Koidz. 的干燥根茎。茅苍术主产于江苏、湖北、河南。安徽、江西、浙江等地亦产。以河南、安徽、江苏的质量较好，湖北产量较大。北苍术主产于河北、山西、陕西、辽宁、吉林、河南、山东等地亦产。以野生为主，也有人工栽培。

【采收】秋季地上部分枯萎时采挖。

【加工】茅苍术：挖出根茎，除去地上部分及泥土，晒干，揉掉须根，或晒至九成干时，用微火燎掉须毛，木棒稍微敲打，除去须毛。北苍术：挖出后，晒至半干，装入筐内，撞去部分须根，表皮呈黑褐色；晒至六七成干时，再次撞净表皮，晒至全干，如黑褐色表皮未净，应再撞1次，使表皮呈黄褐色时即可。

【商品规格】商品分为茅苍术、北苍术两个规格，均为统货。

1. **茅苍术** 呈不规则连珠状或结节状圆柱形，略弯曲，偶有分枝，长3~10cm，直径1~2cm。表面灰棕色，有皱纹、横曲纹及残留须根，顶端具茎痕或残留茎基。质坚实，断面黄白色或灰白色，散有多数橙黄色或棕红色油点，习称"朱砂点"，暴露稍久，可析出白色细针状结晶。气香特异，味微甘、辛、苦。

2. **北苍术** 呈疙瘩块状或结节状圆柱形，长4~9cm，直径1~4cm。表面黑棕色，除去外皮者黄棕色。质较疏松，断面散有黄棕色油室。香气较淡，味辛、苦。

出口商品分统装、大苍术、小苍术。统装不分等级、大小均有；大苍术每1000g 50~60个；小苍术每1000g 60个以下，均不得掺入毛须和碎末。

【贮藏与养护】用竹篓包装，内衬防潮纸，外套编织袋。置阴凉干燥处，防潮，防霉。

苍术在夏季易生虫，发霉，贮存比较困难，必须注意防潮。含水量在11%以下，相对湿度在 80% 以下，可以安全贮存。可用气调养护法进行贮存。茅苍术所含挥发油中苍术醇含量较高，在贮存过程中会形成结晶析出，呈丝毛状，俗称"吐脂"或"起霜"，是质量好的标志。

【质量评价】

1. 经验鉴别　以个大饱满、断面朱砂点明显、香气浓者为佳。

2. 纯度检查　①水分：不得过 13.0%。②总灰分：不得过 7.0%。

3. 含量测定　避光操作。按高效液相色谱法测定，本品按干燥品计算，含苍术素（$C_{13}H_{10}O$）不得少于 0.30%。

附　子

Aconiti Lateralis Radix Praeparata

【别名】附片、天雄、淡附子。

【来源】本品为毛茛科植物乌头 *Aconitum carmichaeli* Debx. 的子根的加工品。主产于四川江油、平武、绵阳、安县，陕西城固、南郑、兔县、汉中、鄂县，湖北、山东、江苏、浙江、河南等地亦产。四川江油栽培附子质量优，产量大，是著名道地产区。

【采收】栽培第二年 6~7 月（小暑至大暑间）采收为宜。

【加工】

1. 生附子　挖出后把附子和母根分开，去掉须根及泥沙，习称"泥附子"。为防天热腐烂，起土后 48 小时内应洗净泥土，浸入食用胆巴水中泡渍，为"胆附子"。

2. 盐附子　选取较大的泥附子或胆附子，洗净，浸入食用胆巴的水溶液中过夜，再加食盐，继续浸泡，3 天后每日捞出吊干，再浸入原汁水内，6~7 天后，白天晒，晚上浸，期间逐步加一些胆巴水和食盐，保持一定的浓度，连续浸、晒，直至附子表面出现大量结晶盐粒（盐霜），体质变硬为止。每 100kg 泥附子可加工盐附子 120kg。

3. 白附片　选用大或中等大的泥附子，洗净，浸入食用胆巴的水溶液中数日，连同浸液煮至透心，捞出，剥去外皮，纵切成薄约 3mm 的片，用水浸漂，取出，蒸透，晒干。

4. 黑顺片　选用较小的泥附子，洗净，浸入食用胆巴的水溶液中数日，连同浸液煮至透心，捞出，纵切成厚约 5mm 的片，再用水浸漂，用调色液染成浓茶色，取出，蒸至出现油面光泽后，烘至半干；再继续烘干或晒干。

【商品规格】商品有盐附子、白附片、黑顺片等规格。

1. 盐附子　商品按每 1000g 的个数分为三个等级。一等品：肥大，圆锥形，上部肥满有牙痕，下部有支根痕。表面黄褐色或黑褐色，附有结晶盐粒，体质沉重，断面黄褐色，味咸而麻、刺舌，每 1000g 16 个以内，无空心、腐烂。二等品：每 1000g 24 个以内；余同一等。三等品：每 1000g 80 个以内；余同一等。

2. 白附片　为附子去净外皮，纵切成 2mm 或 3mm 的薄片，片面白色，呈半透明体，味淡，无盐软片、霉变。商品按大小、切片均匀度分为三个等级。一等品：干货，为一等盐附子去净外皮纵切的薄片，片张大而均匀。二等品：干货，为二等盐附子去净外皮纵切的薄片，片张小而均匀。三等品：干货，为三等盐附子去净外皮纵切的薄片，片张小而均匀。

3. 黑顺片　统货。干货，为二、三等盐附子不去外皮，纵切成 2mm 或 3mm 的薄片。片边黑褐色，片面暗黄色，油润具光泽。片张大小不一，厚薄均匀，味淡，无盐软片、霉变。

【贮藏与养护】白附片、黑顺片用木箱或竹篓包装。盐附子用瓦缸或油纸糊的竹篓包装。白附片、黑顺片放干燥处，防受潮发霉。盐附子密闭，置阴凉干燥处，防吸潮、霉变，不可堆积、重压、以免压坏。

贮藏期间，定期检查，保持环境整洁、干燥。发现商品受潮，及时通风，也可使用无水氯化钙、生石灰等吸潮剂或空气去湿机除湿。高温高湿季节前，将商品密封保藏。

【质量评价】

1. 经验鉴别　附子以个大、肥壮、质坚实、粉性足、残茎及须根少者为佳。盐附子以根大、饱满、灰黑色、表面光滑者为佳。黑顺片以片匀、棕黑色、有光泽者为佳。白附片以片匀、黄白色、半透明者为佳。

2. 纯度检查　水分：不得过 15.0%。

3. 双酯型生物碱限量检查　采用高效液相色谱法，本品含双酯型生物碱以新乌头碱（$C_{33}H_{45}NO_{11}$）、次乌头碱（$C_{33}H_{45}NO_{10}$）和乌头（$C_{34}H_{47}NO_{11}$）的总量计，不得过 0.02%。

4. 含量测定　照高效液相色谱法测定，本品按干燥品计算，含苯甲酰新乌头原碱（$C_{31}H_{43}NO_{10}$）、苯甲酰乌头原碱（$C_{32}H_{45}NO_{10}$）和苯甲酰次乌头原碱（$C_{31}H_{43}NO_{9}$）的总量，不得少于 0.01%。

郁　金

Curcumae Radix

【别名】玉金、益金、莪苓。

【来源】本品为姜科植物温郁金 *Curcuma wenyujin* Y. H. Chen et C. Ling、姜黄 *Curcuma longa* L、广西莪术 *Curcuma kwangsiensis* S. G. Lee et C. F. Liang 或蓬莪术 *Curcuma phaeocaulis* Val. 的干燥块根。温郁金主产于浙江瑞安县，商品称为"温郁金"，因块根煮后稍带黑色，故又称"黑郁金"；广西莪术主产于广西的横县和贵县，商品称"桂郁金"；姜黄和蓬莪术主产于四川，用药历史较长，商品称"川郁金"，以药材性状分别称为"黄丝郁金"和"绿丝郁金"，以成都市的双流、崇州为道地产区。

【采收】秋季茎叶枯萎后采挖。

【加工】挖出块根，按大小分档，洗净，沸水蒸或煮约15分钟，晒干，撞去粗皮及须根。

【商品规格】商品按产地分为川郁金、温郁金和桂郁金。

1. **川郁金** 根据性状分黄丝郁金和绿白丝郁金两种规格。

（1）黄丝郁金 呈类卵圆形。表面灰黄色或灰棕色，皮细，略现细皱纹。质坚实。断面角质状，有光泽，外层黄色，内心金黄色。有姜气，味辛香。无杂质、虫蛀、霉变。按大小分为两个等级。一等品：干货，每1000g 600粒以内，剪净残蒂，无刀口、破瓣。二等品：干货，每1000g 600粒以上，直径不小于0.5cm，间有刀口、破瓣。

（2）绿白丝郁金 呈纺锤形、卵圆形或长椭圆形。表面灰黄色或灰白色，有较细皱纹。质坚实而稍松脆。断面角质状，淡黄白色。微有姜气，味辛苦。无杂质、虫蛀、霉变。按大小分为两个等级。一等品：干货，每1000g 600粒以内，剪净残蒂，无刀口、破瓣。二等品：干货，每1000g 600粒以上，直径不小于0.5cm，间有刀口、破瓣。

2. **温郁金** 呈稍扁的纺锤形，多弯曲，较不饱满。表面灰褐色，具纵向或杂乱的皱纹。质坚实，断面角质状，多呈灰黑色，略有姜气，味辛苦。无须根、杂质、虫蛀、霉变。分为两个等级。绿丝一等品：干货，每1000g 280粒以内。绿丝二等品：干货，每1000g 280粒以上，但直径不小于0.5cm，间有刀口、破碎。

3. **桂郁金** 呈纺锤形或不规则形，略弯曲。质坚实，表面灰白色，断面黄白色或淡白色，角质发亮。略有姜辛气，味辛苦。无杂质、虫蛀、霉变。统货不分等级，但直径不小于0.6cm。

【贮藏与养护】麻袋外加竹筐包装。包装规格多每袋30～50kg。置于阴凉通风干燥处，防潮，防蛀。

郁金含有挥发油，是其香味的主要成分，长期存放在高温环境中，易使其有效成分挥发，气味减弱，因此宜存放在阴凉处。该药材质地坚硬，一般不易虫蛀，但吸潮后质地变软，会发生霉变、虫蛀，应注意通风干燥。

【质量评价】

1. **经验鉴别** 以个大、质坚实、外皮皱纹细、断面色黄者为佳。
2. **纯度检查** ①水分：不得过15.0%。②总灰分：不得过9.0%。

泽 泻
Alismatis Rhizoma

【别名】建泽泻、水泽、如意菜、水白菜。

【来源】本品为泽泻科植物泽泻 *Alisma orientalis*（Sam.）Juzep. 的干燥块茎。主产于福建、四川、江西。浙江、广东、广西、湖北、湖南等地亦产。以建泽泻、川泽泻产量大，建泽泻质量佳。

【采收】冬季茎叶开始发黄枯萎时采收。采收前需排水晒田，用刀将根茎四周划一圈，切断须根，提起茎叶将根茎挖出。

【加工】挖出根茎后，洗净泥土，除去外周茎叶，留下中心小茎叶，上炕烘烤。先以木柴急火，待须根干后再用木炭火缓炕。每次烘2天，每天翻动，不能断火，反复3次。第二次、第三次出炕时趁干用撞篓（现多用脱毛机）撞去须根及粗皮。也有在将干燥时用硫黄熏白,再晒干;或趁鲜切片晒干。

【商品规格】商品有建泽泻、川泽泻两个规格。

1. 建泽泻 干货。呈椭圆形,撞净外皮及须根。表面黄白色,有细小突起的须根痕。质坚硬,断面浅黄色,细腻有粉性。味甘微苦。无杂质、虫蛀、霉变。商品按重量分为三个等级。一等品:每1000g 32个以内。无双花、焦枯。二等品:呈椭圆形或卵圆形,每1000g 56个以内;其余同一等。三等品:呈类球形,每1000g 56个以外,最小直径不小于2.5cm,间有双花、轻微焦枯,但不超过10%;其余同一等。

2. 川泽泻 呈卵圆形,去净粗皮及须根,底部有瘤状小疙瘩。表面灰黄色。质坚硬,断面淡黄白色。味甘微苦。无杂质、虫蛀、霉变。分为两个等级。一等品:每1000g 50个以内。无焦枯、碎块。二等品:每1000g 50个以外,最小直径不小于2cm,间有少量焦枯、碎块,但不超过10%;其余同一等。

出口商品建泽泻以个头大小分5~80头;川泽泻按个头分一、二级。

【贮藏与养护】用麻袋、硬竹篓装,内垫篾席或草袋包装。置干燥处,防潮,防蛀。泽泻因含淀粉多,易生虫发霉,较难保管。仓储期间应防潮,置干燥通风处保存,梅雨季节应及时翻晒或微火烘干。贮藏过程中应定期检查,及时晾晒。为了防止虫蛀、回潮、变质和霉烂现象,泽泻宜选用双层无毒塑料膜袋包装,扎紧袋口后,放在装有生石灰或明矾、干燥锯木屑、谷壳等物的容器内贮藏。还可用"对抗同贮法"贮藏,即将泽泻片与丹皮片混装在容器内,能使泽泻不虫蛀,不变色,同时亦使宜变色的丹皮不变色。

【质量评价】

1. 经验鉴别 以个大、质坚、色黄白、粉性大者为佳。

2. 纯度检查 ①水分:不得过14.0%。②总灰分:不得过5.0%。③酸不溶性灰分:不得过0.50%。

3. 浸出物 醇溶性浸出物测定法(热浸法,用乙醇作溶剂)不得少于10.0%。

4. 含量测定 照高效液相色谱法测定,药材按干燥品计算,含23 – 乙酰泽泻醇B($C_{33}H_{50}O_5$)不得少于0.05%。

细　辛

Asari Radix Et Rhizoma

【别名】辽细辛、华细辛。

【来源】本品为马兜铃科植物北细辛 *Asarum heterotropoides*. Fr. Schmidt var. *mandshuricum* (Maxim.) Kitag.、汉城细辛 *Asarum sieboldii* Miq. var. *seoulense* Nakai 或华细辛 *Asarum sieboldii* Miq. 的干燥根和根茎。前两者习称"辽细辛"。辽细辛主产于吉林的抚松、临江,辽宁的本溪、凤城、宽甸,黑龙江的五常、尚志、阿城等地。山东、山西、河南等地亦产。以东北三省产量大,质量优,为道地药材。华细辛主产于陕西的华阴、佛坪、咸阳,四川的广元、汶川、北川,重庆的城口、巫溪,湖北的宜昌、襄阳、咸宁,湖南的常宁、武冈、新化等地。安徽、河南等省亦产。以陕西华阴产者质优。

【采收】野生夏季 6～7 月果熟期采收，栽培在初秋 8～9 月采挖，连根带叶全株挖取，除净地上部分和泥土。

【加工】将细辛除去泥土及残存茎叶，每 1～2kg 捆成 1 把，放阴凉通风处阴干。细辛加工时避免水洗、日晒或烘烤。水洗后根条发白，日晒后根易变黑，都易引起气味降低，影响质量。

【商品规格】按产地分为辽细辛和华细辛两种。

1. **辽细辛**　有野生和家种之分，均为统货，不分等级。野生：呈顺长卷曲状。根状茎呈不规则圆柱形，根茎多节，须根细，须毛多，土黄色或灰褐色。有浓香气，味辛辣，无泥土、杂质、霉变。家种：呈顺长卷曲状。根状茎呈不规则圆柱形，根茎多节，须根较粗长、均匀、须毛少，土黄色或灰褐色。其余同野生。

2. **华细辛**　统货。干货，呈顺长卷曲状。根茎节间密，须根粗大，气味较辽细辛弱。余同辽细辛。

【贮藏与养护】一般采用编织袋、草席包装，每件重 30～50kg，包装时需防止重压以防碎断。阴凉干燥处贮存。

本品含挥发油，容易挥发散失香气，影响品质。细辛干后一般不易变质，但如遇雨季，极易受潮、发霉。因此，应置阴凉干燥处存放，避光。在贮藏中应防潮、防霉烂，避免温度过高和水分过高。定期检查，及时拆包摊晾，但不宜曝晒。安全贮存水分范围为 9%～12%。本品抗虫蛀，可用来养护其他易虫蛀药材。

【质量评价】

1. **经验鉴别**　以根多、色灰黄、气味浓、味辛辣、麻舌者为佳。

2. **纯度检查**　①水分：不得过 10.0%。②总灰分：不得过 12.0%。③酸不溶性灰分：不得过 5.0%。④马兜铃酸 I 限量：照高效液相色谱法测定，本品含马兜铃酸 I（$C_{17}H_{11}O_7N$）不得过 0.001%。

3. **浸出物**　醇溶性浸出物（热浸法，用乙醇作溶剂）不得少于 9.0%。

4. **含量测定**　照挥发油测定法测定，本品含挥发油不得少于 2.0%（ml/g）。

用高效液相色谱法测定，药材按干燥品计算，含细辛脂素（$C_{20}H_{18}O_6$）不得少于 0.05%。

前　胡
Peucedani Radix

【别名】信前胡、粉前胡、嫩前胡。

【来源】本品为伞形科植物白花前胡 *Peucedanum praeruptorum* Dunn 的干燥根。主产于浙江、江苏、江西、湖南、湖北、广西、四川、安徽、福建等地，野生或栽培。以浙江新安江地区所产的前胡质柔、皮黑、体轻、气香最为著名。

【采收】在秋末与冬季地上部分枯萎或次春刚出苗不久时采挖，秋末冬初收得产品质坚实，品质佳。

【加工】挖出主根，除尽地上部分、须根和泥土，晒干，亦可阴干至六七成后，再微火烘干。在日晒过程中，应边晒边剪去须根及尾梢；如遇雨天，可用文火烘干。

【商品规格】现行商品多为统装，不分等级。药材呈不规则的圆柱形、圆锥形或纺锤形，下部常有分枝，长 3 ~ 15cm，直径 1 ~ 2cm。表面黑褐色或灰黄色，根头部多有茎痕和纤维状叶鞘残基，上端有密集的细环纹，下部有纵沟、纵皱纹及横向皮孔样突起。质较柔软，可折断，断面淡黄白色，皮部散有多数棕黄色油点，形成层环纹棕色。气芳香，味微苦、辛。

过去前胡商品分为长条前胡、前胡头子、前胡尾子三个规格。

【贮藏与养护】多用麻袋、席包或竹篓包装，每件 50kg 或 100kg。贮存于阴凉干燥处，防霉，防虫蛀。

前胡入库前要进行水分检查，商品安全水分为 11% ~ 15%。如果含水量过高，或已受潮，可拆包摊开晾晒，待凉透后再包装入库。应贮藏于通风、凉爽的干燥处，温度30℃以下，相对湿度 70% ~ 75%。若发现有虫害，要及时用硫黄熏杀。因前胡受潮易发热泛油，且易发霉和虫蛀，一般情况下，在雨季前和夏季各用硫黄熏一次对预防虫害有效，要勤检查并进行必要晾晒。码垛时，码成通风垛。

【质量评价】

1. **经验鉴别**　一般以根粗壮、皮部内质厚、质柔软、断面油点多、香气浓者为佳。

2. **纯度检查**　①水分：不得过 12.0%。②总灰分：不得过 8.0%。③酸不溶性灰分：不得过 2.0%。

3. **浸出物**　醇溶性浸出物（冷浸法，用稀乙醇作溶剂）不得少于 20.0%。

4. **含量测定**　用高效液相色谱法测定，药材按干燥品计算，含白花前胡甲素（$C_{21}H_{22}O_7$）不得少于 0.90%；含白花前胡乙素（$C_{24}H_{26}O_7$）不得少于 0.24%。

桔　梗

Platycodonis Radix

【别名】甜桔梗、苦桔梗、梗草、苦梗。

【来源】本品为桔梗科植物桔梗 *Platycodon grandiflorum*（Jacq.）A. DC. 的干燥根。桔梗为广布种，野生或栽培，栽培产量大。商品药材以东北和华北产量大，称"北桔梗"，以华东地区品质好，称"南桔梗"。

【采收】秋季地上茎叶枯萎时或次年春桔梗萌芽前进行采挖。以秋季产者体重质坚，质量较好。

【加工】将桔梗鲜根挖出后，除去泥土、芦头及须根，趁鲜时刮去外皮，用竹刀、木片、瓷片等刮去栓皮。去皮后洗净，晒或晾至近干，晒时应经常翻动，堆起来发汗一天，使内部水分转移到体外，再晒至全干。阴雨天可用无煤烟炕烘，至桔梗出水时出炕摊晾，待回润后再烘，反复至干。

去除外皮是桔梗加工的关键环节，外皮要趁鲜刮净，若时间长则难刮。刮皮后应及时晒干，否则易发霉变质和生黄色水锈。来不及加工的桔梗可用沙埋起来，防止外皮干燥收缩，不易刮皮。刮皮时不要伤破中皮，否则内心黄水流出影响质量。

【商品规格】桔梗商品分为南桔梗和北桔梗。

1. **南桔梗**　呈顺直的长条形，去净粗皮及细梢。表面白色，体坚实，断面皮层白色，中间淡黄色。味甘、苦、辛。分为三个等级。一等品：上部直径 1.4cm 以上，长 14cm 以上，无杂质、虫蛀和霉变。二等品：上部直径 1cm 以上，长 12cm 以上；余同一等。三等品：上部直径不小于 0.5cm，长度不低于 7cm；余同一等。

2. **北桔梗**　统货。呈纺锤形或圆柱形，多细长弯曲，有分枝，去净粗皮。表面白色或淡黄色，体松泡，断面皮层白色，中间淡黄白色，味甘。大小长短不分，上部直径不小于 0.5cm，无杂质、虫蛀和霉变。

【贮藏与养护】用麻袋包装，每件 30kg；或压缩打包件，每件 50kg。通风干燥处存放，防虫蛀。

因本品易虫蛀、发霉、变色和泛油，应贮于通风干燥处，温度 30℃以下，相对湿度 70%~75%。贮藏期间应定期检查，以防吸潮或轻度霉变、虫蛀，要及时晾晒，或用磷化铝熏杀。有条件的地方可密封抽氧充氮养护，效果更佳。商品安全水分 11%~13%。

【质量评价】

1. **经验鉴别**　以根条长、质结实、白色、菊花心明显、味苦微甜者为佳。

2. **纯度检查**　①水分：不得过 15.0%。②总灰分：不得过 6.0%。

3. **浸出物**　醇溶性浸出物（热浸法，用乙醇作溶剂）不得少于 17.0%。

4. **含量测定**　用高效液相色谱法测定，药材按干燥品计算，含桔梗皂苷 D（$C_{57}H_{92}O_{28}$）不得少于 0.10%。

柴　胡

Bupleuri Radix

【别名】北柴胡、南柴胡、硬柴胡、软柴胡、津柴胡、红柴胡、香柴胡、春柴胡、黑柴胡。

【来源】本品为伞形科植物柴胡 *Bupleurum chinese* DC. 或狭叶柴胡 *Bupleurum scorzonerifolium* Willd. 的干燥根。按性状不同，商品前者习称"北柴胡"，后者称"南柴胡"。北柴胡主产于辽宁、甘肃、河北、河南、山东等地；南柴胡主产于湖北、四川、江苏、安徽等地。

【采收】于春初植株发芽前或秋末落叶后挖起根部，以秋季采挖为宜。

【加工】采挖后剪去残茎和须根，去净泥土，晒至半干，捆成 0.5kg 左右的小捆，再晒干；或切片晒干。

【商品规格】商品分为北柴胡和南柴胡两个规格。

1. **北柴胡**　统货，干货。呈圆锥形，上粗下细，顺直或弯曲，多分支。头部膨大，呈疙瘩状，残茎不超过 1cm。表面灰褐色或土棕色，有纵皱纹，质硬而韧，断面黄白色，显纤维性。微有香气，味微苦、辛。无须毛、杂质、虫蛀、霉变。

2. 南柴胡 统货，干货。类圆锥形，少有分支，略弯曲。头部膨大，有残留茎基。表面红褐色或土棕色，有纵皱纹及须根痕，质较软。断面淡棕色。微有香气，味微苦、辛。大小不分。残留茎不超过 1.5cm。无须毛、杂质、虫蛀、霉变。

【贮藏与养护】一般用麻袋、筐篓、蒲包等包装。通风干燥处存放，防虫蛀。

本品含挥发油、多糖、皂苷，应置通风干燥处，防止受潮、霉变及虫蛀。适宜仓储条件为：温度30℃以下，相对湿度 70%～75%。贮藏期间，注意环境通风、阴凉，防止挥发性成分走失。柴胡易虫蛀，受潮生霉，有螨虫寄居。受潮品软润，有的表面现霉斑。贮藏期内，应保持环境整洁、干燥，并定期消毒。雨季前后多晾晒，亦可用化学药剂熏蒸防虫。有条件的地方可进行密封抽氧充氮养护。

【质量评价】

1. 经验鉴别 北柴胡以主根粗大、分支少、黄褐色，微有香气者为佳；南柴胡以根条粗，红棕色，质松脆，油腥气味较浓者为佳。

2. 纯度检查 ①水分：不得过 10.0%。②总灰分：不得过 8.0%。③酸不溶性灰分：不得过 3.0%。

3. 浸出物 醇溶性浸出物（热浸法，用乙醇作溶剂）不得少于11.0%。

4. 含量测定 北柴胡：用高效液相色谱法测定，药材按干燥品计算，含柴胡皂苷 a（$C_{42}H_{68}O_{13}$）和柴胡皂苷 d（$C_{42}H_{68}O_{13}$）的总量不得少于 0.30%。

党 参

Codonopsis Radix

【别名】上党人参、潞党参、狮头参、辽党参、川党参、西党参。

【来源】本品为桔梗科植物党参 Codonopsis pilosula (Franch.) Nannf.、素花党参 Codonopsis pilosula Nannf. var. modesta (Nannf.) L. T. Shen 或川党参 Codonopsis tangshen Oliv. 的干燥根。党参产于华北、东北和西北地区，全国多数地区有引种。栽培于山西平顺、长治、晋城一带者称"潞党"；栽培或野生于山西五台山地区者称为"台党"；产于东北者称"东党"，如黑龙江的尚志、五常，吉林延边、通化，辽宁丹东、凤城、宽甸等地。山西的潞党、台党，产量居全国之首，是商品党参的主要来源。

1. 素花党参 主产于甘肃定西、岷县、文县、临潭及四川、陕西等地。甘肃文县、四川平武产者又称"纹党"，陕西凤县产者又称"凤党"。

2. 川党参 主产于四川阿坝及重庆、湖北、陕西等地。以湖北恩施、重庆巫溪为著名产地。

【采收】秋季地上部分枯萎或次年春季植株萌芽之前进行采挖。野生党参一般 8～9 月采挖。栽培党参，种子直播 3 年后采挖，育苗移栽 2 年后采挖。栽种 3 年以上的党参，条粗肉厚，皮肉相连，芦头也大，横纹多而密，但不能超过 8 年。挖党参时要避免挖断或伤皮，否则汁液流失，质量降低。

【加工】将挖出的党参根除去茎叶，抖去泥土，用水洗净。先按大小、长短、粗细分为大、中、小条，大条的用麻绳从根头部串起晾挂，中、小条直接晾晒，晾晒至发软后捆成小把，用手顺握或放在木板上，用手搓揉，或用木板揉搓，握或搓后再晒，反复3～4次，至党参皮肉紧贴，充实饱满并富有弹性为止。日晒或挂晾于通风处，至七成干时，将捆解开摊平排直，以头压尾，露出头部3～6cm，重叠排列，晒至九成干，即可收藏在阴凉干燥通风处，自然干透。素华党参和川党参挖出后，用水洗净，在沸水中略烫，单枝晾晒，边晒边搓揉。每次搓过后不可放在室内，应置室外摊晒，以防霉变，晒至八九成干后即可收藏。

南方多雨，可用炭火烘干，炕内温度控制在60℃左右，经常翻动，烘至根条柔软时，取出揉搓，再烘。同样反复数次直至烘干。应注意，搓的次数不宜太多，用力不宜过大，否则会变成油条，影响质量。

【商品规格】党参分为潞党、西党、川党、东党、白党五个规格。

1. **潞党**　呈圆柱形，芦头较小。表面黄褐色或灰黄色，体结实而柔软，断面棕黄色或黄白色，糖汁多，味甜。一等品：芦下直径1cm以上，无油条、杂质、虫蛀、霉变。二等品：芦下直径0.8cm以上；余同一等。三等品：芦下直径0.4cm以上，油条不超过10%；余同一等。

2. **西党**　呈圆锥形，头大尾小，上端多横纹，外皮粗松。表面米黄色或灰褐色，断面黄白色，有放射状纹理，糖汁多，味甜。分三个等级。一等品：芦下直径1.5cm以上，无油条、杂质、虫蛀、霉变。二等品：芦下直径1cm以上；余同一等。三等品：芦下直径0.6cm以上，油条不超过15%；余同一等。

3. **川党**　呈圆柱形，根头部茎痕较少而小，条较长。上端有横纹或无，下端有纵皱纹。表面灰白色，断面黄白色或白色，有放射状纹理，有糖汁，味甜。分三个等级。一等品：芦下直径1.2cm以上，无油条、杂质、虫蛀、霉变。二等品：芦下直径0.8cm以上；余同一等。三等品：芦下直径0.5cm以上，油条不超过10%；余同一等。

4. **东党**　呈圆锥形，芦头较大，芦下有横纹。体较松，质硬。表面土黄色或灰黄色，粗糙。断面黄白色，中心淡黄色，现裂隙，味甜。分两个等级。一等品：长20cm以上，芦下直径1cm以上，无须毛、杂质、虫蛀、霉变。二等品：长20cm以下，芦下直径0.5cm以上，无须毛、杂质、虫蛀、霉变。

5. **白党**　呈圆锥形，具芦头。表面黄褐色或灰褐色。体较硬，断面黄白色。糖汁少，味微甜。分两个等级。一等品：芦下直径1cm以上，无杂质、虫蛀、霉变。二等品：芦下直径0.5cm以上，间有油条、短节；余同一等。

【贮藏与养护】散顺装或按不同等级打捆，木箱包装。打捆时将党参条理顺，扎成小把，用绳子捆紧，以木箱内衬防潮纸包装，每箱50～75kg。贮藏于通风干燥处，防虫蛀。

党参含糖质甚多，不易干透，夏季极易虫蛀；同时容易吸收水分，以致发霉、走油。因此必须贮藏于干燥、凉爽通风处。安全仓储条件为夏季相对湿度在75%以下，含水量为11%~14%。若相对湿度在80%以上时，党参极易吸收潮气，水分迅速增加，身体潮软，5~6日后即可生霉。贮藏期间，应经常检查，为预防虫蛀，每年4~5月间可用硫黄熏一次，亦可采用干砂或谷糠埋藏。有条件的地方可密封抽氧充氮养护。

【质量评价】

1. 经验鉴别　以条粗长、皮松肉紧、狮子盘头较大、横纹多、味香甜、嚼之无渣者为佳。

2. 纯度检查　①水分：不得过16.0%。②总灰分：不得过5.0%。

3. 浸出物　醇溶性浸出物（热浸法，用45%乙醇作溶剂）不得少于55.0%。

浙 贝 母
Fritillariae Thunbergii Bulbus

【别名】象贝、大贝、浙贝、象贝母、大贝母、珠贝。

【来源】本品为百合科植物浙贝母 *Fritillaria thunbergii* Miq. 的干燥鳞茎。主产于浙江鄞县、磐安、东阳、余姚、杭州等地，江苏、安徽、湖南、湖北、四川也产。以浙江鄞县为道地产区。

【采收】一般在5月上、中旬（立夏后）植株枯萎时选择晴天采挖。

【加工】挖起浙贝母的鳞茎后，按大小分档，直径3.5cm以上者挖去芯芽，加工成单鳞瓣的大贝（元宝贝）；直径3.5cm以下鳞茎不去芯芽，整个加工成珠贝；挖下的芯芽加工成贝芯。

将去芯芽分档的鳞茎，置竹箩里，浸入溪流或水池中，洗净泥土，沥干表面水分，再放入机动或人力撞船里相互摩擦，或置木质撞桶中，撞15~20分钟，至表皮脱落渗出浆液时，每50kg鲜浙贝加入1.5~2.5kg贝壳灰粉，继续撞击约15分钟，使石灰或贝壳灰粉吸去浆液，渗透过夜。

将经上述加工后的浙贝放在阳光下连续晒制3~4天，晒至表皮上的灰干后，装入麻袋放室内堆闷1~3天，使贝母内部水分渗出至表面（发汗），再晒1~2天，至表里全干为止。在晒制过程中，每天用筛子（筛眼孔径约0.5cm）筛去脱落的贝壳灰粉及杂物等。

摘鳞片挖贝芯时，应及时分开重瓣的鳞片，便于晒干。芯芽不要挖得太大，以免影响产量和质量。加工期间如遇阴雨天气，应减少碰撞时间，加大贝壳灰用量以加强防腐，并注意通风摊晾。干燥的标准是折断时松脆，断面白粉状，颜色一致，中心无玉色。阴雨天亦可放在通风处摊薄晾干或用火烘干。烘干时，先文火后武火，烘的温度以不超过70℃为宜，注意随时翻动，否则会造成僵子，降低质量。过去为了色白并防止加工中生霉，粘有贝壳粉的湿贝母再用硫黄熏蒸2~3天，现在多不熏蒸。

浙贝片为浙贝母采挖后，除去地上部分，大小分开，洗净，除去芯芽，趁鲜切成厚片，干燥。

【商品规格】商品按加工品分为大贝、珠贝和浙贝片，均为统货。

1. 大贝 干货。为鳞茎外层的单瓣鳞叶，略呈新月形，外表面类白色至淡黄色，内表面白色或淡棕色，被有白色粉末，质硬而脆。断面白色至黄白色，富粉性。气微，味微苦。无僵个、杂质、虫蛀、霉变。

2. 珠贝 干货。为完整的鳞茎，呈扁球形，表面类白色。质地坚实，断面粉白色。味微苦。大小不分，间有松块、僵个、次贝。无杂质、虫蛀、霉变。

3. 浙贝片 干货。为鳞茎外层的单瓣鳞叶切成的片。椭圆形或类圆形，直径1 ~ 2cm，边缘表面淡黄色，切面平坦，粉白色。质脆，易折断，断面粉白色，富粉性。无杂质、虫蛀、霉变。

出口浙贝母按每千克粒数分为四个等级。一等品：每1000g 120 ~ 140粒。二等品：每1000g 160 ~ 180粒。三等品：每1000g 200 ~ 230粒。四等品：每1000g 250 ~ 300粒。

【贮藏与养护】 多用竹篓装，外加麻袋用绳捆紧，每件重75 ~ 100kg。干燥处贮藏，防虫蛀。

本品粉性大，应置干燥处贮存。本品安全仓储条件为温度28℃以下，相对湿度65% ~ 70%，含水量12% ~ 13%。散装须放入木箱内以不使受潮和虫蛀为原则。夏季受潮后易发霉、虫蛀或变色，高温、高湿季节采用密封抽氧充氮养护效果较佳。

【质量评价】

1. 经验鉴别 以身干、个大、体重、鳞叶肥厚、质坚实、粉性足、断面色白无僵子者为佳。

2. 纯度检查 ①水分：不得过18.0%。②总灰分：不得过6.0%。

3. 浸出物 醇溶性浸出物（热浸法，用稀乙醇作溶剂）不得少于8.0%。

4. 含量测定 用高效液相色谱法测定，药材按干燥品计算，含贝母素甲（$C_{27}H_{45}NO_3$）和贝母素乙（$C_{27}H_{43}NO_3$）的总量，不得少于0.08%。

黄 芩
Scutellariae Radix

【别名】 子芩、枯芩、条芩。

【来源】 本品为唇形科植物黄芩 Scutellaria baicalensis Georgi 的干燥根。主产于山西、河北、陕西、甘肃，华北及东北各省。其中以山西产量最大，以河北承德质量最好，野生或栽培，销售全国并有出口。

【采收】 野生黄芩生长3 ~ 4年品质最佳，春、秋两季采挖。栽培黄芩，移栽定植后第三年初春芽未萌动或秋后茎叶枯萎时采收。选晴天，挖出根部，防止断根。除去须根及泥沙。

【加工】 挖出鲜根，去掉残茎、泥沙等，晾晒至半干，放于箩筐或桶里来回撞击，撞掉须根和老皮，继续晒干或烘炕至全干。在晾晒过程中，应避免因曝晒过度而使药材发红，同时还要防止被雨水淋湿，受雨淋后，黄芩的根先变绿，最后发黑，影响药材质量。

【商品规格】黄芩有条芩、枯碎芩两个规格。

1. 条芩　干货。呈圆锥形，上部皮较粗糙，有明显的网纹及扭曲的纵纹。下部皮细有顺纹或皱纹。表面黄色或黄棕色。质坚、脆。断面深黄色，上端中央间有黄绿色或棕褐色的枯心。气微，味苦。去净粗皮，无杂质、虫蛀和霉变。按长短、粗细分为两个等级。一等品：条长 10cm 以上，中部直径 1cm 以上。二等品：条长 4cm 以上，中部直径 1cm 以下，但不小于 0.4cm。

2. 枯碎芩　统货，干货。即老根多中空的枯芩、块片碎芩及破碎尾芩。表面黄色或浅黄色。质坚、脆。断面黄色。气微，味苦。无粗皮、茎芦、碎渣、杂质、虫蛀、霉变。

【贮藏与养护】一般用竹篓、条筐、草席等包装，用麻袋装，每件 25kg 左右。置通风干燥处，防止受潮霉烂，变色，变质。

黄芩存放过程中应经常检查翻晒。适宜温度 30℃ 以下，相对湿度 70%～75%，安全水分 11%～12%。黄芩易吸潮生霉，变色。黄芩受潮或水渍后，其黄芩苷水解产生黄芩素或汉黄芩素，其中，黄芩素不稳定，容易氧化变绿，故黄芩表面和缝隙中常见绿色霉斑，有效成分受到破坏，影响药品质量。为害的仓虫有米扁虫、四行薪甲等。贮藏期间应保持环境干燥、整洁。高温季节前，按垛或按件密封保藏，若发现受潮或轻度霉变品，应及时翻垛，通风或晾晒。

【质量评价】

1. 经验鉴别　以条长、粗壮、质坚实、无虫蛀孔洞、除净粗皮、内部鲜黄、外部黄色味苦者为佳。

2. 纯度检查　①水分：不得过 12.0%。②总灰分：不得过 6.0%。

3. 浸出物　醇溶性浸出物（热浸法，用稀乙醇作溶剂）不得少于 40.0%。

4. 含量测定　用高效液相色谱法测定，药材按干燥品计算，含黄芩苷（$C_{21}H_{18}O_{11}$）不得少于 9.0%。

黄　芪

Astragali Radix

【别名】黄耆、绵芪、蒙芪、绵黄芪、北芪、口芪。

【来源】本品为豆科植物蒙古黄芪 *Astragalus membranaceus*（Fisch.）Bge. var. *mongholicus*（Bge.）Hsiao 或膜荚黄芪 *A. membranaceus*（Fisch.）Bge. 的干燥根。主产于山西、黑龙江及内蒙古等省区。质量以栽培的蒙古黄芪为佳，产于山西浑源者，称为道地药材，习称"西黄芪"或"绵芪"；产于黑龙江和内蒙古者，亦为优质产品，统称"北黄芪"。

【采收】栽培黄芪一般 3 年后可采收，4～6 年，则产量高、质量好，但超过 7 年，会从根头部开始逐渐枯朽变黑心，质量降低。野生黄芪，春、秋两季采挖，以秋季采挖者质量较佳。栽培黄芪秋季地上植株枯萎时采挖。先割除地上部分，然后将根部挖出。黄芪根深，采收时注意不要将根挖断和损伤外皮，以免造成减产和商品质量下降。

【加工】黄芪根挖出后，去净泥土、残茎，晒至半干，堆积 1～2 天发汗，再晒。边晒边斩去根头和须根。待晒至七八成干时，将根理顺直，按根粗细、长短不同分等，分别扎成小捆，晒至全干即可。

【商品规格】商品黄芪，呈圆柱形的单条，去掉疙瘩头或喇叭头，顶端间有空心，表面灰白色或淡褐色。质硬而韧，断面外层白色，中间淡黄色或黄色，有粉性，味甘，有生豆气味。按长短粗细分为四个等级。特等品：长 70cm 以上，上中部直径 2cm 以上，末端直径不小于 0.6cm。无须根、老皮、虫蛀、霉变。一等品：长 50cm 以上，上中部直径 1.5cm 以上，末端直径不小于 0.5cm；余同特等。二等品：长 40cm 以上，上中部直径 1cm 以上，末端直径不小于 0.4cm，间有老皮；余同特等。三等品：上中部直径 0.7cm 以上，末端直径不小于 0.3cm，间有破短节子；余同特等。

【贮藏与养护】黄芪可按照等级不同分别打捆，有竹篓、芦席包及木箱装。打捆时先将黄芪扎成小把或理顺用麻绳捆紧，然后再用苇席包裹，其大小规格一般为长120cm×90cm×50cm 的长方形捆，并加四道腰绳。每捆重量约50kg。贮藏于干燥、通风处。

黄芪粉性大有甜味，易受潮、霉烂、变色（发黑），并极易生虫。温度在30℃以下，相对湿度60%～70%，商品安全水分为10%～13%，可防潮湿及虫蛀。有的黄芪外层虽然干燥，但中间却易受潮变软，若发现两端发白，这是受潮发霉的现象。黄芪常在裂缝或伤痕处内部空隙处生虫，可用手握住一端，往地下敲打，凡被虫蛀蚀的一般较容易折断。仓储过程中应勤检查，及时晒晾或用硫黄熏，但熏得次数不宜过多，硫黄用量不宜过大，否则硫化物残留量过多，气味变酸，色泽变白，影响质量和用药安全。

【质量评价】

1. **经验鉴别** 一般以条粗长，质柔软如绵，断面黄白色，味甜，有粉性者为佳。

2. **纯度检查** ①水分：不得过 10.0%。②总灰分：不得过 5.0%。③酸不溶性灰分：不得过 1.0%。

3. **有害物质** ①重金属及有害元素：照铅、镉、砷、汞、铜测定法测定，铅不得过百万分之五；镉不得过千万分之三；砷不得过百万分之二；汞不得过千万分之二；铜不得过百万分之二十。②有机氯农药残留量：照农药残留量测定法测定，六六六（BHC）不得过千万分之二；滴滴涕（DDT）不得过千万分之二；五氯硝基苯（PCNB）不得过千万分之一。

4. **浸出物** 水溶性浸出物（冷浸法）不得少于 17.0%。

5. **含量测定** 用高效液相色谱法测定，药材按干燥品计算，含黄芪甲苷（$C_{41}H_{68}O_{14}$）不得少于 0.04%；含毛蕊异黄酮葡萄糖苷（$C_{22}H_{22}O_{10}$）不得少于 0.02%。

黄 连

Coptidis Rhizoma

【别名】味连、雅连、云连、鸡爪黄连。

【来源】本品为毛茛科植物黄连 *Coptis chinensis* Franch.、三角叶黄连 *C. deltoidea*

C. Y. Cheng et Hsiao 或云连 *C. teeta* Wall. 的干燥根茎。药材分别习称"味连"、"雅连"、"云连"。味连主产于湖北利川、恩施、建始、巴东及四川南川、石柱等县，产量大，因其位于长江南岸，称"南岸连"；产于湖北房县、秭归、巴东北部及四川巫山、巫溪等县的称"北岸连"，质量好。陕西、湖南等亦产。雅连主产于四川西部峨嵋、洪雅、乐山、雷波等县。云连主产于云南德钦、维西、腾冲等县。

【采收】栽培味连，移苗定植后5年可采收；雅连移苗定植后低海拔4年可采，高海拔需5年可采；云连定植3年后才能形成根茎，一般7年以上方可采收。一般在11月立冬以后至下雪前采挖。采挖黄连，先拆除围篱边棚，然后用黄连抓子（或钉耙、二齿耙）将全株小心挖起，抖去泥土，齐根茎部剪去须根，齐苞芽剪去叶片，即得鲜黄连（泥团货）。分别收集根茎、须根及叶片，运回加工。切忌水洗。云连不全部挖，而是只挖根茎粗壮的。采收方法同上。

【加工】

1. **味连**   不能水洗，宜直接干燥。先将鲜黄连风干1~2天，再用柴草或无烟煤加温烘炕干。用柴草作燃料的，常在住宅旁或黄连地附近，选地面平坦，外壁直立，土层较厚的土台，于土台上挖长方形平坑；用无烟煤作燃料的，通常于室内筑成斜炕。

2. **雅连**   在栽培地附近，构建简易土炕，上面横铺竹竿，密度以能漏下泥沙而不漏雅连为宜。摊放于炕床上，边烘边用钉耙翻动，除去部分须、叶、泥土，减少水分，再运回室内用火坑烘烤。烘至皮干心湿，须和叶干焦时取出，筛簸除去须、叶、杂质后，再烘至全干。然后，装入竹编槽笼，撞去根须、泥沙，剪去残余连秆和过长的"过桥"即可。

3. **云连**   晒干或炕干，然后放入槽笼内来回撞击，撞净泥沙、须根及残余叶柄；亦可将云连和碎石装入麻袋内，两人抬起来回拉动，使云连与碎石撞击摩擦，使外表面色黄光洁，筛净泥沙、须根、残余叶柄及碎石。有的再用水喷湿，用硫黄熏蒸24小时，晒干。

【商品规格】商品有味连、雅连、云连三种规格。

1. **味连**   干货。多聚集成簇，分枝多弯曲，形如鸡爪或单枝，肥壮坚实，间有过桥。表面黄褐色，簇面无毛须。断面金黄色或黄色。味极苦。分为两个等级。一等品：长不超过2cm，无不到1.5cm的碎节、残茎、焦枯、杂质、霉变。二等品：条较一等瘦小，间有碎节、碎渣、焦枯；余同一等。

2. **雅连**   干货。单枝，呈圆柱形，略弯曲，条肥壮，过桥少。质坚硬。表面黄褐色，断面金黄色。味极苦。分为两个等级。一等品：长不得过2.5cm。无碎节、毛须、焦枯、杂质、霉变。二等品：条较一等瘦小，过桥较多。间有碎节、毛须、焦枯；余同一等。

3. **云连**   干货。单枝，呈圆柱形，微弯曲，顶端微有褐绿色鳞片、叶残留。条粗壮，质坚实。表面黄棕色。断面金黄色，味极苦。分为两个等级。一等品：条粗壮，质坚实，直径在0.3cm以上，无过桥、毛须、杂质、霉变。二等品：条较瘦小，间有过桥，直径在0.3cm以下；余同一等。

【贮藏与养护】一般用内衬防潮纸的纸箱包装，每件15kg左右。也可用麻袋或竹篓包装。置通风干燥处。

本品不宜虫蛀，但宜发霉，故贮存时应保持干燥，防受潮、霉变。安全水分为11%~14%。并注意避光，以免影响色泽。贮藏期间应定期检查，及时晾晒，或采用密封充氮降氧养护。

【质量评价】

1. 经验鉴别　味连以身干，肥壮，连珠形，质坚实，"过桥"短，无残茎、毛须，断面红黄色、有菊花心、味极苦者为佳；雅连以身干，肥壮，质坚实，断面色黄者为佳；云连以身干，坚实，曲节多，须根少，色黄者为佳。

2. 纯度检查　①水分：不得过14.0%。②总灰分：不得过5.0%。

3. 浸出物　醇溶性浸出物（热浸法，稀乙醇作溶剂）不得少于15.0%。

4. 含量测定　味连：用高效液相色谱法测定，本品按干燥品计算，以盐酸小檗碱计，含小檗碱（$C_{20}H_{17}NO_4$）不得少于5.50%；表小檗碱（$C_{20}H_{17}NO_4$）不得少于0.80%；黄连碱（$C_{19}H_{13}NO_4$）不得少于1.60%；巴马汀（$C_{21}H_{21}NO_4$）不得少于1.50%。

黄 精

Polygonati Rhizoma

【别名】老虎姜、鸡头参、黄鸡菜。

【来源】本品为百合科植物滇黄精 *Polygonatum kingianum* Coll. et Hemsl. 黄精 *P. sibiricum* Red. 或多花黄精 *P. cyrtonema* Hua 的干燥根茎。按性状不同习称"大黄精"、"鸡头黄精"、"姜形黄精"。大黄精主产贵州、云南及广西，多自产自销；鸡头黄精主产于河北、内蒙古及辽宁，往销华北、东北、西北、广州及上海等地，并出口；姜形黄精主产于贵州、湖南、四川、湖北、浙江等省，往销全国并出口。以野生为主。

【采收】春、秋两季采挖，以秋末冬初采挖的黄精根状茎肥壮而味甜滋润质量好。人工栽培用根茎繁殖2~3年可采挖，种子繁殖周期长，5~6年方可采收。

【加工】黄精采挖后，去掉茎叶，洗净泥土，除去须根，置沸水中略烫或蒸至透心，曝晒干燥。也有挖出根茎后，去掉茎叶、须根，洗净泥土，晒至柔软，边晒边搓，也可用笼筐撞去粗皮，反复搓晒，干燥为止。以上方法加工后的为"生黄精"。如经蒸煮一天，闷一夜，晒一日，再蒸煮，如此反复数次，晒干后内外呈乌黑色，则称"熟黄精"。古法炮制有九蒸九晒者良之说。

【商品规格】商品有黄精个、黄精片、熟黄精。

1. 黄精个　统货。干货，色黄，油润，饱满，味甜，无干僵皮。

2. 黄精片　统货。生晒片，色黄白，质柔软，味甜，无霉变。

3. 熟黄精　统货。个大沉重，内外黑色，乌亮滋润，气香，味甜。

【贮藏与养护】竹筐、条篓、席包、麻袋、木箱等密封包装。置通风干燥处，防潮湿霉变，防虫蛀。

黄精富含多糖、黏液质等成分，在气温高、湿度大时，易出现"泛油（糖）"，粘连现象。因此贮藏时应注意阴凉、通风、干燥。夏秋两季高温高湿季节，应经常检查，发现"泛油（糖）"现象，及时通风干燥，必要时摊开晾晒。

【质量评价】

1. **经验鉴别**　以根粗壮、断面黄色、味苦者为佳。

2. **纯度检查**　①水分：不得过18.0%。②总灰分：不得过4.0%。

3. **浸出物**　醇溶性浸出物（热浸法，稀乙醇作溶剂）不得少于45.0%。

4. **含量测定**　按紫外可见分光光度法测定，药材按干燥品计算，含黄精多糖以无水葡萄糖（$C_6H_{12}O_6$）计，不得少于7.0%。

葛　根

Puerariae Lobatae Radix

【别名】柴葛根、野葛、野葛根。

【来源】本品为豆科植物野葛 *Pueraria lobata*（Willd.）Ohwi 的干燥根。主产于湖南邵阳、怀化、益阳，河南南阳、信阳，浙江杭州、湖州，四川宜宾、绵阳，重庆涪陵、陕西商洛等地。

【采收】春季芽萌发前、秋季茎叶枯萎时采挖。

【加工】将采挖的葛根，洗净泥沙，修除芦头、尾梢、细根，刮去粗皮，趁鲜纵切成0.5~1cm厚的片或1cm骰形小方块，切后即放入水中漂浸4~5小时，为防止发黑，捞起后也可用硫黄熏一天，然后晒干或微火烘干。

【商品规格】商品有葛方、葛片两个规格。

1. **葛方**　统货，货干。鲜时纵切成1cm的骰形方块。切面粉白色或淡黄色，有粉性。质坚实。气微，味甘、平。无杂质、虫蛀、霉变。

2. **葛片**　统货，货干。鲜时横切成0.5~1cm厚片。表皮多黄白色。切面粉白色或黄白色，具粉性，有较少纤维和环状纹理。质坚实。间有碎破、小片。无杂质、虫蛀、霉变。

【贮藏与养护】常用竹筐、条篓、席包、麻袋、木箱等密封包装。置通风干燥处，防潮湿霉变，防虫蛀。

葛根在贮藏过程中易吸潮生霉。贮藏温度不宜超过30℃，相对湿度70%~75%，安全水分为10%~14%。葛根生霉后能引起有效成分总黄酮含量显著下降，故防止葛根吸潮生霉是保证质量的重要措施，夏秋高湿季节应注意通风、除湿，保持环境干燥。葛根富含淀粉，虫害常有发生。害虫蛀蚀多从两端切面开始，逐渐蛀入其中，并在其内发育繁殖。被害较轻时，外表尚不能观察到虫迹，但用力敲震既能见到虫蛀粉，危害严重时，不仅蛀成众多小孔，同时也能破坏皮层的纤维，损害很大。因此，贮藏中要经常检查，发现生虫迹象，及时曝晒或药物熏蒸杀虫。

【质量评价】

1. **经验鉴别** 以块大、质坚实、色白、粉性足、纤维少、无虫蛀者为佳。

2. **纯度检查** ①水分：不得过 14.0%。②总灰分：不得过 7.0%。

3. **浸出物** 醇溶性浸出物（热浸法，稀乙醇作溶剂）不得少于 24.0%。

4. **含量测定** 用高效液相色谱法测定，本品按干燥品计算，含葛根素（$C_{21}H_{20}O_9$）不得少于 2.4%。

【附药】粉葛根为豆科植物甘葛藤 P. thomsonii Benth. 的干燥根。主产于广西、广东，四川、云南等地也产。秋冬两季采挖。挖出的块根，洗净泥土，除去外皮，截断（长 13~17cm），过粗的再纵切两瓣，也有切成长方形纵切片。切后用浓盐水腌渍 3~4 小时，加足清水浸泡 7 天，捞出后洗净，置淡水中浸漂 3~4 小时，然后捞出晒 2~3 天，约六七成干时，用硫黄熏两昼夜，使块根软透，内外粉白色时取出，反复堆晒至完全干燥。本品圆柱形、类纺锤形或半圆柱形，长 12~15cm，直径 4~8cm，有的为纵切或斜切的厚片，大小不一。横切面可见由纤维形成的同心性环纹，纵切面可见由纤维形成的数条纵纹。体重，质硬，富粉性。以块大、质坚实、色白、粉性足、纤维少、无虫蛀者为佳。一等品：干货，鲜时去皮、去两端后，纵剖两瓣，全体粉白色，断面显环纹，粉性足，纤维很少，气微，味甘，剖瓣长 13~17cm，中部宽 5cm 以上，无杂质、虫蛀、霉变。二等品：干货，鲜时刮去外皮，不剖瓣，表皮黄白色，有环纹、纤维多、有粉性。气微，味甘，中部直径 1.5cm 以上，间有断根、碎破、小块，无杂质、虫蛀、霉变。贮藏与养护同葛根，水分不得过 14.0%，总灰分不得过 5.0%。用高效液相色谱法测定，本品按干燥品计算，含葛根素（$C_{21}H_{20}O_9$）不得少于 0.30%。

第二节 茎木、皮类类药材

木 通

Akebiae Caulis

【别名】活血藤。

【来源】本品为木通科植物木通 *Akebia quinata*（Thunb.）Decne.、三叶木通 *Akebia trifoliata*（Thunb.）Koidz. 或白木通 *Akebia trifoliata*（Thunb.）Koidz. var. australis（Diels）Rehd. 的干燥藤茎。木通主产于河南、山东、江苏、安徽等地。三叶木通主产于河北、山西、山东、河南等地。白木通主产于江苏、浙江、江西、广西、四川等地。

【采收】移植后 5~6 年开始结果以后，在秋、冬季割取部分老藤，晒干或烘干。

【加工】截取茎部，除去细枝，晒干或烘干。

【商品规格】药材一般为统货。呈圆柱形，稍扭曲，长 30~70cm，直径 0.5~2cm。表面灰棕色至灰褐色，外皮粗糙而有许多不规则的裂纹或纵沟纹，具突起的皮孔。节部膨大或不明显，具侧枝断痕。体轻，质坚实，不易折断，断面不整齐，皮部较厚，黄棕色，可见淡黄色颗料状小点，木部黄白色，射线呈放射状排列，髓小或有时中空，黄白色或黄棕色。气微，味微苦而涩。

【贮藏与养护】打捆席包。一般为压缩打包件，每件30kg。置通风干燥处保存，防潮。温度30℃以下，相对湿度70%～75%。

本品质地疏松多孔，易吸水分，受潮后易霉变发黑，故贮藏期间要保持环境的干燥通风。发现吸潮或轻度生霉、虫蛀，及时晾晒；虫情严重时用磷化铝熏杀。在高温高湿季节前，可进行密封充氮降氧或自然降氧等气调养护。

【质量评价】

1. 经验鉴别　以条匀、断面色黄者为佳。

2. 纯度检查　①水分：不得过10.0%。②总灰分：不得过6.50%。

3. 含量测定　用高效液相色谱法测定，药材按干燥品计算，含木通苯乙醇苷 B（$C_{23}H_{26}O_{11}$）不得少于0.15%。

【附注】

1. 我国药材市场上木通药材商品曾有木通、关木通及川木通三种。我国历代本草所记载的木通其来源为木通科植物木通、三叶木通及白木通的藤茎，近几十年来临床上使用不多。关木通的原植物为马兜铃科木通马兜铃 *Aristolochia manshuriensis* Kom. 的木质藤茎，为我国东北地区习惯用药，有一百多年的使用历史，首载于《中华人民共和国药典》1963年版一部。因关木通含马兜铃酸，可引起肾脏损害等不良反应，国家相关管理部门已经正式发文禁止关木通的销售和使用，允许使用木通或川木通代替关木通，以确保用药安全。

2. 川木通过去主要在西南及华南地区，现在在全国作木通使用。川木通的品种来源从目前看大都为毛茛科铁线莲属植物的小木通 *Clematis armandii* Franch. 或绣球藤 *Clematis montana* Buch. – Ham. 的藤茎。除上述两种外，近年来在一些产区发现商品川木通的药材横切片直径较大，经调查其原植物是粗齿铁线莲 *Clematis argentilucida*（Lévl. et Vant.）W. T. Wang 和钝齿铁线莲 *Clematis apiifolia* DC. var. obtusidentata Rehd. et Wils. 的茎，并以前者为多，属地方习用品。

沉　香

Aquilariae Lignum Resinatum

【别名】沉水香、蜜香、耳香、海南沉香。

【来源】本品为瑞香科植物白木香 *Aquilaria sinensis*（Lour.）Gilg 含有树脂的木材。主产于广东、广西、福建等地区，台湾有栽培。

【采收】全年均可采收。白木香的茎干正常情况下需经过刀砍、虫蛀及病腐后，才能形成树脂。可以通过人工干预促进其结香，目前有以下几种方法。

1. 砍伤法　选择树龄8～10年，树干直径在30cm以上的壮龄白木香树，在距地面1.5～2m处顺砍数刀，刀与刀间距离30～40cm，伤口深3～4cm。经过一段时间，伤口附近的木质部会分泌油脂类物质，数年后逐渐变成黑棕色。将含有黑色树脂的木部削下，即为沉香药材。削时所造成的新伤口附近，仍会继续分泌树脂，可再继续削取。

2. **凿洞法**　在距离地面 1~3m 的树干上，凿成数个直径 6~8cm，深 3~4cm 的小孔，也叫开香门。用泥土封好，伤口附近的木质部会逐渐分泌树脂，经数年后便可结香。使用此法结香较快。

3. **半断干法**　在距离树干基部 1~2m 处的树干上锯一伤口，深度一般为树干粗的 1/4~1/3，可以在同一方向不同高度锯几个伤口，伤口间距离 30~40cm，伤口宽度 3~4cm，叫"开香门"。久之在伤口处可以结香，取香后仍可继续结香。

4. **人工接菌结香法**　在避风向阳面，从树干同侧自上而下，每隔 40~50cm，用锯或凿，按垂直于树干的方向开香门，深约为树干的 1/3，口宽 1~2cm，凿去中间的断木。如果天气干燥可用冷水淋湿伤口，将结香菌种塞满香门，用塑料薄膜包扎伤口以保持菌种所需要的水分，同时防止杂菌感染及昆虫、蚂蚁危害。采用此法，一般 3 年左右即可采到二等、三等品沉香。

5. **枯树结香法**　在自然界，白木香常常被虫蚁蛀蚀、病腐和受风及雷击倒，造成枯烂腐朽或枯死，这些部位常常结香，虽然时间较长，但是品质优良。

因为产沉香的树要经受外界刺激才能形成沉香，所以采沉香时要注意观察已经损伤的枝叶或者被虫咬伤的老根有无沉香的生成。一般生有沉香的树木枝叶多数已经枯黄。

【加工】把已结香的木材采回后，用具有半圆形刀口的小凿和刻刀雕挖，剔除不含香脂的白色轻浮木质和腐朽木质，留下黑色坚硬木质。再加工成块状或片状，置于室内阴干。

【商品规格】按照商品质地以及表面树脂部分（油格）所占比例分为四个等级。一等品：身重结实，油色黑润，油格占 80% 以上。二等品：油色棕色或棕黑色，油格占 60% 以上。三等品：油格占 40% 以上。四等品：质地疏松轻浮，油格占 25% 以上。

【贮藏与养护】一般用麻包、木箱等包装，包装应密闭，防止气味散失。贮存库房应阴凉、干燥，尽量避免以露天货垛的方式贮存。既要防止受潮生霉，又忌风吹或过分干燥。

沉香含有树脂，具有香气，受潮时不宜在烈日下曝晒，亦不要在空气潮湿时通风。只能在干燥的空气中进行摊晾、除湿。沉香一般不易虫蛀，如遇虫蛀，不宜高温杀虫，可以使用药物熏杀，最好采用气调养护技术进行防治。

【质量评价】

1. **经验鉴别**　一般以色黑、质坚硬、油性足、香气浓而持久者为佳。

2. **浸出物**　醇溶性浸出物（热浸法，用乙醇作溶剂）不得少于 10.0%。

【附注】进口沉香又名全沉香，为瑞香科植物沉香 *Aquilaria agallocha* Roxb. 含有黑色树脂的木材。主产于印度、马来西亚等国。质地坚硬而重，能沉水或半沉水，香气较浓，味苦，燃之发浓烟，香气强烈。乙醇浸出物 35.9%~50.0%。

鸡 血 藤
Spatholobi Caulis

【别名】血藤、大血藤。

【来源】本品为豆科植物密花豆 *Spatholobus suberectus* Dunn 的干燥藤茎。主产于广东、广西。福建、云南、贵州等地亦产。

【采收】全年可采，但多在秋、冬两季采收。将藤基茎砍下，削去细枝叶。用刀或锯截成 60～100cm 长段，绑成捆把，运出加工。

【加工】将采伐回来的鸡血藤趁鲜用利刀将藤茎切成 1cm 厚的斜片，摊在山坡平缓处或晒场上曝晒，不时翻动，直至足干。注意晾晒的过程不宜被雨淋，否则会降低药材质量。

【商品规格】一般不分等级，均为统货。药材多为椭圆形、长矩圆形或不规则的斜切片，厚 0.3～1cm。栓皮灰棕色，脱落处显红棕色。质坚硬。切面木部红棕色或棕色，导管孔多数；韧皮部有树脂状分泌物呈红棕色至黑棕色，与木部相间排列呈数个同心性椭圆形环或偏心性半圆形环；髓部偏向一侧。气微，味涩。

【贮藏与养护】用麻袋包装，炮制品用木箱包装。置通风干燥处。

鸡血藤贮存中要注意防潮，防霉，防蛀。本品较易生虫，一般在茎枝内部危害。要注意保持贮存环境阴凉、干燥。发现虫蛀及时采用物理及化学方法进行处理。

【质量评价】

1. **经验鉴别**　一般以树脂状分泌物多者为佳。

2. **纯度检查**　①水分：不得过 13.0%。②总灰分：不得过 4.0%。

3. **浸出物**　醇溶性浸出物（热浸法，用乙醇作溶剂）不得少于 8.0%。

【附注】商品鸡血藤来源比较复杂，同名品种甚多，各地区习惯使用的品种有所不同，常见的有：主产于中南、西南、华南、华东地区的山鸡血藤，来源为崖豆藤属植物香花崖豆藤 *Millettia dielsiana* Harms ex Diels.；南方个别地区以网络鸡血藤 *Millettia reticulata* Benth 作鸡血藤；两广地区以光叶崖豆藤 *Millettia nitida* Bent. 的根作鸡血藤入药；福建以此油麻藤属植物常绿油麻藤 *Mucuna sempervirens* Hemsl. 为鸡血藤；广州地区将白花油麻藤 *Mucuna birdwoodiana* Tutch. 的藤混作鸡血藤用；东北、西北、中南各省及北京地区以木通科植物大血藤 *Sargentodoxa cuneata*（Oliv.）Rehd. et Wils. 作鸡血藤使用，应予纠正；云南把木兰科植物中间五味子 *Kadsura interior* A. C. Smith 和异型南五味子 *Kadsura heterolita*（Roxb.）Craib 的藤茎制或鸡血藤膏使用。

五 加 皮
Acanthopanacis Cortex

【别名】南五加皮。

【来源】本品为五加科植物细柱五加 *Acanthopanax gracilistylus* W. W. Smith 的干燥根

皮。主产湖北、河南、安徽、四川、浙江、陕西等省，山东、江苏、贵州、云南等省亦产。以湖北产者品质最优。

【采收】栽培 3 ~ 4 年后于夏、秋两季采挖根部，除去泥土及须根，趁鲜时用刀剥皮，或用木棒敲打，使根皮与木心分离，抽去木心。

【加工】取剥取的根皮，除去杂质，晒干。

【商品规格】一般为统货。

【贮藏与养护】草席或木箱包装。置阴凉干燥通风处保存，防霉，防蛀。

本品易走失香气，受潮易霉变，应置于阴凉干燥处保存。贮藏期间防受潮和风吹，若受潮，应及时摊晾干燥。此外还应避免雨淋水湿，否则颜色易发黑。本品质脆易断，在运输和贮藏时要避免重摔和挤压。

【质量评价】

1. **经验鉴别**　以粗长、皮厚、气香、断面色灰白、无木心者为佳。
2. **纯度检查**　①水分：不得过 13.0%。②总灰分：不得过 12.0%。

地 骨 皮
Lycii Cortex

【别名】枸杞根皮。

【来源】本品茄科植物枸杞 *Lycium chinense* Mill. 或宁夏枸杞 *L. barbarum* L. 的干燥根皮。枸杞主产于河北、河南、山西、陕西、江苏、浙江等省，多为野生，以河南、山西产量较大，江苏、浙江地骨皮质量较好。宁夏枸杞主产宁夏、甘肃等地区。

【采收】春初或秋后采挖根部，以春季清明节前采挖的质量较好，皮厚且易剥取。

【加工】洗净泥土，用刀纵向剖开皮部，剥取根皮，晒干。也有趁根新鲜时用木棒敲打根部，使根皮与木心脱开，抽去木心，晒干，但此法根皮易破碎；或将鲜根切成 6 ~ 10cm 长的小段，再纵剖至木质部，置蒸笼中略加热，待皮易剥离时，取出剥下皮部，晒干。

【商品规格】现行商品为统装，不分等级。呈筒状或槽状，长 3 ~ 10cm，宽 0.5 ~ 1.5cm，厚 0.1 ~ 0.3cm。外表面灰黄色至棕黄色，粗糙，有不规则纵裂纹，易成鳞片状剥落。内表面黄白色至灰黄色，有细纵纹。体轻，质脆；折断面不平坦，外层黄棕色，内层灰白色。气微，味微甘而后苦。

过去商品按产地分：南骨皮，又称杜骨皮（江苏、无锡、上海等地所产），品质最好；江北骨皮（主产苏北泰兴、涟水、淮阴等地），质次之；古城骨皮（主产安徽滁县等地）；津骨皮（山西、河北、河南所产）。商品按品质又分为特王地骨皮、头王地骨皮、地骨皮面、统货地骨皮四个规格等。

【贮藏与养护】草席或木箱包装。置阴凉干燥通风处保存。

本品易发霉、走失气味，应置于阴凉干燥处保存。贮藏期间要保持低温、低湿的环境，并注意包装的严密性，以免散气、走味。若受潮，可晾晒处理。

【质量评价】

1. 经验鉴别　以块大、肉厚、无木心者为佳。

2. 纯度检查　①水分：不得过 11.0%。②总灰分：不得过 11.0%。③酸不溶性灰分：不得过 3.0%。

肉　桂

Cinnamomi Cortex

【别名】玉桂、筒桂、桂皮、官桂、桂通、桂心。

【来源】本品为樟科植物肉桂 *Cinnamomum cassia* Presl 的干燥树皮。主产于广东、广西，云南、福建等地亦产。多为栽培。其中以广西产量最大，销往全国各地。

【采收】

1. 采收时间　人工造林肉桂树有矮林（类似灌木）和乔木之分。矮林供采剥桂通、桂枝、桂叶之用，种植多则 5~6 年，少则 3~5 年，即行砍伐采剥。留下树根 2~3 个月就可萌芽长新枝，3 年后可行第二次砍伐。树根在 16~20 年时为生长旺盛期，每株可分蘖 8~14 株，每株老根可砍伐十余次。乔木林供采剥企边桂、平板桂之用，种植 10~15 年可采剥，种植 30~40 的年油足、气香的老树皮，可加工成优质肉桂（如油桂）。生长百年以上的老树皮，油性减少，气味变弱，品质下降。

按采剥季节可分为春桂与秋桂。春季剥皮一般在 3~5 月，较易剥离，但是质量较差，称"春桂"；秋季剥皮一般在 9~10 月，不易剥离，但是质量较佳，称"秋桂"。

2. 采收方法

（1）砍树全部剥皮法　剥皮前 15 天，先在基部环剥一圈，宽度 15~18cm，阻止地上养分输送，增加树皮的油分，也使韧皮部与木质部更易分离，有利于剥皮。剥皮时，在距离地面 2~4cm 高的树干上横割一圈，并在向上 40~50cm 处再割一圈，在两环之间纵切一刀，用刀斜插其内，上下左右轻轻剥动，将树皮剥落。第一筒剥后，向上再量 40~50cm 处，依上法剥皮，直至剥完。主干剥完后，砍倒树干，取侧枝及细枝皮。砍伐剥皮后要注意抚育树基的萌蘖，一般砍伐 2~3 个月后树桩便可萌芽长新枝，多年后又可以再次采收，如此可循环生产 80~90 年。

（2）条状部分剥皮法　一般在 7~8 月进行，在树上按商品规格的长、宽度稍大尺寸逐条从树上剥皮。每一树干每次剥取 1/3，肉桂的再生能力较强，一般条状剥皮 3 个月左右，便可长出新的皮层，可以不必砍伐树木，采取不同部位轮换剥皮法。剥皮后的伤口用塑料薄膜包扎一周，以利于伤口愈合。

（3）半环状部分剥皮法　在树干上按商品规格的长、宽度稍大的尺寸割去半圈树皮，伤口用塑料薄膜包扎好，待新树皮长好后，再割取相对另一侧树干上的树皮，以后每年在树干上轮流剥取。

【加工】按一定的长、宽度剥下的树皮，放于阴凉处，按各种规格修整，或置于木制的"桂夹"内压制成型，阴干或先放置阴凉处 2~3 天，于弱光下晒干。根据采收加工方法不同，加工品主要有以下几种。

1. 桂通　也称官桂，为剥取栽培5~6年生幼树的干皮和粗枝皮，或老树枝皮，不经压制，自然卷曲成筒状。

2. 企边桂　为剥取10年生以上树龄的干皮，将两端削成斜面，突出桂心，夹在木制的凹凸板中间，压成两侧向内卷曲的浅槽状。

3. 油桂　外皮薄，有白云纹，含油分较丰富，加工成两边微向内弯曲，中部微成弧形的片块，置通风处晾干或弱光下晒干。

4. 板桂　剥取老年树最下部近地面的干皮，夹在木制的桂夹内，晒至九成干，经纵横堆叠，加压，约1个月完全干燥，成为扁平板状。

5. 桂碎、桂心　在肉桂皮加工过程中留下的边条，去掉外皮即为桂心，碎片即为桂碎。

【商品规格】广西产地肉桂现有桂通、企边桂、油桂、板桂、桂碎、桂心六个商品规格。

1. 桂通　棕色，皮薄肉厚，卷筒大小均匀，有油分，气香，味甜辣，无霉变。

2. 企边桂　长片状槽形，平整有卷边，背面微凹，两端有斜口，皮较细有彩云纹，灰白色，肉厚有油，无白肚，气香，味甜辛，无霉坏。分为四个等级。一等品：皮细有彩云纹，无破裂，每片重175g以上，长大约43cm。二等品：皮略厚，破裂不超过3cm，每片重160g以上。三等品：皮略粗，破裂不超过4.5cm，每片重150g以上。四等品：皮粗细不均，多破裂，每片重150g以下。

3. 油桂　半边竹筒状，平整有卷边，两端稍成斜口，皮缩肉凸，外皮薄，有白色云纹或五彩花纹。横断面油层厚，油分足，油层集结分明，有光泽。气香，味甜辣，无霉坏。分为三个等级。一等品：油层黑色或棕褐色，油层厚度占横断面40%以上，无破裂。二等品：油层略带黄色，油层厚度占横断面30%以上，外皮有小孔及裂痕。三等品：油层略带黄色，油层厚度占横断面20%以上。

4. 板桂　平整略有卷边，褐色，外皮薄，肉厚有油，气香，味甜辣，无霉坏，无破裂、无泥沙。分为三个等级。甲级：外皮有光泽，含油分较足。乙级：色泽和所含油分比甲级差。丙级：色泽和所含油分比乙级差。

5. 桂碎　颜色鲜明黄净。有肉桂香、甜、辣气味，无碎渣或结块，无杂质，无霉变。

6. 桂心　外层栓皮刮除干净，内外呈棕黄色，卷筒大小均匀，有油分，气香，味甜辣。

【贮藏与养护】用蔑包、席包或木箱包装。一般扎成0.5kg的小把再打包，软包装最好用双层，尽量保持严密，一般小件重30~35kg，大件可重50kg。贮藏于干燥容器内，密闭，置阴凉干燥处，避热。为保持肉桂的油性及香气，亦可以用瓮贮藏，瓮洗净干燥，置于阴凉处，将瓮身一半埋于地下，肉桂用防潮纸或油纸包扎结实，竖放其中，盖紧密闭保存，可以长久不变质。上档肉桂可以放于铅皮盒或锡罐内，盒内同时放置一小罐蜂蜜；也可以用松木屑加炼蜜拌匀，铺于坛、缸或箱内，上面码一层肉桂，如此交替堆埋严密，盖好，可以防止其油质挥散，保持滋润，长时间保持质量。肉桂也可以贮存于衬有铅皮的密闭木箱中，以防止香气散失。夏季最好冷藏。

肉桂含有挥发油，如果挥发油散失，即成干皮从而失去药用价值，贮存时要防止"走油"，贮存环境不要过于燥热或通风。本品不易生虫发霉，但是应该注意防潮。肉桂中含有桂皮醛，容易被氧化成肉桂酸，影响质量，贮存时最好避光，尽量少接触空气。本品质硬脆，易断裂，应轻搬轻放，避免重压。

【质量评价】

1. 经验鉴别　以体重、不破碎、外皮细、肉厚、断面色紫、油性大、香气浓郁、味甜辣、嚼之渣少者为佳。

2. 纯度检查　①水分：不得过 15.0%。②总灰分：不得过 5.0%。

3. 含量测定　用挥发油测定法测定，药材含挥发油不得少于 1.2%（ml/g）。用高效液相色谱法测定，药材按干燥品计算，含桂皮醛（C_9H_8O）不得少于 1.50%。

【附注】

1. 南玉桂为大叶清化桂 *Cinnamomum cassia* Presl. var. *macrophyllum* Chu 的树皮。主要栽培于广西和广东。此变种的主要特征是叶大。树皮与肉桂相似。皮含挥发油，油中主要成分为桂皮醛。

2. 市场上有将调味用的桂皮作肉桂使用，也有误用大叶钩樟树和三钻风的树皮作肉桂使用的情况。桂皮为同属植物天竺桂 *Cinnamomum japonicum* Sieb. 、阴香 *Cinnamomum burmanni*（C. G. et Th. Nees）Bl. 、细味香桂 *Cinnamomum chingii* M. et. Calf 等数种植物的树皮，皮薄，质硬，干燥不油润，折断面淡棕色，香气浓，味微甜、辛、涩，一般作香料或调味料使用，不供药用。大叶钩樟 *Lindera umbellate* Thunb. 和三钻风 *Lindera obtusiloba* Bl. 的树皮，卷筒状或槽状，外表面灰褐色，内表面红棕色，质坚而脆，断面不平坦，外层浅黄棕色，内层红棕而略带油质，气微香，味淡，不供药用。

杜 仲

Eucommiae Cortex

【别名】厚杜仲、川杜仲、绵杜仲、丝棉皮。

【来源】本品为杜仲科植物杜仲 *Eucommia ulmoides* Oliv. 的干燥树皮。主产于湖北、四川、贵州、云南、陕西、河南等地。多为栽培。

【采收】生长 10 年以上的树干皮厚度能达到 0.2cm 以上药用标准，但从产量和质量要求，20~25 年树龄的树皮较为合适。目前多采用环状分段剥取树皮的方法。于每年 4~7 月，皮部与木部容易分离时，先在离地面 50cm 处，在树干上环割一刀，向上量至规格尺度，再环割第二刀，然后纵割一刀，小心将皮剥下。注意环割时不能破坏形成层，剥皮后 5 小时应该避免雨淋及日晒，剥后不能喷洒农药。截成 85cm 长的段，进行加工。

环状剥皮后的成活率以及再生新皮的完整程度，与技术条件、生长环境及树的生长状况等密切相关，主要有以下影响因素。

①剥皮树的选择：选择生长 15 年以上的杜仲树，生长健壮，无病虫害，干形好，皮厚孔多，树皮质量好的树进行剥皮。

②剥皮时间的选择：环剥的最佳时间在 6～7 月，此时树木含水量大，营养丰富，形成层细胞分生能力强，容易形成新皮。

③剥皮天气的选择：一般要求温度在 20℃以上，相对湿度在 80% 左右。因为剥皮后树木的木质部及形成层暴露在空气中，没有组织的保护，若温度过高，形成层易干枯死亡，温度过低则形成层分裂不活跃，难以形成树皮；湿度过高容易污染，湿度过低容易干枯。

④严格消毒：为了使剥皮部位不受感染，剥皮前要对手、剥皮工具进行消毒，提高剥皮的完整性及树的成活率。

⑤环状剥皮部位的技术处理：为了抵御不良环境，树木剥皮后，要对剥皮部位采取必要的保护措施，一般用白色塑料薄膜包扎环剥部位，提高绝对温度及湿度，促使细胞分裂。要避免曝晒及雨淋，从而防止发生细胞脱水干涸和病虫害。

【加工】剥下树皮后，截成 85cm 长的段，将树皮用沸水浸烫，然后内表面相对层层叠放于稻草垫底的平地上，每层厚 5～7cm，注意层间要留出空隙，防止药材中间霉变，叠放后用绳子捆好平放，压实。堆积"发汗"，初夏 5～6 天，盛夏 1～2 天，至内皮变紫褐色时，取出晒干。

【商品规格】商品呈平板状，两端切齐，去净粗皮。表面呈灰褐色，内表面黑褐色。质脆。断处有胶丝相连，味微苦。分四个等级。特等品：整张长 70～80cm，宽 50cm 以上，厚 0.7cm 以上，碎块不超过 10%，无卷形、杂质、霉变。一等品：整张长 40cm 以上，宽 40cm 以上，厚 0.5cm 以上，碎块不超过 10%；余同特等。二等品：整张长 40cm 以上，宽 30cm 以上；碎块不超过 10%；无杂质、霉变。三等品：凡不符合特等及一、二等标准，厚度最薄不得小于 0.2cm，包括枝皮、根皮、碎块，均属此等，无杂质、霉变。

【贮藏与养护】多用麻袋或竹席包装，或按块张大小，用绳打成扁捆。置于阴凉干燥通风处贮藏，防止受潮、发霉、变质与虫蛀。

入库贮藏前，进行严格质量检查，避免雨淋、水浸污染。平时注意保持环境整洁、干燥。本品质脆，易折断，要注意避免重压。

【质量评价】

1. 经验鉴别 以皮厚、块大、去净粗皮、断面胶丝多、内表面暗紫色者为佳。

2. 浸出物 醇溶性浸出物（热浸法，用 75% 乙醇作溶剂）不得少于 11.0%。

3. 含量测定 用高效液相色谱法测定，药材按干燥品计算，含松脂醇二葡萄糖苷（$C_{32}H_{42}O_{16}$）不得少于 0.10%。

【附注】

1. 广东、广西、四川部分地区使用夹竹桃科植物藤杜仲 *Parabarium micranthum*（Wall.）、毛杜仲 *Parabarium huaitingii* Chun et Tsiang、红杜仲 *Parabarium chunianum* Tsing 的树皮作杜仲用，认为有祛风活络、强筋壮骨的功效。其药材粗细不一，外皮黄褐色，皮薄，内表面黄棕色或红褐色，折断面有少数银白色富弹性的橡胶丝，胶丝稀少。以上 3 种均不能代杜仲药用。

2. 浙江、贵州、湖北、云南、四川部分地区以卫矛科丝绵木 *Euonymus bungeanus* Maxim.、云南卫矛 *Euonymus yunnanensis* Franch（又称黄皮杜仲）、游藤杜仲 *Euonymus vagars* Wall（又称银丝杜仲）的干皮作"土杜仲"入药。外表面灰色、灰褐色或橙黄色，内表面淡黄色，折断面有白色胶丝，易拉断。不能作杜仲使用。

牡 丹 皮
Moutan Cortex

【别名】丹皮、粉丹皮、刮丹皮、凤丹、凤丹皮。

【来源】本品为毛茛科植物牡丹 *Paeonia suffruticosa* Andr. 的干燥根皮。主产于安徽、湖南、四川，河南、陕西、山东、湖北、甘肃、贵州等地亦产。安徽铜陵产者习称"凤丹皮"，四川产者习称"川丹皮"，甘肃、陕西产者习称"西丹皮"。以四川、安徽产量最大。

【采收】牡丹种植 3～5 年即可采收。一般在 7～10 月选择晴天采挖，7～8 月采收者称为"伏货"或"新货"，水分较多，加工后色白质韧，但是产量低，质量次。10 月采收者称"秋货"或"老货"，质地较硬，加工较困难，不易剥皮，但是产量较高，质量较优。采收时，先挖开植株四周的泥土，再将根部全部刨出，去掉泥土，将大、中根条自基部剪下，运回加工。细小的根条用作繁殖材料。牡丹皮不宜雨天采收，因接触水会变红，影响质量。

【加工】

1. **原丹皮**　将剪下的大、中等的粗根置阴凉处堆放 1～2 天，待其失水变软后，去除须根，用刀剖皮深达木部，抽取木心（习称抽筋），晒干，为原丹皮（亦称连丹皮）。晒时趁其柔软时，将根条理直，捏紧刀缝，使根条闭合。

2. **刮丹皮**　趁鲜用竹刀或瓷片刮去外皮后，剥取皮部，晒干，即为刮丹皮。

【商品规格】商品分为凤丹皮、连丹皮、刮丹皮等规格。

1. **凤丹皮**　呈圆筒形，条均匀微弯，两端剪平，纵形隙口紧闭，皮细肉厚。表面褐色，质硬而脆。断面粉白色，粉质足，有亮银星，香气浓，味微苦涩。商品分为四个等级。一等品：长 6cm 以上，中部直径 2.5cm 以上；无木心、青丹、杂质、霉变。二等品：长 5cm 以上，中部直径 1.8cm 以上；余同一等。三等品：长 4cm 以上，中部直径 1cm 以上；无木心、杂质、霉变；余同一等。四等品：凡不符合一、二、三等的细条及断枝碎片，均属此等，但最小直径不低于 0.6cm，无木心、碎末、杂质、霉变。

2. **连丹皮**　呈圆筒状，条均匀，稍弯曲，表面灰褐色或棕褐色，栓皮脱落处呈粉褐色。质硬而脆，断面粉白或淡褐色，有粉性，有香气，味微苦涩。商品分为四个等级。一等品：长 6cm 以上，中部直径 2.5cm 以上，碎节不超过 5%，无青丹、木心，无杂质、霉变。二等品：长 5cm 以上，中部直径 1.8cm 以上，碎节不超过 5%；余同一等。三等品：

长 4cm 以上，中部直径 1cm 以上，碎节不超过 5%；余同一等。四等品：凡不合一、二、三等的细条及断枝碎片均属此等，但最小直径不低于 0.6cm，无木心、碎末、杂质、霉变。

3. 刮丹皮 呈圆筒状，条均匀，刮去外皮。表面粉红色，在节疤、皮孔根痕处，偶有未去净的栓皮，形成棕褐色的花斑。质坚硬，断面粉白色，有粉性。气香浓，味微苦涩。商品分为四个等级。一等品：长 6cm 以上，中部直径 2.4cm 以上；皮刮净，色粉红，碎节不超过 5%；无木心、杂质、霉变。二等品：长 5cm 以上，中部直径 1.7cm 以上；余同一等。三等品：长 4cm 以上，中部直径 0.9cm 以上；余同一等。四等品：凡不合一、二、三等的断枝碎片均属此等，无木心、碎末、杂质、霉变。

【贮藏与养护】 须分等用木箱、竹篓或条筐盛装，内衬防潮纸。四川、山东、陕西多用大条筐盛装，安徽一般用竹篓，内称干荷叶盛装。牡丹皮质硬而脆，易断碎损失，最好用木箱，内衬干荷叶或防潮纸盛装。置阴凉干燥处贮藏。

本品含有挥发油及酚类化合物丹皮酚，具有特殊的芳香气，应保持贮藏环境阴凉、干燥，以减少挥发。牡丹皮含有苯甲酸，具有防腐作用，气味可趋避害虫，不易遭受虫害。但是需要防潮，以免发霉、变色。梅雨季节可进行日晒，保持药材干燥。传统经验是将牡丹皮与泽泻同贮，可以避免其变色，也可防止泽泻生虫。

【质量评价】

1. 经验鉴别 以条粗长、皮厚、无木心、断面色白、粉性足、结晶多、香气浓者为佳。

2. 纯度检查 ①水分：不得过 13.0%。②总灰分：不得过 5.0%。

3. 浸出物 醇溶性浸出物（热浸法，用乙醇作溶剂）不得少于 15.0%。

4. 含量测定 用高效液相色谱法测定，药材按干燥品计算，含丹皮酚（$C_9H_{10}O_3$）不得少于 1.2%。

厚 朴
Magnoliae Officinalis Cortex

【别名】 川朴、紫油厚朴、温朴。

【来源】 本品为木兰科植物厚朴 *Magnolia officinalis* Rehd. et Wils. 或凹叶厚朴 *Magnolia. officinalis* Rehd. et Wils. var. *biloba* Rehd. et Wils. 的干燥干皮、枝皮和根皮。主产于四川、湖北、浙江、福建、湖南等地，江西、广西、贵州、甘肃、陕西等地亦产。一般将四川、湖北等地产品称"川朴"，产量大，质量优，又称"紫油厚朴"；浙江、福建产品称"温朴"。

【采收】 选择生长 15～20 年的植株，4～6 月采收。夏至以前采收较为适宜，此时形成层细胞分裂快，皮部组织发育旺盛，薄壁细胞富含水分，皮部与木部接触疏松，树皮容易剥落。主要采收方法有以下几种。

1. 伐树剥皮法 采收时将厚朴树连根挖起，分段剥取干皮、枝皮及根皮。此法对资源破坏严重。目前一般不采用此法。

2. 环状剥皮法　选择树干直，长势旺盛，直径达20cm的厚朴树，选择阴天（相对湿度在70%～80%）进行环剥。采用专用剥皮的"朴刀"（长60cm，一端扁平锋利，另一端弯曲平尖，中有细锯齿，可作手锯）。首先在距离地面6～7cm处，向上取一段树干，在上下两端环割一圈，深度以接近形成层为度。随后纵切一刀，在纵切处将树皮撬起，慢慢剥下，注意不要用手触摸形成层。长势好的树一般可以同时剥2～3段。被剥处用塑料薄膜包裹，保护形成层，包裹时要上紧下松，尽量减少薄膜与木质部的接触面积。25～35天后，新皮逐渐形成，即可去掉塑料薄膜。第二年又可以按照以上方法在树干其他部位剥皮，这样可以保护厚朴资源。

（1）筒朴（也称干朴）　在树干上从下至上依次量取大约70cm长，将树皮一段段地切割，剥皮，自然卷成筒形，以大套小，平放于容器内，以免树液从切口处流失，影响药材的质量，一般卷成单卷筒或双卷筒状。

（2）枝朴　指树枝的皮，采割方法同干朴。一般呈筒状。

（3）根朴　指树根的皮，挖起全根，去除杂质，剥下根皮即可。

（4）蔸朴　在树基部3～5cm处向上量45～75cm，环切树皮至形成层，再纵切一刀，剥下树皮即可。

（5）脑朴　在距离地面60cm处横向环切树皮一圈，再向地下挖3～6cm，并从该处将树皮锯断，再纵割一刀，剥下树皮即可。

【加工】产地不同厚朴加工方法亦不相同。

1. 川朴的加工

（1）筒朴　将干皮置于沸水中，烫至变软，取出，用青草塞住两端，直立放置，覆盖湿草或棉絮"发汗"，24小时后，至内表面及横断面变成紫褐色或棕褐色，且有油润光泽时，取出，小的卷成单卷筒，大的相对用力卷成双卷筒。用草绳或稻草捆紧两端，削齐。白天置于室外晾晒，夜间收回堆放成井字，使其通风。干后按照不同规格等级捆好。

此外，也可以将筒朴刮去粗皮，按照每50kg加生姜、白矾、花椒各125g，用甑蒸3～4小时，至稍发软，取出，平放于铺有稻草的土坑内，每放一层洒一些甑锅水，上盖蓑衣或者棉絮"发汗"。一般夏季3天，树皮即可变软，取出卷筒。

（2）枝朴　剥下后直接晒干或阴干。

（3）根朴　较小者可直接晒干或阴干；较大者加工方法同筒朴。

2. 温朴的加工　在通风室内或草棚内，搭好木架，木架离地大约1m。将厚朴按不同规格分别堆放风干，较大的干皮斜立于架上，其余平放。风干期间要经常翻动，使其尽快干燥。切忌阳光曝晒及堆置于地上，阳光曝晒会使挥发油成分散失，香味散失，易破裂；堆置地上易发霉变质。而室内阴干的厚朴则油足、味香，不易破裂。

【商品规格】现行标准厚朴分为温朴、川朴、蔸朴、耳朴、根朴。

1. 温朴　单卷筒或双卷筒，两端平齐。表面灰棕色或灰褐色，有纵皱纹，内面深紫色或紫棕色，平滑。质坚硬。断面外侧灰棕色，内侧紫棕色，颗粒状。气香、味苦辛。商品分为四个等级。一等品：筒长 40cm，重 800g 以上，无青苔、杂质、霉变。二等品：筒长 40cm，重 500g 以上；余同一等。三等品：筒长 40cm，重 200g 以上；余同一等。四等品：凡不合以上规格者以及有碎片、枝朴，不分长短大小，均属此等。

2. 川朴 单卷筒或双卷筒，两端平齐。表面黄棕色，有纵纹。内表面紫棕色、平滑，划之显油痕。断面外侧黄棕色，内面紫棕色，显油润，纤维少。气香，味苦辛。商品按筒长、重量等分为四个等级。一等品：筒长 40cm，不超过 43cm，重 500g 以上，无青苔、杂质、霉变。二等品：筒长 40cm，不超过 43cm，重 200g 以上；余同一等。三等品：筒长 40cm，重不低于 100g；余同一等。四等品：凡不符合以上规格者，以及有碎片、枝朴，不分长短大小，均属此等。

3. 蔸朴 为靠近根部的干皮和根皮，上端呈筒形，下端呈喇叭口状。表面粗糙，灰棕色或灰褐色，内表面深紫色，纤维性不明显，显油润。气香，味苦辛。商品按筒长、重量等分为三个等级。一等品：块长 70cm 以上，重 2000g 以上，无青苔、杂质、霉变。二等品：块长 70cm 以上，重 2000g 以下；余同一等。三等品：块长 70cm 以上，重 500g 以下；余同一等。

4. 耳朴 统货。为靠近根部地干皮，呈块片状或半卷形，多似耳状。表面灰棕色或灰褐色，内表面淡紫色，纤维性少，显油润。气香，味苦辛。大小不一，无青苔、泥土、杂质。

5. 根朴 呈卷筒状长条。表面土黄色或灰褐色，内表面深紫色。质韧，断面油润。气香，味苦辛。商品按筒长、重量等分为两个等级。一等品：条长 70cm，重 400g 以上；无木心、须根、杂质、霉变。二等品：长短不分，每枝 400g 以下；余同一等。

【贮藏与养护】 以蔑包或席包包装，一般扎成 0.5kg 的小把再打包，软包装最好用双层，尽量保持严密，一般小件重 30～35kg，大件可重 50kg。置于干燥容器内贮藏，密闭；置阴凉干燥处，避热。

厚朴含有挥发油，如果挥发油散失，即成干皮，失去药用价值，为防止"走油"及气味散失，需贮存于干燥、凉爽之处，贮藏环境不宜过于燥热或通风。本品应防止受潮，最好避光，尽量减少接触空气，以免影响药材的质量。厚朴质硬脆，易断裂，应避免重压和碰撞。

【质量评价】

1. 经验鉴别 以皮厚肉细、内表面色紫棕、油性足、断面有小亮星、香气浓者为佳。

2. 纯度检查 ①水分：不得过 15.0%。②总灰分：不得过 7.0%。③酸不溶性灰分：不得过 3.0%。

3. 含量测定 用高效液相色谱法测定，药材按干燥品计算，含厚朴酚（$C_{18}H_{18}O_2$）与和厚朴酚（$C_{18}H_{18}O_2$）的总量不得少于 2.0%。

【附注】

1. 目前滇缅厚朴 *Magnolia rostrata* W. W. Sm 的树皮已收入部颁标准。药材表面灰白色或灰棕色。断面颗粒状，阳光下可见点状闪光结晶。气微香，味微苦。

2. 四川产武当玉兰 *Magnolia sprengeri* Pampan. 、威氏木兰 *Magnolia wilsonii* Rehd. 、凹叶木兰 *Magnolia sargentiana* Rehd. et Wils. 等的皮，药材称"川姜朴"，曾为厚朴的地方习用品，现已经不再使用。

3. 木兰科木莲属植物川滇木莲 *Manglietia duclouxii* Finet et Gagnep. 、桂南木莲 *Manglietia chingli* Dandy、红花木莲 *Manglietia insignis*（Wall.）Bl. 等的皮，称柴厚朴，油性不足，香气弱，为厚朴的混淆品。

黄 柏
Phellodendri Chinensis Cortex

【别名】川黄柏。

【来源】本品为芸香科植物黄皮树 *Phellodendron chinense* Schneid. 的干燥树皮。主产于四川、贵州、陕西、湖北等地。

【采收】选择生长 10 年以上的树，在 4 ~ 6 月采收。先在树干枝下 15cm 处横割一圈，并且按照商品规格需要向下再横割一圈，在两环间纵切一刀，深度恰好割断韧皮部，以不伤及木质部为宜，在纵横切口交界处撬起树皮，轻轻剥下树皮。在剥皮的过程中要注意勿以手接触剥面，以防止病菌感染而影响新皮的形成。树皮剥下后，可用 10μg/g 萘乙酸溶液加 10μg/g 赤霉素溶液喷在创面上，以加速新皮形成的速度，并用塑料薄膜包裹，要注意上紧下松，有利于积水排出，并可以减少薄膜与木质部的接触面积，每隔一周松开薄膜透风一次。当剥皮处由乳白色变为浅褐色时，可以去掉薄膜，让其自然生长。一般 7 ~ 16 天树皮可以重新再生，2 ~ 3 年后生成的再生皮可以重新剥离。

【加工】将树皮晒至半干，刮净粗皮至黄色，不可伤及内皮，压成板片状，刷净，晒干；也可将树皮剥下后先压平、晾干，再刮去粗皮。加工时不可遇水，否则黏液易渗出，影响药材质量。

【商品规格】药材商品分为两个等级。一等品：平板状，去净粗皮，表面黄褐色或黄棕色，内表面暗黄色或淡棕色，体轻，质较坚硬，断面鲜黄色。气微，味极苦，长 40cm，宽 15cm，厚 0.2cm 以上。二等品：呈板片状或卷筒状，大小不等，厚度不得小于 0.2cm，间有枝皮；余同一等。

【贮藏与养护】一般打捆包装。先捆压成件，外加席片封固，然后用麻袋或纸箱包装。置干燥通风处，防霉、防潮、防蛀、防变色。

黄柏应注意防潮，受潮后容易发热、生霉。如果雨淋水湿，颜色变黑，将影响质量及疗效。本品属于一般易生虫药材，如遇虫蛀，要及时采用物理或化学方法处理。本品质较脆，易折断，搬运时应避免重摔或挤压。

【质量评价】

1. **经验鉴别**　以色鲜黄、粗皮去净、皮厚、皮张均匀、纹细、断面色黄者为佳。

2. **检查**　①水分：不得过 12.0%。②总灰分：不得过 8.0%。

3. **浸出物**　醇溶性浸出物（冷浸法，用稀乙醇作溶剂）不得少于 14.0%。

4. 含量测定　用高效液相色谱法测定，本品按干燥品计算，含小檗碱以盐酸小檗碱（$C_{20}H_{17}NO_4 \cdot HCl$）计，不得少于 3.0%，含黄柏碱以盐酸黄柏碱（$C_{20}H_{23}NO_4 \cdot HCl$）计，不得少于 0.34%。

【附注】黄皮树的变种秃叶黄皮树 *Phellodendron chinense* Schneid. var. *glabriusculum* Schneid.（分布于湖北、四川、贵州、陕西）、峨眉黄皮树 *Phellodendron chinense* Schneid. var. *omeiense* Huang（分布于四川）、云南黄皮树 *Phellodendron chinense* Schneid. var. *yunnanense* Huang（分布于云南）、镰刀黄皮树 *Phellodendron chinense* Schneid. var. *falcatum* Huang（分布于云南）等的树皮在产地亦入药。秃叶黄皮树树皮含四氢小檗碱（tetrahydroberberine）、四氢掌叶防己碱、四氢药根碱（tetrahydrojatrorrhizine）、黄柏碱、木兰碱等。

【附】关黄柏 Phellodendri Amurensis Cortex。

为芸香科植物黄檗 *Phellodendron amurense* Rupr. 的树皮。主产于吉林、辽宁等地。以辽宁产量最大。一般 7 月采剥为宜，趁鲜刮去粗皮，至显黄色为度，晒至半干，重叠成堆，用石板压平，晒干即可。药材呈板片状或浅槽状，厚 2~4mm。外表面黄绿色或淡棕黄色，较平坦，有不规则纵裂纹，皮孔痕小而少见，时有灰白色栓皮残留；内表面黄色或黄棕色。体轻，质较硬，断面纤维性，有的呈裂片状分层，鲜黄色或黄绿色。气微，味极苦，嚼之有黏性。本品含盐酸小檗碱（$C_{20}H_{17}NO_4 \cdot HCl$）不得少于 0.60%，盐酸巴马汀（$C_{21}H_{21}NO_4 \cdot HCl$）不得少于 0.30%。

第三节　花类药材

西红花
Croci Stigma

【别名】藏红花、番红花。

【来源】本品为鸢尾科植物番红花 *Crocus sativus* L. 的柱头。主产西班牙、意大利、希腊、法国、伊朗等国。我国浙江杭州、江苏海门、上海、北京等地引种成功，但产量不大，主要来源于进口。

【采收】西红花 10 月下旬至 11 月中旬开花，花期较为集中，盛花期短，必须当天及时采收。在每天中午或下午各采收一次。采收时将整朵花连管状花筒一起采收，带回室内后进一步加工。

【加工】将采得的花朵，轻轻地剥开花瓣，用两手各拿三片花瓣往下剥去，把花瓣基部管状花冠筒剥开，取出柱头及部分黄色花柱，薄薄摊于白纸上晒干或置烘箱内 35℃~45℃烘干，即为"干红花"或"生晒西红花"。烘西红花时不宜烘得过干，以使其保持色泽鲜艳。

【商品规格】商品有进口生晒西红花和国产生晒西红花，均为统货。

1. 进口生晒西红花　产地不同，品质不一，柱头长 1~2cm，比国产货细短，香气淡。

2. 国产生晒西红花 柱头长 2～3cm。尾部略带黄色花柱，香气浓。出口品拣净、散装，无黄色花柱。

【贮藏与养护】进口商品散装或 5kg 装，外用木箱或用铁盒包装；国产商品有散装、铁盒装或 1g 瓶装。通常在包装内按照一定比例放入小石灰包或吸水硅胶，以保持色泽和防潮。置于阴凉、通风、干燥、遮光处密闭贮存。

本品极易吸潮霉变，在贮存养护期间若发现身湿受潮，可开箱晾晒，但不可曝晒或熏蒸，否则易褪色，可以低温烘。商品安全水分 9%～12%。

【质量评价】

1. 经验鉴别 干西红花以身干、质轻、橙红色、无光泽或微有光泽、柱头红棕色、有特殊气味为佳；湿西红花以红棕色、有油润光泽、柱头色紫红、黄色花柱少者为佳。

2. 纯度检查 ①干燥失重：取本品 2g，精密称定，在 105℃干燥 6 小时，减失重量不得过 12.0%。②总灰分：不得过 7.50%。③酸不溶性灰分：不得过 1.50%。

3. 浸出物 照醇溶性浸出物测定法（热浸法）测定，用 30% 乙醇作溶剂，不得少于 55.0%

4. 含量测定 避光操作，用高效液相色谱法测定，药材按干燥品计算，含西红花苷-Ⅰ（$C_{44}H_{64}O_{24}$）和西红花苷-Ⅱ（$C_{38}H_{54}O_{19}$）总量不得少于 10.0%。

【附注】过去进口商品有一种规格"湿西红花"，呈弯曲的细丝状，柱头红褐色，有油润光泽，系添加甘油、硼砂等辅料加工制成。因为难以保证质量，现在已经很少进口。

红 花
Carthami flos

【别名】草红花、红蓝花、刺红花。

【来源】本品为菊科植物红花 *Carthamus tinctorius* L. 的干燥花。主产于新疆伊犁等地者称"新疆红花"，销往全国各地并出口。产于河南延津等地者称"怀红花"，产四川简阳等地者称"川红花"，产于云南凤庆等地者称"云红花"，产浙江慈溪等地者称"杜红花"。多为栽培品。

【采收】北方及新疆地区多春播，当年即可收获，6～7 月摘花；南方地区多秋播，次年 5～6 月摘花。采收标准以花正开放时，花冠顶端由黄变红为其适宜采收期。花冠全部金黄色或深黄色的不宜采收。一般开花后 2～3 天即进入盛花期，就可逐日采收。采收时分批采摘，每隔 2～3 天采收一次。采花时间安排以晴天露水未干时采摘，此时苞片刺软不太扎手。但也不能太早，以防露水过多时，使采摘下的红花易粘在一起，不便于晾干。采摘红花时用左手扶住花托，右手的拇指、食指、中指捏紧花冠向上提，将花冠拽出。子房留下，不影响种子生长。

【加工】红花采收后不宜曝晒，也不能堆放，应在弱阳光下晒干或阴棚内阴干，或低温烘干。①弱日光下晒干：采花后及时摊放苇席上晒干，阳光太强，应用布遮盖，以保持红花颜色的鲜艳，否则红花易变黄褪色。在晾晒时要以工具轻轻翻动，但不可用手直接翻动红花，否则易使红花变色变污暗。②阴干：摊在苇席上放阴凉通风处阴干，或阴棚内阴干。阴干质量较晒干为好。③烘干：如遇阴雨天，可移至烘干室内，40℃～50℃微火烘干，控制温度，不得温度过高，以防红花泛油颜色变黑。鲜花未干时切勿堆积，以免发热霉烂变色，影响质量。

【商品规格】商品分为两个等级。一等品：干货；筒状花皱缩弯曲，成团或散在；表面深红色、鲜红色，微带黄色。质较软。有香气，味苦。无枝叶、杂质、虫蛀、霉变。二等品：表面浅红、暗红或淡黄色；余同一等。

【贮藏与养护】通常用细麻袋或布袋包装。贮于阴凉干燥处，以防潮、防虫。根据红花数量在盛红花的布袋中按一定比例放入木炭包或小石灰包，以利于保持干燥，起防潮剂作用。还可利用石灰箱保存红花，起防潮作用，以保证药材颜色鲜艳。少量的红花用纸包好，置于石灰瓮中保存。药农习惯将红花放在缸内保存，缸底先放些生石灰，上铺层白纸，把红花摊在纸上，因生石灰能吸收水湿，故能长期存放。

本品极易吸潮发霉、变色。安全水分为10%～13%，含水量超过20%，10天后即开始生霉。为防止变质，多在梅雨季节前检查，若吸湿受潮。可以开箱取出晒干，待热气发散凉透，再封装。在贮存养护时，应注意本品不宜烈日曝晒，不可用硫黄熏蒸。因红花的外观色泽经曝晒或熏蒸之后易褪色，影响品质。如发现潮湿，可低温烘干。

【质量评价】

1. **经验鉴别**　以身干、花片长、色黄红、鲜艳、质柔软、无枝刺、无虫蛀者为佳。

2. **纯度检查**　①水分：不得过13.0%。②总灰分：不得过15.0%。③酸不溶性灰分：不得过5.0%。④杂质：不得过2.0%。⑤吸光度：红色素照紫外－可见分光光度法在518nm的波长处测定吸光度，不得低于0.20。

3. **浸出物**　照水溶性浸出物测定法不得少于30.0%。

4. **含量测定**　用高效液相色谱法测定，药材按干燥品计算，含羟基红花黄色素A（$C_{27}H_{30}O_{15}$）不得少于1.0%；含山奈素（$C_{15}H_{10}O_6$）不得少于0.05%。

辛　夷
Magnoliae Flos

【别名】木笔花、望春花、春花、迎春花。

【来源】本品为木兰科植物望春花 *Magnolia biondii* Pamp.、玉兰 *Magnolia denudata* Dser. 或武当玉兰 *Magnolia sprengeri* Pamp. 的干燥花蕾。望春玉兰为辛夷的主流商品，产量较大，主产河南南召、卢氏、栾川、鲁山、嵩县、洛宁等，湖北、陕西、甘肃也产。玉兰主产安徽安庆市，称"安春花"，此外、浙江、江西也产，现黄河流域以南地区多有栽培。武当玉兰主产四川、湖北、陕西等省，多在产区习用。

【采收】 根据各地气候不同、品种不一，产收有先后。每年11月至翌年2月期间采摘未开放花蕾。采收时间宜早不宜迟，以免花蕾开放影响质量。采收时连花梗采下，或逐朵齐花柄处摘下，勿伤树枝。

【加工】 将采收后的花蕾，剪去枝梗，除去杂质，白天在日光下摊晒至半干，夜晚收回室内堆放1~2日，使其发汗后再晒，直至干透为止。

辛夷晒制时若遇雨天，可用烘房低温烘烤，也可用无烟煤或炭火烘烤，当烘制半干时堆放1~2天，再烘一次，直至花蕾内部全干为度。

【商品规格】 现行标准不分等级，统货。

1. **望春花** 呈长卵形，似毛笔头，长1.2~2.5cm，直径0.8~1.5cm。基部常具短梗，长约5mm，梗上有类白色点状皮孔。苞片2~3层，每层2片，两层苞片间有小鳞芽，苞片外表面密被灰白色或灰绿色茸毛，内表面类棕色，无毛。花被片9，棕色，外轮花被片3，条形，约为内两轮长的1/4，呈萼片状，内两轮花被片6，每轮3，轮状排列。雄蕊和雌蕊多数，螺旋状排列。体轻，质脆。气芳香，味辛凉而稍苦。

2. **玉兰** 长1.5~3cm，直径1~1.5cm。基部枝梗较粗壮，皮孔浅棕色。苞片外表面密被灰白色或灰绿色茸毛。花被片9，内外轮同型。

3. **武当玉兰** 长2~4cm，直径1~2cm。基部枝梗粗装，皮孔红棕色。苞片外表面密被淡黄色或淡黄绿色茸毛，有的最外层苞片茸毛已脱落而呈黑褐色。花被片10~12（15），内外轮无显著差异。

【贮藏与养护】 通常用细麻袋或布袋进行包装放在木箱内，置凉爽、干燥处贮藏，宜在30℃以下条件贮藏，防霉、防蛀。

本品内部具油性，外裹苞片2~3层，并密布绒毛，不易晒干。若鲜货一晒，有损色泽，故须把晒和堆垛的方法结合起来，方收良效。在贮存时，若内心不干，放置日久，极易发霉变黑，不堪入药，故在收货入库前，应注意检查内部花心是否干燥，一般只要干燥，勿受潮湿，在贮存时就不易变质。辛夷在贮存时害虫危害比较常见，危害部位往往从雄蕊和雌蕊上开始，进而蛀食花被和花萼片，严重时能使苞片脱落。

辛夷含较多的挥发油，最好采用冷藏或气调密闭贮存。这样不仅能防止辛香成分（如桉油精、胡椒酚甲醚和柑醛等）挥发，同时也能防止生虫。

【质量评价】

1. **经验鉴别** 以花蕾完整、内瓣紧密、无枝梗、无散瓣、香气浓郁、无霉蛀者为佳。

2. **纯度检查** 水分不得过18.0%。

3. **含量测定** 挥发油照挥发油测定法。本品含挥发油不得少于1.0%（ml/g）；用高效液相色谱法测定木兰脂素，本品按干燥品计算，含木兰脂素（$C_{23}H_{28}O_7$）不得少于0.40%。

金银花
Lonicerae Japonicae Flos

【别名】忍冬花、二花、双花、双苞花、二宝花。

【来源】本品为忍冬科植物忍冬 *Lonicera japonica* Thunb. 的干燥花蕾或带初开的花。主产于河南封丘、密县、新安、登封、原阳等，山东平邑、费县、日照、蒙阴、济宁、苍山等。河北、江苏等省亦产。以栽培为主，山东产量大，称为"济银花"或"东银花"；河南质量较佳，称为"密银花"或"怀银花"。

【采收】金银花于栽培后第 3 年进入产花期。花开放时间较为集中，花期大约为 15 天，采收期必须在花蕾尚未开放之前，一般于 5 月中旬至下旬采摘。人工栽培进行整形修剪，一年可采 4 茬花，5 月中下旬采摘头茬花后，每隔 1 个月采一次，直到 9 月中旬至 10 月初。采摘花蕾由绿变白、上部膨大、下部青色时为最适宜采收期。过早花蕾小，色青绿，产量低；过迟花开放，质量差。一天之内，在清早至上午 9 点露水未干时采摘的花蕾质量最好，此时采摘不会损伤未成熟的花蕾而且香气浓、色泽好。当天采尽待放之蕾，否则过夜即开。

【加工】金银花采摘后要及时进行加工，以摊晒晾干或烘干为宜，不宜堆放以防发霉。产地不同加工方法亦有差别，主要有阴干法、晒干法、烘干法、杀青烘干法等。

1. **阴干法**　为传统干燥方法。历史上金银花多为野生品，用量少，产量小，一般采用阴干法。现在金银花以栽培为主，种植基地产量大，阴干法已无法适应大生产的需求，主产区内已不再采用此法。

2. **晒干法**　将金银花薄摊于竹席、木器或晒筐中，厚薄视阳光强弱而定，一般 2 ~ 3cm 厚，在上午 10 点以前摊开，中午强光时放置阴凉处，下午光线不强时再晾晒。以当天或两天晒干为宜。晾晒时应用竹笆或戴手套翻动，不能用手直接触摸，以防金银花变黑。阳光较强宜摊得厚些，以免干燥得太快，质量变次。倘若阳光弱，摊得太厚，花又容易变黑色。当天未晒干，夜间须将花筐架起，留些空隙，让水分散发。初晒时切忌翻动，待晒至八成干时才能翻动，合并晒具。此外，也可将花直接摊晒在沙滩或石块上。其中红砂石不反潮，晒花最好。

3. **烘干法**　金银花主产区广泛使用的干燥方法。烘干时，先将采回的花蕾撒在烘盘里，置于烘架最下层，2 ~ 4 小时向上移动 1 次。初烘时温度不宜过高，控制在30℃ ~ 35℃。烘 2 小时后，室内温度可提高到40℃左右，此时鲜花逐渐排出水汽。经 5 ~ 10 小时后，将室温提高到45℃ ~ 50℃再烘 10 小时，这样花蕾大部分水分可被排出。最后将室温升至 55℃ ~ 60℃，使花迅速干透。全程经过 12 ~ 20 小时即可烘干。但不能烘的时间过长，否则花易变黑，降低质量。烘干时，要注意通风排潮，且不能翻动，也不能中途停烘，否则会发热变质。如遇阴雨天来不及晒干或烘干时，可用硫黄熏软，摊于室内，1 周内不会发霉变质。要注意在烘干时不能翻动，即使需翻动不宜用手翻动，应用竹棍轻翻即可，否则易变黑。

4. 杀青烘干法   采摘的新鲜花蕾放在笼屉上蒸5～6分钟，随即取出，摊开晾干水汽，再烘干或晒干。杀青烘干的药材化学成分含量高于烘干法、晒干法、阴干法。

除上述干燥方法外，还有硫熏法、炒干法等干燥方法。硫熏法是取鲜金银花放置密封容器内，用硫黄熏蒸3～5小时，再晒干或烘干。这种方法最大的优点是金银花硫熏后，可长时间放置，不易腐烂，防止烘、晒过程中霉变。但长时间高湿度的酸性环境对金银花中化学成分有影响，《药典》已取消了金银花的硫熏干燥法。炒干法是将采摘的鲜金银花置锅内，文火炒干。

【商品规格】金银花多为统货，按产区可分为密银花、济银花。

1. 密银花   花蕾呈棒状，上粗下细，略弯曲。表面绿白色，花冠质稍硬，握之有顶手感。气清香，味甘微苦。商品按有无开放花朵及其数量、产品外观性状分为四个等级。一等品：无开放花朵，破裂花蕾及黄条不超过5%。无黑条、黑头、枝叶、杂质、虫蛀、霉变。二等品：开放花朵不超过5%，黑头、破裂花蕾及黄条不超过10%；余同一等。三等品：开放花朵、黑条不超过30%；余同二等。四等品：花蕾或开放花朵兼有，色泽不分，枝叶不超过3%；余同三等。

2. 济银花   花蕾呈棒状，肥壮。上粗下细，略弯曲。表面黄白色、青色。气清香，味甘、微苦。一等品：开放花朵不超过5%。无嫩蕾、黑头、枝叶、杂质、虫蛀、霉变。二等品：花蕾较瘦，开放花朵不超过15%，黑头不超过3%；余同一等。三等品：花蕾瘦小，开放花朵不超过25%，黑头不超过15%，枝叶不超过1%；余同二等。四等品：花蕾或开放的花朵兼有，色泽不分，枝叶不超过3%；余同三等。

出口商品分甲、乙两级。甲级：色泽青绿微白，花蕾均匀，有香气，散花不超过2%，无枝、叶，无黑头和油条，身干。乙级：色泽白绿，花蕾均匀，有香气，散花、枝、叶不超过5%，无黑头及油条。

【贮藏与养护】采用蒲席或麻袋包装，内衬防潮纸，每包约50kg。也可用木箱或纸箱装，内衬防潮纸，密封，每件净重25kg。近年来有用聚乙烯薄膜袋密封包装，效果较好。存放在干燥、阴凉、避光处，应密封压实不透气。温度低于30℃，相对湿度低于70%，安全水分为10%～12%。

金银花受潮易生霉、虫蛀、颜色变深，弹力减弱，手捏成团。虫害和霉变严重时常粘连成串或团。发现受潮及轻度霉变、虫蛀现象，应及时进行干燥处理。金银花存放1年以上就会变色，因此要掌握先进先出的原则。包装如有破损应立即修补完整。

【质量评价】

1. 经验鉴别   以花蕾多、色淡、质柔软、气清香者为佳。一般以无开放花、花蕾饱满、色泽青绿微白、无霉、无虫蛀、无枝叶、无黑头和油条、身干、气味清香者为佳。

2. 纯度检查   ①水分：不得过12.0%。②总灰分：不得过10.0%。③酸不溶性灰分：不得过3.0%。④重金属及有害元素：铅不得过百万分之五；镉不得过千万分之三；砷不得过百万分之二；汞不得过千万分之二；铜不得过百万分之二十。

3. 含量测定   用高效液相色谱法测定，本品按干燥品计算，含绿原酸（$C_{16}H_{18}O_9$）

不得少于 1.5%；含木犀草苷（$C_{21}H_{20}O_{11}$）不得少于 0.05%。

菊 花
Chrysanthemi Flos

【别名】白菊花、甘菊花、药菊花、药菊。

【来源】本品为菊科植物菊 *Chrysanthemum morifolium* Ramat. 的干燥头状花序。我国大部分地区有栽培，主产于安徽、浙江、河南等省，四川、河北、山东等省亦产。因产地和加工方法不同分为亳菊（安徽亳州、涡阳）、滁菊（安徽滁州、全椒）、贡菊（安徽黄山歙县，又称"徽菊"）、杭菊（杭州桐乡，分杭白菊、杭黄菊），为四大药用名菊。此外，药用菊花尚有怀菊（河南焦作武陟、温县、沁阳、博爱）、祁菊（河北安国）、川菊（四川开江）、济菊（山东禹城）等。

【采收】根据各地气候，当年 10 月下旬霜降前至 11 月上旬立冬采收。一般花冠怒放、花瓣平展、中央花管基本散开即可采摘。采花要选择晴天，早晨露水干后或下午采摘。

1. 亳菊花 种植当年 11 月中、下旬花盛开时（要求一块田里花基本开齐、花瓣普遍洁白时）第一次采摘，约占总产量的 50%，隔 5~7 天采摘第二次，约占产量的 30%，再过 7 天采收第三次。采花标准为：花瓣平直，有 80% 的花心散开，花色洁白。通常于晴天露水干后或午后，将花头摘下。边采收边把花朵用稻草扎成小把，以利干燥。湿花采下容易腐烂、变质，根据天气情况，随采随加工。

2. 滁菊花 滁菊 10 月底至 11 月初开始采花，要根据开花先后，逐朵采摘。以中央的黄色管状花已有 2/3 散开为采摘标准。即待花瓣平展，由黄转白而心略带黄时，选择晴天露水干后或午后分批采收，此时采的花水分少，易干燥，色泽好，品质佳。11 月中、下旬采完，一般分 3 次采摘。

3. 贡菊花 于 11 月立冬前后采收，花瓣平直，花蕊散开 60%~70% 时，根据花开先后，分批采摘。

4. 杭菊花 花瓣雪白、花蕊散开为适宜采收期。江南大部分地区引种的杭菊在 10 月下旬（即霜降后）采收。于每天露水干后采收。田间管理好、生长整齐的杭菊一般采 3 次，分头水花、二水花、三水花。

【加工】菊花品种繁多，各地均有独特的加工方法。菊花采收要在晴天露水干后进行。湿花采下容易腐烂，变质，根据天气情况，随采随加工。采下鲜花，切忌堆放，需及时干燥或薄摊于通风处。

1. 亳菊 阴干，切忌曝晒。将摘下的花枝扎成小捆，倒挂于通风干燥处晾晒 3 周至 4 周，至八成干时，将花头剪下，再置通风干燥处晾干。现产地亦有低温烘干。

过去的加工方法是菊花晾晒至八成干时，将花头剪下传统置熏房内用硫黄熏一昼夜。熏房内设熏蒸架或用篓子装花熏蒸，摊花或装花要疏松，硫黄用量每 100kg 菊花约 2kg。熏后再摊晒 1 天即可干燥。

2. **滁菊**　直接摘下花序，晾晒 1～2 小时后，用硫黄熏蒸 2～3 小时，100kg 鲜花用硫黄 1kg，以花瓣"出汗"、变柔软、出现细微皱纹为宜。熏蒸不足，干燥后花瓣呈灰黄色，容易散瓣；熏蒸过头，花瓣易粘连结块，形成"并条"，且不易干透。熏好的花要及时晾晒，晒至六成干时，用竹筛将花头筛成圆球形，再晒至全干即可。晾晒时忌用手翻动。

3. **贡菊**　直接摘下花序，置烘房内烘焙干燥，以无烟的木炭作燃料，或用热风式菊花烘干机烘焙。烘烤法，在相对密闭的烘花房内进行，以木炭为燃料，竹制"花焙"为工具。先将刚采回的鲜花上"花焙"进行第一"嫩焙"，此过程约需 2.5～3 小时，如果含水量过多，则须 5～6 小时，每 20 分钟翻动 1 次。待烘至七成干时，转入第二轮"老焙"，时间约 3 小时，约 30 分钟翻动 1 次，温度应适当降低。至花表面呈象牙色时，取出晾冷后包装。热风式菊花烘干机烘焙温度控制在 60℃ 以内，时间 2～3 小时。当花色烘至象牙白时即可取出，再置通风干燥处阴干。此法加工菊花，清香而有甘味，花色鲜艳而洁白，且挥发油损失甚少，较硫熏、蒸法加工质量好。贡菊加工方法独特，花的品质优良，加工的药材花白、蒂绿、味香，色味俱佳，最适宜茶饮。

4. **杭菊**　采用小灶烧柴的蒸花办法。鲜花序采回后，薄薄地摊晾半天，将晒瘪的菊花铺放在蒸花盘内（竹篾编成），花心向着两面，中间夹乱花，厚约 3cm（3 朵花），不易过厚。然后放在盛水的铁锅上蒸，蒸时火力要猛而均匀，锅内水不宜过多，以免沸水漫浸药材形成"蒲汤花"。保持笼内温度 90℃ 左右，蒸 3～5 分钟后取出。过熟香味减弱，不易晒干，过生则花色不白，影响质量。蒸好的菊花放在竹帘上晾晒或烘干。初晒时不能翻动，晚上收入室内平放不能堆压，3 天后翻动 1 次，晒 6～7 天后收起，返潮数天，再晒 1～2 天；花心完全变硬即可贮藏。

蒸与摊晒是影响杭菊品质的核心因素。

（1）蒸　①蒸前处理：首先要挑选出烂花。桐乡一般采花后晒半天至一天再蒸，可使花瓣变得更白。同时花中水分减少，蒸时不容易过火，又易晒干。若采收时采花落雨或有露水花，需晒去水分后再蒸。如果采收后不能及时加工，必须放在通风的室内用帘子摊开，摊放厚度以不超过 15cm 为好，每天需要翻动 2 次，可保存 3～4 天。②工具：蒸杭菊的工具主要有直径约 30cm 的竹制筛 6～7 只，70～80cm 直径的铁锅 1 口，竹制高顶锅盖 1 只。③铺摆：每蒸筛铺放生菊花量为 350～400g，要求铺摆均匀、厚薄一致，蒸筛外围尽量摆上大小均匀的花朵，形成约 3cm 厚的生"菊花饼"。④水量：锅内蒸杭菊的水量要控制在 1.5～2kg，而且每蒸一锅后要加入少许沸水以保持其水量。⑤上锅：每锅宜蒸 2～3 筛，筛数过多则品质不均，太少则又浪费燃料和劳力。上下蒸筛之间要用长于筛直径的竹片交叉叠放，以免上层筛挤压下层筛的花；底层蒸筛应离锅内水面 10cm 左右，同时在锅内水中放数根竹筷或一个稻草结，以免沸水被菊花吸收而晒不开。另应注意，蒸首锅杭菊时应待水烧开后再上锅蒸。⑥时间：杭菊一般 3～4 分钟即可蒸熟，首锅时间稍长。熟菊花的标志是花瓣呈玉色，若花瓣呈褐色或点点褐色均说明未熟透；蒸杭菊若太熟不易摊晒，不熟则其外观质感差。

（2）摊晒　①帘子：常用竹帘、竹垫或木板摊晒熟杭菊，使用前均应用清水冲洗干净，然后摊晒熟菊花。②倒筛：倾倒蒸熟的菊花时要谨慎，不要破坏"菊花饼"的完整性，"菊花饼"的完整与否是药市上杭菊品质好坏的外观指标之一。③摊晒：熟杭菊白天在阳光下曝晒，晚上收回存放于室内，要保持帘与帘之间的空隙勿挤压。晴好天气1~2天即可翻晒（小心勿碎）"菊花饼"1次。

【商品规格】商品分为亳菊花、滁菊花、贡菊花、杭白菊、杭黄菊、药菊等。

1. **亳菊花**　商品分三个等级。一等品：呈圆盘或扁扇形，花朵大，瓣密，苞厚，不露心；花瓣长而宽，白色，近基部微带红色；体轻，质柔软；气清香，味甘微苦；无散朵、枝叶、虫蛀、霉变。二等品：花朵色微黄，近基部微带红色，气芳香；余同一等。三等品：呈圆盘或扁扇形，花朵小，色黄或暗，间有散朵，叶枝不超过5%；余同二等。

2. **滁菊花**　商品分三个等级。一等品：呈绒球状或圆形（多为头花），朵大，花粉白色，花心较大，黄色，质柔，气芳香，味甘微苦；不散瓣、无枝叶，无杂质、虫蛀、霉变。二等品：呈绒球形（即二水花），花粉白色，朵均匀，不散瓣；余同一等。三等品：呈绒球状，朵小，色次（即尾花），间有散瓣；余同一等。

3. **贡菊花**　商品分三个等级。一等品：花头较小，球形，花瓣密，白色，花蒂绿色，花心小，淡黄色，均匀不散朵；体轻质柔软；气芳香，味甘微苦；无枝叶、杂质、虫蛀、霉变。二等品：球形，色白，花心淡黄色，朵均匀；余同一等。三等品：花头小，花心淡黄色，朵不均匀，间有散瓣；余同二等。

4. **杭白菊**　商品分三个等级。一等品：蒸花呈压缩状，朵大肥厚，玉白色，花心较大，黄色；气清香，味甘微苦；无霜打花、浦汤花、生花、枝叶、杂质、虫蛀、霉变。二等品：花朵厚，较小，心黄色；余同一等。三等品：花朵小，间有不严重的霜打花和浦汤花；其余同二等。

5. **杭黄菊**　商品分两个等级。一等品：蒸花呈压缩状，朵大肥厚，色黄亮；气清香，味甘微苦；无严重的霜打花、浦汤花、生花、枝叶、杂质、虫蛀、霉变。二等品：花朵小，较瘦薄，黄色；间有霜打花和浦汤花；余同一等。

6. **药菊**　（怀菊、川菊、祁菊）商品分两个等级。一等品：干货，呈圆形盘或扁扇形，朵大、瓣长，肥厚，花黄白色，间有淡红或棕红色，质松而柔，气芳香，味微苦，无散朵、枝叶、杂质、虫蛀、霉变。二等品：呈圆形盘或扁扇形，朵较瘦小，色泽较暗，味微苦，间有散朵，无杂质、虫蛀、霉变。

【贮藏与养护】多用布袋或麻袋包装，一般为压缩打包件，每件50kg。亦可用木板箱、竹篓、箩筐内衬牛皮纸包装。贮于干燥、阴凉、避光处，密闭保存，温度30℃以下，相对湿度65%~70%，安全水分为10%~14%。

菊花含挥发油，易虫蛀、发霉、变色，散味。受潮后，颜色变暗，香气散失，花序结团，甚至霉变。危害的仓虫有印度谷螟、地中海粉螟、烟草甲、药材甲等，主要蛀蚀花序，使花朵散碎，有的粘连成团，因此药材应先进先出，不宜久贮。药垛发热，迅速倒垛摊晾。高温高湿季节，易放置生石灰、木炭、无水氯化钙等吸潮。发现轻度霉变、虫蛀，及时晾晒。

【质量评价】

1. **经验鉴别**　以花朵完整、颜色新鲜、气清香、少梗叶者为佳。
2. **纯度检查**　水分：不得过 15.0%。
3. **含量测定**　用高效液相色谱法测定，药材按干燥品计算，含绿原酸（$C_{16}H_{18}O_9$）不得少于 0.20%；含木犀草苷（$C_{21}H_{20}O_{11}$）不得于 0.08%；含 3，5 - O - 二咖啡酰基奎宁酸（$C_{25}H_{24}O_{12}$）不得少于 0.70%。

款 冬 花
Farfarae Flos

【别名】冬花、款花、款冬。

【来源】本品为菊科植物款冬 *Tussilago farfara* L. 的干燥花蕾。栽培品主产于山西广灵县，河北阳原县、蔚县等地。四川、陕西、山西、湖北、河南等省也有栽培。野生品主产于甘肃天水、庆阳、灵台，陕西府谷，山西静乐、临县等地。宁夏、新疆、内蒙古、河南、四川等省区也有分布，产于甘肃灵台地区的灵台冬花，品质最优。商品主要为栽培品。

【采收】栽种后次年或当年 11～12 月或地冻前为采收期，当花蕾尚未出土、呈紫红色时挖出花蕾（过早，因花蕾还在土内或贴近地面生长，不易寻找；过迟花蕾已出土开放，质量降低）。采挖时从茎基上连花梗一起摘下花蕾，放入筐内，不能重压。

款冬花蕾最适宜采收期应根据各地气候和花蕾的生长发育情况而定。一般在冬季地冻前半个月左右，或早春地解冻后 10 天左右采收最为合适。冬季采挖可适当晚些，尽量延长生长期，让花蕾充分发育以达到最佳产量和质量。早春采挖则应适当提前，才能保证优质高产。因早春地解冻后，地温回升，款冬对低温的适应力较强，花蕾在较低温度下可缓慢生长，所以春季采收不宜太晚，如太晚花蕾继续长大伸长，超过 3cm 以上，生药质量就下降，开花后质量更差，一般不作药用。

【加工】采收的新鲜花蕾散放在竹席上，置通风处晾干，阴干色泽最好；如花蕾带有泥土，经 3～4 天晾至半干时用木板轻轻搓压，筛去泥沙，剔除花梗等杂质，然后再置通风干燥处晾干。收后的花蕾忌露、霜及雨淋，切勿水洗、搓擦，否则会变色影响质量。在晾晒过程中也不能用手直接翻动，否则花蕾颜色易变黑。鲜花蕾也不宜烈日曝晒，经日晒后会吐絮露蕊，影响质量。若遇阴雨天气，也可以用无烟煤或木炭微火烘干，温度控制在 40℃～50℃，烘至半干时要筛去泥土，拣去花梗，再继续烘干。

【商品规格】款冬花商品分两个等级。一等品：干货。呈长圆形，单生或 2～3 个基部连生，苞片呈鱼鳞状，花蕾肥大，个头均匀，色泽鲜艳。表面紫红色或粉红色，体轻，撕开可见絮状茸毛。气微香，味微苦。黑头不超过 3%。花柄长不超过 0.5cm。无开头、枝秆、杂质、虫蛀、霉变。二等品：个头较瘦小，不均匀，表面紫褐色或暗紫色，间有绿白色。开头、黑头不超过 10%，花柄长不超过 1cm；余同一等。

【贮藏与养护】款冬花一般用木箱包装，箱内衬以毛头吸潮纸，同时用毛头纸包裹木炭几条，置于箱中，再盛装款冬花，这样就可防潮，然后加盖密闭封严，如此可保持款冬花颜色不变。每件15kg左右。置阴凉通风干燥处贮存，温度在28℃以下，相对湿度65%~75%，安全水分10%~13%。

款冬花易受潮发霉变色。每年5月要翻晒1次，防止内部发热、吸潮、霉变、虫蛀或变色。若受潮发热，应迅速晾晒或置通风处降温。高温多湿季节，用薄膜将货垛密封或用薄膜袋小件密封抽氧充氮保存。款冬花发霉后，表面显不同颜色霉斑，严重时，萌发大量菌丝并结坨成块，颜色由紫红色或淡红色变为暗灰黄色。款冬花亦是最易受虫蛀的花类药材，危害的仓虫有印度谷蛾、鳞毛粉蠹、双齿谷盗、日本蛛甲等。虫害严重时，可用磷化铝或溴甲烷熏蒸。贮存期不宜过长，应先进先出，易变先出。

【质量评价】

1. **经验鉴别** 款冬花以三朵连生者习惯称之谓上品。以蕾大、肥壮、无土、朵大完整、呈现鹦鹉状、色紫红鲜艳、花梗短者为佳。木质老梗及已开花者不可供药用。

2. **浸出物** 醇溶性浸出物（热浸法，用乙醇作溶剂）不得少于20.0%。

3. **含量测定** 用高效液相色谱法测定，药材按干燥品计算，含款冬酮（$C_{23}H_{34}O_5$）不得少于0.07%。

第四节 果实种子类药材

八角茴香
Anisi Stellati Fructus

【别名】八角、大茴香、大料、大茴。

【来源】本品为木兰科植物八角茴香 *Illicium verum* Hook. f. 的成熟果实。主产广西、广东、云南等省区。海南、福建等省也有少量种植。

【采收】移栽的八角茴香于栽培8~10年后开始采摘果实，30~60年为结果盛期。春果在4月间果实老熟落地时拾取，晒干。秋果在10~11月采收。采收时不可用竹竿敲打，也不宜摇动树枝或折枝采收，宜使用木钩钩住果枝，摘取成熟的果实，运回加工。

【加工】拣出杂质及果柄，及时晒干或烘干。①晒干：将鲜果直接置于阳光下曝晒，或置于沸水中略烫片刻，果色转红后捞出曝晒至干。②烘干：将鲜果摊于竹架上，用文火烘干，筛去灰屑即可。

【商品规格】现行商品规格为统货，过去曾分三个等级。一等品：杂质不超过1%，碎口不超过10%。二等品：杂质不超过2%，碎口不超过17%。三等品：杂质不超过3%，碎口不超过25%。

药材为聚合果，多由8个蓇葖果组成，放射状排列于中轴上。蓇葖果长1~2cm，宽0.3~0.5cm，高0.6~1cm；外表面红棕色，有不规则皱纹，顶端呈鸟喙状，上侧多开裂；内表面淡棕色，平滑，有光泽；质硬而脆。果梗长 3~4cm，连于果实基部中央，弯曲，常脱落。每个蓇葖果含种子 1 粒，扁卵圆形，长约 6mm，红棕色或黄褐色，光亮，尖端有种脐；胚乳白色，富油性。气芳香，味辛、甜。

【贮藏与养护】 放木箱内或瓦缸内盛装。置通风、凉爽、干燥处，注意防霉。

八角茴香含挥发油，易挥发而散气走味，贮藏时需加盖封严。

【质量评价】

1. **经验鉴别** 一般以个大、色棕红、完整、油分多、香气浓者为佳。

2. **含量测定** 挥发油的含量测定：用挥发油测定法测定，本品含挥发油不得少于 4.0%（ml/g）。气相色谱法测定本品含反式茴香脑（$C_{10}H_{12}O$）不得少于 4.0%。

山茱萸
Corni Fructus

【别名】 山萸肉、萸肉、药枣、枣皮、山芋肉。

【来源】 本品为山茱萸科植物山茱萸 *Cornus officinalis* Sieb. et Zucc. 的干燥成熟果肉。

【产地】 主产于河南西峡、内乡、南召、淅川、栾川、嵩县、卢氏、洛宁、鲁山等，陕西佛坪、丹凤、太白、洋县、周至、山阳等，浙江淳安、临安、桐庐、建德、富阳等。安徽、四川等省亦产。

【采收】 山茱萸种植 4~5 年后开花结果，20~50 年为盛果期。9 月，当果实呈鲜红色并富有弹性时及时采收。选晴天小心采摘，注意保护枝条和花芽，做到不损芽、不折枝，以免影响翌年产量。一般应当天采，当天加工，不宜堆压，以防腐烂变质。

【加工】 采收后的果实，除去枝梗、果柄、杂质，用文火烘焙、水烫蒸或水煮，使果皮、果肉质地软化，挤去果核，将果肉晒干或烘干即可。一般 7~8kg 鲜果可加工 1kg 果肉。各产区加工方法不同。

1. **火烘法** 取山茱萸鲜果平摊在竹匾或铁丝匾内，用文火烘焙，须防止焦糊，烘至果皮膨胀，取出摊晾至不烫手后捏出果核，将果肉晒干或烘干。

2. **水煮法** 取山茱萸鲜果，在沸水中烫 5~10 分钟，注意翻动，至手可捏去果核为度，立即捞出放入冷水中浸泡 5~10 分钟，取出，沥水，捏去果核，将果肉晒干或烘干。

3. **烫蒸法** 取山茱萸鲜果，在沸水中烫 3~5 分钟，捞出，再放在蒸锅内蒸 5 分钟，取出稍晾，捏去果核，将果肉晒干或烘干。

随着近几年山茱萸种植面积的扩大，鲜果产量增大，传统的手工加工方法已不能满足生产的需要。在山茱萸主产地，已由传统的手工去核改为机械去核，采用去核机挤去果核；湿果肉利用自制烘箱或烘房烘干，加工效率大大提高。山茱萸规范化种植基地，生产企业也开始尝试利用现代化的蒸煮罐、大型去核机、蒸汽干燥箱加工山茱萸，提高了山茱萸加工的规范化、标准化水平。

【商品规格】 山茱萸药材不分等级，商品规格为统货。

药材呈不规则的片状或囊状，长1~1.5cm，宽0.5~1cm。表面紫红色至紫黑色，皱缩，有光泽。顶端有的有圆形宿萼痕，基部有果梗痕。质柔软。气微，味酸、涩、微苦。

【贮藏与养护】商品山茱萸数量大时多用瓦楞纸箱装，内衬防潮纸，箱外套麻布或麻袋，捆扎井字形。亦有用麻袋或木箱包装。每件重50~75kg。放置阴凉干燥处保存。

贮藏期间应定期检查防止萸肉发生发霉、虫蛀等现象的发生。多雨、潮湿季节，如果吸潮变软，应及时晾晒。山茱萸含有色素、环烯醚萜苷类成分，易发生分解缩合反应，随着存放时间延长药材颜色逐渐加深，高温、高湿更容易变色，因此应注意阴凉干燥贮存。一般贮藏温度20℃~28℃，相对湿度70%~75%，安全水分13%~16%。

【质量评价】

1. **经验鉴别**　一般以肉质肥厚、色红、油润者为佳。

2. **纯度检查**　①杂质（果核、果梗）：不得过3.0%。②水分：不得过16.0%。③总灰分：不得过6.0%。

3. **浸出物**　照水溶性浸出物测定法（冷浸法）测定，不得少于50.0%。

4. **含量测定**　用高效液相色谱法测定，药材按干燥品计算，含马钱苷（$C_{17}H_{26}O_{10}$）不得少于0.60%。

山　楂
Crataegi Fructus

【别名】红果、酸楂、山里红、北山楂。

【来源】本品为蔷薇科植物山里红 *Crataegus pinnatifida* Bge. var. *major* N. E. Br. 或山楂 *Crataegus pinnatifida* Bge. 的成熟果实。主产于河南林县、辉县、新乡，山东临朐、沂水、安丘等地。河北、山西、辽宁、陕西、江苏等省亦产。

【采收】9~10月果实成熟，果皮由绿色变红色或黄色，至深红或紫红色时，选晴天上午采收，用手摘下果实或用剪刀剪断果柄。山楂成熟时，表面灰白色小点明显，并出现粉质，果柄基部木质化，具山楂香气。收获过早，果小，色差，味涩；过迟，果肉松软，还会造成落果，影响质量和产量。

【加工】山楂采收后，将果实横切成厚1.5~3mm的片，晒干或烘干即可。过去主产地对山楂片的加工按照横切的刀数分为三刀片、五刀片、七刀片。

【商品规格】商品一般为统货。出口山楂仍有要求切成五刀片或七刀片，统货。

药材为圆形片，皱缩不平，直径1~2.5cm，厚0.2~0.4cm。外皮红色，具皱纹，有灰白色小斑点。果肉深黄色至浅棕色。中部横切片具5粒浅黄色果核，但核多脱落而中空。有的片上可见短而细的果梗或花萼残迹。气微清香，味酸、微甜。

【贮藏与养护】用篾篓或麻袋包装，亦有木箱包装。置通风干燥处保存。

本品含有糖类、淀粉，易虫蛀、发霉、变色，应防潮、防虫蛀。南方梅雨季节需拆包摊晾。若受潮湿，颜色变黑，继而可发霉变质，需及时处理。

【质量评价】

1. **经验鉴别**　一般以片大（山楂片）、皮红、肉厚者为佳。

2. **纯度检查**　①水分：不得过 12.0% 。②总灰分：不得过 3.0% 。

3. **有害物检查**　铅不得过百万分之五；镉不得过千万分之三；砷不得过百万分之二；汞不得过千万分之二；铜不得过百万分之二十。

4. **浸出物**　醇溶性浸出物（热浸法，用乙醇作溶剂）不得少于 21.0% 。

5. **含量测定**　用酸碱滴定法测定，药材按干燥品计算，含有机酸以枸橼酸（$C_6H_8O_7$）计，不得少于 5.0% 。

马　钱　子
Strychni Semen

【别名】番木鳖、马前。

【来源】本品为马钱科植物马钱 *Strychnos nux – vomica* L. 的成熟种子。主产于印度东海岸森林地带、越南、缅甸、泰国、锡兰等地。

【采收】马钱子种植 7 ~ 8 年后开始结果。于 12 月至翌年 1 月，采收橙黄色成熟果实，取出种子。

【加工】采收成熟果实，取出种子，洗净，晒干。或将采回的果实压裂，堆放至果肉变软腐烂，取出种子，洗净，晒干。

【商品规格】系进口品，一般均为统货，分为进口统装及广东统装等。

药材呈纽扣状圆板形，常一面隆起，一面稍凹下，直径 1.5 ~ 3cm，厚 0.3 ~ 0.6cm。表面密被灰棕或灰绿色绢状茸毛，自中间向四周呈辐射状排列，有丝样光泽。边缘稍隆起，较厚，有突起的珠孔，底面中心有突起的圆点状种脐。质坚硬，平行剖面可见淡黄白色胚乳，角质状，子叶心形，叶脉 5 ~ 7 条。气微，味极苦。

【贮藏与养护】牛皮纸或铁盒包装。密闭保存，置干燥处。本品有大毒，注意专人安全保管。

【质量评价】

1. **经验鉴别**　一般以个大、饱满、灰棕色微带绿色、有细密毛茸者为佳。

2. **纯度检查**　①水分：不得过 13.0% 。②总灰分：不得过 2.0% 。

3. **含量测定**　用高效液相色谱法测定，药材按干燥品计算，含士的宁（$C_{21}H_{22}N_2O_2$）应为 1.20% ~ 2.20% ，马钱子碱（$C_{23}H_{26}N_2O_4$）不得少于 0.80% 。

【附注】云南马钱子为同科植物云南马钱 *Strychnos pierriana* A. W. Hill. 的成熟种子。云南马钱（长籽马钱，皮氏马钱）主产于海南、云南麻栗坡东南部、广西及越南。药材呈稍弯曲不规则的扁长圆形，边缘较中央微薄并向上翘起；外表生较疏松而粗糙的黄色或浅灰棕色的绒状毛茸；质坚硬，剖面为淡黄白色或灰白色的胚乳，角质状；子叶卵形，有微凸起的叶脉 3 条；无臭，味苦，有毒。马钱种子的表皮毛茸平直不扭曲，毛肋不分散；云南马钱的种子表皮毛茸，平直或多少扭曲，毛肋常分散。

木 瓜
Chaenomelis Fructus

【别名】皱皮木瓜、铁脚梨、川木瓜、宣木瓜、资丘木瓜。

【来源】本品为蔷薇科植物贴梗海棠 *Chaenomeles speciosa*（Sweet）Nakai 的近成熟果实，药材习称"皱皮木瓜"。主产于安徽宣城、宁国、歙县、泾县，四川灌县、彭县，湖北资丘、恩施、宜昌，浙江淳安、昌化、开化，重庆新津、綦江、万县等地。此外，河南、陕西、山东、江苏、江西等地亦产。以四川产量最大，安徽宣城、湖北资丘、浙江淳安产品质佳。

【采收】移栽定植后 3~4 年开始结果，5 年进入盛果期，15~20 年逐渐衰退。由于产区气候差异，成熟期不一致。一般以木瓜以外皮呈青黄色稍带淡紫色时采摘为宜。过早，水分多，果肉薄，质坚，味淡，折干率低；过迟，果肉松泡，易落果，品质差。

【加工】产地不同，加工方法略有差异。

1. 生晒法　果实纵剖成对半或四瓣后，晒干。

2. 烫晒法　果实置沸水中烫约 5 分钟，外皮全部转色时，捞出晒 1~2 天，待外皮有皱纹时用铜刀或不锈钢刀纵切为两瓣，晒干。

3. 蒸晒法　取鲜木瓜，按大小分级，小的在下，大的在上，放入木甑内蒸 10 分钟（从上汽时计算），使其软化。取出稍凉后，趁热切片，晒干或烘干即为商品"皱皮木瓜"。大生产时，采用蒸汽软化加工方法，有效成分损失少，同时可杀灭真菌、虫卵等，折干率高，便于贮藏，药材品质较好。

阴雨天，可用文火烘干，火力不宜太大，以免造成质地松泡，质量降低。由于木瓜的干燥时间较长，若不经烫、蒸，干后易松泡，影响质量，有时还要防止晒、烘过程中霉烂。

【商品规格】分为木瓜和木瓜片两种规格，均为统货。

1. 木瓜　长圆形，多纵剖成两半，长 4~9cm，宽 2~5cm，厚 1~2.5cm。外表面紫红色或红棕色，有不规则的深皱纹；剖面边缘向内卷曲，果肉红棕色，中心部分凹陷，棕黄色；种子扁长三角形，多脱落。质坚硬。气微清香，味酸。无光皮、焦枯、杂质、虫蛀、霉变。

2. 木瓜片　呈类月牙形薄片。外表紫红色或棕红色，有不规则的纵皱纹。切面棕红色。气微清香，味酸。无光皮、焦枯、杂质、虫蛀、霉变。

【贮藏与养护】麻袋、篾篓或竹篓包装，木箱或缸瓮盛装。阴凉干燥处贮藏。

因木瓜含糖分，易受潮霉变，易虫蛀，应置阴凉干燥处，防潮，防虫蛀。商品安全水分 10%~15%。

【质量评价】

1. 经验鉴别　一般以质实、肉厚、色紫红、味酸者质佳。

2. 纯度检查　①水分：不得过 15.0%。②总灰分：不得过 5.0%。

3. 酸度检查　取本品粉末 5g，加水 50ml，振摇，放置 1 小时，滤过，滤液依法测定，pH 值应为 3.0～4.0。

4. 浸出物　醇溶性浸出物（热浸法，用乙醇作溶剂）不得少于 15.0%。

5. 含量测定　用高效液相色谱法测定，药材按干燥品计算，含齐墩果酸（$C_{30}H_{48}O_3$）和熊果酸（$C_{30}H_{48}O_3$）的总量不得少于 0.50%。

五 味 子

Schisandrae Chinensis Fructus

【别名】北五味子、辽五味子、北五味、辽五味。

【来源】本品为木兰科植物五味子 *Schisandra chinensis*（Turcz.）Baill. 的成熟果实。习称"北五味子"。主产于辽宁本溪、凤城，吉林桦甸、蛟河、抚松、柳河，黑龙江阿城、宁安等地。河北、内蒙古、山西、河南等地亦产。以野生为主，也有人工栽培。以辽宁产品质量最佳，故有"辽五味"之称。

【采收】东北各省多在霜降后采收，此时果实老熟定浆，质量好，其他地区多在白露后果实成熟时采收。人工栽培的五味子在栽后的 4～5 年大量结果时采收。采收宜选择晴天，以便及时置于阳光下晒干，采收时将果实连果穗一起摘下，果实随熟随采，注意不要毁坏果实，以保证五味子的外观质量。

【加工】

1. 晾晒　将采摘下的果实摊平于平铺的席子上，置阳光下晒至起皱，不断翻动，去除果梗及杂质，晒干即可。

2. 烘烤　以文火烘干，开始时控制温度至 60℃ 左右，待烘至半干时降至 40℃～50℃，达八成干时，可以在室外进行晾晒至干。五味子烘干时要注意保持合适的温度，以防止挥发油散失或变成焦粒，降低药材质量。干燥后，拣去果枝、果柄、杂质异物，筛去灰屑。

【商品规格】五味子按果实表面颜色和干瘪粒的多少分为两个等级。一等品：干货；呈不规则球形或椭圆形；表面紫红色或红褐色，皱缩，肉厚，质柔润，内有肾形种子 1～2 粒；果肉味酸，种子有香气，味辛、苦；干瘪粒不超过 2%，无梗枝、杂质、虫蛀、霉变。二等品：表面黑红、暗红或淡红色，肉较薄；干瘪粒不超过 20%；余同一等。

【贮藏与养护】常用木箱、麻袋或塑料编织袋包装。统货常使用编织袋或麻袋包装，每袋装 40kg。出口药材按出口要求包装，常用小编织袋或布袋装好后放入瓦楞纸箱中，每箱 10kg。置阴凉干燥处贮藏。

五味子不易生虫，但含较多的糖分和树脂状物质，在冬季往往不易干透，到夏季容易吸湿返潮、发热、变色、霉变，因此必须晒干后，贮藏于阴凉、干燥、通风处，亦不可干燥过度，以免失润干枯。安全水分范围为 13%～15%。度夏时应经常检查，观察温度，防止发热。遇到发热现象应及时晾晒，以防霉烂。

【质量评价】

1. 经验鉴别 以色红、肉厚、柔润光泽、气味浓者为佳。

2. 纯度检查 ①杂质：不得过 1.0%。②水分：不得过 16.0%。③总灰分：不得过 7.0%。

3. 浸出物 醇溶性浸出物（热），用乙醇作溶剂，醋五味子不得少于 28.0%。

4. 含量测定 用高效液相色谱法测定，含五味子醇甲（$C_{24}H_{32}O_7$）不得少于 0.40%。

【附注】南五味子（Schisandrae Sphenantherae Fructus）为华中五味子 *Schisandra sphenanthera* Rehd. et Wils. 的成熟果实。主产于湖北、河南、陕西、山西、甘肃等地。在 9 月白露后果实成熟时采收，商品为统货，药材呈球形或扁球形。表面棕红色至暗棕色，皱缩肉薄。内有种子 1 粒，味酸苦辛。干枯粒不超过 10%，无梗枝、杂质、虫蛀、霉变。《药典》2010 版一部南五味子项下以高效液相色谱法测定，五味子酯甲（$C_{30}H_{32}O_9$）不得少于 0.20%。功效同五味子。

巴 豆
Crotonis Fructus

【别名】川巴豆、江子、巴果、巴仁。

【来源】本品为大戟科植物巴豆 *Croton tiglium* L. 的成熟果实。主产于四川宜宾、江安、长宁，重庆万州，福建莆田、诏安、南安，广东从化、增城，广西横县等地。云南、贵州、湖北、浙江等地亦产。以四川产量最大、质量最优，称"川巴豆"。

【采收】种植后 5~6 年即可开花结果，较热地区可提早结果，并每年 2 次开花、2 次结果。每年 8~11 月，种子成熟、果壳尚未开裂时采收。四川一般在 9 月采收。采时用竹席或麻布片铺在树下，用竹竿打下成熟果实。

【加工】采集的果实，除去残枝落叶，堆放 2~3 天，使其发汗至外壳变黄色后，摊开晒干或晾干，即为巴豆或壳巴豆。也可烘干，但火力不宜过大，以免把种子烘黄而成油子。用木板或其他工具轧破果壳，簸净果壳及杂质，收集种子，即为巴豆仁，又称巴豆米。将巴豆米碾碎如泥状，经微热后，压去部分油脂，制成疏松淡黄色粉末，即为巴豆霜。

【商品规格】商品巴豆分壳巴豆、巴豆米（生巴豆）、巴豆霜。一般不分等级，均为统货。

1. 壳巴豆 呈卵圆形，一般具三棱，长 1.8~2.2cm，直径 1.4~2cm。表面灰黄色或稍深，粗糙，有纵线 6 条，顶端平截，基部有果梗痕。破开果壳，可见 3 室，每室含种子 1 粒。

2. 巴豆米 呈略扁的椭圆形，长 1.2~1.5cm，直径 0.7~0.9cm，表面棕色或灰棕色，一端有小点状的种脐和种阜的瘢痕，另端有微凹的合点，其间有隆起的种脊；外种皮薄而脆，内种皮呈白色薄膜；种仁黄白色，油质。气微，味辛辣。

3. 巴豆霜 为粒度均匀、疏松的淡黄色粉末，显油性。

【贮藏与养护】一般以篾包或硬竹篓包装。本品有大毒，注意专人安全保管。

本品含有大量脂肪油，易泛油、失润、干枯，应置清洁、阴凉、通风干燥处保存。同时注意检查防蛀，防泛油。

【质量评价】

1. **经验鉴别** 一般以个大、饱满、种仁黄白色者为佳。

2. **纯度检查** ①水分：不得过12.0%。②总灰分：不得过5.0%。

3. **含量测定** ①索氏提取测定，巴豆含脂肪油不得少于22.0%；巴豆霜含脂肪油应为18.0%~20.0%。②用高效液相色谱法测定，巴豆和巴豆霜含巴豆苷（$C_{10}H_{13}N_5O_5$）均不得少于0.80%。

瓜 蒌
Trichosanthis Fructus

【别名】全瓜蒌、栝楼、糖瓜蒌。

【来源】本品为葫芦科植物栝楼 *Trichosanthes kirilowii* Maxim. 或双边栝楼 *Trichosanthes rosthornii* Harms 的成熟果实。栝楼主产于山东长清、肥城、宁阳、历城、淄博、安丘、苍山、莱州，河南安阳、滑县、商水、周口、扶沟，河北安国、安平、定州，安徽亳县、阜阳、涡阳等地。双边栝楼主产于四川、江西、湖北、湖南、广东、云南等省。

【采收】秋季果实成熟、颜色变黄时分批采摘。瓜蒌9~10月先后成熟，成熟前1个月，最好摘去果实旁边的叶子，使其通风透光，促进果实变黄成熟；在霜降后、立冬前果皮表面淡黄色、有白粉时采摘最易；过嫩果皮不厚，种子不熟，过老果皮变薄，产量减少。采摘时，用剪刀在距果实15cm处，连茎剪下。

【加工】瓜蒌采收后，将瓜蒌蒂编成辫或用绳子编拴成束，挂在通风干燥处阴干。还有一种方法，割断根部藤茎留在棚架上不摘取，任期悬挂过冬，待来年春季采摘；如尚未干燥，摘下果实后仍需继续悬挂阴干。亦有将整个果实横切片，晾干，称"瓜蒌实片"。

本品加工应轻拿轻放，避免挤压。勿曝晒、烘干，以免影响色泽。

【商品规格】全瓜蒌，统货。

全瓜蒌呈类球形或宽椭圆形，长7~15cm，直径6~10cm。表面橙红色或橙黄色，皱缩或较光滑，顶端有圆形的花柱残基，基部略尖，具残存的果梗。轻重不一。质脆，易破开，内表面黄白色，有红黄色丝络，果瓤橙黄色，黏稠，与多数种子粘结成团。具焦糖气，味微酸甜。

【贮藏与养护】用竹筐包装。本品脂肪油含量多，置阴凉、通风、干燥处，并经常翻晒，以防霉，防虫蛀。

【质量评价】

1. **经验鉴别** 以完整不破、皱缩、果皮厚、橙红色或橙黄色、糖性足者为佳。

2. **浸出物** 水溶性浸出物（热浸法）不得少于31.0%。

【附注】来源于栝楼或双边栝楼的药材还有瓜蒌皮、瓜蒌仁和天花粉。

1. 瓜蒌皮　为栝楼或双边栝楼的果皮。成熟瓜蒌摘收后，日晒夜露，每1~2天翻动1次，将青皮向上，晒至橙黄色。剪去果柄，洗净，从果蒂部将果实对剖开，取出种子、瓜瓤，用纱布擦去残留种子，注意保留果肉，晒干或在50℃~90℃下烘干，至其发脆、充分干燥即可。统货。

2. 瓜蒌仁　成熟瓜蒌摘收后，将瓜瓤、种子倒入罐内，待瓜瓤发酵腐烂取出种子，用麻布反复搓揉，除去瓜瓤，晒干或烘干，拣去杂质或瘪粒。或在瓜瓤、种子内渗入草木灰拌匀，使瓜瓤发酵烂掉，用清水洗净取出种子。也可在瓜瓤内加入草木灰，用麻布反复揉搓，清水洗净，取出种子，晾干。统货。

3. 天花粉　为栝楼或双边栝楼的根。春、秋季都可采挖，以10月下旬采挖为宜。挖出块根，去净芦头，洗去泥土，刮去粗皮，细条状者切成10~20cm的段，肥大者对半或纵剖四瓣，晒干或烘干。晾晒时要防止雨、霜的浸湿或冰冻，否则易变色。商品分为三个等级。一等品：呈不规则圆柱形、纺锤形或纵切两瓣，长15cm以上，直径3.5cm以上；刮去外皮，条均匀；表面白色或黄白色，光洁；质坚实，体重；断面白色，粉性足；味淡微苦；无黄筋、粗皮、抽沟；无糠心、虫蛀、霉变。二等品：长15cm以上，直径2.5cm以上；余同一等。三等品：表面粉白色、淡黄白色或灰白色，有纵皱纹；断面灰白色有粉性，少有筋脉；气弱味微苦；中部直径不小于1cm；无糠心、杂质、虫蛀、霉变；余同一等。

豆　蔻
Amomi Fructus Rotundus

【别名】白豆蔻、原豆蔻、老蔻。

【来源】本品为姜科植物白豆蔻 *Amomum kravanh* Pirre ex Gagnep. 或爪哇白豆蔻 *Amomum compavtum* Soland ex Maton 的成熟果实。药材按产地不同分为"原豆蔻"和"印尼豆蔻"。白豆蔻多从柬埔寨、泰国、越南、缅甸等国进口，称为"原豆蔻"，我国海南省和云南南部有少量栽培。爪哇白豆蔻多从印度尼西亚进口，称为"印尼豆蔻"，我国海南省和云南南部有栽培。

【采收】栽培种植3年后可开花结果。于7~8月采收绿黄色未完全成熟开裂的果实，连果穗一块剪下。

【加工】采收后除去顶端的花萼及基部的果柄，晒干至外壳呈淡黄白色。过去也有用硫黄熏蒸，使果皮漂白，现在《药典》已不使用硫黄熏蒸。

【商品规格】分为原豆蔻、印尼豆蔻。一般为统货。

1. 原豆蔻　呈类球形，直径1.2~1.8cm。表面黄白色至淡黄棕色，有3条较深的纵向槽纹，顶端有突起的柱基，基部有凹下的果柄痕，两端均具浅棕色绒毛。果皮体轻，质脆，易纵向裂开，内分3室，每室含种子约10粒；种子呈不规则多面体，背面略隆起，直径3~4cm，表面暗棕色，有皱纹，并被有残留的假种皮。气芳香，味辛凉略似樟脑。

2. **印尼白蔻**　个略小。表面黄白色，有的微显紫棕色。果皮较薄，种子瘦瘪。气味较弱。

【贮藏与养护】用麻袋或纸箱包装。置阴凉干燥处保存，防虫蛀。

本品主含挥发油，易挥发而导致散失气味，因此宜阴凉、密封贮藏。干果可贮存于密封的铁箱或瓦罐中。

【质量评价】

1. **经验鉴别**　均以个大、饱满、果皮薄而完整、气味浓者为佳。

2. **纯度检查**　①杂质：原豆蔻不得过 1.0%；印尼白豆蔻不得过 2.0%。②水分：原豆蔻不得过 11.0%；印尼白豆蔻不得过 12.0%。

3. **含量测定**　①挥发油：原豆蔻仁含挥发油不得少于 5.0%（ml/g）；印尼白豆蔻仁挥发油不得少于 4.0%（ml/g）。②桉油精：用气相色谱法测定，本品按干燥品计算，豆蔻仁含桉油精（$C_{10}H_{18}O$）不得少于 3.0%。

补 骨 脂

Psoraleae Fructus

【别名】破故纸、黑故子。

【来源】本品为豆科植物补骨脂 *Psoralea courylifolia* L. 的成熟果实。主产于四川新津、金堂、都江堰、广元，河南商丘、新乡、博爱、信阳等地。安徽六安、阜阳和陕西的兴平等地也产。产于四川者称为"川故子"，产于河南者称为"怀故子"。

【采收】秋季果实成熟时采收果序。补骨脂花期较长，果实成熟时间也不一致，应分批次采收。第一次采收时间为 8 月中下旬，最后一次是植株枯萎后将植株割下。

【加工】割取果穗，晒干，搓出果实，除去杂质。

【商品规格】商品分为怀故子、川故子，一般为统货。

1. **怀故子**　扁肾形，表面黑色或黑褐色，长 4～5.5mm，宽 2～4mm，厚约 1mm，里面种仁老黄色。气香，味辛微苦。

2. **川故子**　形同于怀故子，区别是比怀故子小。

【贮藏与养护】用麻袋包装。本品吸潮后易虫蛀、发霉，宜置于通风、避光、干燥处保存。为防虫蛀，少量药材可在入夏前晒后放入石灰缸内保存；大宗商品可用硫黄或磷化铝熏蒸杀虫。

【质量评价】

1. **经验鉴别**　药材以粒大、饱满、身干、色黑、气味浓者为佳。

2. **含量测定**　用高效液相色谱法测定。药材按干燥品计算，含补骨脂素（$C_{11}H_6O_3$）和异补骨脂素（$C_{11}H_6O_3$）的总量不得少于 0.70%。

陈皮
Citri Reticulatae Pericarpium

【别名】橘皮、橘子皮、桔皮、桔子皮、广橘皮。

【来源】本品为芸香科植物橘 *Citrus reticulata* Blanco 及其栽培变种的成熟果皮。药材分为"陈皮"和"广陈皮"。橘的变种、变型品系很多，陈皮的来源为福橘 *Citrus reticulata* var. *tanggerina* Hort.、朱橘 *Citrus reticulata* var. *erythrosa* Tanaka.、温州蜜柑 *Citrus reticulata* var. *unshiu* Marc 等的果皮，广陈皮为茶枝柑 *Citrus reticulata* var. *chachiensis* Hort.、四会柑 *Citrus reticulata* var. *suhoiensis* Tanaka. 等的果皮。陈皮主产于广东、福建、四川、江苏、浙江、江西、湖南、云南、贵州等省。广陈皮主产于广东新会。均为栽培。

【采收】定植后 5 ~ 6 年结果，盛产期约 10 年，20 年以上老树结果极少。9 ~ 12 月果实成熟时摘下果实。

【加工】剥取果皮，阴干、晒干或低温烘干。现在的陈皮药材，多数为工厂加工橘类食品时，将剥下的果皮烘炕干燥。本品不宜干燥过度，以免挥发油损失过多。

【商品规格】商品分陈皮、广陈皮两个规格。

1. **陈皮**　一等品：呈不规则片状，片张较大；表面橙红色或红黄色，有无数凹入得油点（鬃眼）；对光照视清晰；内表面白黄色；质稍硬而脆；易折断；气香，味辛苦；无杂质、虫蛀、霉变、病斑。二等品：片张较小，间有破块；表面黄褐色或黄红色、暗绿色；内表面类白色或灰黄色，较松泡；余同一等。

2. **广陈皮**　一等品：剖成 3 ~ 4 瓣，裂瓣多向外反卷；表面橙红色或棕紫色，显皱缩，有无数大而凹入的油点；内表面白色，略呈海绵状，质柔；片张较厚，断面不齐。气清香浓郁，味微辛，不甚苦；无杂质、虫蛀、霉变、病斑。二等品：剖成 3 ~ 4 瓣和不规则片张，片张较薄；余同一等。三等品：皮薄而片小，表面红色或带青色；余同一等。

【贮藏与养护】用麻袋或竹篓包装。本品受潮易虫蛀、发霉，受热易走失气味。应防潮、防热，置阴凉干燥处保存。商品安全水分 10% ~ 15% 。如发现包装内发热，应摊晾，忌曝晒，以免有损香味。中医传统认为陈皮存放越久质量越佳。

【质量评价】

1. **经验鉴别**　以瓣大、完整、颜色鲜、油润、质柔软、气浓、辛香、味稍甜后感苦辛者为佳。

2. **含量测定**　用高效液相色谱法测定，药材按干燥品计算，含橙皮苷（$C_{28}H_{34}O_{15}$）不得少于 3.50% 。

苦杏仁
Armeniacae Semen Amarum

【别名】杏核仁、杏子、杏仁。

【来源】本品为蔷薇科植物山杏 *Prunus armeniaca* L. var. *ansu* Maxim.、西伯利亚杏

Prunus sibirica L. 、东北杏 *Prunus mandshurica*（Maxim.）Koehne 或杏 *Prunus armeniaca* L. 的成熟种子。山杏主产于辽宁、河北、内蒙古、山东、江苏等地，多野生，亦有栽培；西伯利亚杏主产于黑龙江、辽宁、吉林、河北等地，野生；东北杏主产于东北各地，野生；杏主产于内蒙古、吉林、辽宁、河北、陕西、山西、河南等地，栽培。

【采收】夏季采收成熟果实，除去果肉及核壳，取出种子。

【加工】取出的种子，选择通风处及时摊开晾晒至干燥。或收集果核，置通风、干燥处，令其自然干燥，经过伏天后，待核仁水分蒸发后，击破果核，取出种子，阴干。

【商品规格】过去商品有魁杏仁（又名白皮），府杏仁或京杏仁（又名红皮）两种规格，各按大小肥瘦分为三个等级。现在商品不分规格，多为统货。

药材呈扁心形，长 1~1.9cm，宽 0.8~1.5cm，厚 0.5~0.8cm。表面黄棕色至深棕色，一端尖，另端钝圆，肥厚，左右不对称，尖端一侧有短浅形种脐，圆端合点处向上具多数深棕色的脉纹。种皮薄，子叶 2 片，乳白色，富油性。气微，味苦。

【贮藏与养护】多用麻袋包装，也有用席包或木箱包装。置阴凉干燥处保存，防鼠害。

本品脂肪油含量多，易虫蛀、发霉、泛油，尤其破碎的种子较为常见。夏季应注意检查及经常倒垛，以防止受潮变质。发现受潮，可及时日晒，但时间不宜过久，高温会引起泛油。防虫蛀不能用硫黄熏，以免影响品质和色泽，以气调养护或冷藏保管为佳。种皮对种子的贮存有保护作用，加工、堆垛和运输时应尽量减少撞击和摩擦，防止种皮损坏。

【质量评价】

1. **经验鉴别**　以颗粒饱满、完整、味苦者为佳。

2. **酸败度检查**　过氧化值不得过 0.11。

3. **含量测定**　用高效液相色谱法测定，按干燥品计算，药材含苦杏仁苷（$C_{20}H_{27}NO_{11}$）不得少于 3.0%；焯苦杏仁含苦杏仁苷不得少于 2.4%；炒苦杏仁含苦杏仁苷不得少于 2.1%。

枳　壳

Aurantii Fructus

【别名】陈枳壳、酸橙枳壳、香橼枳壳、绿衣枳壳、玳玳橼枳壳、枸橘壳。

【来源】本品为芸香科植物酸橙 *Citrus aurantium* L. 及其栽培变种的干燥未成熟果实。主产于湖南的沅江、益阳、黔阳，江西的清江、新干、新余，四川的江津、綦江、万县。以湖南产量最大，占全国产量的 40% 以上，江西的质量最好，其中尤以清江县黄岗和新干县三湖洲的枳壳最著名，为传统道地药材。

【采收】一般在 7 月小暑至大暑采收未成熟的果实。对一棵树应由里往外、从上到下采摘，头伏开始，二伏收完，最迟不过大暑。过早影响产量，过迟肉薄瓤大影响品质。

【加工】将收摘的果实自中部横切成两半（对开），晒干或微火烘干。晒干时，摊开，先晒瓤肉一面，待晒至不沾灰土时再翻晒果皮面，直至全干。忌沾灰、淋雨，或摊晒在石板或水泥地面上，干后才能达到皮青肉白。烘干火力不能过大，易烤焦。

【商品规格】商品分为两个等级。一等品：横切对开，呈扁圆形，直径 3.5cm 以上，肉厚 0.5cm 以上；表面绿褐色或棕褐色，有颗粒状突起；质坚硬，切面黄白色或淡黄色，肉厚，瓤小；气清香，味苦微酸；无虫蛀、霉变。二等品：直径 2.5cm 以上，肉厚 0.35cm 以上；余同一等。

【贮藏与养护】用麻袋或竹篓包装。置阴凉干燥处，防虫蛀。

本品易虫蛀，受潮易生霉、散失气味。吸潮后，质返软，气味散失，内皮及果瓤可见灰色霉斑。商品安全水分 10%~12%。危害的仓虫有花斑皮蠹、药材甲、玉米象、谷蠹、烟草甲、咖啡豆象、米扁虫、印度谷螟等，常将果皮蛀成针孔状。虫情严重时，用磷化铝熏杀。贮藏期间，定期检查，及时通风晾晒，或翻垛通风。高温高湿季节前，可将商品密封，使其自身降氧保藏，或抽氧充氮养护。

【质量评价】

1. 经验鉴别 一般以个大、果皮青绿色、切面呈盆口状外翻、果肉厚而呈白色、质坚实、气清香者为佳。通常认为川枳壳最优，江枳壳次优。

2. 纯度检查 ①水分：不得过 12.0%。②总灰分：不得过 7.0%。

3. 含量测定 用高效液相色谱法测定，药材按干燥品计算，含柚皮苷（$C_{27}H_{32}O_{14}$）不得少于 4.0%，含新橙皮苷（$C_{28}H_{34}O_{15}$）不得少于 3.0%。

【附】枳实 Aurantii Fructus immaturus

为芸香科植物酸橙 *Citrus aurantium* L. 及其栽培变种或甜橙 *Citrus sinensis* Osbeck 的幼果，前者习称"酸橙枳实"，后者习称"甜橙枳实"。传统以江西产者最为著名，习称"江枳实"。于 5~6 月时，每日清晨到树下收集自落的幼果。将收集的幼果除去杂质，按大小分档。大者横切两瓣，先仰晒，后覆晒至全干；小者直接晒干，习称"鹅眼枳实"。商品分为两个等级。一等品：幼果横切两瓣，呈扁圆片形，表面青黑色或黑褐色，具颗粒状突起和皱纹；切面隆起，果肉黄白色；肉厚瓤小，质坚硬；气清香，味苦微酸；直径 1.5~2.49cm；无杂质、虫蛀、霉变。二等品：直径 1.5cm 以下，间有未切的个子，但不得过 30%；余同一等。

栀 子
Gardeniae Fructus

【别名】支子、枝子、山栀子、黄栀子、红栀子。

【来源】本品为茜草科植物栀子 *Gardenia jasminoides* Ellis 的成熟果实。主产于江西清江、新余、萍乡，湖南长沙、浏阳、湘潭，四川的宜宾、渠县、万源，湖北宜昌、孝感等地。江苏、安徽、河南、贵州等省也产。野生或栽培。

【采收】栽培 3~4 年后开始结果。9~11 月果实大部分由青色转成红黄色时采收。

采摘时，选晴天，分次将大小果实全部摘尽，避免摘大留小影响来年的发芽抽枝。采收时间不宜过早，过早采收果实尚未完全成熟，加工出来的商品果皮呈黑色，质地轻泡，加工出品率要低40%。过晚采收，不仅被鸟类吃食，且果实逐渐变软而自行脱落，加工的商品不易干燥，不便贮藏。

【加工】将采摘的果实除去果柄等杂质，分期分批放入明矾水中微煮（每1000g栀子加明矾8g），或沸水中烫，或蒸笼内微蒸。取出晒或烘至七成干，放通风阴凉处堆放2~3天，再晒干或文火烘干。栀子果实不易干燥，在烘晒时应随时轻轻翻动，以防外干内湿，出现"糖心"，不便保管。烘时火势宜先大后小，以免灼伤果皮。

【商品规格】多为统货，分两个等级。一等品：为长圆形或椭圆形，饱满。表面橙红色、红黄色，或者淡红色、淡黄色。具有纵棱，顶端有宿存萼片。皮薄革质，略有光泽。破开后种子聚集成团状，橙红色、紫红色或淡红色、棕黄色。气微，味微酸而苦。无杂质、黑果、霉变或虫蛀。二等品：较一等品果实瘦小，表面橙黄色、暗紫色或带青色。间有少量怪形果或破碎果；余同一等。

【贮藏与养护】一般用麻袋或竹筐盛装。置通风干燥处贮藏。

本品在贮藏过程中易生虫、发霉。危害本品的仓虫主要有咖啡豆象、玉米象。虫害较多时，用溴甲烷或磷化铝熏蒸。霉迹常在种子团部位，表面不易发现。定期检查，及时置阴凉通风处散潮、干燥，忌曝晒。

【质量评价】

1. **经验鉴别** 一般以个大、完整、仁饱满、内外色红者为佳。
2. **纯度检查** ①水分：不得过8.5%。②总灰分：不得过6.0%。
3. **含量测定** 用高效液相色谱法测定，药材按干燥品计算，含栀子苷（$C_{17}H_{24}O_{10}$）不得少于1.80%。

枸 杞 子
Lycii Fructus

【别名】枸杞、中宁枸杞、西枸杞、红果子、甘杞子。

【来源】本品为茄科植物宁夏枸杞 *Lycium barbarum* L. 的成熟果实。主产于宁夏的中宁、中卫、银川，内蒙古的乌拉特前旗、土默特左旗、托克托旗，新疆的精河，陕西的靖边，甘肃的庄浪等地。青海、陕西、河北、山西等地也产。产于宁夏、甘肃、内蒙古、新疆等地的枸杞称为"西枸杞"，产于河北、山西等地的枸杞称为"血枸杞"。山东、河南、浙江、江苏等省亦有引种栽培。

【采收】实生苗2~3年开花结果。一年开花结果2次，第一次5~6月开花，6月中旬果熟，此期多为5年以上果树；第二次8~9月开花，9~10月果熟，此期多为1~2年幼树或新抽的果枝。夏、秋两季果实呈红色时采收，分为"夏果"和"秋果"，夏季产的果实质量最佳。通常每隔5~7天采摘1次，采摘过早或过迟的果实干燥后色泽不佳，并忌在有晨露和雨水未干时采摘。采摘时连果柄摘下，轻采、轻拿、轻放。

【加工】晒干或烘干两种方法。晒干：将鲜果摊在果栈上，厚度 2~3cm，置向阳、通风干燥处晾晒，开始的 2 天内不宜在强光下曝晒，晾晒时忌用手翻动，一般 10 天左右即可干燥。烘干：先将鲜果摊在果栈上，然后推入烘房，温度逐渐升高，第 1 阶段，温度 40℃~45℃，历时 24~36 小时，失水约占总含水量的 50%，果实出现部分收缩皱纹；第 2 阶段，温度 45℃~50℃，历时 36~48 小时，失水占总含水量的 30%~40% 左右，果实全部呈现收缩皱纹，呈半干状；第 3 阶段，温度 50℃~55℃，历时 24 小时左右即可干燥。加工时不管晒干、烘干，必须注意温度不可过高，否则易破皮溢汁，产生粘连；也不可用手翻动或搅拌，否则干果色泽变黑。干燥后要进行脱柄，宁夏及西北地区，果实干燥后装在布袋里拉撞，将果柄擦脱，用风车或簸筛吹去果柄，按规格用大小不同孔径的筛子分成等级，或统装。

【商品规格】分西枸杞、血枸杞两个规格。

1. 西枸杞　果实呈椭圆形或长卵形，色泽鲜红，暗红或红色。质柔软滋润，多糖质，味甜。无油粒、破粒、杂质、虫蛀、霉变。一等品：每 50g 370 粒以内，大小均匀。二等品：每 50g 580 粒以内。三等品：每 50g 900 粒以内，果实暗红色或橙红色，糖质较少。四等品：每 50g 1100 粒以内，果实暗红色或橙红色，糖质少，油粒不超过 15%。五等品：每 50g 1100 粒以外，果实色泽深浅不一，糖质少，破、油粒不超过 30%。

2. 血枸杞　果实呈类纺锤形，略扁。果皮鲜红色或深红色。果肉柔软。味甜微酸。无油果、黑果、杂质、虫蛀、霉变。一等品：每 50g 600 粒以内。二等品：每 50g 800 粒以内，油果不超过 10%。三等品：每 50g 800 粒以外，果实色泽深浅不一，有油果。

出口商品分特级（贡果面）、甲级（贡果王）、乙级（贡果）、丙级（超王杞）。

【贮藏与养护】一般用内衬防潮纸或塑料薄膜的纸箱、木箱或铁箱包装。置阴凉干燥处贮藏，防闷热，防潮，防虫蛀。温度 25℃ 以下，相对湿度 65%~70%。商品安全水分 11%~13%。

本品易虫蛀，受潮易发霉、走油、变色。本品吸潮受热后，颜色变深，质地返软，糖分外渗，表面呈油状，手感黏腻，产生泛糖（泛油），称为油果；感染真菌，呈现霉斑，结成坨块，并发热变质。贮存 2 年以上，颜色加深，变为暗红色，时间越久，颜色越深。常见的虫害有烟草甲、麦蛾茧蜂、米象小蜂、米黑虫、酱曲露尾甲、一点谷蛾。贮藏期间要及时晾晒干燥，必要时用磷化铝熏杀防虫。也可密封充氮降氧养护。

【质量评价】

1. 经验鉴别　一般以粒大、色红、肉厚、质柔润、子少、味甜者为佳。

2. 纯度检查　①水分：不得过 13.0%。②总灰分：不得过 5.0%。

3. 有害物检查　铅不得过百万分之五；镉不得过千万分之三；砷不得过百万分之二；汞不得过千万分之二；铜不得过百万分之二十。

4. 浸出物　水溶性浸出物（热浸法，用水作溶剂）不得少于 55.0%。

5. 含量测定　用紫外 - 可见分光光度法测定，药材按干燥品计算，含枸杞子多糖以葡萄糖（$C_6H_{12}O_6$）计，不得少于 1.8%；用双波长薄层扫描法测定，含甜菜碱

（$C_5H_{11}NO_2$）不得少于 0.30%。

砂 仁

Amomi Fructus

【别名】春砂仁、阳春砂、广砂、缩砂仁、西砂仁、壳砂、白砂仁、砂米。

【来源】本品为姜科植物阳春砂 Amomum villosum Lour.、绿壳砂 Amomum villosum Lour. var. xanthioides T. L. Wu et Senjen 或海南砂 Amomum longiligulare T. L. Wu 的成熟果实。阳春砂主产于广东阳春、高州、信宜、广宁，云南勐腊、勐海、马关，广西防城、武鸣，福建长泰、同安、永春，四川合江、青神、宜宾等地。贵州沿河、关岭亦有少量栽培。广东阳春、信宜、高州产量大，质量好，以阳春蟠龙金花坑产品为道地药材。绿壳砂主产于云南的西双版纳、临沧、思茅、红河、文山，广东广宁及广西亦有少量分布。海南砂主产于海南澄迈、崖县，广西博白、陆川等。

【采收】一般于 8 月中、下旬，果实成熟，果实表面颜色由红紫变为红褐色，果肉呈荔枝肉状，种子红褐色，嚼之有浓烈的辛辣味时采收。其成品生干比率可达 23% ~ 25%。采收时，山区自下而上进行，平原则分畦采摘。用小刀或剪刀剪下果穗，收果后再剪去过长的果序柄，将鲜果分两级，再进行加工。采收时注意切勿手扯果穗，以防扯伤匍匐茎的表皮；不要压倒植株和踩伤匍匐茎。

【加工】产地有焙干法和晒干法。

1. **焙干法**　为传统加工方法。用砖砌的烘灶，灶宽、高各 1m，长 1.3m，三面密封，前留灶口，灶高 0.8m 处横架竹条或木条，上放竹筛 3 层，每层放鲜果 20 ~ 30kg，上盖鲜樟树叶，焖火熏焙。分杀青、压实、复火 3 个加工工序。①杀青：将鲜果放入焙筛上摊平，置于炉上，盖上湿麻袋，炉内加湿谷壳发烟烘熏 24 小时。②压实：待果实收缩变软时，装入竹箩或麻袋中，轻压一夜，使果皮与种子贴紧。③复火：压实的果实再放焙筛上摊平，置于炉上，用炭火烘焙，经常翻动。在 70℃以下，烘约 6 小时，晾干后包装。

2. **晒干法**　分杀青和晒干两个工序。一般用木桶（称杀青木桶），每桶盛砂仁 50kg 左右。加工时，将杀青木桶，置于熏烟灶上，装入砂仁，用湿麻袋盖密桶口，升火熏烟，至砂仁"发汗"（即果皮布满小水珠）时，取出摊放在竹筛或晒场上晒干。此法较简单、灵活，可分散加工；但时间较长、效率低，成品果质量没有焙干法好。

【商品规格】药材常分为阳春砂、绿壳砂、海南砂、净砂、砂壳等规格。

1. **阳春砂**　统货，干货。呈椭圆形或卵圆形，有不明显的三棱，果柄不超过 2cm。表面红棕色或棕褐色。密生刺状突起，种子成团，具白色隔膜，分成三室。子粒饱满，棕褐色，有细皱纹。气芳香浓厚，味辛凉微苦。果柄不得过 2cm。间有瘦瘪果。无果枝、杂质、霉变。

2. **绿壳砂**　统货，干货。呈棱状长圆形。果皮表面淡红棕色或棕褐色，有小柔刺。体质轻泡，种子团较小，间有瘦瘪果。无果枝、杂质、霉变。

3. **海南砂**　统货，呈三棱状的长圆形。表面棕褐色，有多数小柔刺。体质沉重，种子分三室集结成团，籽粒饱满。种子呈多角形，灰褐色，气芳香，味辛凉而辣，无空壳、果柄、杂质、霉变。

4. **净砂**　是海南砂、绿壳砂的加工品，执行同一规格标准。分两个等级。一等品：为除去外果皮的种子团，呈钝三棱状的椭圆形或卵圆形，完整，分成三瓣，每瓣约有种子10粒，子粒饱满。每50g 150粒以内。表面灰褐色，破开后，内部灰白色。味辛凉微辣。无糖子、果壳、杂质、霉变。二等品：每50g 150粒以外，种子团较小而瘪瘦，间有糖子，余同一等。

5. **砂壳**　统货，为砂仁剥下的果皮。呈瓢形或压缩成片状。表面红棕色、棕褐色或绿褐色，有许多短柔刺；内表面光洁，色泽较淡。气微、味淡、无杂质、霉变。

【贮藏与养护】用双层麻袋包装。置阴凉干燥处。

本品易虫蛀，受潮生霉，久存泛油。泛油与生霉相伴发生，并互相影响，常见的仓虫有小圆皮蠹、大谷盗、烟草甲等，多蛀蚀种子团的纵薄膜隔及果皮，使其散碎。贮藏期间，多用密封抽氧充氮（或二氧化碳）养护。小件可在包装内置生石灰、无水氯化钙等吸潮。轻度吸潮或生霉、虫蛀品，可摊晾，忌曝晒。商品安全水分10%～12%。

【质量评价】

1. **经验鉴别**　一般以果实均匀、果皮紧贴种子团、种子团饱满棕褐色、具有润性、香气浓、味辛凉浓厚者为佳。通常认为阳春砂质量最优。

2. **纯度检查**　水分：不得过15.0%。

3. **含量测定**　用挥发油测定法测定，阳春砂、绿壳砂种子团含挥发油不得少于3.0%（ml/g）；海南砂种子团含挥发油不得少于1.0%（ml/g）。用气相色谱法测定，药材按干燥品计算，含乙酸龙脑酯（$C_{12}H_{20}O_2$）不得少于0.90%。

桃　仁
Persicae Semen

【别名】毛桃仁、光桃仁、桃实。

【来源】本品为蔷薇科植物桃 *Prunus persica*（L.）Batsch 或山桃 *P. davidiana*（Carr.）Franch. 的成熟种子。全国大部分省区均有产。桃仁主产于四川、陕西、云南、河北、河南、山东、山西等地，产量大。山桃仁产于河北、河南、山东、山西、陕西、四川等省，产量小，多与桃仁混装售用。

【采收】7月中旬至8月上旬果实成熟后采收。或直接收集果品厂加工剐出来的果核。

【加工】采摘果实，除去果肉，得果核，或直接取果核，用锤子敲果核侧面，使壳与种子分离，除去果壳，取出种子，晒干。

【商品规格】商品多为统货。呈长扁卵形，长1.2～1.8cm，宽0.8～1.2cm，厚0.2～0.4cm。表面黄棕色至红棕色，密被颗粒状突起，基部钝圆稍偏斜，边沿较薄。

【贮藏与养护】多用麻袋包装，亦有用席包或木箱装。贮藏于阴凉干燥处，防走油、虫蛀、霉变，防鼠害，不宜久贮。

本品脂肪油含量较高，夏季遇热易泛油，使表皮颜色逐渐加深，白色种仁也逐渐变成黄白色或黄棕色，在表面产生油样物质，并有油哈气味。受潮易发生霉变、酸败与变色，尤其破碎的种子或表皮有破损者较为常见，因此，本品在堆垛时不宜重压，应轻搬轻放，以免造成种皮破损和挤压走油。夏季注意检查并经常倒垛，以防止受潮变质，有条件者夏季可以冷藏保管。常见的养护方法为定期晾晒，时间不宜过久，晾凉后，即以药物熏蒸，或用气调养护法密闭保存。

【质量评价】

1. **经验鉴别**　以粒大、饱满、颗粒均匀完整、外皮棕红、种仁色白富油性者为佳。桃仁优于山桃仁。

2. **酸败度检查**　酸值不得过10；羰基值不得过11。

3. **有害物检查**　黄曲霉毒素：本品每1000g含黄曲霉毒素 B_1 不得过5μg，含黄曲霉毒素 G_2、黄曲霉毒素 G_1、黄曲霉毒素 B_2 和黄曲霉毒素 B_1 的总量不得过10μg。

4. **含量测定**　用高效液相色谱法测定，药材按干燥品计算，含苦杏仁苷（ $C_{20}H_{27}NO_{11}$ ）不得少于2.0%。

益　智

Alpiniae Oxyphyllae Fructus

【别名】益智子、益智仁。

【来源】本品为姜科植物益智 *Alpinia oxyphylla* Miq. 的成熟果实。

【产地】主产于海南省的保亭、琼中、陵水、琼海、白沙、三亚、屯昌、澄迈等地，广东、广西、云南、福建等地亦产。为著名的"四大南药"之一。

【采收】5月上旬至6月下旬果实成熟，颜色由绿变黄褐色，果皮茸毛脱落减少时，选晴天将果穗剪下。

【加工】将鲜果穗在太阳下曝晒至干，除去果柄。如遇阴雨天，宜及时用低温（一般不超过40℃）烘干。以晒干质量最佳。

【商品规格】商品为统货。呈椭圆形，两端略尖。表面棕色或灰棕色，有纵向隆起棱线，内种子团分为三瓣。种粒红棕色或灰褐色，断面红白色，质坚硬。气香，味辛苦，果实饱满，显油性，瘦瘪果不超过10%。无果柄、杂质、霉变。

【贮藏与养护】一般采用麻袋或木箱包装。贮藏于阴凉干燥通风处，防霉变、走油、虫蛀。

益智带果壳，种子富油性，贮藏不当易吸潮发霉、走油、虫蛀。贮藏期间要定期检查，及时摊于阴凉处，散潮、干燥，或用气调养护法密闭保存。

【质量评价】

1. **经验鉴别**　以粒大饱满、气味浓者为佳。

2. **含量测定**　照挥发油测定法测定，种子含挥发油不得少于 1.0% （ml/g）。

槟　榔
Arecae Semen

【别名】槟榔子、大腹子、花槟榔、鸡心槟榔。

【来源】本品为棕榈科植物槟榔 *Areca catechu* L. 的成熟种子。主产于海南省，广东、广西、云南南部、福建、台湾等地亦产。为著名的"四大南药"之一。

【采收】定植后 6 ~ 7 年开花结果，10 ~ 30 年进入盛果期。每年 3 ~ 6 月果实成熟后采收，以果实金黄色时最为适宜。

【加工】采摘果实后，晒 3 ~ 4 天，锤破或用刀剖开取出种子，晒干。也有将果实经沸水煮过，晒干或烘干，待干后剥去果皮，取出种子，再晒干。

【商品规格】商品一般分为两个等级。一等品：呈扁圆形或圆锥形，表面淡黄色或棕黄色。质坚实，断面有灰白色与红棕色交错的大理石样花纹，味涩微苦。每 1000g 160 个以内，无枯心、破碎、杂质、虫蛀、霉变。二等品：每 1000g 160 个以外，间有破碎，枯心不超过 5%，轻度虫蛀不超过 3%；余同一等。

【贮藏与养护】一般采用麻袋或木箱包装。贮藏于通风干燥处，防虫蛀。

完整的槟榔极易生虫，受潮可发霉、变色。采用石灰处理可防虫蛀，若有虫蛀可用药物熏治。

【质量评价】

1. **经验鉴别**　以个大、体重、坚实无枯心、断面颜色鲜艳、无破裂者为佳。

2. **含量测定**　用高效液相色谱法测定，药材按干燥品计算，含槟榔碱（$C_8H_{13}NO_2$）不得少于 0.20%。

【附注】大腹皮为槟榔的果皮。11 月至次年 2 月采收未成熟或近成熟的果实，经蒸或煮后烘烤至干，纵剖两瓣，剥取果皮，称"大腹皮"。3 月至 6 月采取完全成熟的果实，经煮后烘烤至干或晒干，纵剖两瓣，剥取果皮，将果皮打松，晒至全干，称"大腹毛"。现行规格分为国产大腹皮、大腹毛；进口大腹皮、大腹毛。

酸 枣 仁
Ziziphi Spinosae Semen

【别名】枣仁、山枣仁、刺枣仁、酸枣核。

【来源】本品为鼠李科植物酸枣 *Ziziphus jujuba* Mill. var. *spinosa* （Bunge）Hu ex H. F. Chou 的成熟种子。主产于河北的邢台、内丘、邯郸、承德等地。陕西、辽宁、河南、山东、内蒙古、甘肃、山西、宁夏、四川等地亦产。河北邢台、内丘所产量大质优，为其道地产区。

【采收】9 ~ 11 月果实外皮呈红色、果实成熟时采收。

【加工】将果实泡在水池中沤烂，搓去果肉，取出果核，用石碾碾碎果核，取出种子，晒干。在加工过程中碎枣核与枣仁不好分离，可采用水漂法，碎枣核较重，可沉入水中，而枣仁较轻，漂于水面，及时捞出，晒干，但该法易使枣仁色变乌暗，且不易贮藏，最好在过筛时用机械办法将枣仁拣出，可保持色泽鲜亮，也利于贮藏。

【商品规格】商品分为两个等级。一等品：呈扁圆形或扁椭圆形，饱满，表面紫红色或紫褐色，有光泽，断面内仁浅黄色，有油性，味甘淡，核壳不超过2%，碎仁不超过5%，无黑仁、杂质、虫蛀、霉变。二等品：较瘪瘦，表面深红色或棕黄色，核壳不超过5%，碎仁不超过10%，无杂质、虫蛀、霉变；余同一等。

【贮藏与养护】一般采用麻袋或木箱包装。贮藏于阴凉干燥处，防霉，防虫蛀。

本品受潮易发霉、虫蛀，可以摊晾或日晒以散潮气。枣仁完整者，防虫蛀性能稍好，如果破碎多，则易虫蛀，要及时筛去细粉，以防害虫寄生。若发生虫蛀，可用药物熏治，但不宜久熏，以防颜色变淡。夏季最好贮于密封箱或坛罐中。

【质量评价】

1. 经验鉴别　以粒大、饱满、完整、有光泽、外皮红棕色、无核壳者为佳。

2. 纯度检查　①杂质（壳核等）：不得过5.0%。②水分：不得过9.0%。③总灰分：不得过7.0%。

3. 有害物检查　黄曲霉毒素：本品每1000g含黄曲霉毒素 B_1 不得过5μg，含黄曲霉毒素 G_2、黄曲霉毒素 G_1、黄曲霉毒素 B_2 和黄曲霉毒素 B_1 的总量不得过10μg。

4. 含量测定　用高效液相色谱法测定，药材按干燥品计算，含酸枣仁皂苷A（$C_{58}H_{94}O_{26}$）不得少于0.03%；含斯皮诺素（$C_{28}H_{32}O_{15}$）不得少于0.08%。

薏苡仁
Coicis Semen

【别名】薏仁、苡米、罗米珠子、珠珠米。

【来源】本品为禾本科植物薏苡 Coix lacryma – jobi L. var. ma – yuen（Roman.）Stapf 的成熟种仁。全国大部分地区均产，人工栽培。主产于福建、河北、辽宁等地。

【采收】秋季果实成熟时连茎秆一同割下。由于薏苡花期长，果实成熟期不一致，可待80%果实成熟时开始采割，割下的植株集中立放3~4天后再开始加工，使尚未完全成熟的种子继续灌浆成熟。

【加工】打下果实，亦可用打谷机脱粒，晒干；碾去硬壳及种皮，再筛净，收集种仁，晒干。

【商品规格】商品多为统货。呈球形或椭圆球形，基部较宽而略平，顶端钝圆。表面白色或黄白色，光滑，偶有残存的黄褐色种皮。质坚硬，断面白色，粉性。气微，味微甜。

【贮藏与养护】一般采用麻袋包装。贮藏于通风干燥处，防虫蛀，防霉，防鼠害。少量可保存于密封坛或缸中。

本品体糯粉质，含有丰富的淀粉、蛋白质等，极易发生虫蛀，夏季生虫时常数粒或数10粒黏成一团，蔓延十分迅速。贮存期间应经常检查，特别注意药材基部凹入处或腹面纵沟中。防蛀可采用翻晒法，晒后除去粉屑，但曝晒次数不能过多，否则药材过分干燥，质变疏松更易虫蛀；也可用药物熏治；或在药材中放入生大蒜瓣，也可起到防虫蛀效果。本品带壳贮存，随用随碾，可久贮不蛀。

本品在贮存时常遇老鼠为害，损失极大，除堵塞鼠洞外，可在存放的四周撒些石灰粉，或在老鼠出入处安放杀鼠药剂。

【质量评价】

1. **经验鉴别**　以粒大、饱满、色白、完整者为佳。

2. **纯度检查**　①杂质：不得过 2.0%。②水分：不得过 15.0%。③总灰分：不得过 3.0%。

3. **浸出物**　醇溶性浸出物（热浸法，用无水乙醇作溶剂）不得少于 5.50%。

4. **含量测定**　用高效液相色谱法测定，药材按干燥品计算，含甘油三油酸酯（$C_{57}H_{104}O_6$）不得少于 0.50%。

第五节　叶类、全草类药材

大 青 叶

Folium Isatidis

【别名】大青、板蓝根叶、蓝靛叶。

【来源】本品为十字花科植物菘蓝 *Isatis indigotica* Fort. 的干燥叶。主产于河北、陕西、江苏、安徽等省。多为栽培品。

【采收】春播者每年采收大青叶 2~3 次，第一次在六月中旬；第二次在 8 月下旬；第三次结合收根，割取地上部分，选择合格的叶片入药。一般用镰刀离地面 2~3cm 处割下大青叶，这样既不伤芦头，又可获取较大产量。以第一次收获的大青叶质量最好。

采收时选择连续晴天进行收获，既利于植株重新生长，又利于大青叶的晾晒，以获取高质量的大青叶。但伏天高温季节不宜采收，以免发生病害而造成植株死亡。

【加工】阴干或晒干。如阴干，需在通风处搭设荫棚，将大青叶扎成小把，挂于棚内阴干；如晒干，需放在芦席上，并经常翻动，使其均匀干燥。无论是阴干或晒干的都要严防雨露，以发生霉变。

【商品规格】统货，不分等级。商品多皱缩卷曲，破碎。完整叶片展平后呈长椭圆形至长圆状倒披针形，长 5~20cm，宽 2~6cm；上表面暗灰绿色；先端钝，全缘或微波状，基部狭窄下延至叶柄呈翼状；叶柄长 4~10cm，淡棕黄色。质脆。气微，味微酸、苦、涩。

【贮藏与养护】多用竹篓或蒲席包装，以保持叶的完整性，贮于阴凉、通风干燥处。

大青叶质脆易碎，在搬运堆垛时，应避免重压或撞击。不宜长期堆放，以防止腐烂。在贮藏养护时，用草席盖好，避免阳光直接照射，以保持叶色青绿，同时应当防潮，防热，以免发霉、变色、腐烂。

【质量评价】

1. **经验鉴别**　以叶完整、身干、叶大肥厚、色青绿或红棕、毛密、无黄叶、无霉蛀者为佳。

2. **纯度检查**　水分：不得过13.0%。

3. **浸出物**　照醇溶性浸出物测定法（热浸法）测定，用乙醇作溶剂，不得少于16.0%。

4. **含量测定**　用高效液相色谱法测定，药材按干燥品计算，含靛玉红（$C_{16}H_{10}N_2O_2$）不得少于0.02%。

枇 杷 叶

Eriobotryae Folium

【别名】巴叶、芦橘叶、杷叶。

【来源】本品为蔷薇科植物枇杷 *Eriobotrya japonica* (Thunb.) Lindl. 的干燥叶。主要分布在长江以南的华东、中南、西南地区。主产于广东的连县、阳山、清远、连山等，广西的临桂、平乐、恭城、苍梧等，江苏的震泽、南通等，浙江的萧山、永嘉等地。以江苏产量大，通称"苏杷叶"，广东的质量佳，通称"广杷叶"。多为栽培品。

【采收】全年皆可采收，以夏季枝叶茂盛期采收的药材为佳。直接从树上采摘青叶者，习称"青叶"，也可拣地上的落叶，称"黄叶"。

【加工】将摘取或捡取的叶片摊开，晾晒至约七成干时，按60张左右顺叠整齐，扎成小把，再晒干，习称"枇杷叶"或"杷叶张"。

【商品规格】药材有青叶、黄叶两种商品规格，不分等级，为统货。

1. **青叶**　呈长圆形或倒卵形，长12~30cm，宽4~9cm。先端尖，基部楔形，边缘有疏锯齿，近基部全缘。上表面灰绿色，较光滑；下表面密被黄色绒毛，主脉于下表面显著突起，侧脉羽状；叶柄极短，被棕黄色绒毛。革质而脆，易折断。气微，味微苦。

2. **黄叶**　与青叶不同处在于叶片上表面为黄棕色或红棕色。

【贮藏与养护】枇杷叶可用麻袋、蒲包、竹篓或纸箱包装，蜜炙枇杷叶需用塑料袋密封后再用纸箱包装，亦可用瓷罐装。包装后封闭，置干燥阴凉处，防潮。

本品易受潮霉变，特别是蜜炙枇杷叶更易吸潮后引起霉变虫蛀，因此受潮后应及时摊晾，包装尽量密闭。本品质脆易碎，在包装、运输、贮藏、堆垛等搬运过程中应轻拿轻放，不宜重压，以防破碎。不宜长期堆放，以防腐烂。

【质量评价】

1. **经验鉴别**　以叶大完整、叶厚、色灰绿、不破碎者为佳。

2. **纯度检查**　①水分：不得过13.0%。②总灰分：不得过9.0%。

3. 浸出物　按醇溶性浸出物测定法（热浸法）测定，用75%乙醇作溶剂，不少于18.0%。

4. 含量测定　用高效液相法测定，药材按干燥品计算，含齐敦果酸（$C_{30}H_{48}O_3$）和熊果酸（$C_{30}H_{48}O_3$）的总量不得少于0.70%。

侧 柏 叶
Platycladi Cacumen

【别名】香柏叶、柏叶、扁柏叶、丛柏叶。

【来源】本品为柏科植物侧柏 *Platycladus orientalis*（L.）Franco 的干燥枝梢和叶。

【产地】除新疆、青海外，全国各地均有分布，大部分地区均产，主产于河北平山、迁安、唐县、滦水、武安、承德，山东安丘、陵山、淄川、费县、邹县，江苏苏州、徐州，广东番禺、南海等地区。山西、陕西、河南等地亦产。多为栽培品。

【采收】全年均可采收，多在夏、秋两季，用剪刀剪取柔嫩枝叶。

【加工】将采收的鲜枝叶摊放在通风干燥处阴干，不宜晒干，否则颜色会变黄难以保持绿色。阴干后扎成小把。

【商品规格】统货。多分枝，小枝扁平。叶细小鳞片状，交互对生，贴伏于枝上，深绿色或黄绿色。质脆，易折断。气清香，味苦涩、微辛。

【贮藏与养护】一般采用竹篓、麻袋和苇席包装，置阴凉干燥处存放。

在低温下避光保存并防潮。本品在雨季易受潮生霉，颜色变黑影响品质。因此受潮后应及时晾晒，但不可曝晒，否则颜色会变黄。药材长时间暴露在空气中，会降低药材成分的含量，包装尽量封闭。

【质量评价】

1. 经验鉴别　以质嫩、色深绿、无碎末者为佳。

2. 纯度检查　①水分：不得过11.0%。②总灰分：不得过10.0%。③酸不溶性灰分：不得过3.0%。④杂质：不得过6.0%。

3. 浸出物　醇溶性浸出物（热浸法，用乙醇作溶剂）不得少于15.0%。

4. 含量测定　用高效液相色谱法测定，按干燥品计算，含槲皮苷（$C_{21}H_{20}O_{11}$）不得少于0.10%。

淡 竹 叶
Lophatheri Herba

【别名】长竹叶、金竹叶。

【来源】本品为禾本科植物淡竹叶 *Lophatherum gracile* Brongn. 的干燥茎叶。主产于江苏、浙江、安徽、江西、福建、湖南、湖北、四川广东等地区。

【采收】栽培3~4年，在6~7月份未抽花穗前，于离地2~5cm处割取地上部分。

【加工】采收后除去须根及杂质，摊开晒干，理顺后扎成小把。晒干时，不能间断，以免脱节；夜间不能露天堆放，以免黄叶。

【商品规格】统货，不分等级。全长 25～75cm。茎呈圆柱形，表面淡黄绿色，断面中空。叶片披针形，有的皱缩卷曲，长 5～20cm，宽 1～3.5cm；表面浅绿色或黄绿色。叶脉平行，具横行小脉，形成长方形的网格状，下表面尤为明显。体轻，质柔韧。气微，叶淡。

【贮藏与养护】一般用竹皮打捆，每件 50 kg。或用苇席、竹篓包装。贮于干燥、阴凉、避光处。本品易受潮发霉，受潮后应及时晾晒，不可曝晒。

【质量评价】

1. **经验鉴别**　以叶大、叶多、质软、色绿、不带根及花穗者为佳。

2. **纯度检查**　①水分：不得过 13.0%。②总灰分：不得过 11.0%。

紫苏叶
Perillae Folium

【别名】苏叶、赤苏叶、香苏叶。

【来源】本品为唇形科植物紫苏 Perilla frutescens（L.）Britt. 的干燥叶或带嫩枝的叶。主产于湖北、江苏、河南、四川、广西、山东、广东、浙江、河北等省区，以湖北、河南、四川、山东、江苏等地产量大，广东、广西、湖北、河北等地所产者品质佳。多为栽培品。

【采收】7～9 月夏秋季采收。以带叶的嫩枝入药者，应在紫苏开花前采摘。以净叶入药者，则在夏季枝叶茂盛，花未开时采摘。采收时应选择连续晴天采收。

【加工】鲜品摊于地上或悬挂于通风处阴干。干燥后连叶带茎者为全苏，摘下的叶子为苏叶。

【商品规格】统货，不分等级。叶片多皱缩卷曲、破碎，完整者展平后呈卵圆形，长 4～11cm，宽 2.5～9cm。先端长尖或急尖，基部圆形或宽楔形，边缘具圆锯齿。两面紫色或上表面绿色，下表面紫色，疏生灰白色毛，下表面有多数凹点状的腺鳞。叶柄长 2～7cm，紫色或紫绿色。质脆。带嫩枝者，枝的直径 2～5cm，紫绿色，断面中部有髓。气清香，味微辛。

【贮藏与养护】常用芦席捆扎成包，每件重 25kg。置阴凉通风干燥处贮存，防止发霉、虫蛀、变色、腐烂。

本品含挥发油，存放环境应低温，尽可能密封，且不易久藏，以防挥发性成分的散失。若受潮变软，应及时摊晾防霉、防蛀，但不宜日晒，晒后颜色会变淡。本品质脆易碎，在包装、运输、贮藏、堆垛等搬用过程中应轻拿轻放，不宜重压，以防破碎。

【质量评价】

1. **经验鉴别**　以叶完整，色紫、香气浓者为佳。

2. **纯度检查**　水分：不得过 12.0%。

3. 含量测定 照挥发油测定法测定，本品含挥发油不得少于0.40%（ml/g）。

广 藿 香
Pogostemonis Herba

【别名】枝香、肇庆香、海南藿香、石牌藿香、高要藿香、湛江藿香、广干燥合香。

【来源】本品为唇形科植物广藿香 *Pogostemon cablin*（Blanco）Benth. 的地上部分。主产于广东市郊（石牌）、肇庆、高要、徐闻、佛山、阳春、电白、遂溪、海康，海南万宁、屯昌、琼山、琼海，广西横县、钦州、灵山等地。以产于广州市郊石牌的广藿香为道地药材。

【采收】采收时间因产地而异，一般在枝叶生长旺盛时采收。广州郊区（石牌、棠下）从种植到采收约14个月，一般在次年5~6月采收。海南则每年采收2次，第1次于5~6月直接割取地上部分，再追肥促进生长，9~10月采收第2次。广东高要、湛江一带，春栽的于当年11~12月采收，秋栽的在次年4~6月采收。四川产区，9月栽培的至次年9月采收；3~4月栽培的于当年11月采收；6月栽培的于当年12月采收。选择晴天露水干后采收，割取地上部分，或将全株拔起，抖去附在根上的泥土，去掉须根及泥沙。

【加工】采收后及时摊开晾晒，使叶片稍呈皱缩状态，捆扎成把（每把7.5~10kg），分层交错堆叠，盖上稻草用木板压紧，发汗至叶色闷黄（顺枝闷香），堆叠时切勿将叶与根部混叠。翌日再摊开曝晒，再堆闷。摊晒时间长短，因各地习惯不同而异；上面用稻草覆盖，最好再加尼龙薄膜覆盖。然后摊晒至全干，可以保持叶片不脱落或少脱落。最后除去根部，即成商品。如果供蒸馏提取挥发油用，先将茎叶晒干后，堆放一段时间，然后进行蒸馏，收集挥发油。

【商品规格】过去广藿香多由广州药商专营，有"泰昌行"、"昌利成"、"合记详"等字号，以"泰昌行"质佳。现则按产地分为不同的商品，现行国家标准为：石牌香、高要香、海南香，均为统货。广东省的地方标准分为：石牌藿香、高要藿香、湛江藿香、海南藿香，均为统装。

1. 石牌香 除净根。枝叶相连。老茎多呈圆形，茎节较密；嫩茎略呈方形，密被毛茸。断面白色，髓心较小，叶面灰黄色，叶背灰绿色。气纯香，味微苦而凉。散叶不超过10%。无死香、杂质、虫蛀、霉变。

2. 高要香 全草除净根。枝叶相连。枝干较细茎节较密；嫩茎方形，密被毛茸。断面白色髓心较大。叶片灰绿色。气清香，味微苦而凉。散叶不超过15%。无死香、杂质、虫蛀、霉变。

3. 海南香 全草除净根。枝叶相连。枝干粗大近方形，具稀毛茸。断面白色髓心大，叶片灰绿色，较厚。气香浓，味微苦而凉。散叶不超过20%。无死香、杂质、虫蛀、霉变。

【贮藏与养护】用薄席封固，力求包装严密，以防泄气。注明品名、规格、数量、生产单位、生产日期、保质期及注册商标和质量检验合格标志。广藿香由于含有挥发油类成分，贮藏过程中若受潮易于生虫，虫蛀时开始发生在货包的表面，之后发展到货包内部，害虫蜷缩在茎叶部位，并吐丝缠绕叶、枝。因此应贮存于通风、避光、干燥处，注意防潮，并定期检查，防止鼠害和虫害。贮藏环境的相对湿度以70%～75%为宜，不必过多的通风。

广藿香不宜贮藏过久，否则随着贮藏期的延长，其有效成分挥发也越多，造成品质降低。

【质量评价】

1. **经验鉴别** 广藿香商品以石牌藿香为优，茎枝粗壮质结髓小，枝叶密被茸毛，叶黄绿而落叶少，叶质厚，气清香醇，味甘淡而无苦涩。高要及湛江藿香固叶稍薄，落叶多而薄，气香而不醇，味甘淡略涩，略次之；海南藿香固脱叶多且薄，枝弯曲，气香而浓浊，味微苦而逊于前二者，多为工业提取挥发油用。

2. **纯度检查** ①杂质：不得过2.0%。②水分：不得过14.0%。③总灰分：不得过11.0%。④酸不溶性灰分：不得过4.0%。⑤叶：不得少于20.0%。

3. **浸出物** 醇溶性浸出物（冷浸法，用乙醇作溶剂）不得少于2.50%。

4. **含量测定** 用气相色谱法测定，药材按干燥品计算，含百秋李醇（$C_{15}H_{25}O$）不得少于0.10%。

石 斛

Dendrobii Caulis

【别名】黄草、金钗石斛、铁皮石斛、细黄草、枫斗。

【来源】本品为兰科植物金钗石斛 *Dendrobium nobile* Lindl. 鼓槌石斛 *D. chrysotoxum* Lindl. 和流苏石斛 *D. fimbriatum* Hook. 的栽培品及其同属植物近似种的新鲜或干燥茎。石斛商品以野生资源为主，主要来源于石斛属的多种植物，广泛分布于华东、中南、西南及华南各省区。

商品铁皮石斛为同科植物铁皮石斛 *D. officinale kimura* et. Migo. 的干燥茎。《药典》已单列收载，学名 Dendrobii Officinalis Caulis。

【采收】全年均可采收。鲜石斛以春末夏初和秋季采者为佳，采收时用刀切下株丛近半，余下部分可继续生长。药用有鲜石斛与干石斛两种，鲜石斛四季均可采收，但以秋后采者质好。采收后如在冬天则放置于带有少量水分的石板地或砂石地上，用少量水湿润，也可平放在竹筐内，上盖蒲包，注意空气流通，即可药用。

【加工】石斛商品加工复杂，几个品种常加工成一种药材商品，或者一个品种（植物来源）加工成多种商品，主要有以下几种。

1. **环草石斛** 将石斛去泥沙，除去叶、芦头、须根，置于85℃热水中烫1～2分钟，摊开曝晒或微火烘烤，待五六成干，茎身变软时，边晒边搓，搓去叶鞘，每天一次至干，亦可不烫直接加工。

2. 黄草石斛　将石斛除去泥沙、叶、芦头、须根，沸水烫 5 分钟，晾干水气，烈日下摊晒或烘箱内烘烤，要时常翻动，至条软半干时，边烘晒边搓去叶鞘，至足干。也有将剪净的鲜黄草浸泡数日，或用草灰拌涂，堆闷两天，使叶鞘腐烂，排列整齐，用棕刷刷去叶鞘，用水洗净，晾干水气；将黄草根部朝下，一条条顺序竖直，立放在烘箱内，用火烘干。此法不经煮烫，成品体坚质实，黄而带绿，色泽鲜艳，多为上等黄草。加工成黄草节方法为先切成 1 ~ 1.5cm 长小段，再加工。

3. 铁皮石斛　除去杂质后留下 2 条须根，将茎株剪成 5 ~ 8cm 的段，洗净晾干，放入干净铁锅中炒软，搓去叶鞘，晾 1 ~ 2 天，置于有细孔眼的铅盘中用炭火加热并将其扭成螺旋状，定形后烘干，商品名"耳环石斛"或"枫斗石斛"。加工后将带须根（龙头）及不带须根者分开处理。优质耳环石斛系采收长约 4cm 鲜品，留 2 ~ 3 条须根（龙头）及 2 ~ 3 个叶片（凤尾）加工而得，俗称"龙头凤尾"。也有直接切成段，晒干或低温烘干。

【商品规格】石斛商品历来规格等级复杂，分为金钗石斛，大黄草石斛、中黄草石斛、小黄草石斛、细黄草石斛、霍石斛、枫石斛等商品。亦有分为细黄草广西统装（片），云、贵统装（片）；粗黄草统装（片）；石斛统装（干、圆、扁形或片）；解石斛（片）；鸡爪石斛（片）；金钗统装、次统装等规格。现在常见商品规格为环草石斛、黄草石斛、耳环石斛。

1. 环草石斛　一级：足干，色金黄，身幼细坚实；柔软，横直纹如蟋蟀翅脉，无白衣（叶鞘），无芦头、须根。二级：标准与一级基本相同，但有部分质地较硬。三级：色黄，条较粗，身较硬；余同一级。

2. 黄草石斛　细黄草：色黄结实，无枯死草，无芦头须根，条长 20 ~ 30cm，直径 1.5 ~ 3mm。中黄草：标准要求与细黄草基本相同，条长 30 ~ 50cm，直径 3 ~ 5mm。大黄草：标准要求与细黄草基本相同，条长 50 ~ 80cm，直径 5 ~ 8mm。黄草节：条长 1 ~ 1.5cm，无枯草或捶破草。

3. 耳环石斛　一级：足干，螺旋形紧贴，2 ~ 4 个旋纹，身幼细结实，全部具有"龙头凤尾"，黄绿色或金黄色，无杂质，无霉坏。二级：足干，螺旋形稍松不紧贴，2 ~ 4 个旋纹，身稍粗较结实；余同一级。三级：足干，螺旋形较松散不紧贴，身粗不甚结实，不具"龙头凤尾"；余同一级。

【贮藏与养护】

1. 鲜石斛　采收后以柳条筐暂时包装。先将腐烂、干枯及有破损的拣出，再将根浸于净水中 12 ~ 24 小时取出，置于竹篓内滴尽余水，再将其根展开按序排列，假植于砂土箱内，每日洒水 2 次，经 3 ~ 5 天出芽时，可隔 30 天洒水 1 次，约 10 天左右生叶，待茎枝肥壮时，将嫩叶一并掐去，以后每 3 天洒水 1 次；冬季则应存放在 10℃ ~ 15℃ 以上的地窖内，以保持新鲜。

新鲜石斛贮藏期间切忌碱水。根上的茎一旦变黄即行剪去，同时尚须按照季节进行不同的处理，尤其是夏季的黄梅季节最难保管，极易使鲜石斛发黄、落叶、生霉点；若受梅雨，即在很短时间内全部腐烂，流出浓黏汁，茎叶变成白色空洞，不能再供药用。此时宜经常整理，勿使倒卧，避免挤得太紧，置于空气流通和阴凉处，切忌闷热或日晒，冬季注意防冻。

2. **干石斛**　可用竹篓包装或用席包、麻袋包装。若是珍贵的石斛商品最好置于木盒或铁盒内，密封，置于干燥处，防潮保存。干石斛包装后置于阴凉干燥处保存，注意防潮。干石斛在夏季容易受潮发霉，应保持干燥通风以防受潮发霉。

【质量评价】

1. **经验鉴别**　石斛商品中，鲜石斛以青绿色、肥满多叶、无霉烂、嚼之发黏者为佳。干石斛中金钗石斛以身干、条均匀饱满、色金黄、有光泽、质柔者为佳；环草石斛以金黄色、茎细、质柔韧者为佳；耳环石斛以粗肥、色黄绿、饱满、结实，"龙头"、"凤尾"俱全者为佳。

2. **纯度检查**　①水分：干石斛不得过12.0%；铁皮石斛不得过12.0%。②总灰分：干石斛不得过5.0%。③甘露糖与葡萄糖峰面积比：按含量测定甘露糖项下方法测定，铁皮石斛供试品色谱中，甘露糖与葡萄糖的峰面积比应为2.4~8.0。

3. **浸出物**　醇溶性浸出物测定法（热浸法），乙醇浸出物不得少于6.5%。

4. **含量测定**　金钗石斛用气相色谱法测定，按干燥品计算，含石斛碱（$C_{16}H_{25}NO_2$）不得少于0.40%；鼓槌石斛用高效液相色谱法测定，含毛兰素（$C_8H_{22}O_5$）不得少于0.03%；铁皮石斛用紫外–可见分光光度法测定，含多糖以无水葡萄糖（$C_6H_{12}O_6$）不得少于25.0%，用高效液相色谱法测定，含甘露糖（$C_6H_{12}O_6$）应为13.0~38.0%。

肉苁蓉

Cistanches Herba

【别名】淡大芸、大芸、甜大芸、苁蓉、咸大芸。

【来源】本品为列当科植物肉苁蓉 *Cistanche deserticola* Y. C. Ma 或管花肉苁蓉 *C. tubulosa* (Schrenk) Wight 的干燥带鳞叶的肉质茎。肉苁蓉商品多来源于野生资源。主产于新疆福海、哈巴河、富蕴，内蒙古阿拉善左旗、额济纳旗、阿拉善右旗、乌拉特后旗、青海海乐、海南、甘肃张掖、武威、金塔、高台、宁夏石嘴山、盐池等地。以内蒙古阿拉善旗为著名产地。

【采收】通常于春季苗未出土或刚出土时采挖，将鲜品置于沙土中半埋半露，干后即为甜大芸（甜苁蓉），质量好。秋季采取者因水分大，不易干燥，故将肥大者投入盐湖中腌1~3年（盐苁蓉），质量较次。药用时须洗去盐分，再切片加工。

【加工】肉苁蓉加工方法分以下几种。

1. **晾晒法**　春季采收后置于砂中半埋半露至干，或白天在沙地上摊晒，晚上遮盖起来，以防止昼夜温差大冻坏肉苁蓉，晒干后颜色好，品质好，此为甜肉苁蓉（亦称甜大芸）。

2. **盐渍法**　将个大者投入盐湖中淹1~3年；或在地上挖50cm（长）×50cm

（宽）×120cm（高）的坑，气温降到 0℃ 时，把肉苁蓉放入等大不漏水的塑料袋内，用当地未加工的土盐，配制成 40% 的盐水腌制，第二年 3 月，取出晾干，即为咸苁蓉（亦称咸大芸）。

3. 窖藏法　在冻土层的临界线以下挖坑，将新鲜肉苁蓉在天气冷凉之时埋入土中，第二年取出晒干，为甜大芸。

【商品规格】肉苁蓉现行国家标准分为甜苁蓉、咸苁蓉两个规格。

1. 甜苁蓉　统货，干货。呈圆柱形略扁，微弯曲。表面赤褐或暗褐色。有多数鳞片覆瓦状排列，体重，质坚硬或柔韧，断面棕褐色，有淡棕色斑点组成的波状环纹，气微，味微甜。枯心不超过 10%，去尽芦头，无干梢、杂质、虫蛀、霉变。

2. 咸苁蓉　统货，干货。呈圆柱形或扁长条形，表面黑褐色，有多数鳞片呈覆瓦状排列，附有盐霜。质柔软，断面黑色或墨绿色，有光泽，味咸。枯心不超过 10%，无干梢、杂质、霉变。

【贮藏与养护】肉苁蓉一般用麻袋包装，每件 40kg 左右。贮存于干燥通风处，相对湿度 70%~75%。

本品易生霉、虫蛀。为害的仓虫主要有药材甲、烟草甲、锯谷盗等。贮藏期间，定期检查，发现受潮、轻度虫蛀，及时拆包摊晾，或用热汽蒸透、摊晾后，重新包装保存。发生量大或严重时，可密封抽氧充氮养护或用溴甲烷、磷化铝等进行熏蒸。

【质量评价】

1. 经验鉴别　甜苁蓉以身肥软、块大、鳞片细、色灰褐、无虫蛀者为佳；咸苁蓉以肥大肉质、色黑、条粗质糯、鳞细体圆扁，断面有芝麻点、油性大、无霉烂者为佳。甜苁蓉质量优于咸苁蓉。

2. 纯度检查　①水分：不得过 10.0%。②总灰分：不得过 8.0%。

3. 浸出物　醇溶性浸出物（冷浸法，用稀乙醇作溶剂），肉苁蓉不得少于 35.0%，管花肉苁蓉不得少于 25.0%。

4. 含量测定　用高效液相色谱法测定，药材按干燥品计算，肉苁蓉含松果菊苷（$C_{35}H_{46}O_{20}$）和毛蕊花糖苷（$C_{29}H_{36}O_{15}$）的总量不得少于 0.30%；管花肉苁蓉含松果菊苷（$C_{35}H_{46}O_{20}$）和毛蕊花糖苷（$C_{29}H_{36}O_{15}$）的总量不得少于 1.50%。

青　蒿

Artemisiae Annuae Herba

【别名】草蒿、香蒿。

【来源】本品为菊科植物黄花蒿 *Artemisia annua* L. 的干燥地上部分。

【产地】主产于湖北汉阳、孝感、咸宁，浙江乐清、兰溪，江苏苏州、常熟，安徽芜湖、安庆重庆等地。在辽宁、河北、山东、山西、陕西、江苏、安徽、江西、湖北、浙江、福建、广东等均有分布。

【采收】秋季花盛开期晴天采收。一般应选择每年 9 月份盛花期晴天中午 12 点至

16 点割取为宜，此时有效成分含量高，产量高。采收时选不带枯叶的中、上部植株于有叶处割下。

【加工】收割后及时送于干净的晾坪或晾垫上，以晾干最好，其次是阴干，应避免直接曝晒、烘干，以防止有效成分损失。

【商品规格】不分等级，均为统装货。茎呈圆柱形，上部多分枝，长 30~80cm，直径 0.2~0.6cm；表面黄绿色或棕黄色，具纵棱线；质略硬，易折断，断面中部有髓。叶互生，暗绿色或棕绿色，卷缩易碎，完整者展平后为三回羽状深裂，裂片和小裂片呈矩圆形或长椭圆形，两面被短毛。气香特异，味微苦。

【贮藏与养护】麻袋或编织袋、纸箱包装。干燥、通风、阴凉处存放。

本品富含挥发油，贮藏期间防止香味走失，不能在高温环境贮藏，存放应避免长期暴露室外或烘干加工处理。应注意防霉，防虫蛀，不宜久藏，如发现虫蛀、霉变，应及时处理。

【质量评价】

1. **经验鉴别**　以色绿、叶多、香气浓者为佳。
2. **纯度检查**　①水分：不得过 14.0%。②总灰分：不得过 8.0%。
3. **浸出物**　醇溶性浸出物（冷浸法，用无水乙醇作溶剂）不得少于 1.90%。

金 钱 草
Lysimachiae Herba

【别名】神仙对坐草、仙人对坐草、过路黄。

【来源】本品为报春花科植物过路黄 *Lysimachia christinae* Hance 的干燥全草。主产于四川的宜宾、乐山、内江、南充，陕西的汉中、安康等地。广西、湖北、湖南、云南、贵州、安徽、浙江、江苏等省亦产。

【采收】夏、秋两季茎叶茂盛时采收全草。一般于夏、秋季 6 月至 9 月间采收，每两个月左右可采割 1 次，每年可收 3~4 次。采收时，用镰刀离地面 5~8cm 处割取地上部分，留下根兜。

【加工】割取全株后，拣去杂草，直接晒干，或用水洗净，晒干。也可洗净鲜用。晒干的金钱草可用其长藤绕捆扎成把；大批量的可机压成捆。进一步加工，筛去杂质，切段；或取原药材，除去杂质，抢水洗净，沥去水，切段。

【商品规格】不分等级，均为统装货。药材常缠结成团，无毛或被疏柔毛。茎扭曲，表面棕色或暗棕红色，有纵纹，下部茎节上有时具须根，断面实心。叶对生，多皱缩，展平后呈宽卵形或心形，长 1~4cm，宽 1~5cm，基部微凹，全缘；上表面灰绿色或棕褐色，下表面色较浅，主脉明显突起，用水浸后，对光透视可见黑色或褐色条纹；叶柄长 1~4cm。有的带花，花黄色，单生叶腋，具长梗。蒴果球形。气微，味淡。

【贮藏与养护】麻袋或编织袋、纸箱包装，存放于阴凉干燥处。

本品为较小型匍匐茎的纤细草本植物，质脆易碎，贮藏不当，易虫蛀、吸潮发霉。

应定时检查，一旦发现水分超标，及时晾晒。若有虫蛀，可用药物熏蒸，或用气调养护法密闭保存。

【质量评价】

1. **经验鉴别**　一般以色绿、叶大完整、气清香者为佳。

2. **纯度检查**　①杂质：不得过 8%。②水分：照水分测定法测定，水分不超过 13.0%。③总灰分：不得 13.0%。④酸不溶性灰分：不得过 5.0%。

3. **浸出物**　醇溶性浸出物（热浸法，75% 乙醇作溶剂）不得少于 8.0%。

4. **含量测定**　用高效液相色谱法测定，药材按干燥品计算，含槲皮素（$C_{15}H_{10}O_7$）和山奈素（$C_{15}H_{10}O_6$）的总量不得少于 0.10%。

茵　陈

Artemisiae Scopariae Herba

【别名】绵茵陈、白蒿、绒蒿、松毛艾、茵陈蒿。

【来源】本品为菊科植物滨蒿 *Artemisia scoparia* Waldst. et Kit. 或茵陈蒿 *A. capillaris* Thunb. 的干燥地上部分。春季幼苗期采收的习称"绵茵陈"，秋季花初开放时采收的习称"花茵陈"。滨蒿主产于东北地区及河北、山东等地；茵陈蒿主产于陕西、山西、安徽等省，以山西产者质量最佳，习称"西茵陈"。

【采收】绵茵陈于每年春季晴天，当幼苗生长茁壮，灰绿色，高 6 ~ 10cm 时采收；栽培者栽后第 2 年 3 ~ 4 月即可采收，连续收获 3 ~ 4 年。花茵陈于秋季花蕾长成至花初开时采割，割取地上部分。

【加工】采收后，除去根部及老茎，晾干或晒干。无论编织袋或席子，都应编织致密，因茵陈叶小，容易外漏或混入泥土杂物。

1. **绵茵陈**　筛去灰屑、杂质，打包存放。

2. **花茵陈**　捆成小把，然后将小把捆成大扎，用打包机打捆，用编织袋、苇席、草席等包装。

【商品规格】药材分为绵茵陈和茵陈蒿两个规格，不分等级，均为统货。

1. **绵茵陈**　多卷曲成团状，灰白色或灰绿色，全体密被白色茸毛，绵软如绒。茎细小，长 1.5 ~ 2.5cm，直径 0.1 ~ 0.2cm，除去表面白色茸毛可见明显纵纹；质脆，易折断。叶具柄，展平后叶片呈一至三回羽状分裂，叶片长 1 ~ 3cm，宽约 1cm；小裂片卵形或稍呈倒披针形、条形，先端锐尖。气清香，味微苦。

2. **茵陈蒿**　茎呈圆柱形，多分枝，长 30 ~ 100cm，直径 2 ~ 8cm；表面淡紫色或紫色，有纵条纹，被短柔毛；体轻，质脆，断面类白色。叶密集，或多脱落；下部叶二至三回羽状深裂，裂片条形或细条形，两面密被白色柔毛；茎生叶一至二回羽状全裂，基部抱茎，裂片细丝状。头状花序卵形，多数集成圆锥状，长 1.2 ~ 1.5cm，直径 1 ~ 1.2cm，有短梗；总苞片 3 ~ 4 层，卵形，苞片 3 裂；外层雌花 6 ~ 10 个，可多达 15 个，内层两性花 2 ~ 10 个。瘦果长圆形，黄棕色。气芳香，味微苦。

【贮藏与养护】麻袋或编织袋、苇席、草席纸箱包装均可。置阴凉干燥处存放。

本品松软易吸潮，导致发霉，故应保持药材干燥，且贮存不宜过久，最多不宜超过3年，否则色变黄，香气逐渐消失，影响质量。在贮藏时，如发现受潮，不得日晒，只能摊晾，以防止挥发性成分损失。贮藏中本着"先进先出"的原则管理。

【质量评价】

1. **经验鉴别**　以质嫩、绵软、色灰白、香气浓者为佳。

2. **纯度检查**　水分：不得过 12.0%。

3. **浸出物**　绵茵陈：照水溶性浸出物测定法（热浸法，用水作溶剂）不得少于 25.0%。

4. **含量测定**　用高效液相色谱法测定，按干燥品计算，绵茵陈含绿原酸（$C_{16}H_{18}O_9$）不得少于 0.50%；花茵陈含滨蒿内酯（$C_{11}H_{10}O_4$）不得少于 0.20%。

穿 心 莲
Andrographis Herba

【别名】一见喜、苦草、榄核莲、印度草。

【来源】本品为爵床科植物穿心莲 *Andrographis paniculata*（Burm. f.）Nees 的干燥地上部分。主产于广东、广西、海南、福建等地，云南、四川、江西、江苏等地也有栽培。

【采收】本品于栽种当年茎叶茂盛时收获，齐地割取，海南、广东和广西南部等地一年收两次，第一次 8 月，用镰刀在茎基 2~3 节处收割；第二次 11 月收割，晒干。遇阴雨天摊开，不能堆积，否则易发热变质。

【加工】收割后，摊晒至五六成干，除去黄叶、枯枝，再扎成小把晒至足干，捆成大捆，或用打包机打成 30~50kg 为一件，包装存放。

【商品规格】不分等级，均为统货。茎呈方柱形，多分枝，长 50~70cm，节稍膨大；质脆，易折断。单叶对生，叶柄短或近无柄；叶片皱缩、易碎，完整者展平后呈披针形或卵状披针形，长 3~12cm，宽 2~5cm，先端渐尖，基部楔形下延，全缘或波状；上表面绿色，下表面灰绿色，两面光滑。气微，味极苦。

【贮藏与养护】麻袋或编织袋、纸箱包装，包装要牢固、密封。贮藏于阴凉干燥通风处。

本品质脆，易折断脱叶，加工、运输、贮藏时应注意。在梅雨季节易受潮、发霉，至叶子变黑，影响品质，应经常检查，防止霉变。

【质量评价】

1. **经验鉴别**　以干净无杂质、色绿、叶多、味极苦者为佳。

2. **纯度检查**　叶不得少于 30.0%。

3. **浸出物**　醇溶性浸出物（热浸法，用乙醇作溶剂）不得少于 8.0%。

4. **含量测定**　用高效液相色谱法测定，本品按干燥品计算，含穿心莲内酯

（$C_{20}H_{30}O_5$）和脱水穿心莲内酯（$C_{20}H_{28}O_4$）的总量不得少于0.80%。

麻 黄
Ephedrae Herba

【别名】麻黄草、西麻黄。

【来源】本品为麻黄科植物草麻黄 *Ephedra sinica* Stapf、中麻黄 *E. intermedia* Schrenk et C. A. Mey. 或木贼麻黄 *E. equisetina* Bge. 的干燥草质茎。主产于内蒙古、新疆、山西、陕西、宁夏等地区。青海、河北、甘肃、吉林、辽宁、黑龙江等省也有分布。

【采收】秋天采割绿色的草质茎，采收时间一般在9～10月，用镰刀或剪刀采割。麻黄过早采收质嫩、茎空，过迟采收经霜冻后色泽变红，都影响质量。人工种植的麻黄，一般生长3年即可采收，收获后长出的植株每两年轮采一次最佳，采收时应注意保护根茎，否则影响生长。

【加工】采收后去除木质茎，晒干或阴干，或晾至五六成干，扎成小把，晒干即可。麻黄不宜曝晒或高温烘干，否则色泽变黄，降低麻黄碱的含量。

【商品规格】不分等级，均为统货。

1. **草麻黄** 呈细长圆柱形，少分枝，直径1～2mm。有的带少量棕色木质茎，表面淡绿色至黄绿色，有细纵脊线，触之微有粗糙感。节明显，节间长2～6cm。节上有膜质鳞叶，长3～4cm；裂片2（稀3），锐三角形，先端灰白色，反曲，基部联合成筒状，红棕色。体轻，易脆，易折断，断面略呈纤维性，周边绿黄色，髓部红棕色，近圆形。气微香，味涩、微苦。

2. **中麻黄** 多分枝，直径1.5～3cm，有粗糙感。节上膜质鳞叶长2～3cm，裂片3（稀2），先端锐尖。断面髓部呈三角状圆形。

3. **木贼麻黄** 较多分枝，直径1～1.5cm，无粗糙感。节间长1.5～3cm。膜质鳞叶长1～2mm；裂片2（稀3），上部为短三角形，灰白色，先端多不反曲，基部棕红色至棕黑色。

【贮藏与养护】麻袋或编织袋、纸箱包装，置于通风、干燥、避光处存放。本品为草质类，应注意通风，防受潮，以免变色、霉烂，防止受阳光长期直接照射，以免引起褪色和有效成分减少。麻黄中生物碱成分容易降解，不宜久贮。

【质量评价】

1. **经验鉴别** 以干燥、茎粗、淡绿色、内心充实、味苦涩者为佳。

2. **纯度检查** ①杂质：不得过5.0%。②水分：不得过9.0%。③总灰分：不得过10.0%。

3. **含量测定** 用高效液相色谱法测定，本品含盐酸麻黄碱（$C_{10}H_{15}NO \cdot HCl$）和盐酸伪麻黄碱（$C_{10}H_{15}NO \cdot HCl$）总量不得少于0.80%。

薄　荷
Menthae Haplocalycis Herba

【别名】苏薄荷、龙脑薄荷、南薄荷、蕃薄荷。

【来源】本品为唇形科植物薄荷 *Mentha haplocalyx* Briq. 的干燥地上部分。主产于江苏、浙江、上海、湖南等省市。江西、安徽、四川、河北等省也有引种栽培。江苏太仓为薄荷的道地产区，称"苏薄荷"。野生薄荷分布于全国各地，产量已很少。

【采收】薄荷一年下种，割茎留根，连续可收 2 ~ 3 年。一般每年收割 2 次，第一次（头刀）在小暑后大暑前（6 月下旬至 7 月上旬），当薄荷主茎 10% ~ 30% 花蕾盛开时，开始收割，不得迟于 7 月中旬。第二次（二刀）在 10 月上旬开花前进行。在南方温暖无霜地区，一年可割 3 次，收割季节为夏至、处暑、霜降。北方寒冷地区则一年一收，产季在 9 月白露至秋分。收割时要选择晴天、没有露水时采割，齐地将上部茎叶割下，并及时摊开晾晒。

【加工】收割后摊晒 2 天，注意翻晒，白天每 2 ~ 3 小时翻动一次，至七八成干时，停晒回潮，理齐基部扎成小把。铡去叶下 3 ~ 5cm 无叶茎梗，再将小把的薄荷梢部向内，基部向外，互相压叠，叠成圆堆形或长堆形，上压木板或石块，压 2 ~ 3 天（也称发汗），使其干燥均匀。然后翻堆再晒至全干。如果作提取薄荷油的原料，收割后的鲜薄荷立即在田间摊开晾晒半天，再运回加工。薄荷采割后不要堆积发酵，不能曝晒，不可雨林霜打，否则降低薄荷油、薄荷脑的含量，影响药材的质量和产量。

【商品规格】商品按产地分为苏薄荷、杭薄荷等；按季节分为头刀薄荷和二刀薄荷；按来源分为野生薄荷和栽培薄荷。药材一般不分等级，均为统货。

1. 头刀薄荷　茎长而粗，叶大而厚，但叶较少。出油率高，薄荷脑含量低。

2. 二刀薄荷　茎短而细，叶小而密。出油率低，薄荷脑含量高。

3. 野薄荷　茎细多分枝，叶稀疏，叶片狭长而薄，叶缘锯齿较深，气味淡而浊。

【贮藏与养护】本品尽量避免叶片破碎，用编织袋、苇席或纸箱包装，密封，每件 45kg。贮于阴凉、干燥处。

本品主含挥发性成分，贮藏宜密封，防止香味走失。质脆易碎，特别是叶片易脱落破碎，挥发油走失，影响质量。因此，加工、装箱、运输等处理应更加注意。贮藏时间不宜过长，一般 1 年左右。易吸湿回潮，应防受潮，以免霉烂。发现问题，应及时摊晾，或翻晾通风，不能曝晒。

【质量评价】

1. 经验鉴别　以叶多，色深绿，气味浓者为佳。

2. 纯度检查　叶不能少于 30.0%。①水分：全草不得过 15.0%。②总灰分：不得过 11.0%。③酸不溶性灰分：不得过 3.0%。

3. 含量测定　照挥发油测定法测定，本品全草含挥发油不得少于 0.80%（ml/g）。

第六节　藻、菌类药材

冬虫夏草
Cordyceps

【别名】虫草、冬虫草、中华虫草、夏草冬虫。

【来源】本品为麦角菌科真菌冬虫夏草菌 *Cordyceps sinensis*（Berk.）Sacc. 寄生在蝙蝠蛾科昆虫幼虫上的子座及幼虫尸体的干燥复合体。主产于西藏、四川、青海、甘肃、云南等省区。

【采收】夏初子座出土，孢子未发散时采挖。夏至前后，当积雪尚未融化时，入山采集，此时冬虫夏草子座多露于雪面，过时积雪融化，杂草生长，不易找寻，且土中的虫体枯萎，不合药用。虫草的产季很短，4月中旬至6月底开始采挖，7月以后很少见到。采挖时，由低纬度向高纬度推进，如云南、川西南、喜马拉雅山区，4月中旬开始采挖，藏北、青海、唐古拉山区在5月底至6月初开始采挖。子座露土后，如不及时采挖，最多一个月就自行腐烂消失。

挖起晒至六七成干，晒干，或再用黄酒喷之使其软，整理平直即可。

【加工】挖出虫草后，及时剥去或刷去外层黑褐色膜皮，晾干或晒干。如要扎把，待虫草回潮后，可用黄酒喷洒虫草表面，使之变软，整理平直，每7~8条用红线扎成小把，再用微火烘烤至完全干透。

【商品规格】商品分为藏草及青海草、川草两个规格。

1. 藏草及青海草　条大肥壮。每1000g 2200条以内称"虫草王"，4000条以内称"统装虫草"或"散装虫草"。经加工理直，每7~8条用红线扎成小把，再捆压成50g或100g长方形块状，称封装虫草。

2. 川草　虫较小草长。每1000g 4000~5000条，最细瘦的可达6000条，但也有2000~3000条的粗壮虫草。

【贮藏与养护】用木箱或铁盒装，内衬一层防潮纸。置通风、干燥处贮存，防潮，防霉，防虫蛀，防重压。

本品极易吸潮霉变、虫蛀。特别是梅雨季节，吸潮后数天即被蛀空。因此贮存过程中注意防潮、防蛀和防霉。把虫草放进密封的玻璃瓶中，再放些花椒或丹皮于其中，放置冰箱中，可防虫蛀；若需保存半年以上，用干燥剂可以更好地防潮。一旦发现冬虫夏草受潮，应立即于日光下晒干；若发现冬虫夏草已长虫，可用炭火稍烘焙，筛去虫屑。

【质量评价】

1. 经验鉴别　以完整、虫体丰满肥大、外色黄亮、内部色白、子座短者为佳。

2. 含量测定　用高效液相色谱法测定，本品含腺苷（$C_{10}H_{13}N_5O_4$）不得少于 0.01%。

灵 芝
Ganoderma

【别名】灵芝草、赤芝、紫芝、菌灵芝、木灵芝。

【来源】本品为多孔菌科真菌赤芝 *Ganoderma lucidum*（Leyss. ex Fr. ）Karst. 或紫芝 *Ganoderma sinense* Zhao，Xu et Zhang 的干燥子实体。赤芝产于华东、西南及河南、河北、山西等省区。紫芝产于浙江、江西、湖南、广西等省区。两者现有人工繁殖，但野生及栽培紫芝均较赤芝数量少。

【采收】野生灵芝一年四季均可采收，但以夏秋最宜。栽培灵芝，正常条件下从接种到采收月 40～60 天，若条件不适则需要 60～90 天。当灵芝不再增厚，菌盖不再出现白色边缘，原有的白色也转变为赤褐色，菌盖由软变硬，下面的管孔开始向外喷射孢子时采收。采收时从菌柄下端拧下整个子实体即可。

【加工】采下子实体后，剪除附有朽木、泥沙或培养基质的下端菌柄，阴干或在 40℃～50℃烘干。

【商品规格】商品分家种、野生。现行规格分为赤芝、紫芝、畸形灵芝。

1. **赤芝**　外形呈伞状，菌盖肾形、半圆形或近圆形，直径 10～18cm，厚 1～2cm。皮壳坚硬，黄褐色至红褐色，有光泽，具环状棱纹和辐射状皱纹，边缘薄而平截，常稍内卷。菌肉白色至淡棕色。菌柄圆柱形，侧生，少偏生，长 7～15cm，直径 1～3.5cm，红褐色至紫褐色，光亮。孢子细小，黄褐色。气微香，味苦涩。截培品子实体较粗壮、肥厚，直径 12～22cm，厚 1.5～4cm。皮壳外常被有大量粉尘样的黄褐色孢子。

2. **紫芝**　皮壳紫黑色，有漆样光泽。菌肉锈褐色。菌柄长 17～23cm。

3. **畸形灵芝**　灵芝的变态异型菌体。有叠生形、联体形、盆碟形、鹿角形、钉头形、扁扇形、麻花形、无盖形等，但孢子的形态不变。

【贮藏与养护】一般袋装，装入双层袋中，内层为塑料袋，外层为编织袋。装量视具体情况而定。置通风、干燥处，防虫蛀。灵芝容易虫蛀，必须放在通风良好的地方，若发现生虫，可于日光下晾晒驱虫。

【质量评价】

1. **经验鉴别**　一般以色棕褐、个大匀整、油润光亮者为佳。

2. **检查纯度**　①水分：不得过 17.0%。②总灰分：不得过 3.2%。

3. **浸出物**　水溶性浸出物（热浸法）不得少于 3.0%。

4. **含量测定**　用紫外 – 可见分光光度法测定，本品按干燥品计算，含灵芝多糖以无水葡萄糖（$C_6H_{12}O_6$）计，不得少于 0.50%。

茯苓
Poria

【别名】白茯苓、茯灵、云苓、松苓、松茯苓、安苓。

【来源】本品为多孔菌科真菌茯苓 *Poria cocos*（Schw.）Wolf 的干燥菌核。主产于湖北、安徽、河南、云南、贵州、四川等省。有栽培或野生，栽培者以湖北、安徽产量大，称"安苓"，野生者以云南产者质优，称"云苓"。

【采收】野生茯苓多于 7 月至次年 3 月采挖。人工栽培"菌引"窖苓一般四月下旬至五月下旬下窖，当年 11 ~ 12 月第一次收获，次年 4 ~ 5 月第二次收获。茯苓成熟的标准是苓场土壤裂隙不再增大，苓皮表面黑褐色或棕褐色，外皮黑而粗糙，裂纹不见白色。具体采收方法是用锄头将窖掘开，取出表层茯苓；如遇有菌核抱根生长，可将树根砍断，取出茯苓，取出茯苓后，要及时覆土，可让其继续结苓。

【加工】

1. **茯苓个** 将茯苓采收后，刷去外层泥土，置于不通风处，用稻草围盖进行"发汗"。一般 5 ~ 7 天以内每天翻动一次，以后 2 ~ 3 天翻动一次，析出水分后，取出放阴凉处，待表面干燥后，再行"发汗"。反复发汗数次至外现皱纹，内部水分大部散失后，阴干，称为"茯苓个"。

2. **饮片** 鲜茯苓去皮后切片，为"茯苓片"；切成方形或长方形块者为"茯苓块"，皮为"茯苓皮"；去茯苓皮后，内部显淡红色者为"赤茯苓"；切去赤茯苓后的白色部分为"白茯苓"；药材中有松根者为"茯神"。

【商品规格】

1. **茯苓个** 质地坚实，表面皱纹深，外皮黑褐色，微带光泽，气微，味淡，嚼之黏牙。不分等级，均为统装货。

2. **茯苓片** 厚约 0.2cm 的薄片，白色、淡红色或淡棕色，质地坚实，平滑细腻。不分等级，均为统装货。

3. **茯苓块** 呈方块状，一般白色，也有淡红色或淡棕色的，质地坚实，平滑细腻。不分等级，均为统装货。

4. **茯苓皮** 不规则的片状，外表面棕褐色至黑褐色，内表面白色或淡棕色，质轻而软，略具弹性。不分等级，均为统装货。

5. **茯神** 方块状，附有切断的一块茯神木，质坚实，色白。不分等级，均为统装货。

6. **茯神木** 为茯苓中间的木心，即菌核中间的松根。

【贮藏与养护】茯苓片、茯苓块多用木箱包装，茯苓个用竹筐或编织袋包装。置于阴凉干燥处，防潮。

本品在春夏后，易受潮导致发黄产生霉斑，甚至发生霉烂现象。但又不能过于干燥或过分通风，以免茯苓失去黏性或产生裂隙。本品安全含水量为 12% ~ 16%，应保持环境的相对湿度65%~70%为宜，不易生霉。

【质量评价】

1. 经验鉴别 以体重，质坚实，外皮色棕褐色纹细、无裂隙，断面白色细腻，黏牙力强者为佳。

2. 纯度检查 ①水分：不得过18.0%。②总灰分：不得过2.0%。

3. 浸出物 热浸法测定，用稀乙醇作溶剂，醇溶性浸出物不得少于2.50%。

海 藻

Sargassum

【别名】大叶藻、大蒿子、海根菜、海草。

【来源】本品为马尾藻科植物海蒿子 *Sargassum pallidum*（Turn.） C. Ag. 或羊栖菜 *S. fusiforme*（Harv.） Setch. 的干燥藻体。前者习称"大叶海藻"，后者习称"小叶海藻"。海蒿子主产于山东、辽宁等沿海各省；羊栖菜主产于浙江、福建、广东、海南沿海各省。

【采收】全年均可采收，但以立秋前后采收者佳。采收时，从海中直接捞取。

【加工】捞取后，除去泥沙等杂质，洗净，稍晾，晒干。

【商品规格】统装，分为咸统货、淡统货，药材一般不分等级。

1. 大叶海藻 皱缩卷曲，黑褐色，有的被白霜，长30~60cm。主干呈圆柱形，具圆锥形突起，主枝自主干两侧生出，侧枝自主枝叶腋生出，具短小的刺状突起。被生叶披针形或倒卵形，长5~7cm，宽约1cm，全缘或具粗锯齿；次生叶条形或披针形，叶腋间有着生条状叶的小枝。气囊黑褐色，球形或卵圆形，有的有柄，顶端钝圆，有的具细短尖。质脆，潮润时柔软；水浸后膨胀，肉质，黏滑。气腥，味微咸。

2. 小叶海藻 较小，长15~40cm。分枝互生，无刺状突起。叶条形或细匙形，先端稍膨大，中空。气囊腋生，纺锤形或球形，囊柄较长。质较硬。

【贮藏与养护】编织袋、麻袋包装。阴凉干燥通风处贮藏。本品含盐量较高，易受潮，应定期检查，勤翻晒，防潮、防霉。

【质量评价】

经验鉴别 均以身干、色黑褐、盐霜少、枝嫩、无砂石者为佳。

猪 苓

Polyporus

【别名】朱苓、猪茯苓、猪灵芝。

【来源】本品为多孔菌科真菌猪苓 *Polyporus umbellatus*（Pers.） Fries 的干燥菌核。主产于陕西、云南、河南、山西等省。以陕西汉中为道地产区。以野生为主。

【采收】野生猪苓全年可采挖，但以秋后、春初采挖为宜。栽培品应在栽后2~3

年采挖为宜，春季4~5月或秋季9~10月采挖，去掉菌核上的泥沙及杂物。野生品在雨后到林中寻找，若发现地面雨后先干处或土面疏松而凸起，青草枯黄或有子实体生出地面，可试挖30cm深坑，若挖到猪苓，应继续下挖，同一处通常有2~3层猪苓。坡度大于50°的山坡若发现有子实体，应沿着山坡向上下寻找采挖。

【加工】 将挖到的猪苓，除去泥沙、碎石，摊在太阳下晒至全干，晒时经常翻动；或低温烘干，温度应控制在50℃以下。因猪苓属菌类药材，干燥温度不宜过高。

【商品规格】 多为统货。呈条形、类圆形或扁块状，有的有分枝，长5~25cm，直径2~6cm。表面黑色、灰黑色或棕黑色，皱缩或有瘤状突起。体轻，质硬，断面类白色或黄白色，略呈颗粒状。气微，味淡。根据大小分四个等级。一等品：每1000g 32个以内；二等品：每1000g 80个以内；三等品：每1000g 200个以内；四等品：每1000g 200个以上。

【贮藏与养护】 编织袋、麻袋或竹箩筐包装，装量视具体情况而定。置于阴凉干燥处，应防潮、防霉、防蛀。猪苓雨季易受潮导致发霉甚或腐烂，如发现霉迹、虫蛀，及时晾晒。严重时用磷化铝、溴甲烷等熏杀。也可密封充氮，使贮藏空间氮保持在10%~15%，二氧化碳15%左右，进行养护。

【质量评价】

1. 经验鉴别 以个大、皮黑、肉白、体较重，质地坚实而细腻，无黑心或空心者为佳。

2. 纯度检查 ①水分：不得过14.0%。②总灰分：不得过12.0%。③酸不溶性灰分：不得过5.0%。

3. 含量测定 用高效液相色谱法测定，本品按干燥品计算，含麦角甾醇($C_{28}H_{44}O$)不得少于0.05%。

第七节 树脂、其他类药材

安 息 香
Benzoinum

【别名】 拙贝罗香、野茉莉。

【来源】 本品为安息香科植物白花树 *Styrax tonkinensis* (Pierre) Craib ex Hart. 的干燥树脂。主产于广西、云南、广东等地。进口安息香主产于印度尼西亚、泰国。

【采收】 4~9月选择5~10年树干，在离地40cm处的树干周围割数个三角形切口，深度以达木质部为止。割后7~10天有少量黄色树脂流出，取下后流出白色树脂，干涸后收集。每隔一月至一个半月在上次割脂上方4cm处同样割新切口，收集乳白色固体安息香。每树每年可产10kg，最先流出而凝固的香树脂，品质最佳。

【加工】 采收后除去杂质，阴干，即可。

【商品规格】商品称为国产安息香。呈不规则小块，稍扁平，有时黏成团块状，表面橙黄色，具蜡样光泽（自然出脂）。或为不规则圆柱状、扁平块状，表面灰白色至淡黄白色（人工割脂）。质脆易碎，断面平坦乳白色。放置后颜色变深。气芳香、味微辛，嚼之有砂粒感。

【贮藏与养护】箱装或桶装。密闭，置阴凉干燥处。本品含有挥发性成分，易挥发，且长期接触空气易氧化颜色逐渐加深，因此，长期存放时应密闭。

【质量评价】

1. 经验鉴别　以油性大，味香浓，无杂质者为佳。

2. 纯度检查　①干燥失重：减失重量不得过 2.0%。②总灰分：不得过 0.50%。③醇中不溶物：不得过 2.0%。

3. 含量测定　用高效液相色谱法测定，药材以干燥品计算，含总香脂酸以苯甲酸（$C_7H_6O_2$）计，不得少于 27.0%。

【附注】进口安息香主要有以下两种。

1. 泰国安息香　来源与国产安息香相同，主要由越南、老挝、泰国进口。商品为扁平颗粒或结成团块，颗粒直径 1～5cm，表面黄棕色，内面乳白色。本品含总香脂酸约 39%，其中绝大部分为苯甲酸，肉桂酸含量极少。

2. 苏门答腊安息香　来源为同科植物安息香树 *Styrax benzion* Dryand.，分布于印度尼西亚苏答门腊。商品为球状颗粒或结成团块，表面不平坦，红棕色或灰棕色，嵌有黄白色不透明杏仁状碎粒，常温时质脆，加热软化，有香气，嚼之带砂性。本品含总香脂酸约 26.0%～35.0%。

阿　魏

Ferulae Resina

【别名】臭阿魏。

【来源】本品为伞形科植物新疆阿魏 *Ferula sinkiangensis* K. M. Shen 或阜康阿魏 *Ferula fukanensis* K. M. Shen 的树脂。新疆阿魏主产于新疆伊犁哈克自治州，阜康阿魏主产于新疆阜康等地。中亚地区伊朗、阿富汗等地也有分布。

【采收】春末夏初盛花期至初果期，分次由茎上部往下斜割，收集渗出的乳状树脂，至无树脂渗出为止。

【加工】采收后拣去杂质，阴干，即可。

【商品规格】统货，不分等级。呈不规则的块状和脂膏状。颜色深浅不一，表面蜡黄色至棕黄色。块状者体轻，质地似蜡，断面稍有孔隙；新鲜切面颜色较浅，放置后色渐深。脂膏状者黏稠，灰白色。具强烈而持久的蒜样特异臭气，味辛辣，嚼之有灼烧感。

【贮藏与养护】箱装。密闭，置阴凉干燥处。

本品具有强烈持久的特异蒜臭气味，应注意密闭保存。

【质量评价】

1. 经验鉴别 以块状、蒜臭气强烈、断面乳白色或稍带微红色、无杂质者为佳。

2. 纯度检查 ①水分：不得过8.0%。②总灰分：不得过5.0%。

3. 浸出物 醇溶性浸出物（热浸法，用乙醇作溶剂），不得少于20.0%。

4. 含量测定 用挥发油测定法测定，本品含挥发油不得少于10.0%（ml/g）。

儿 茶
Catechu

【别名】儿茶膏、孩儿茶、黑儿茶。

【来源】本品为豆科植物儿茶 *Acacia catechu* （L. f.）Willd. 的去皮枝、干的干燥煎膏。主产于云南勐腊、景洪等地。广东、福建、广西、海南等省区亦产。

【采收】一般在12月至次年3月，采集儿茶的树干、树枝，除去树皮。

【加工】把除去树皮的枝、干砍成碎块，加水熬煮，过滤，滤液浓缩成糖浆状，冷却，倒入特制的模型内，阴干，打碎成不规则块状；或倒入特制的模型后，稍冷凝固，用竹刀或木刀划成2cm左右的方块，阴干。

【商品规格】统货，一般不分等级。呈方形或不规则块状，大小不一，表面棕褐色或黑褐色，光滑而稍有光泽。质硬，易碎，断面不整齐，具光泽，有细孔，遇潮有黏性。气微，味涩、苦，略回甜。

【贮藏与养护】内衬塑料袋的编织袋、麻袋包装，置干燥处存放。本品为水溶性煎煮物，易吸湿，注意防潮。

【质量评价】

1. 经验鉴别 以蓝色均匀、体轻能浮于水面、火烧时产生紫红色烟雾时间长者为佳。

2. 纯度检查 水分：不得过17.0%。

3. 含量测定 用高效液相色谱法测定，本品含儿茶素（$C_{15}H_{14}O_6$）和表儿茶素（$C_{15}H_{14}O_6$）的总量不得少于21.0%。

五 倍 子
Galla Chinensis

【别名】花倍、角倍、独角倍、肚倍。

【来源】本品为漆树科植物盐肤木 *Rhus chinensis* Mill.、青麸杨 *Rhus potaninii* Maxim. 或红麸杨 *Rhus punjabensis* Stew. var. *sinica* （Diels）Rehd. et Wils. 叶上的虫瘿，主要由五倍子蚜 *Melaphis chinensis* （Bell）Baker 寄生而形成。主产于贵州遵义、道真、湄潭，四川酉阳、涪陵、大竹，湖北利川、宣恩、恩施、竹山、房县、竹溪，湖南桑植、大庸、龙山、永顺，云南盐津、彝良、昭通，广西龙胜、桂林、柳州，陕西西乡、洋县、城固等地。

【采收】立秋至白露前由青转成黄褐色时采摘，以五倍子已长成而里面的蚜虫尚未穿过瘿壁时为最佳。此时的五倍子形似饱满的橄榄，外表呈棕色或黄色，带有少量灰白色的丝状毛茸，皮壁厚约1cm，内藏有翅或有翅芽的灰色蚜虫。若不及时采收，其内部水分将逐渐减少，在阳光曝晒下，最后破裂。

【加工】将摘下的虫瘿置沸水中略煮或蒸至外表面变灰以杀死内部蚜虫。加工时，要火大、水多，水沸腾时投入五倍子，快速浸烫，待五倍子表面由黄褐色转为灰色时，立即捞出，晒干或微火烘干，倍壳质硬声脆、手压能破成碎片即可，成品含水量不超过14%。

【商品规格】按外形不同商品药材分为"肚倍"和"角倍"。

1. **肚倍**   呈长圆形或纺锤形囊状，长2.5~9cm，直径1.5~4cm。表面灰褐色或灰棕色，微有柔毛。质硬而脆，易破碎，断面角质样，有光泽，壁厚0.2~0.3cm，内壁平滑，有黑褐色死蚜虫及灰色粉状排泄物。气特异，味涩。

2. **角倍**   呈菱形，具不规则的钝角状分枝，柔毛较明显，壁较薄。

【贮藏与养护】麻袋包装，或用内衬席子的树条筐盛装，每件40kg左右。贮藏于干燥通风处。

该品吸潮易霉变。为害的仓虫有小圆皮蠹、花斑皮蠹、黑拟谷盗、赤拟谷盗、药材甲等。贮藏入库前应严格检查，避免已吸潮的混入，引起霉变及虫蛀。本品质脆易碎，搬运操作应防止重压，以免破碎。经常检查，发现虫害，可使用磷化铝或溴甲烷熏蒸。发现霉迹，应及时翻晒、挑拣。

【质量评价】

1. **经验鉴别**   以个大、完整、壁厚、色灰褐者为佳。

2. **纯度检查**   ①水分：不得过12.0%。②总灰分：不得过3.50%。

3. **含量测定**   照鞣质含量测定法测定，本品含鞣质不得少于50.0%；照高效液相色谱法测定，本品含鞣质以没食子酸（$C_7H_6O_5$）计，不得少于50.0%。

芦 荟
Aloe

【别名】老芦荟、洋芦荟。

【来源】百合科植物库拉索芦荟 *Aloe barbadensis* Miller 叶的汁液浓缩干燥物。原产非洲北部地区，目前于南美洲的西印度群岛广泛栽培，中国福建、台湾、广东、广西、四川、云南等地有栽培。

【采收】一年左右的芦荟，全年可采，每年可采4~5次。一般从植株下部开始割取成熟叶片，采收时在叶鞘处轻划一刀，然后顺势剥下。

【加工】将叶片切口向下，排列在"V"字形木槽两侧，使叶汁流入木槽，收集流出的汁液于容器中，蒸发浓缩至适当的浓度，冷却凝固，即得。

【商品规格】商品称为老芦荟。呈不规则块状，常破裂为多角形，大小不一。表面呈暗红褐色或深褐色，无光泽。体轻，质硬，不易碎碎，断面粗糙或显麻纹。富吸湿性。有特殊臭气，味极苦。

【贮藏与养护】木箱或纸板箱包装，置于阴凉干燥处存放。

本品易吸湿，注意防潮。

【质量评价】

1. 经验鉴别　以黑色略带棕色、不糊不碎、尝之收涩性强者为佳。

2. 纯度检查　①水分：不得过6.0%。②总灰分：不得过2.0%。

3. 含量测定　照高效液相色谱法测定，本品含芦荟苷（$C_{21}H_{22}O_9$）不得少于18.0%。

【附注】国际市场上商品还有"新芦荟"，为同科植物好望角芦荟 Aloe *ferox* Miller 叶的汁液浓缩干燥物。主产于非洲产部，多为栽培。2010年版《药典》没有收载。本品表面呈暗褐色，略显绿色，有光泽。体轻，质松，易破碎，断面玻璃样而有层纹。有特殊臭气，味极苦。

青　黛

Indigo Naturalis

【别名】蓝靛、靛花、靛沫、青缸花、蓝露、淀花。

【来源】本品为爵床科植物马蓝 *Baphicacanthus cusia*（Nees）Bremek.、蓼科植物蓼蓝 *Polygonum tinctorium* Ait. 或十字花科植物菘蓝 *Isatis indigotica* Fort. 的叶或茎叶经加工制得的干燥粉末、团块或颗粒。主产于福建仙游，量大、质优，习称"建青黛"，以马蓝为原料。江苏武进、如皋、江阴等地生产的青黛由菘蓝制成，河北安国、蓟县等地主产的青黛由蓼蓝制成。

【采收】夏秋两季，当植物的叶生长茂盛时，选择生长旺盛的优质叶或茎叶作为原料。

当大青叶生长由墨色渐转青灰白色，手抓感自发脆并易碎的头刀叶或二刀鲜叶（三刀叶渐质次），趁早晨露水割取作加工青黛原料。

【加工】将上述鲜茎叶50kg，拣去杂质，清水洗净，置大缸或木桶中，加入清水300~400kg，并用适当物品压紧（一般用竹帘），使茎叶全部淹于水中。浸泡2~3天，至叶腐烂，茎脱皮时，捞去茎叶渣及液面泡状物，随即进行打靛。每100kg茎叶加熟透石灰8~10kg，充分搅拌，待浸液由乌绿色转变为紫红色时，捞取液面泡沫，在烈日下晒干。

加工时，茎叶浸泡时间及加入石灰的量是影响青黛质量的关键因素。茎叶浸泡时间一般以叶腐烂、茎脱皮、枝脱节为度。在打靛中加入石灰液的量一定要适度，多加石灰液搅拌省力并易打靛，但其色质浅，靛蓝的含量低。如石灰液加得过少，打靛困难，分离又不好。其经验的检测方法为：取草纸1张，用手指拈取沉淀物于草纸上，干后的颜色如为灰白色，可适当减少石灰液的量，以呈深蓝色或浅蓝色为上乘。

【商品规格】商品一般不分规格。为深蓝色的粉末，体轻，易飞扬；或呈不规则多孔性的团块、颗粒，用手搓捻即成细末。微有草腥气，味淡。按照色泽和重量分两个等级。一等品：色纯青、体轻。二等品：色较差，带灰白色，体较重。

【贮藏与养护】内衬塑料袋的编织袋、麻袋包装，置干燥处存放。

【质量评价】

1. **经验鉴别** 以粉细、色深蓝、质轻而松、嚼之无沙石感者为佳。

2. **纯度检查** ①水分：不得过 7.0%。②水溶性色素：取本品 0.5g，加水 10ml，振摇后放置片刻，水层不得显深蓝色。

3. **含量测定** 照高效液相色谱法测定，本品含靛蓝（$C_{16}H_{10}N_2O_2$）不得少于 2.0%，含靛玉红（$C_{16}H_{10}N_2O_2$）不得少于 0.13%。

海 金 沙
Lygodii Spora

【别名】海金砂、左转藤灰。

【来源】本品为海金沙科植物海金沙 *Lygodium japonicum*（Thunb.）Sw. 的干燥成熟孢子。主产于广东、浙江、江苏、湖北、湖南等省。

【采收】9~11 月孢子成熟未脱落前采收，晴天早晨割下藤叶。

【加工】割下茎叶后，放在衬有纸或布的筐内，于避风处晒干。然后用手搓揉，或用竹、木棍敲打，使叶背上的孢子脱落，再用细筛筛去茎叶，晒至足干。因海金沙孢子很轻，晒、筛时应小心风吹散失。

【商品规格】统装，一般不分等级。呈粉末状，棕黄色或浅棕黄色。体轻，手捻有光滑感，置手中易由指缝滑落。气微，味淡。

【贮藏与养护】内衬塑料袋的编织袋、麻袋包装，置干燥处存放。本品遇火易燃烧，应远离火源。

【质量评价】

1. **经验鉴别** 以质清，色棕黄，有光滑感，无杂质者为佳。

2. **纯度检查** 总灰分：不得过 16.0%。

第八节 动物类药材

土 鳖 虫
Eupolyphaga Sue Steleophaga

【别名】土元、地鳖虫、䗪虫。

【来源】本品为鳖蠊科昆虫地鳖 *Eupolyphaga sinensis* Walker 或冀地鳖 *Steleophaga plancyi*（Boleny）的雌虫干燥体。地鳖主产于江苏苏州、南通，河南南阳、信阳及安徽、湖北等地。商品称"苏土鳖"。冀地鳖主产于河北、北京、山东等地，辽宁、山西、河南北部也产，商品称"汉土鳖"。其中以江苏所产者品质最优。各地均有人工养殖。

【采收】野生者在夏、秋季捕捉，夏季伏天为盛产期，一般用食饵，如在地面散撒炒香的麸、糠，或夜间用灯光诱捕，也可用草垫、麻布在土鳖活动处引诱聚居后翻捕。人工饲养者随时捕捉。

【加工】

1. 晒干法 捕捉后，去掉杂质，然后禁食1天，以消化尽体内的食物，排尽粪尿，使其空腹。用清水冲洗，除去体表的污泥杂质，再把虫体放入开水中烫泡3~5分钟，捞出，用清水洗净，摊放在竹帘或平板上，在阳光下曝晒3~5天，以干而具有光泽、虫体平整而不碎较为适宜。

2. 烘干法 把烫死冲洗干净的虫体用文火烘干，温度控制在50℃~60℃，待虫体干燥后即可。烘干时一定要从低温逐渐升至高温，以防烘焦虫体。如遇阴雨天，又无烘箱时，可用铁锅烘干，即将洗净烫死的虫体装入铁丝网内，置锅内烘烤，温度为50℃左右，烘烤时不断翻动，使其受热均匀，以防烤焦。

【商品规格】按其产地分为"苏土鳖"和"汉土鳖"两种规格。均为统货。

1. 苏土鳖 呈扁平卵形，长1.3~3cm，宽1.2~2.4cm。前端较窄，后端较宽，背部紫褐色，具光泽，无翅。前胸背板较发达，盖住头部；腹背板9节，呈覆瓦状排列。腹面红棕色，头部较小，有丝状触角1对，常脱落，胸部有3对，具细毛和刺。腹部有横环节。质松脆，易碎。气腥臭，味微咸。

2. 汉土鳖 长2.2~3.7cm，宽1.4~2.5cm。背部黑棕色，通常在边缘带有淡黄褐色斑块及黑色小点。

【贮藏与养护】纸箱、木箱或其他硬质容器盛装，内衬防潮油纸，置干燥通风处。本品易虫蛀、霉变变色，箱内若撒放一些花椒、山苍子等，可防虫蛀。

【质量评价】

1. 经验鉴别 以虫体完整、个头均匀、体肥、色紫褐色、腹中杂质少者为佳。

2. 纯度检查 ①杂质：不得过5.0%。②水分：不得过10.0%。③总灰分：不得过13.0%。④酸不溶灰分：不得过5.0%。

3. 浸出物 水溶性浸出物（热浸法，用水作溶剂）不得少于22.0%。

牛 黄

Bovis Calculus

【别名】西黄、丑宝、丑黄、胆黄。

【来源】本品为牛科动物牛 *Bos taurus domesticus* Gmelin 的干燥胆结石。国产牛黄全国各地均有分布。陕西、甘肃、新疆等地产的称"西黄"；产于北京、天津、河北、天津及内蒙古的称"京黄"；产于东北黑龙江、辽宁、吉林的称"东黄"；产于江苏、浙江的称"苏黄"；产于广东、广西的称"广黄"。

进口牛黄主产于印度、加拿大、阿根廷、巴西、乌拉圭、智利、澳大利亚等国，过去集散于美国旧金山，称"金山黄"。产于印度的称"印度黄"。产于澳大利亚的称"澳洲黄"。

【采收】全年均可收集，多发现于各地屠宰场。宰牛时检查胆囊、胆管及肝管，如有结石，立即取出，如发现胆囊内有块状物，剪开胆嘴，将胆汁倒入纱布或绢箩筛内，滤去胆汁，取出结石。取于胆囊，形较圆者，称为"胆黄"或"蛋黄"；取于胆管、肝管者，呈管状，称为"管黄"。

【加工】取出结石，除净附着的薄膜，用吸潮软纸包裹，外用灯心草或棉花等包紧，吊于阴凉处，至半干时用线扎好，防止崩裂破碎，阴干。切忌风吹、日晒及火烘，以防碎裂或变色。

【商品规格】过去分为国产牛黄和进口牛黄。国产牛黄按产地不同分为"西牛黄"、"京牛黄"、"东牛黄"、"苏牛黄"、"广牛黄"；进口牛黄分为"印度牛黄"、"金山牛黄"等。按其来源和形状不同分为"胆黄"和"管黄"两种，以"胆黄"为一等品、"管黄"为二等品。

现行规格为统货，分两个等级。一等品：呈卵形、类球形或三角形。表面金黄色或黄褐色，有光泽。质松脆。断面棕黄色或金黄色，有同心层纹。气清香、味微苦后甘。大小不分，间有碎块。二等品：呈管状或胆汁渗入的各种块黄，表面黄褐色或棕褐色。断面棕褐色；其余同上。

【贮藏与养护】塑料袋包装，再装入衬有棉花、软纸或灯心草的铁盒或木盒内密封，置阴凉干燥处。遮光、密闭，防潮、防压。

牛黄属贵重药材，质轻易碎，易吸潮变质，故应密封、防压。长时间光照，可使颜色加深，存放时要遮光；牛黄亦不宜冷藏，以免变黑。

【质量评价】

1. **经验鉴别**　以完整、表面黄红色至棕黄色、质酥脆、断面层纹清晰而细腻、气清香而凉、味苦而后甜者为佳。

2. **纯度检查**　①水分：不得过 9.0%。②总灰分：不得过 10.0%。③游离胆红素测定：用紫外－可见分光光度法，在 453nm 波长测定吸光度，不得过 0.70。

3. **含量测定**　用薄层色谱扫描法测定，本品按干燥品计算，含胆酸（$C_{24}H_{40}O_5$）不得少于 4.0%。用紫外－可见分光光度法，在 533nm 波长测定吸光度，本品按干燥品计算，含胆红素（$C_{33}H_{36}N_4O_6$）不得少于 35.0%。

【附注】

1. **人工牛黄**　为牛胆粉、胆酸、猪去氧胆酸、牛磺酸、胆红素、胆固醇及微量元素等加工制成。呈黄色疏松粉末，味苦微甘，无清凉感。《药典》已收载，是一种牛黄代用品，仅用于一般制剂。人工牛黄含有胆酸，其功效主要是消炎，由于人工牛黄的胆红素和牛磺酸的含量低，因此人工牛黄对中枢神经无作用。国家食品药品监督管理局曾规定，"安宫牛黄丸"等 42 种临床急重病症用药不得以人工牛黄替代天然牛黄入药。

2. **人工培植牛黄**　天然牛黄因来自个别病牛体，产量供不应求，近年来为解决牛黄药源不足，目前已成功地在活牛体内培植牛黄，此种药材称为"人工培植牛黄"。现将人工培植牛黄的方法介绍如下：凡计划施行手术的牛，术前需做检查。术前应禁食8~12小时，但饮水不限。术前要准备好手术器械，核体（即埋入胆囊内的异物）一般采用塑料制成。手术的进行可按常规外科方法处理。培核1~2年便可取黄。取黄方法与培植手术相同。核体从牛胆囊中取出后，先用吸水纸轻擦表面，除去胆汁黏液等，然后烘干（温度控制在50℃~60℃）或在通风处阴干。上述加工方法所得牛黄为不规则碎片状，研粉后即可用于制剂。现注射法牛体培育牛黄已成功，克服了手术育黄的弊端，提高了培育牛黄的技术水平。

水 蛭
Hirudo

【别名】蚂蟥、马蛭、马鳖。

【来源】本品为水蛭科动物蚂蟥 *Whitmania pigra* Whitman、水蛭 *Hirudo nipponica* Whitman 或柳叶蚂蟥 *Whitmania acranulata* Whitman 的干燥全体。蚂蟥主产于河北、山东、安徽、江苏等地；水蛭全国各地均产，主产于山东、江苏、湖北、四川等地；柳叶蚂蟥主产于河北、安徽、江苏、福建等地。以野生为主，个别地区有少量人工饲养。

【采收】一年可采收2次，第一次在6月中下旬，第二次在9月中下旬。水蛭的捕捞有多种方法，除用网捕外，还可采用以下简易方法。

1. **竹筛收集法** 用竹筛裹着纱布、塑料网袋，中间放动物血或动物内脏，然后用竹竿捆扎好，放入水田、池塘、湖泊等处，第二天收起竹筛，可捕到水蛭。

2. **竹筒收集法** 把竹筒劈为两半，将中间涂上动物血，再将竹筒复原捆好，放入水田、池塘、湖泊等处，第二天就可收集到水蛭。

3. **丝瓜络捕捉法** 将干丝瓜络浸入动物血中吸透，然后晒干或烘干，用竹竿扎牢放入水田、池塘、湖泊等处，次日收起丝瓜络，就可抖出水蛭。

4. **草把捕捉法** 先将干稻草扎成两头紧中间松的草把，将动物血注入草把内，横放在水塘进水口处，让水慢慢流入水塘，4~5小时后即可取出草把，收取水蛭。

【加工】捕后将水蛭洗净，用沸水烫死或用石灰、草木灰将其闷死，再加工成药材。蚂蟥晒干或低温烘干，为"宽水蛭"；水蛭用线从其中段穿起晒干或低温烘干，为"小水蛭"；柳叶蚂蟥用线或小竹片穿起两端并拉长，挂起晒干或低温烘干，为"长条水蛭"。

【商品规格】商品分为"宽水蛭"、"小水蛭"及"长条水蛭"三种规格。均为统货。通常认为"小水蛭"为佳。

1. **宽水蛭** 呈扁平纺锤形，有多数环节，长4~10cm，宽0.5~2cm。背部黑褐色或黑棕色，稍隆起，用水浸后，可见黑色斑点排成5条纵纹；腹面平坦，棕黄色。两侧棕黄色，前端略尖，后端钝圆，两端各具1吸盘。前吸盘不显著，后吸盘较大。质脆，易折断，断面胶质状。气微腥。

2. **小水蛭** 扁长圆柱形，体多弯曲扭转，长 2 ~ 5cm，宽 0.2 ~ 0.3cm。

3. **长条水蛭** 狭长而扁，长 5 ~ 12cm，宽 0.1 ~ 0.5cm。

【贮藏与养护】水蛭干品易吸湿受潮和虫蛀，应装入布袋，外用塑料袋密封。置通风、阴凉、干燥处，防霉、防蛀。

【质量评价】

1. **经验鉴别** 以体小、条整齐、黑褐色、无杂质者为佳。

2. **纯度检查** ①水分：不得过 18.0%。②总灰分：不得过 10.0%。③酸不溶灰分：不得过 2.0%。

3. **酸碱度测定** 取本品粉末（过三号筛）约 1g，加入 0.9% 氯化钠溶液 10ml，充分搅拌，浸提 30 分钟，并时时振摇，离心，取上清液，照 pH 值测定法测定，应为 4.5 ~ 6.5。

4. **浸出物** 醇溶性浸出物（热浸法，用稀乙醇作溶剂）不得少于 15.0%。

5. **含量测定** 本品每 1g 含抗凝血酶活性水蛭应不低于 16.0U，蚂蟥、柳叶蚂蟥应不低于 3.0U。

地 龙
Pheretima

【别名】蚯蚓、土龙、地龙子、曲蟮、蚯蚓干。

【来源】本品为钜蚓科动物参环毛蚓 *Pheretima aspergillum*（E. Perrier）、通俗环毛蚓 *Pheretima vulgaris* Chen、威廉环毛蚓 *Pheretima guillelmi*（Michaelsen）或栉盲环毛蚓 *Pheretima pectinifera* Michaelsen 的干燥体。前一种习称"广地龙"，后三种习称"沪地龙"。广地龙主产于广东、广西、海南、福建及台湾等地；沪地龙主产于上海、江苏、浙江、安徽、山东、河南等地。广地龙以广东南海、灵山，广西横县为道地产区。

【采收】人工饲养的蚯蚓应适时捕收成蚓；野生蚯蚓一般在 5 ~ 9 月捕收，但以春末夏初为捕收最佳时期，此时气温适宜，雨水充沛，为蚯蚓生长繁殖盛期。一天之中，以早晨最好，此时气温适中，光照较弱，近地面空气湿度较大，蚯蚓大多集中在上层土壤中活动。捕收方法主要有以下几种。

1. **灌水捕捉法** 蚯蚓怕积水，可用灌水方法引蚯蚓出穴时捕捉。也可春耕时在水田里捕捉。

2. **堆料诱捕法** 把已经发酵熟透的饲料，堆放在要诱取蚯蚓的地方（如田边、菜园），饲料堆高为 30 ~ 40cm，宽 40 ~ 50cm，长度不限，一般堆置 3 ~ 5 天后，就有蚯蚓聚集，即可用铁铲翻开捕收。如果加 50% 泥土混合发酵作饲料，诱捕的效果更好。或在清晨或雨后，用鲜辣蓼草 1kg，茶麸 0.2kg 捣烂成糊状，加入清水约 50kg，撒泼在蚯蚓较多的地方，几分钟后，蚯蚓受刺激出土，即可捕捉。

3. **挖掘法** 选择腐殖质丰富、土壤肥沃、湿润、疏松的地方（如菜园），用铁铲翻土捕收。

4. **拾取法** 蚯蚓喜栖黑暗环境，春末每逢晚上下雨，在凌晨 3 ~ 4 点钟时，蚯蚓喜将头钻出地面（当地习称"打雾"），并发出"吱、吱"的叫声，此时可携手电筒等顺声寻觅。捕捉时，用手抓住头部拔出，为避免拔断，须做到动作敏捷、既抓又拔，如遇到蚯蚓猛力下缩时，应先抓住不动，待其下缩力减弱时，再快速拔出。暴雨前后，气压下降，天气闷热或雨后夜晚，蚯蚓大量出土，是人工捕捉的好时机。

5. **化学捕捉法**　在捕收蚯蚓的地方喷洒浓度为15%的高锰酸钾溶液，每平方米约用7L。也可以喷洒浓度为0.55%的甲醛溶液，每平方米用量为13.7L。蚯蚓很快会爬到地面上来，捕收极为方便。

【加工】可随采随时加工，以每年的5～9月份的晴天为宜，蚯蚓加工折干率高，且质量较好。将捕捉的蚯蚓用草木灰、木屑或米糠拌和，温水浸泡去其体外黏液，及时用刀或剪将其自头至尾剖开，刮去腹内泥土杂物，用清水洗净，将其拉直，贴在木板上或竹片上，及时晒干或低温烘干。

【商品规格】按来源分为"广地龙"与"沪地龙"两种。一般为统货。

1. **广地龙**　去内脏，加工成片状、条长，质韧，背部色黑，腹部色浅黄，横纹清楚。

2. **沪地龙**　条短，质脆，背部色棕褐，腹面色棕黄。全开（自头至尾剖开，称净地龙）或半开（两头未剖开）。

【贮藏与养护】木箱、纸箱或麻袋包装。贮存于通风干燥处，密闭，防霉、防蛀及防鼠。

地龙易虫蛀、发霉、鼠盗。库房温度30℃以下，相对湿度70%～75%较适宜。危害的仓虫有烟草甲、赤拟谷盗、黑粉虫、花斑皮蠹、火脚皮蠹、赤足郭公虫等，常潜匿在虫体皮肉碎屑中，蛀蚀品表面有多数蛀洞，碎屑中常见巢、蛹。可与花椒同贮。受潮后，地龙皮肉发软，中间有丝状霉迹，有腥臭味，货垛中心有发热现象。贮藏期间，应定期检查，发现吸潮、返软，置通风干燥处阴干。注意防鼠。可用磷化铝熏杀，不宜使用硫黄熏蒸。有条件的地方，可用密封抽氧充氮养护。

【质量评价】

1. **经验鉴别**　以条大、肉厚、干燥、无杂质、无臭味者为佳。其中广地龙质量比沪地龙好。

2. **纯度检查**　①杂质：不得过6.0%。②水分：不得过12.0%。③总灰分：不得过10.0%。④酸不溶性灰分：不得过5.0%。

3. **有害物检查**　重金属不得过百万分之三十。

4. **浸出物**　水溶性浸出物（热浸法，用水作溶剂）不得少于16.0%。

全 蝎

Scorpio

【别名】钳蝎、全虫、蝎子、山蝎。

【来源】本品为钳蝎科动物东亚钳蝎 *Buthus martensii* Karsch 的干燥体。主产于山东、河南等地，河北、辽宁、安徽及湖北亦产。其中主产于山东沂蒙山区者称"东全虫"或"沂蒙全蝎"，主产于河南禹县等地者称"会全虫"或"南全虫"。野生或人工饲养，近几年人工养殖产量大。

【采收】春、夏、秋季均可以采收，尤以清明至立夏捕捉质较佳。清明至谷雨前后捕捉者，称为"春蝎"，此时未食泥土，品质较佳；夏季产量较多，称为"伏蝎"，因已食泥土，品质较次。若为养殖，隔年收捕1次，一般在秋季晚上，用灯光诱捕，待蝎子出动后，可直接将蝎用竹筷或镊子夹住放在收集容器中；如果采用房养或内部设置较复杂、难以拆卸的蝎窝，可向窝内喷白酒或乙醇，蝎因受乙醇刺激而跑出，即可以进行捕收。

【加工】

1. **淡全蝎**　把蝎放入冷水中浸泡，待其吐出泥土，洗净，再放入沸水中煮。水沸腾时，加入蝎，然后再加入适量的凉水，继续加热，待水再度沸腾时将蝎子捞出，晒干即可。注意煮蝎子的时间不可过长，以免破坏蝎体的有效成分。

2. **盐全蝎**　先将蝎子放入冷水盆中，洗掉身上的泥土，然后再冲洗几遍，洗净后，放入盐水锅内浸泡6~12小时（盐水浓度为4%~5%，每1000g全蝎用盐120~200g）捞出，然后放入沸盐水中煮10~20分钟，至全身僵硬，再捞出（取出检查，用手挤压蝎子的后腹部，蝎子能够挺直竖起，背部显出一条沟，腹部瘪陷时，即可），摊放于通风处阴干。切忌在阳光下曝晒，因为日晒后使蝎体泛出盐晶而易返潮。阴干后的咸全蝎在入药时用清水漂洗盐质，以减少食盐的含量。

【商品规格】按加工方法不同分为淡水蝎、盐水蝎两种。按产地又分为会全虫（河南）、东全虫（山东）两种。全蝎的特征为头胸部与前腹部呈扁平长椭圆形，后腹部呈尾状，皱缩弯曲，完整者体长约6cm。头胸部呈绿褐色，前面有1对短小的螯肢和1对长大的钳状脚须，形似蟹螯，背面覆有梯形背甲，腹部有足4对，均为7节，末端各具2爪钩；前腹部由7节组成，第7节色深，背甲上有5条隆脊线。背面绿褐色，后腹部棕黄色，6节，节上均有纵沟，末节有锐钩状毒刺，毒刺下方无距。气微腥，味咸。按等级可分为四个等级：一等品：完整率为95%以上。二等品：完整率为85%以上。三等品：完整率为75%以上。四等品：完整率为65%以上。

【贮藏与养护】全蝎晾干后，按不同的商品规格分等级装进塑料袋，每0.5kg或1kg为一袋封口包装。置于阴凉干燥处贮存，防霉、防潮、防虫蛀、防干裂。

全蝎易虫蛀、霉变及变色。大宗药材最好单库存放或冷藏。可与昆布同贮，避免了吸潮剂对药物的污染。或与花椒同放入石灰箱内贮存。盐全蝎在夏季易因返卤而缺肢少尾，但一般不会被虫蛀；淡全蝎不会返卤，形体很完整，但容易被虫蛀，受潮霉变。故盐全蝎需注意防潮，淡全蝎则需防虫、防霉。

【质量评价】

1. **经验鉴别**　以干燥、体大、身体完整、色黄绿、空腹、没有杂质、没有盐霜者为佳。

2. **浸出物**　醇溶性浸出物（热浸法，用稀乙醇作溶剂）不得少于20.0%。

阿 胶

Asini Corii Colla

【别名】驴胶、驴皮胶、东阿阿胶。

【来源】本品为马科动物驴 *Equus asinus* L. 的干燥皮或鲜皮经煎煮、浓缩制成的固体胶。主产于山东、浙江、河北、北京、河南、江苏、上海、天津等地,以山东东阿所产最为著名。

【采收】人工饲养,全年均可采收加工,但一般在10月至翌年5月更好,此时驴皮较厚,质量比较好。

【加工】先将新鲜健康驴皮,剔除残肉,放到容器内,用清水浸泡2~3天,每天换水1~2次,软后取出,除去驴毛,洗净杂物,切成10cm³的小块,再用水浸泡使之白净,放入沸水中煮约10分钟,待皮卷缩时捞出,再放入熬胶锅内。按1:5的比例加入清水进行熬炼,煎熬3昼夜,随时添足蒸发掉的水分,每2~3小时搅拌1次。待液汁黏稠、皮块变软时,改用文火煨20小时左右,趁热添加沸水搅拌,滤去皮渣,滤汁加少量明矾拌匀后静置沉淀。取上清液用大火浓缩到原量约一半时改用文火,并不时铲动锅底,以防焦化。临出锅前2小时加入黄酒和冰糖(每100kg驴皮用黄酒和冰糖各7.5kg,冰糖先溶化过滤)以矫味,用文火熬至挑起胶汁呈片状缓慢落下时,加入麻油(每100kg驴皮用1.25kg麻油)以减低胶的黏性,搅拌均匀后停火出锅。将浓缩的胶汁注入预先涂过香油的不锈钢盘中,冷却凝固后取出,切成 (8~10) cm× (3.5~4.5) cm× (0.7~1.5) cm的长方块,晾于网架上,每隔2~3天翻转1次,基本晾干后码入木箱中密封暂存5~6天,使其胶心水分透出,胶面回软时再取出按上法反复晾几次,直至完全干燥。

【商品规格】商品规格分250g或500g。一般为统货,不分等级。呈长方形块、方形块或丁状。棕色至黑褐色,有光泽。质硬而脆,断面光亮,碎片对光照射呈棕色半透明状。气微,味微甘。

【贮藏与养护】工业化生产现多用锡箔纸或铝塑泡罩密封包装,再用纸盒包装,分250g包装、500g包装。置阴凉干燥处存放。

阿胶受热会产生裂纹或崩口,受潮会吸湿霉变,故宜采用密封包装。贮藏的库房温度宜控制在25℃以下,安全相对湿度为65%~70%。防热、防潮、防霉、防止软化或碎裂。

【质量评价】

1. **经验鉴别** 以色匀、质脆、半透明、断面光亮、无腥臭气者为佳。

2. **纯度检查** 水分:不得过15.0%。水不溶物:不得过2.0%。

3. **有害物质检查** 铅不得过百万分之五;镉不得过千万分之三;汞不得过千万分之二;铜不得过百万分之二十;砷不得过百万分之二。

4. **含量测定** 按高效液相色谱法测定,药材以干燥品计算,含L-羟脯氨酸不得少于 8.0% ，甘氨酸不得少于 18.0% ，丙氨酸不得少于 7.0% ，卜脯氨酸不得少于 10.0% 。

【附注】阿胶为传统常用中药材，但加工过程复杂，质量较难控制。为了保证质量，现已实现工业化生产，生产资质须有由国家主管部门审批。

鹿 茸
Cervi Cornu Pantotrichum

【别名】梅花鹿茸：黄毛茸、花茸；马鹿茸：青毛茸、草茸。

【来源】本品为鹿科动物梅花鹿 Cervus nippon Temminck 或马鹿 cervus elaphus Linnaeus 的雄鹿密生茸毛尚未骨化的幼角。前者习称"花鹿茸"或"黄毛茸"，后者习称"马鹿茸"或"青毛茸"。花鹿茸主产于吉林、辽宁、黑龙江、河北等地，品质优。马鹿茸主产于黑龙江、吉林、内蒙古等地者又称为"东马茸"，品质较优；主产于四川、云南、青海、新疆等地者又称为"西马茸"，品质较次。花鹿茸以吉林双辽、辽宁西丰为道地产区；马鹿茸以黑龙江林口、辽宁抚顺、内蒙古赤峰、新疆伊犁为道地产区。野生鹿为保护动物，药材来源主要是人工饲养。

【采收】鹿茸的采收一般有两种方法：即锯茸和砍茸。

1. **锯茸**　雄鹿从第三年开始锯茸，每年可采收 1～2 次。每年采 2 次者，第 1 次在清明后 45～50 天，习称"头茬茸"，第二次约在立秋前后，习称"二茬茸"。每年采 1 次者，约在 7 月下旬。锯时将鹿用绳索或吊圈绑定，或用麻醉药将其麻醉后绑定，用特制的茸锯在珍珠盘上侧 1.5～2.0cm 处下锯，迅速将茸锯下，锯口平面与珍珠盘平行，切勿损伤角基，进而导致生茸基础破坏。伤口敷"七厘散"或其他止血药，贴上油纸，放回鹿舍。个别鹿出血严重时，可将止血药在锯口捻压均匀后，将小塑料布覆盖锯口用草绳结扎于角基止血，24 小时内将塑料布和细草绳取下，防止时间过长导致角基坏死失去生茸能力。锯下之茸，须立即加工。

2. **砍茸**　此法现已少用，适用于生长 6～10 年的老鹿或病鹿、死鹿。老鹿一般在 6～7 月采收，先将鹿头砍下，再将鹿茸连脑盖骨锯下，刮除残肉、筋膜。

【加工】传统的鹿茸加工方法为"水煮法"，可加工成"带血茸"或"排血茸"，现多以带血茸为主。马鹿茸比梅花鹿茸大，一般加工成"带血茸"。

1. **带血茸**　带血茸是将血液干物质保留在茸内的成品茸。加工时不排血，连续水煮与烘烤，快速散失茸体内水分，自然风干，最终使其干燥。具体方法如下，①封口：收茸后锯口向上立放，勿使茸血流出。一般采用烙铁烧烙锯口的方法封口，主要目的是保血。②洗刷茸皮：经封血处理后，用 35℃～40℃温水或 2% 碱水洗刷茸表除去污物。③煮炸与烘烤：煮炸的目的是使其蛋白质变性，增加茸体通透性，便于干燥。同时使茸皮收缩排出皮血，使其颜色鲜亮，还可杀菌防腐。煮炸时间视其大小和老嫩程度而定。一般来说，收茸后前 4 天，每天煮炸 1～2 次，烘烤 2 次。从第五天起，连日或隔日回水、煮头或烘烤 1 次。到八成干时，可视情况进行不定期的煮头、烘烤。④煮头：对经处理后嘴头不饱满者还可以隔日煮头，每次煮茸尖 4～6cm 处使茸头煮软，再煮至较硬且稍有弹性。每次回水煮头后，悬挂自然风干，直到茸头满饱为止。⑤登记装箱：将干透的鹿茸用软毛刷沾温稀碱水刷洗表面，除去污垢，使茸体清洁、色泽艳丽。刷洗时防止锯口、伤口进水，随刷随擦干。最后称重登记，装箱。

2. 排血茸　先除去茸表脏物，并挤去部分血液，以提高皮表的通透性，便于脱水干燥。将其锯口部用线绷紧，缝成网状，再悬挂置沸水中反复烫 3～4 次，每次 15～20 秒，使茸血排出（现采用抽滤装置排血），至锯口处冒白沫，嗅之有蛋黄气，可见茸毛竖立、茸头有弹性为止（需 2～3 小时）。晾干，次日再烫数次，风干或烤干。烘烤以 60℃～70℃ 的无烟炭火为宜，2～3 小时后，取出晾干再烤，反复烤 2～3 次，至茸皮半干时，再风干及修整。

3. 砍茸　加工方法与排血茸基本相同，但由于重量大，排血较难，所以煮炸时间长、干燥缓慢。先绷紧脑皮，然后固定于架上，如上法反复用沸水烫 6～8 小时。烫后掀起脑皮，将脑骨浸煮 1 小时，彻底挖净筋肉，用沸水烧烫脑皮至七八成熟，再阴干及修整。

此外可采用微波及远红外线法烘干或冷冻干燥法等新工艺进行加工。

【商品规格】商品分花鹿茸和马鹿茸；又可分为锯茸和砍茸。现多为锯茸。

1. 花鹿茸

（1）二杠　呈圆柱形，具有八字分岔一个，大挺，门桩相称，短粗嫩状，顶头钝圆。皮毛红棕或棕黄色。锯口黄白色，有蜂窝状细孔，无骨化圈。无拧嘴，无抽沟，无破皮，无悬皮，无乌皮，无折，无臭，无虫蛀。按外观性状及重量分为四个等级。一等品：锯口黄白色，有蜂窝状细孔。每支重85g以上。二等品：存折不超过一处，虎口以下稍显棱纹。每支重65g以上；其余同一等。三等品：枝杆较瘦，兼有悬皮、乌皮，破皮不露茸，存折不超过两处，虎口以下有棱纹。每支重45g以上；其余同一等。四等品：兼有独挺、怪角，不符合一、二、三等者，均属此等。

（2）三岔　呈圆柱形，具两个分岔，挺圆茸质松嫩，嘴头饱满。皮毛红棕或棕黄色。无乌皮（黑皮茸除外）、无抽沟、无拧嘴、无破皮、无悬皮、无折、无怪角、无臭、无虫蛀。按外观性状及重量分为四个等级。一等品：下部稍有纵棱筋，骨豆不超过茸长的30%。每支重250g以上。二等品：存折不超过一处，骨豆不超过茸长的40%。每支重200g以上；其余同一等。三等品：存折不超过二处，纵棱纹、骨豆较多，每支重150g以上；其余同一等。四等品：体畸形成怪角，顶端不窜尖，皮毛色乌暗，凡不符合一、二、三等者，均属此等。

（3）初生茸　统货：干货。呈圆柱形，圆头质嫩，锯口有蜂窝状细孔。无骨化、无臭、无虫蛀。

（4）再生茸　统货：干货。呈圆柱形，兼有独挺，圆头质嫩，锯口有蜂窝状细孔。无骨化、无臭、无虫蛀。

2. 马鹿茸

（1）锯茸　体呈支岔，类圆柱形，皮毛灰黑色或灰黄色，枝杆粗壮，嘴头饱满。

质嫩的三岔、莲花、人字等茸，无骨豆、无拧嘴、无抽沟、无破皮、无偏头、无发头、无骨折、无臭、无虫蛀。商品分五个等级。一等品：干货。质嫩的三岔、莲花等茸，无骨豆、无拧嘴、无抽沟。每支重275~450g。二等品：皮毛灰黑色或灰黄色。质嫩的四岔茸，不足275g的三岔茸、人字茸等。三等品：嫩五岔茸或老三岔茸。四等品：体呈支岔类圆柱形或畸形。老五岔、老毛杠和嫩再生茸。五等品：茸皮不全的老五岔、老毛杠和老再生茸。其余同四等。

(2) 锯血茸　茸内含血充分，分布均匀。分三个等级。一等品：茸头饱满，不空、不瘪，无骨化。肥嫩上冲的莲花、三岔茸，每支重不低于500g。二等品：茸头饱满，不空、不瘪，不足一等的莲花、三岔茸及肥嫩的四岔、人字茸，每支重300g以上。三等不足一、二等的莲花、三岔茸、四岔茸及肥嫩的畸形茸。每支重不低于250g。

【贮藏与养护】用木箱或硬纸箱包装，最好用樟木箱，或储于铁木双层箱及密闭器具内。置阴凉干燥处，密闭，防潮、防蛀。

鹿茸中油脂、蛋白类成分含量较高，贮存条件不当易走油、虫蛀。贮藏环境温度在25℃以下，安全相对湿度为65%~70%为宜。传统贮藏方法常与花椒、细辛同贮，可防虫蛀。高温高湿季节，可按件密封抽氧充氮养护。发现仓虫，可用磷化铝熏杀。有条件的可在12℃以下低温存放。

【质量评价】

1. **经验鉴别**　梅花鹿茸以粗壮、挺圆、质嫩、顶端丰满、毛细柔软、皮色红棕、有油润光泽者为佳。马鹿茸以饱满、体轻、毛色灰黑或灰黄、下部无棱线者为佳。

2. **浸出物**　醇溶性浸出物（热浸法，用70%乙醇作溶剂）不得少于4.0%。

斑 蝥

Mylabris

【别名】斑猫、斑毛、羊米虫、花壳虫、花斑蝥。

【来源】本品为芫青科昆虫南方大斑蝥 *Mylabris phalerata* Pallas 或黄黑小斑蝥 *Mylabris cichorii* Linnaeus 的干燥体。主产于河南、安徽、江苏、湖南、贵州、广西等地。其中以河南信阳、新乡及广西贵港为道地药材产区。

【采收】5~10月均可捕捉，以6~8月最盛。多在清晨露水未干，斑蝥翅湿不易起飞时捕捉。日出后可用纱兜捕捉。斑蝥对皮肤有刺激性，捕捉时应戴手套或用工具，不可直接用手接触。

【加工】将捕捉到的斑蝥闷死或用沸水烫死，取出晒干或低温烘干。

【商品规格】一般为统货，不分等级。

1. **南方大斑蝥**　呈长圆形，长1.5~2.5cm，宽0.5~1cm。头及口器向下垂，有较大的复眼及触角各1对，触角多已脱落。背部具革质鞘翅1对，黑色，有3条黄色或棕黄色的横纹；鞘翅下面有棕褐色薄膜状透明的内翅2片。胸腹部乌黑色，胸部有足3对。有特殊的臭气。

2. **黄黑小斑蝥** 体形较小，长 1~1.5cm。

【贮藏与养护】塑料袋包装，外用木箱、纸箱等包装，存放于干燥处。

斑蝥贮存条件不当易走油、虫蛀。贮藏时，用大蒜瓣或纸包樟脑同贮，密封，可防螨虫等虫害；可与花椒同贮防蛀，防霉。大量的可用磷化铝熏蒸防蛀。

【质量评价】

1. **经验鉴别** 以干燥、个大、完整、颜色鲜明、无油败气味者为佳。

2. **含量测定** 用高效液相色谱法测定，药材含斑蝥素（$C_{10}H_{12}O_4$）不得少于 0.35%。

紫 河 车
Hominis Placenta

【别名】胎盘、人胞、胞衣、胎衣、京河车、温河车、杠河车、胎胞。

【来源】本品为健康人的干燥胎盘。全国各地均产，以南京地区加工生产者最为著名。

【采收】于健康产妇分娩时收集。

【加工】将收集到的新鲜胎盘，立即放入水中漂洗掉污血，并剪去羊膜和脐带，然后挑破胎盘外皮上的血管，将血和水挤出，放入水中反复挤揉，漂洗至水清、色白为止。将漂洗干净的胎盘，放入沸水中煮至胎盘收缩且漂浮在水面后，捞出，淋干水渍，置烘箱内烘干，当碰击胎盘有响声时停止烘烤，取出。也有加工时将洗净的鲜胎盘放入花椒汤中煮 2~3 分钟后，立刻捞出，沥净水，用黄酒拌匀，蒸透，烘干。

【商品规格】一般为统货，不分等级。呈圆形或蝶状椭圆形，直径 9~15cm，厚薄不一。黄色或黄棕色，一面凹凸不平，有不规则沟纹，另一面较平滑，常附有残余的脐带，其四周有细血管。质硬脆，有腥气。

【贮藏与养护】袋装后置木箱内。干燥处存放，防蛀。

本品腥气浓烈，容易生虫，受潮后则易腐烂变质。药材干燥后，可拌入花椒或细辛，装袋，置石灰缸内，密封，置干燥处贮存。需每隔 1~2 月定期检查，发现吸湿返潮，及时通风干燥。

【质量评价】

经验鉴别 以干燥、个大、完整、色黄、无臭味、洁净者为佳。

蛤 蚧
Gecko

【别名】蛤蟹、仙蟾、大壁虎、蚧蛇。

【来源】本品为壁虎科动物蛤蚧 *Gekko gecko* Linnaeus 除去内脏的干燥体。主产于广西的龙州、百色、大新等地，广东、云南、贵州、福建等地亦产。进口蛤蚧产于越南、泰国、柬埔寨等东南亚各国。以野生为主，人工饲养产量小。

【采收】全年皆可捕捉，通常5~9月为主要捕捉季节。捕捉方法主要有3种：①光照：乘晚间蛤蚧出洞活动时，用强光照射蛤蚧，蛤蚧见强光则立即不动，捕捉。②引触：用长1m左右的细竹竿，顶端系一小撮乱毛发，伸入壁缝或洞穴，不断摇动，使蛤蚧误以为是飞虫或敌害，当蛤蚧咬住毛发时，拉出竹竿，立即捕捉。③针刺：用扎有铁针的竹竿，乘蛤蚧夜晚外出活动时刺之，立即捕捉。捕捉到的蛤蚧宜放入铁笼或竹篓内严密保管。养殖蛤蚧多在9月份捕杀。

【加工】用锤敲击蛤蚧头部，将其击昏，挖除有毒的眼球，剖开腹部，除去内脏，用干布抹去血迹（不可用水洗）。用细竹条2根，将四肢撑平，腹部撑开成椭圆形，再取一根长竹条经腹部串入头部，并用棉纸条将尾部缠捆在竹条上固定，以防止断尾。固定后，将鲜蛤蚧放入低温烘炉内，低温烘干，约8小时。烘烤时不宜翻动，当蛤蚧眼陷、尾瘪，敲击头部有响声时，即可停止烘烤。将烘干的蛤蚧，按体形大小分开，以每2只大小相同的蛤蚧为一对，腹面相对扎好，即为成品。

【商品规格】

1. 国产蛤蚧　头部较小，体壁皮厚，背青灰色，鳞细，具黄白色或灰绿色斑点。按腹背上部宽度分等级。特装：宽度8.6cm以上者；5装：宽度7.7~8.5cm；10装：宽度7.2~7.6cm；20装：宽度6.8~7.1cm；30装：宽度6~6.7cm；等外装：宽度6cm以下或无尾残次品。如再生尾长不足6cm的药材，按降一级处理。

2. 进口蛤蚧　头部较大，体壁皮薄，具橙红色斑点。按腹背上部宽度分等级。特装：宽度9.5cm以上者；5装：宽度8.5~9.4cm；10装：宽度8~8.4cm；20装：宽度7.5~7.9cm；30装：宽度6.7~7.4cm；等外装：宽度6.6cm以下或无尾残次品。

【贮藏与养护】　木箱或铁皮筒盛装。置于阴凉干燥处贮存。

本品极易受潮、霉变、虫蛀，应伴放花椒或吴茱萸存放。蛤蚧尾部为主要药用部分，需要特别注意保护。真菌常产生于躯体内表面，由于竹片掩盖，往往不容易发现，因此检查时需取开竹片。在梅雨季节前可用文火再次烘干药材，然后继续伴放一些花椒、吴茱萸或荜澄茄等于包装箱内贮存，以防虫蛀。少量药材也可用纸包装，放入石灰缸内，且需每隔半个月左右检查1次。若有虫蛀现象，也可用火烘处理。但不能用硫黄熏，以免影响品质。

【质量评价】

经验鉴别　以体大、色鲜明、撑面平整、尾全而粗长者为佳。

蛤 蟆 油
Ranae Oviductus

【别名】蛤士蟆油、田鸡油、雪蛤油。

【来源】本品为蛙科动物中国林蛙 *Rana temporaria chensinensis* David 雌蛙的干燥输卵管。主产于吉林的抚松、蛟河、桦甸、磐石，辽宁的清原、新宾、本溪，黑龙江的五常、尚志等地。内蒙古、河北、青海、西藏、贵州等地亦产。以野生为主，人工饲养产量小。

【采收】9~10月，霜降前后，为最宜捕捉季节。野生林蛙多在9月下旬到10月上旬入水冬眠。当其由山上往山下移动入水时，可在入水前用灯光诱捕；下水后可在筑坝下笼围捕或网捕；也可以在其入水后，翻石、摸洞穴捕捉。

【加工】成体雌蛙用绳穿口额，每串60~80只，悬挂在通风阴凉处晾干，即为"蛤士蟆干"。加工过程中注意防止其受冻和雨淋。将蛤士蟆干用热水（70℃）浸泡1~2分钟，取出，立即装入麻袋内闷一夜，次日待皮肉回软后剖开腹部，取出输卵管（俗称"油"），同时除去黑色子（卵细胞），放在通风处阴干。

【商品规格】商品分为四个等级。一等品：黄白色，块大整齐，有光泽，无皮膜、血筋、卵等杂质。二等品：色黄不黑，筋皮、卵等杂质不超过1%；其余同一等。三等品：外表颜色较深，筋皮、卵等杂质不超过5%；其余同一等。四等品：不符合一、二、三等者均属四等，但筋皮、卵等杂质不得过10%。

【贮藏与养护】麻袋、编织袋或纸箱、木箱包装。通风干燥处密闭保存。

本品易虫蛀、霉变、泛油。蛤蟆油多贮藏于缸中，在缸底放一碗白酒，将蛤蟆油放在铺有纸的竹篾子，密封即可。也可在缸、坛容器内喷适量高浓度白酒，但不能沾染商品，然后再进行密封。可先装入双层塑料袋内，再放入大容器内密封贮存，既能防止霉变，又能保持原有的色泽，养护效果更佳。若在霉季时，可采取5℃左右冷贮的方法，但包装必须密封，以防止潮气侵入引起霉变。

【质量评价】

1. 经验鉴别 以块大肥厚、色黄白、油润有光泽、皮膜少、无卵子者为佳。

2. 膨胀度检查 取本品，破碎成直径约为3mm的碎块，80℃干燥4小时，称取干燥品0.2g，开始6小时每1小时振摇1次，然后静置18小时，倾去水液，读取样品膨胀后体积，计算，本品膨胀度不得低于55。

蜈 蚣

Scolopendra

【别名】百足虫、百脚、金头蜈蚣、吴公。

【来源】本品为蜈蚣科动物少棘巨蜈蚣 *Scolopendra subspinipes mutilans* L. Koch 的干燥体。主产于湖北的宜昌、随州、应山、钟祥、京山，浙江的岱山、普陀、定海，江苏的盱眙、宜兴、江浦，安徽的滁县、六安，河南的新县、光山、罗山等地。江西、湖南、陕西、广西、广东、四川、贵州、云南亦产。湖北、浙江产量最大。

【采收】一般在4月初至5月底捕捉。清明以前捕捉最好，清明后腹腔含泥，质差。捕捉方法：①翻动蜈蚣栖息场所，发现后用竹筷或镊子夹取，放入容器。②在蜈蚣活动地，挖20~30cm的深坑，将新鲜干鸡毛、鸡血、鸡骨及肉渣等诱饵放入坑中，用树枝和砖瓦片盖住深坑，并放些泥土块，夜间蜈蚣活动时，受引诱而爬入，翌日清晨检查捕捉。

【加工】取与蜈蚣体长宽相近的竹签，削尖两头，插入腹面头尾两端，使虫体撑直，晒干或烘干。少数地区也有采用先用沸水烫死蜈蚣，再用竹签撑直的加工方法。

【商品规格】商品分大条、中条、小条及碎蜈蚣4个规格。商品应干爽，无杂质、虫蛀、霉变。呈扁平长条形，长9~15cm，宽0.5~1cm。由头部和躯干部组成，全体共22个环节。头部暗红色或红褐色，略有光泽，有头板覆盖，头板近圆形，前端稍突出，两侧贴有颚肢一对，前端两侧有触角一对。躯干部第一背板与头板同色，其余20个背板为棕绿色或墨绿色，具光泽，自第四背板至第二十背板上常有两条纵沟线；腹部淡黄色或棕黄色，皱缩；自第二节起，每节两侧有步足一对；步足黄色或红褐色，偶有黄白色，呈弯钩形，最末一对步足尾状，故又称尾足，易脱落。质脆，断面有裂隙。气微腥，有特殊刺鼻的臭气，味辛、微咸。大条体长12cm以上，中条体长10~12cm，小条体长6.7~10cm。碎蜈蚣为蜈蚣的断条、单节或相连几节。

【贮藏与养护】用硬质的木箱或纸箱盛装。置干燥处存放，防霉、防蛀。

蜈蚣易霉变，尤其在梅雨季节吸潮严重，头、足及其环节部位常首先霉变，然后又延散至整体背腹部，严重时整个虫体密布绿色真菌菌丝，虫体发软。因此，应贮藏于阴凉干燥通风处，并可用无水氯化钙、生石灰除湿，温度控制在25℃以下，相对湿度应在65%~75%，且隔2~3个月检查一次，若身受潮可置阳光下晾晒。此外，在贮存中也常易虫蛀，体内最为严重，有时体内可被蛀空，头足脱落。贮存时应定期检查，注意防虫与治虫。包装内可放置花椒、大蒜、山苍子或樟脑等以防虫蛀。防虫忌硫黄熏，因熏后易脱足、变色，影响品质。同时，在贮存中应注意预防鼠害。本品勿重压，防止破碎。

【质量评价】

1. **经验鉴别**　以身干、条长、头红、足红棕色、身黑绿、形体完整者为佳。颜色鲜艳且有光泽的"金头蜈蚣"在国内外享有盛誉。

2. **纯度检查**　①水分：不得过15.0%。②总灰分：不得过5.0%。

3. **浸出物**　醇溶性浸出物（热浸法，用稀乙醇作溶剂）不得少于20.0%。

熊　胆　粉

Pulvis Fellis Ursi

【别名】云胆、东方胆、狗熊胆。

【来源】本品为脊索动物门熊科动物黑熊 *Selenarctos thibetanus* G. Guvier 经胆囊手术引流胆汁而得的干燥品。主产于黑龙江、四川、云南、陕西等省。目前，吉林、黑龙江、云南、福建、四川有多处喂养数百只至近千只熊的养殖场，生产熊胆粉。

【采收】主要采用引流取胆的技术方法，分有管引流和无管引流。进行手术的黑熊一般应在3周岁以上，体重100kg以上，且健康状况良好。手术时使用846与氯胺酮混合麻醉。开腹后准确找到胆囊基底部，切开胆囊，插入引流管并缝合固定，闭合腹腔，逐层缝合好，一个月后拆线。当黑熊精神状态、食欲状况均恢复正常后，即可取胆汁。另一种无管引流法为穿刺法，又称无异物瘘管引流法。该法为手术造管，术后导管在1

周左右人为排出，胆囊底瘢痕组织和瘘管形成。取胆汁时向手术部插入引流管，胆汁会自动流出，取完后抽出引流管即可。

【加工】将引流所得胆汁经二次过滤，或用减压过滤、低温离心方式除去熊胆汁中的异物，自然干燥、低温干燥或冻干干燥。

【商品规格】商品分散装、瓶装，一般为统货。药材呈不规则片块、颗粒或粉末。黄色至深棕色，有的黄绿色或黑褐色，半透明或微透明，有玻璃样光泽。易吸潮。气清香微腥，味极苦微回甜，有清凉感。

【贮藏与养护】瓶装或袋装。阴凉干燥，或低温处贮藏。

熊胆粉遇潮遇热会吸湿、发软，甚至变质，因此，应密闭包装，在阴凉干燥处或冷藏存放。

【质量评价】

1. **经验鉴别**　以棕黄色、具光泽、味甜者为佳。
2. **纯度检查**　干燥失重：减失重量不得过 9.0%。
3. **含量测定**　用高效液相色谱法测定，本品含牛磺熊去氧胆酸（$C_{26}H_{45}NO_8$）不得少于 23%。

蕲　蛇
Agkistrodon

【别名】棋盘蛇、五步蛇、百步蛇。

【来源】本品为蝰科动物五步蛇 *Agkistrodon acutus*（Güenther）的干燥体。主产于浙江温州、龙泉、金华，福建光泽、浦城、建阳，湖南古丈、桑植、保靖，湖北蕲春、咸宁、恩施，贵州铜仁、黔东南、黔南等地。广西、重庆、江西、安徽等地亦产。

【采收】夏、秋两季捕捉，6 月为主产期。捕捉时，取 1.7 ~ 2m 的长竹竿，把竹节打通，内穿铁丝，在竹节的上端将铁丝挽成圆圈套。捕捉时，用铁丝圈套住蛇的颈部，用手拉紧下端铁丝，将蛇套住，此法较安全。如技术熟练，也可用蛇钩、蛇钳捕捉，将蛇迅速放入蛇箱、蛇袋中。蕲蛇为剧毒蛇种，必须注意安全。

【加工】根据蛇体大小分两种方法进行加工。①盘蛇：取个体较大的蕲蛇，剖腹除去内脏，洗净。用竹片撑开腹部，以头居中盘成数圈，圈与圈之间用麻线连缝几针，烘干。干燥后拆除麻线与竹片。②饼蛇：取个体较小的蕲蛇，剖腹去内脏，洗净，以头为中心盘成饼状，将尾端插入最后一圈内，用三条竹签等距交叉插入蛇身，固定形状，烘干即成。

【商品规格】一般为统货，不分等级。药材呈圆盘状，盘径 17 ~ 34cm，体长可达 2cm。头在中间稍向上，呈三角形而扁平，吻端向上，习称"翘鼻头"。上腭有管状毒牙，中空尖锐。背部两侧各有黑褐色与浅棕色组成的"V"形斑纹 17 ~ 25 个，其"V"形的两上端在背中线上相接，习称"方胜纹"，有的左右不相接，呈交错排列。腹部撑开或不撑开，灰白色，鳞片较大，有黑色类圆形的斑点，习称"连珠斑"；腹内壁黄白色，脊椎骨的棘突较高，呈刀片状上突，前后椎体下突基本同形，多为弯刀状，向后倾斜，尖端明显超过椎体后隆面。尾部骤细，末端有三角形深灰色的角质鳞片 1 枚。气腥，味微咸。

【贮藏与养护】瓦楞纸箱盛装，外包麻布或麻袋，每件 10kg 左右。置通风干燥处，防霉，防蛀，防走油。

贮存温度过高，蕲蛇易泛油，泛油品质地返软，色泽加深，油质外渗，散发哈喇气味；湿度大时易吸潮霉变，初霉品在蛇体内现霉斑，严重时发展到体表。危害的仓虫有黑毛皮蠹、赤足郭公虫、赤拟谷盗、拟白腹皮蠹等。蛀蚀品表面不整齐，皮肉现多数蛀孔，并带有虫尸、虫粪，严重时仅剩骨骼。贮藏期间，可在包装内同放山苍子、花椒、大蒜头、起封白酒等，对抗驱虫。平时保持环境整洁、干燥，可用辛硫磷、马拉硫磷、溴氰菊酯等药物进行环境消毒。发现轻度霉变、虫蛀，及时晾晒或置 50℃烘烤 5 小时杀灭。有条件的地方，可进行抽氧充氮养护。

【质量评价】

1. 经验鉴别　以头尾齐全、条大、花纹明显、内壁洁净者为佳。

2. 检查　①水分：不得过 12.0%。②总灰分：不得过 9.0%。③酸不溶性灰分：不得过 2.5%。

3. 浸出物　醇溶性浸出物（热浸法，用稀乙醇作溶剂）不得少于 10.0%。

僵　蚕

Bombyx Batryticatus

【别名】白僵蚕、僵虫、天虫、姜蚕。

【来源】本品为蚕蛾科昆虫家蚕 *Bombyx mori* Linnaeus 4～5 龄的幼虫感染（或人工接种）白僵菌 *Beauveria bassiana*（Bals.）Vuillant 而致死的干燥体。主产于浙江吴兴、德清，江苏镇江、无锡等地。近年来四川、陕西等地有大量人工生产。广西、安徽、山东、甘肃等地亦产。

【采收】多于春、夏、秋三季生产。过去僵蚕均为自然死亡，近年来进行人工接种培养。在蚕 4 次蜕皮后接种白僵菌，蚕陆续发病死亡，及时拣出被白僵菌感染的蚕体，初死时蚕体柔软，逐渐硬化，5～7 天后蚕体表面可见白色菌丝，待菌丝长满，手摸有白色粉霜沾手时，便可收集加工。

【加工】收集自然僵死的病蚕或人工培育的僵蚕，晒干或低温烘干。

【商品规格】一般为统货，不分等级。略呈圆柱形，多弯曲皱缩。长 2～5cm，直径 0.5～0.7cm。表面灰黄色，被有白色粉霜状的气生菌丝和分生孢子。头部较圆，足 8 对，体节明显，尾部略呈二分歧状。质硬而脆，易折断，断面平坦，外层白色，中间有亮棕色或亮黑色的丝腺环 4 个。气微腥，味微咸。

【贮藏与养护】麻袋，或瓷缸包装。置阴凉干燥处，密封贮藏，防蛀。

【质量评价】

1. 经验鉴别 以条直肥壮，质坚，色白，断面光者为佳。

2. 纯度检查 ①杂质：不得过 3.0%。②水分：不得过 13.0%。③总灰分：不得过 7.0%。④酸不溶性灰分：不得过 2.0%。

3. 有害物检查 黄曲霉毒素：本品每 1000g 含黄曲霉毒素 B_1 不得过 5μg，含黄曲霉毒素 G_2、黄曲霉毒素 G_1、黄曲霉毒素 B_2 和黄曲霉毒素 B_1 的总量不得过 10μg。

4. 浸出物 醇溶性浸出物（热浸法，用稀乙醇作溶剂）不得少于 20.0%。

蟾 酥

Bufonis Venenum

【别名】蛤蟆酥、蛤蟆浆、癞蛤蟆酥、蟾蜍眉脂。

【来源】本品为蟾蜍科动物中华大蟾蜍 *Bufo bufo gargarizans* Cantor 或黑眶蟾蜍 *Bufo melanostictus* Schneider 的干燥分泌物。主产于江苏启东、海门、泰兴，山东日照、莒南、莒县，安徽宿县、滁县，河北玉田、丰润、青龙，浙江萧山、慈溪，湖北汉川、天门等地。江苏启东有"蟾酥之乡"的誉名。

【采收】每年的 4~9 月，为取酥季节，高峰期为 6~7 月。捉住蟾蜍后洗净体表，用金属钳在耳后腺边刮边挤，有时也在较大的疣粒上进行刮浆。刮浆方法有以下两种。①捆捉刮浆法：抓住蟾蜍的后腹部，用拇指压住背部，其余四指轻轻压住腹部，使耳后腺充满浆液，然后持钳进行夹挤。②三点加压刮浆法：用拇指压住蟾蜍背中柱，食指压住头部，其余三指从侧面抵住腹部，待加压使耳后腺充满浆液时，进行刮浆。

蟾蜍鲜浆有剧毒，采集时应注意避免飞溅入口鼻，否则会引起肿疼。如溅入，可用紫草汁洗涤消肿。

【加工】加工工具主要有过滤筛、压浆球。过滤筛只能用铜丝筛（80 目或 100 目）或尼龙丝筛（60 目或 80 目），筛可固定在一个长方形的木架上。压浆球是用陶瓷或硬杂木做成的圆形球，直径 8~10cm，并装上 10cm 长的木柄。另外还要准备刮浆的竹片和盛浆的非铁质器皿。加工时把过滤筛放在盛浆器皿上，倒上鲜浆，用压浆球在筛上往返碾压，使之滤过，若浆液浓度大，可加入 15% 清洁水拌匀，然后再过滤。自器皿中倒出纯浆液放入圆形模具中，晒干即为"团酥"或"棋子酥"；将纯浆涂在玻璃板或竹箬上晒干，取下即为"片酥"。如果环境阴暗潮湿，则应在 60℃ 左右温度下及时烘干，避免发酵变质。

【商品规格】商品分东酥、片酥和棋子酥三种规格，一般均为统货。

1. 东酥（团酥、光东酥） 呈扁圆形、团块状或饼状，直径 4~8cm，厚 4~10mm，重 67~100g。东酥大都为出口商品。

2. 片酥（片子酥、盘酥） 呈圆形浅盘状或长方形片状，厚约 2mm，约 15g。

3. 棋子酥（杜酥） 呈扁圆形，似围棋子状，约重 15g。

【贮藏与养护】用内衬牛皮纸的塑料袋包装，或用牛皮纸分小块包装后置密封缸内。置干燥处存放，防潮。

蟾酥吸潮后，颜色变深，光泽变暗。偶见生霉。应定期检查，控制仓库温湿度，以防霉变。贮藏条件以温度低于15℃、相对湿度65%~75%为宜。

【质量评价】

1. 经验鉴别　以紫红色、半透明、断面角质状、有光泽、气味浓者为佳。

2. 纯度检查　①水分：不得过13.0%。②总灰分：不得过5.0%。③酸不溶性灰分：不得过2.0%。

3. 含量测定　用高效液相色谱法测定，药材按干燥品计算，含华蟾酥毒基（$C_{26}H_{34}O_6$）和脂蟾毒配基（$C_{24}H_{32}O_4$）的总量不得少于6.0%。

麝　香
Moschus

【别名】元寸香、寸香、当门子、臭子香、脐子、香脐子。

【来源】本品为鹿科动物林麝 *Moschus berezovskii* Flerov、马麝 *Moschus sifanicus* Przewalski 和原麝 *Moschus moschiferus* Linnaeus 成熟雄体香囊中的干燥分泌物。主产于西藏芒康、边坝、索县、比如、巴青，四川德格、白玉、新龙、丹巴、雅江、巴塘、康定、色达、理塘、道孚、甘孜，陕西镇安、旬阳，青海玉树、门源、囊谦，甘肃甘南地区，湖北郧阳、神农架地区，云南中甸等地。此外，宁夏、山西、内蒙古、东北等地亦产。以西藏、四川产量大，质量优。目前四川省都江堰、马尔康、米亚罗养麝场，活麝取香已成功。

【采收】雄麝从1岁开始泌香，香呈乳白色无香味，为不成熟麝香。3岁后雄麝分泌的麝香呈深咖啡色或黑褐色，香气浓烈，量多质好。5~13岁是麝的产香盛期。每年5~7月是泌香盛期，一般历时3~9天，有的可达14天以上。盛期后2~3个月，香囊内的麝香结晶香浓、质好、产量最大。因此，每年秋末冬初或冬末春初，3岁左右的雄麝即可以进行正常的人工取香，每年每只雄麝可取香1~2次。取香时间要避开5~7月的泌香盛期和麝香成熟期（即初香分泌后到成熟所需的时间45天左右）。同时，还要根据麝的体质适时适量地采集麝香，不可过频地取香。野麝多在冬季至次春猎取，家麝直接从其香囊中取出麝香仁。

【加工】麝香商品通常分为毛壳麝香（或称整麝香）和麝香仁（或称散香）两类。

毛壳麝香是原香囊毛皮包裹着的干燥麝香。加工方法是将麝香囊连皮割下，除去周围多余的肉和皮膜，用短竹片或树枝将内侧囊皮绷紧，用纸条插入囊孔，引流吸湿，或插入导管通气。然后，将香囊装入小竹笼内，外加纱罩悬空阴干。如果空气过于潮湿，可用热草木灰慢慢煨干，但不能烧着皮毛，干燥后，将毛剪短即成麝香商品。

麝香仁为剖开香囊，除去囊壳和内层皮膜（即银皮）的内含物。人工挖取的麝香及野麝自身踢扒或磨挤逸出的麝香，均称作"麝香仁"。加工时，只需剪净毛和皮膜，用吸湿纸除去多余水分阴干或用干燥器干燥即可。因本品含有挥发性成分，所以不宜在太阳下曝晒或在空气中放置时间过久进行干燥。

【商品规格】麝香分毛壳和净香两种规格，不分等级，一般均为统货。

1. 毛壳（统货） 干货。呈球形或扁圆形，囊壳完整，剪净革质盖皮，周围的边皮和面皮为灰褐色，囊口周围有灰白色及棕褐色短毛。内囊皮膜质，无毛，棕褐色，内有饱满柔软的麝香仁和粉末，质油润。囊内间有少许细柔毛及彩色膜皮，香气特异、浓厚，味微苦辛，无杂质、霉变。

2. 净香（统货） 干货。为去净外壳的净麝香，呈颗粒状香仁和粉末状。香仁表面光滑、油润。黑褐色。断面黑红色。粉末呈棕黄、紫红或棕褐色，间有薄膜（银皮）碎片。香气浓郁，味微苦辛。无杂质、霉变。

【贮藏与养护】毛壳麝香用油纸或塑料袋包装，置于铁盒或瓷坛内密封。麝香仁一般置磨口玻璃瓶内密封盛放。置于干燥、通风、避光处贮藏。

本品易挥发、霉变。毛壳麝香囊皮无弹力或囊内软绵不实，表明商品已潮湿；用探针取样嗅闻有霉腐味的，应切开囊壳检查处理。麝香仁霉变初期出现白点，严重时结块发热质变。如果贮存环境过于干燥，挥发油及水分易散失，使商品失润、干硬，减重损失。贮存温度应低于15℃，相对湿度70%左右，商品安全水分25%~35%。有条件的地方可将商品经-10℃以下的低温处理10~15天后贮藏。麝香存放，切忌与薄荷、冰片等芳香类药物混放或相邻存放，以防串味。

【质量评价】

1. 经验鉴别 毛壳麝香：以饱满、皮薄、捏之有弹性、香气浓烈者为佳。

麝香仁：以当门子多、颗粒色紫黑、粉末色棕黑、质柔润、香气浓烈者为佳。

2. 纯度检查 ①本品不得检出动植物组织、矿物和其他掺伪物。不得有霉变。①干燥失重：减失重量不得过35.0%。②总灰分：不得过6.50%。

3. 含量测定 用气相色谱法测定，药材按干燥品计算，麝香酮（$C_{16}H_{30}O$）不得少于2.0%。

附录一 摄氏温度、华氏温度对照表

摄氏度 (℃)	华氏度 (℉)	摄氏度 (℃)	华氏度 (℉)	摄氏度 (℃)	华氏度 (℉)	摄氏度 (℃)	华氏度 (℉)
1	33.8	16	60.8	31	87.8	46	114.8
2	35.6	17	62.6	32	89.6	47	116.6
3	37.4	18	64.4	33	91.4	48	118.4
4	39.2	19	66.2	34	93.2	49	120.2
5	41.0	20	68.0	35	95.0	50	122.0
6	42.8	21	69.8	36	96.8	51	123.8
7	44.6	22	71.6	37	98.6	52	125.6
8	46.4	23	73.4	38	100.4	53	127.4
9	48.2	24	75.2	39	102.2	54	129.2
10	50.0	25	77.0	40	104.0	55	131.0
11	51.8	26	78.8	41	105.8	56	132.8
12	53.6	27	80.6	42	107.6	57	134.6
13	55.4	28	82.4	43	109.4	58	136.4
14	57.2	29	84.2	44	111.2	59	138.2
15	59.0	30	86.0	45	113.0	60	140.0

附录二 温度与饱和湿度对照表

摄氏温度 (℃)	饱和湿度 (g/m³)	摄氏温度 (℃)	饱和湿度 (g/m³)	摄氏温度 (℃)	饱和湿度 (g/m³)	摄氏温度 (℃)	饱和湿度 (g/m³)
-30	0.33	-9	2.33	8	8.30	25	23.0
-25	0.55	-8	2.54	9	8.80	26	24.4
-24	0.6	-7	2.76	10	9.40	27	25.8
-23	0.66	-6	2.99	11	10.0	28	27.2
-22	0.73	-5	3.24	12	10.7	29	28.7
-21	0.8	-4	3.51	13	11.4	30	30.3
-20	0.88	-3	3.81	14	12.1	31	32.1
-19	0.96	-2	4.13	15	12.8	32	33.9
-18	1.05	-1	4.47	16	13.6	33	35.7
-17	1.15	0	4.84	17	14.5	34	37.6
-16	1.27	1	5.22	18	15.4	35	39.6
-15	1.38	2	5.60	19	16.3	36	41.8
-14	1.51	3	5.98	20	17.3	37	44.0
-13	1.65	4	6.40	21	18.3	38	46.3
-12	1.8	5	6.84	22	19.4	39	48.7
-11	1.96	6	7.30	23	20.6	40	51.2
-10	2.14	7	7.80	24	21.8	45	65.4

附录三 中国主要大城市月平均气温(℃)参考表

月份 城市	1	2	3	4	5	6	7	8	9	10	11	12
北京	-4.6	-2.2	4.5	13.1	19.8	24.0	25.8	24.4	19.4	12.4	4.1	-2.7
天津	-4.0	-1.6	5.0	13.2	20.0	24.1	26.4	25.5	20.8	13.6	5.2	-1.6
石家庄	-2.9	-0.4	6.6	14.6	20.9	23.6	26.6	25.0	20.3	13.7	5.7	-0.9
太原	-6.6	-3.1	3.7	11.4	17.7	21.7	23.5	21.8	16.1	9.9	2.1	-4.9
呼和浩特	-13.1	-9.0	-0.3	7.9	15.3	20.1	21.9	20.1	13.8	6.5	-2.7	-11.0
沈阳	-12.0	-8.4	0.1	9.3	16.9	21.5	24.6	23.5	17.2	9.4	0.0	-8.5
长春	-16.4	-12.7	-3.5	6.7	15.0	20.1	23.0	21.3	15.0	6.8	-3.8	-12.8
哈尔滨	-19.4	-15.4	-4.8	6.0	14.3	20.0	22.8	21.1	14.4	5.6	-5.7	-15.6
上海	3.5	4.6	8.3	14.0	18.8	23.3	27.8	27.7	23.6	18.0	12.3	6.2
南京	2.0	3.8	8.4	14.8	19.9	24.5	28.0	27.8	22.7	16.9	10.5	4.4
杭州	3.8	5.1	9.3	15.4	20.0	24.3	28.6	28.0	23.3	17.7	12.1	6.3
合肥	2.1	4.2	9.2	15.5	20.6	25.0	28.3	28.0	22.9	17.0	10.6	4.5
福州	10.5	10.7	13.4	18.1	22.1	25.5	28.8	28.2	26	21.7	17.5	13.1
南昌	5.0	6.4	10.9	17.1	21.8	25.7	29.6	29.2	24.8	19.1	13.1	7.5
济南	-1.4	1.1	7.6	15.2	21.8	26.3	27.4	26.2	21.7	15.8	7.9	1.1
台北	14.8	15.4	17.5	21.5	24.5	26.6	28.6	28.3	26.8	23.6	20.3	17.1
郑州	-0.3	2.2	7.8	14.9	21.0	26.2	27.3	25.8	20.9	15.1	7.8	1.7
武汉	3.0	5.0	10.0	16.1	21.3	25.7	28.8	28.3	23.3	17.5	11.1	5.4
长沙	4.7	6.2	10.9	16.8	21.6	25.9	29.3	28.7	24.2	18.5	12.5	7.1
广州	13.3	14.4	17.9	21.9	25.6	27.2	28.4	28.1	26.9	23.7	19.4	15.2
南宁	12.8	14.1	17.6	22.0	26.0	27.4	28.3	27.8	29.6	23.3	18.6	14.7

续表

月份 城市	1	2	3	4	5	6	7	8	9	10	11	12
海口	17.2	18.2	21.6	24.9	27.4	28.1	28.4	27.7	26.8	24.8	21.8	18.7
成都	5.5	7.5	12.1	17.0	20.9	23.7	25.6	25.1	21.2	16.8	11.9	7.3
重庆	7.2	8.9	13.2	18.0	21.8	24.3	27.8	28.0	22.8	18.2	13.3	8.6
贵阳	4.9	6.5	11.5	16.3	19.5	21.9	24.0	23.4	20.6	16.1	11.4	7.1
昆明	7.7	9.6	13.0	16.5	19.1	19.5	19.8	19.1	17.5	14.9	11.3	8.2
拉萨	-2.2	1.0	4.4	8.3	12.3	15.3	15.1	14.3	12.7	8.3	2.3	-1.7
西安	-1.0	2.1	8.1	14.1	19.1	25.2	26.6	25.5	19.4	13.7	6.6	0.7
兰州	-6.9	-2.3	5.2	11.8	16.6	20.3	22.2	21.0	15.8	9.4	1.7	-5.5
西宁	-8.4	-4.9	1.9	7.9	12.0	15.2	17.2	16.5	12.1	6.0	-0.8	-6.7
银川	-9.0	-4.8	2.8	10.6	16.9	21.4	23.4	21.6	16	9.1	0.9	-6.7
乌鲁木齐	-14.9	-12.7	-0.1	11.2	18.8	23.5	25.6	24.0	17.4	8.2	-1.9	-11.7

附录四　中药材中文名索引

N

P

Q

R

S

T

W

X

Y

Z

附录五　中药材拉丁名索引

A

M

N

O

P

R

附录六　中药材植（动）物拉丁学名索引

A

D

E

F

M

O

P

T

W

Z

附录七　主要参考文献

[1] 崔红花, 赵英日, 沈志滨. 中药资源时空变化规律研究的思想方法 [J]. 中药材, 2009, 32 (11): 1781 – 1784.

[2] 钟凤林, 王康正. 对1995年版《药典》一部收载的部分中药采收期的讨论和建议（I）[J]. 中国中药杂志, 1998, 23 (9): 527 – 529.

[3] 李佳仁. 怎样贮藏中药 [J]. 中国药学杂志, 1981, 16 (2): 39 – 40.

[4] 张崇禧, 马晓静, 张莹莹, 等. 朝鲜淫羊藿最佳采收期的研究 [J]. 中成药, 2009, 31 (4): 576 – 579.

[5] 黄颖桢, 陈菁瑛, 苏海兰, 等. 短葶山麦冬最佳采收期研究 [J]. 福建农业学报, 2010, 25 (5): 572 – 575.

[6] 李桂锋, 李进进, 许继勇, 等. 铁皮石斛研究 [J]. 中药材, 2010, 33 (1): 150 – 153.

[7] 邵华, 张玲琪, 李俊梅, 等. 铁皮石斛研究进展 [J]. 中草药, 2004, 35 (1): 113 – 116.

[8] 吕圭源, 颜美秋, 陈素红. 铁皮石斛功效相关药理作用研究进展 [J]. 中国中药杂志, 2013, 38 (4): 489 – 493.

[9] 李彩霞, 竹剑平. 不同采收期铁皮石斛中多糖含量比较 [J]. 药物分析杂志, 2010, 39 (6): 1138 – 1139.

[10] 孙晖, 杨舸, 孟祥才, 等. 打顶对北柴胡皂苷类成分季节积累规律的研究 [J]. 现代中药研究与实践, 2008, 22 (2): 10 – 12.

[11] 王斌, 张腾霄, 刘利军, 等. 明水县不同采收期柴胡多糖含量动态积累分析 [J]. 人参研究, 2009, 21 (2): 12 – 15.

[12] 刘国声, 刘成德, 方洪钜, 等. 蛔蒿挥发油的化学成分研究 [J]. 植物学报, 1985, 27 (4): 110 – 112.

[13] 邓乔华, 潘永存, 彭云, 等. 丹参生长期产量与质量的动态变化及最佳采收期研究 [J]. 现代中药研究与实践, 2009, 23 (4): 3 – 5.

[14] 杨晨, 方成武, 韩燕全, 等. HPLC测定不同产地不同采收期牡丹皮中丹皮酚的含量 [J]. 中国当代医药, 2010, 17 (5): 5 – 7.

[15] 陈随清, 魏雅磊, 王静, 等. 多指标成分分析确定山茱萸最佳采收期 [J]. 中国现代中药, 2011, 13 (1): 29 – 33.

[16] 苗光新, 李忠思, 吴宁宁, 等. 市售黄芩饮片的炮制质量 [J]. 中国实验方剂学杂志, 2012, 18 (22): 91 – 94.

［17］何春年，肖苏萍，田壮，等．不同干燥方法对黄芩叶中黄酮类成分的影响研究［J］．中国现代中药，2012，14（12）：31－35.

［18］温学森，杨世林，马小军，等．地黄在加工炮制过程中 HPLC 谱图的变化［J］．中草药，2004，35（2）：39－42.

［19］刘彦飞，赵宇，武卫红，等．地黄的化学成分及其在加工炮制过程中的变化［J］．国外医药（植物药分册），2007，22（3）：102－108.

［20］李更生，刘明，王慧森，等．地黄药材炮制过程中环烯醚萜苷类成分动态变化的研究［J］．中国中医药科技，2008，15（6）：440－442.

［21］赵宇，温学森，武卫红．地黄不同炮制品中梓醇含量分析现状［J］．中国药学杂志，2007，42（7）：486－488.

［22］李志勇，张硕峰，畅洪昇，等．不同炮制时间附子饮片双酯型生物碱含量变化与饮片安全的相关性研究［J］．中国中药杂志，2009，34（9）：1086－1089.

［23］雍武，赵寅生，顾月华．不同干燥方法对天麻质量影响的比较研究［J］．中成药，2005，27（6）：673－676.

［25］王峰峰，宋兆辉，张兰兰，等．乌头碱、新乌头碱、次乌头碱水解和醇解产物的研究［J］．中国中药杂志，2012，37（11）：1564－1569.

［26］冯敬群，范秦鹤，王喆．含挥发油类中药的炮制研究［J］．中成药，1995，17（3）：14－16.

［27］李向高．人参加工原理研究新进展［J］．中药材，1990，13（2）：22－25.

［38］肖盛元，罗国安．红参加工过程中人参皂苷化学反应 HPLC/MS/MS 研究［J］．中草药，2005，36（1）：40－43.

［29］彭月，李雪莲，银玲，韦正，刘友平．中药材硫熏法加工的研究现状及其二氧化硫残留检测方法［J］．中药与临床，2012，3（5）：5－8.

［30］刘静静，刘晓，李松林，蔡宝昌，蔡皓．硫黄熏蒸中药材及饮片的研究现状［J］．中草药，2010，41（8）：1403－1406.

［31］段金廒，宿树兰，吕洁丽，严辉，丁安伟．药材产地加工传统经验与现代科学认识［J］．中国中药杂志，2009，34（24）：3151－3157.

［32］王世清．中药加工、贮藏与养护［M］．北京：中国中医药出版社，2006.

［33］龙全江．中药材加工学［M］．北京：中国中医药出版社，2006.

［34］秦民坚，郭玉海．中药材采收加工学［M］．北京：中国林业出版社，2008.

［35］卫莹芳．中药材采收加工及贮运技术［M］．北京：中国医药科技出版社，2007.